中华心脏超声学

主　编　王　浩　任卫东　舒先红
副主编　马春燕　吴伟春　潘翠珍

人民卫生出版社
·北京·

图书在版编目（CIP）数据

中华心脏超声学 / 王浩，任卫东，舒先红主编. —
北京：人民卫生出版社，2024.1
ISBN 978-7-117-35275-8

Ⅰ. ①中… Ⅱ. ①王…②任…③舒… Ⅲ. ①心脏病
－超声波诊断 Ⅳ. ①R540.4

中国国家版本馆 CIP 数据核字（2023）第 176229 号

人卫智网	www.ipmph.com	医学教育、学术、考试、健康，购书智慧智能综合服务平台
人卫官网	www.pmph.com	人卫官方资讯发布平台

中华心脏超声学

Zhonghua Xinzang Chaoshengxue

主　　编：王　浩　任卫东　舒先红
出版发行：人民卫生出版社（中继线 010-59780011）
地　　址：北京市朝阳区潘家园南里 19 号
邮　　编：100021
E - mail：pmph @ pmph.com
购书热线：010-59787592　010-59787584　010-65264830
印　　刷：北京华联印刷有限公司
经　　销：新华书店
开　　本：889×1194　1/16　印张：25
字　　数：774 千字
版　　次：2024 年 1 月第 1 版
印　　次：2024 年 2 月第 1 次印刷
标准书号：ISBN 978-7-117-35275-8
定　　价：249.00 元
打击盗版举报电话：010-59787491　E-mail：WQ @ pmph.com
质量问题联系电话：010-59787234　E-mail：zhiliang @ pmph.com
数字融合服务电话：4001118166　E-mail：zengzhi @ pmph.com

于仲雪	中国医科大学附属第一医院	刘艳君	中国医科大学附属第一医院
于佳慧	中国医科大学附属盛京医院	齐红霞	中国医学科学院阜外医院
万琳媛	中国医学科学院阜外医院	江勇	中国医学科学院阜外医院
卫青	中国医学科学院阜外医院	许诺	复旦大学附属中山医院
马春燕	中国医科大学附属第一医院	孙欣	中国医学科学院阜外医院
王欣	中国医科大学附属盛京医院	孙爱姣	中国医科大学附属盛京医院
王盈	中国医科大学附属第一医院	孙菲菲	中国医科大学附属盛京医院
王涛	中国医科大学附属第一医院	孙敏敏	复旦大学附属中山医院
王浩	中国医学科学院阜外医院	牟立欣	中国医科大学附属第一医院
王涵	中国医学科学院阜外医院	李权	复旦大学附属中山医院
王燕	中国医学科学院阜外医院	李伟	复旦大学附属中山医院
王诗彤	中国医科大学附属第一医院	李政	复旦大学附属中山医院
王建德	中国医学科学院阜外医院	李萌	中国医科大学附属第一医院
王俊力	中国医科大学附属第一医院	李慧	中国医学科学院阜外医院
王雪琦	中国医科大学附属第一医院	李叶丹	中国医学科学院阜外医院
王婧金	中国医学科学院阜外医院	李鸣瑶	中国医学科学院阜外医院
牛丽莉	中国医学科学院阜外医院	李金佩	中国医科大学附属第一医院
方晓燕	复旦大学附属中山医院	李诗文	中国医科大学附属第一医院
计子瑶	中国医科大学附属第一医院	李慕子	中国医学科学院阜外医院
孔德红	复旦大学附属中山医院	杨军	中国医科大学附属第一医院
卢宏泉	中国医学科学院阜外医院	杨茹	中国医科大学附属第一医院
田月	中国医学科学院阜外医院	肖杨杰	中国医科大学附属盛京医院
田莉莉	中国医学科学院阜外医院	肖明虎	中国医学科学院阜外医院
史静	复旦大学附属中山医院	吴伟春	中国医学科学院阜外医院
白洋	中国医科大学附属第一医院	汪咏莳	复旦大学附属中山医院
邢佳怡	中国医学科学院阜外医院	宋光	中国医科大学附属盛京医院
权欣	中国医学科学院阜外医院	张冰	中国医学科学院阜外医院
毕文静	中国医科大学附属盛京医院	张丽	中国医学科学院阜外医院
曲冉	中国医学科学院阜外医院	张颖	中国医科大学附属盛京医院
乔伟	中国医科大学附属盛京医院	张雪杨	中国医科大学附属第一医院
任卫东	中国医科大学附属盛京医院	张婷婷	中国医学科学院阜外医院
刘硕	中国医科大学附属第一医院	陈昕	中国医科大学附属第一医院
刘爽	中国医科大学附属第一医院	陈永乐	复旦大学附属中山医院
刘思岐	中国医学科学院阜外医院	陈昳馨	中国医科大学附属盛京医院

陈海燕　复旦大学附属中山医院
陈慧云　中国医科大学附属第一医院
林静茹　中国医学科学院阜外医院
庞　博　中国医科大学附属第一医院
庞艳敏　中国医科大学附属第一医院
郑乔今　中国医科大学附属盛京医院
孟　红　中国医学科学院阜外医院
孟庆龙　中国医学科学院阜外医院
赵　星　中国医学科学院阜外医院
赵　莹　中国医学科学院阜外医院
赵洪泽　中国医科大学附属第一医院
赵维鹏　复旦大学附属中山医院
施怡声　中国医学科学院阜外医院
姚豪华　复旦大学附属中山医院

徐　楠　中国医学科学院阜外医院
栾丽娜　复旦大学附属中山医院
高　林　中国医科大学附属盛京医院
高一鸣　中国医学科学院阜外医院
陶　佳　中国医学科学院阜外医院
陶　瑾　中国医学科学院阜外医院
梁　玉　中国医学科学院阜外医院
梁彗莉　中国医科大学附属第一医院
董丽莉　复旦大学附属中山医院
程艳彬　中国医科大学附属第一医院
舒先红　复旦大学附属中山医院
谭雪莹　中国医科大学附属盛京医院
潘翠珍　复旦大学附属中山医院

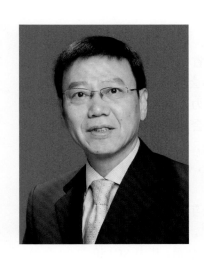

王 浩

中国医学科学院阜外医院主任医师,博士研究生导师。现任中国超声医学工程学会常务理事、超声心动图专业委员会主任委员,中国医药教育协会超声医学专业委员会副主任委员,中国超声心动图学会副主席,北京医学会超声医学分会常务委员,海峡两岸医药卫生交流协会超声医学分会常务委员兼心脏学组副组长,中华医学会心血管病学分会第十届委员会心血管病影像学组委员,美国超声心动图学会会员,《中国循环杂志》常务编委等。

参与"十五"国家科技攻关计划课题 1 项,承担"十一五"攻关课题子课题 1 项,独立承担部级科研课题 2 项、高等学校博士学科点专项科研基金 1 项、首都医学发展科研基金 1 项、国家自然科学基金面上项目 3 项、首都临床特色应用研究与成果推广项目 1 项。获得部级课题科研成果 4 项。发表专业学术论著 148 篇,其中 SCI 收录论文 30 篇(均为第一作者或通信作者);组织撰写《经食管超声心动图临床应用中国专家共识》(2018 年 1 月由《中国循环杂志》刊出)、《中国经食道超声心动图探头清洗消毒指南》(2020 年 5 月由《中国循环杂志》刊出);主编著作 4 部,副主编著作 2 部,参与编写著作多部。共培养研究生 46 名,其中已毕业硕士研究生 12 名、博士研究生 20 名、博士后 1 名。

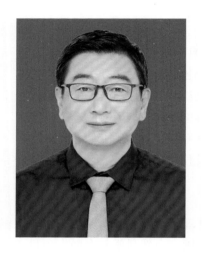

任卫东

教授，博士研究生导师，第三批辽宁省"百千万人才工程"（"百"层次）人选。现任海峡两岸医药卫生交流协会第四届理事会常务理事、超声医学分会主任委员，国家卫生健康委能力建设和继续教育超声医学专家委员会心脏组副组长，中国医药教育协会超声医学专业委员会副主任委员，辽宁省超声医学质量控制中心主任，辽宁省医学影像学会副理事长，辽宁省超声医学工程学会副主任委员，《中国医学影像技术杂志》副主编，《中国临床医学影像杂志》副主编。

从事心血管超声医、教、研工作 30 余年，主要研究方向为心血管超声的临床应用和疑难罕见病的病因学研究，主持国家级及省级科研和教学课题 20 余项，发表高水平学术论文 350 余篇，其中 SCI 论文 90 余篇，影响因子 360 余分，获国家级及省市级各种奖项 20 余项；主编出版本科生、研究生超声医学教材和专著 14 部，主持全国多中心研究 3 项，培养博士和硕士研究生 120 余人。获首届辽宁省优秀教材，辽宁省优秀科技工作者、首届"辽宁名医"、辽宁省普通高等学校本科教学名师、沈阳市优秀研究生导师等称号。

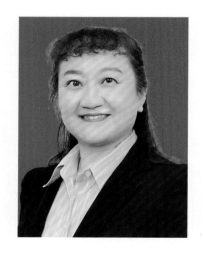

舒先红

复旦大学附属中山医院心内科主任医师，教授，博士研究生导师，心脏超声诊断科主任。现任上海市心血管病研究所副所长，上海市影像医学研究所副所长，中国医师协会超声医师分会超声心动图专业委员会主任委员，中国超声心动图学会副主席，中华医学会超声医学分会委员，上海市生物医学工程学会超声医学工程专业委员会主任委员，上海市医学会超声医学专科分会副主任委员，上海市医学会心血管病专科分会委员兼影像学组组长。

从事超声心动图研究 30 余年，主持国家自然科学基金面上项目 5 项及省部级课题 20 余项，发表论文 300 余篇，主编专著 5 部，获得专利 10 项。以第一完成人获得中华医学科技奖二等奖、上海市科技进步奖二等奖、上海市科技进步奖三等奖和上海医学科技奖一等奖。获得上海领军人才、上海市三八红旗手、上海市三八红旗手标兵、上海市青年科技启明星、上海市优秀学科带头人、上海市"医苑新星"等称号，上海市卫生系统"银蛇奖"二等奖获得者。

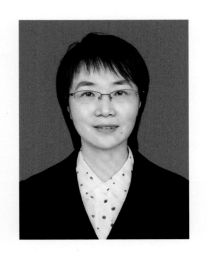

马春燕

教授，博士研究生导师。中国医科大学附属第一医院超声教研室主任、心血管超声科主任，辽宁省影像医学临床医学研究中心主任。现任中华医学会超声医学分会常务委员兼心脏组副组长，海峡两岸医药卫生交流协会超声医学分会副主任委员，中国医师协会超声医师分会血管超声专业委员会主任委员，辽宁省医学会超声医学分会主任委员等。

从事心血管超声医、教、研工作 20 余年，主要研究方向为心血管超声新技术的临床应用及其在人工智能中的应用。主持国家级重点项目等科研课题 10 余项、教学课题及住院医师规范化培训课题 3 项，发表高水平学术论文 100 余篇，出版著作 6 部。获省市级科研奖 9 项，主持 / 共同主持全国多中心研究 6 项。

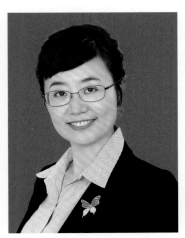

吴伟春

国家心血管病中心 / 中国医学科学院阜外医院超声影像中心超声一科主任医师，硕士研究生导师。现任中华医学会超声医学分会超声心动图学组委员，中国超声医学工程学会超声心动图专业委员会委员，北京女医师协会超声医学专业委员会委员等。

从事心血管超声方面研究工作近 20 年，对各种常见的心血管疾病，尤其是对冠心病、瓣膜病、心肌、心包疾病、先天性心脏病等的超声诊断具有较深入的研究。主编《超声心动图规范化诊断精要》，副主译《负荷超声心动图学》。

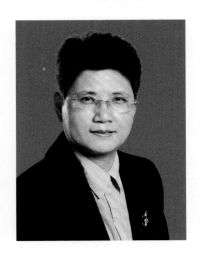

潘翠珍

主任医师，博士研究生导师，复旦大学附属中山医院心脏超声诊断科副主任。

从事心脏超声工作 30 多年，主要擅长超声心动图疑难杂症的诊断以及超声心动图新技术在心血管疾病中的应用，在国内核心期刊和杂志上发表论文 150 多篇，其中 SCI 论文 20 余篇；主编《心血管系统疾病的超声诊断》《超声心动图在经导管心血管治疗中的应用》《心脏超声入门》，副主编《超声心动图疑难杂症的诊断》。获上海市科技进步奖二等奖 2 项、上海市科技进步奖三等奖 3 项、原卫生部科技进步奖三等奖 1 项，中华医学科技奖二等奖 1 项，获得专利 3 项。

出版说明

"中华超声医学丛书暨中华临床超声病例库"是在凝聚国内优势医疗资源的前提下，通过系统梳理超声医学学科发展脉络、总结学科发展成果和经验教训而编撰出版的超声医学大型系列丛书。

"中华超声医学丛书暨中华临床超声病例库"内容覆盖了心脏超声、肌骨超声、浅表器官超声、产科超声等超声医学的主要学科领域。纸质书与网络平台数据库互相结合、相辅相成。纸质书内容涵盖该领域超声检查技术、正常声像图、解剖基础及切面，以及大型三甲医院超声科所能见到的相关领域所有常见病、多发病以及罕见病的超声检查要点、诊断标准及鉴别诊断等理论知识，并配以典型图片。中华临床超声病例库吸纳了纸质书所包含疾病的具体病例，每个病例的内容包括超声影像（检查图片和动态图）、临床相关信息，以及专家的权威解读。系统、真实呈现了大型三甲医院权威超声专家的临床诊疗经验。

"中华超声医学丛书暨中华临床超声病例库"以"传统纸质出版＋互联网"为指引，以扩容优质医疗资源服务进而落实医改精神为目标。充分利用互联网的载体优势和我国丰富的病例资源优势，努力突出了如下特色：

1. **权威性** 作者队伍由中国医学科学院、北京大学、复旦大学等著名医学院校所属大型三甲医院的权威专家组成，内容具有很强的权威性保障。

2. **科学性** 充分借鉴国内外疾病诊疗的最新指南，全面吸纳相应学科领域的最新进展，最大限度地体现内容的科学性。

3. **系统性** 整套书详细介绍各系统的临床实践和最新研究成果，在学科体系上做到了纵向贯通、横向交叉。

4. **全面性** 充分发挥我国患者基数大、临床可见病种多的优势，全面覆盖与超声影像相关的病种，突出其超声医学"大百科全书"的特色。

5. **创新性** 在常规纸质图书图文结合的基础上，本次编写将不宜放入纸质图书的图片、视频等素材通过二维码关联的形式呈现，实现创新融合的出版形式。同时，为了充分发挥网络平台的载体作用，在出版纸数融合图书的基础上，同步构建中华临床超声病例库。

6. **实用性** 相对于国外的大型丛书，该套丛书的内容以国内的临床资料为主，跟踪国际上本专业的新发展，突出中国专家的临床思路和丰富经验，关注专科医师和住院医师培养的核心需求，具有更强的临床实用性。

　　为系统梳理超声医学学科发展脉络、总结学科发展成果、推动学科发展进步，由人民卫生出版社策划并组织，拟编写一套超声医学大型系列丛书。该套丛书围绕超声医学的主要学科领域（心脏超声、肌骨超声、浅表器官超声、产科超声等）分别撰写一部全面、系统、权威、实用的大型学术专著，力争全面体现国内超声医学的学术水平。受人民卫生出版社的委托，国内多位权威心脏超声方面专家积极参与，以突出体现丛书的权威性、科学性、系统性、全面性、创新性和实用性为准则，以满足心脏超声方面医疗人员临床诊疗水平提升的需求为目的，历经数月编写了这部心脏超声学专著。

　　本书将心血管超声领域各种常见的疾病以及复杂和疑难疾病进行分类总结，涉及内容丰富，其中包括超声心动图检查技术、解剖基础及切面、规范化测量和超声对心脏功能的评估，同时介绍了先天性心脏病、瓣膜性心脏病、心肌病、冠心病、川崎病、心包疾病、心脏占位性疾病、大动脉疾病、高血压心脏病等疾病超声特点，并于本书的最后介绍了超声在心脏围手术期的应用，以适应目前临床常规诊疗和操作需要。本书内容均依据包括中华医学会及美国超声心动学会在内的多家国内外权威学术团体所颁布的规范指南进行撰写，具有极大的科学性及可参考性。为了方便读者对每一部分知识进行理解和掌握，各位编者于各个章节精心绘制了表格，并在每一节的文末添加了小结内容，根据日常在临床工作中的心得和体会，对各种疾病进行了概括和总结，做到形式简单而内容丰富，帮助读者梳理阅读内容、方便理解和记忆。本书竭尽全力保证文字和图像并茂，部分珍贵图像为各位编者在临床工作中细心采集和处理分析后所得，并首次向广大读者展示。除此之外本书还配套相关内容的病例库，其中全面包括各种心血管常见疾病、复杂疾病和罕见疾病的临床资料（包括动态图），以帮助广大读者更好地梳理心脏超声诊疗思路，做到举一反三、融会贯通。

　　愿以本书作为展示心脏超声学科发展的载体，更好地服务于国家"强基层""优质医疗资源下沉"的医疗体制改革的战略目标。由于编者水平所限，本书还存在一些不足之处，请各位专家和广大读者不吝指正，使本书更加完善。

王　浩　任卫东　舒先红

2023 年 1 月

目　录

第四篇　超声对心脏功能的评估

第五篇　先天性心脏病

第六篇　瓣膜性心脏病

第七篇　心　肌　病

第八篇 冠 心 病

第九篇 川 崎 病

第十篇 心 包 疾 病

第十一篇 心脏占位性疾病

第十二篇 大动脉疾病

第十三篇 高血压心脏病

第十四篇 肺栓塞和肺动脉高压

第十五篇　超声在心脏围手术期中的应用

第一篇

超声心动图检查技术

第一章　常用超声心动图检查技术

第一节　M 型超声心动图

【概述】

M 型超声心动图（M-mode echocardiography）是在 A 型超声（A-mode ultrasound）基础上发展而来的检查方法。1953 年，Edler 和 Hertz 将脉冲回波探伤仪应用于心脏检查，获得二尖瓣前叶活动曲线，M 型超声心动图由此发展。

M 型超声心动图利用探头发出一条声束扫描心脏，并记录此声束方向上的组织回声，纵坐标代表组织的深度，横坐标代表时间，显示心脏各层组织结构随时间改变而形成的运动 - 时间曲线。

【检查部位和方法】

目前临床上，通常在二维超声显示心脏的结构及位置基础上，根据需要选择感兴趣区域进行 M 型取样，获得 M 型曲线。

一、M 型超声心动图常用取样位置

心前探测区是常规探测区，包括心尖波群、心室波群、二尖瓣波群、心底波群、三尖瓣波群和肺动脉瓣波群（图 1-1-1）。除了心前探测区外，还可从心尖部、胸骨上窝、剑突下等处进行探测，但临床上应用较少。

二、临床常用波群

（一）二尖瓣波群

二尖瓣波群是 M 型检查最重要的波群。将取样线置于二尖瓣前、后叶瓣尖水平可获得该波群。正常二尖瓣前叶舒张期向前开放，形成 M 形曲线，曲线各部分分别为 C、D、E、F、G、A 和 B 等点或波峰（图 1-1-2A）。A 峰由舒张晚期左心房收缩推动二尖瓣开放形成；E 峰由舒张早期心室舒张、二尖瓣开

放至最大形成；CD 段由关闭的二尖瓣前叶随心脏收缩运动一起向前运动形成。二尖瓣后叶曲线与前叶方向相反，幅度小于前叶。

（二）心底波群

1. **主动脉根部曲线**　取样线置于主动脉根部可获得此波群，包括两条平行的、回声较强、前后同步活动的曲线，分别代表主动脉前壁和后壁。心脏收缩时，曲线上升形成主波（V 波）；心脏舒张时，曲线下降形成 W 点；心电图 P 波前曲线稍向上活动形成重搏波（V' 波）；心电图 R 波之后出现 U 点，U 点是曲线的最低点（图 1-1-2B）。

2. **主动脉瓣曲线**　取样线置于主动脉瓣处可获得此波群，主动脉根部前、后壁运动曲线间，有时可见六边形盒样结构的主动脉瓣活动曲线。收缩期两线分开，上方代表右冠瓣，下方代表无冠瓣，舒张期闭合呈一直线。曲线分开处称 K 点，位于心电图 R 波后；曲线闭合处称 G 点，位于心电图 T 波后（图 1-1-2C）。

（三）心室波群

取样线置于二尖瓣腱索水平可获得心室波群。正常心室波群中室间隔与左心室后壁呈逆向运动，室间隔运动幅度小于左心室后壁（图 1-1-2D）。

（四）三尖瓣波群

取样线置于三尖瓣前叶，距体表较近处可见一活动幅度较大的双峰曲线（图 1-1-2E），其形态与二尖瓣相似。一般在正常人探查较困难，难以获得完整的曲线，当右心增大，有顺钟向转位时则易于探查。

（五）肺动脉瓣波群

取样线置于肺动脉瓣后瓣可获得该波群。收缩期瓣叶开放，曲线向后，舒张期瓣叶关闭，曲线向前，各部分分别为 a、b、c、d、e、f 点或波。心电图 P 波之后，心室舒张末期，受右心房收缩影响，可见肺动脉瓣轻度向后移位，形成 a 波（图 1-1-2F）。肺动脉高压时，a 波变浅或消失。

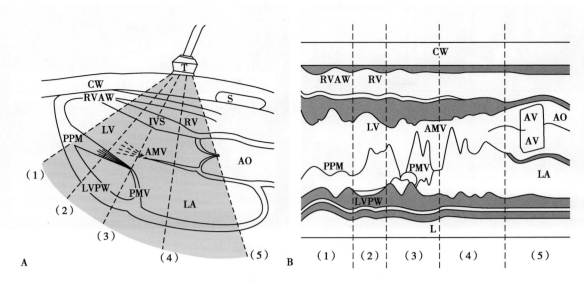

图 1-1-1　胸骨旁左心室长轴切面 M 型曲线图

A. 二维超声引导下 M 型取样线示意图；B. M 型曲线：（1）心尖波群；（2）心室波群；（3）二尖瓣波群；（4）二尖瓣前叶波群；
（5）心底波群。

（图注：AMV. 二尖瓣前叶；AO. 主动脉；AV. 主动脉瓣；CW. 胸壁；IVS. 室间隔；LA. 左心房；LV. 左心室；LVPW. 左
心室后壁；PMV. 二尖瓣后叶；PPM. 后乳头肌；RV. 右心室；RVAW. 右心室前壁；S. 肋骨）

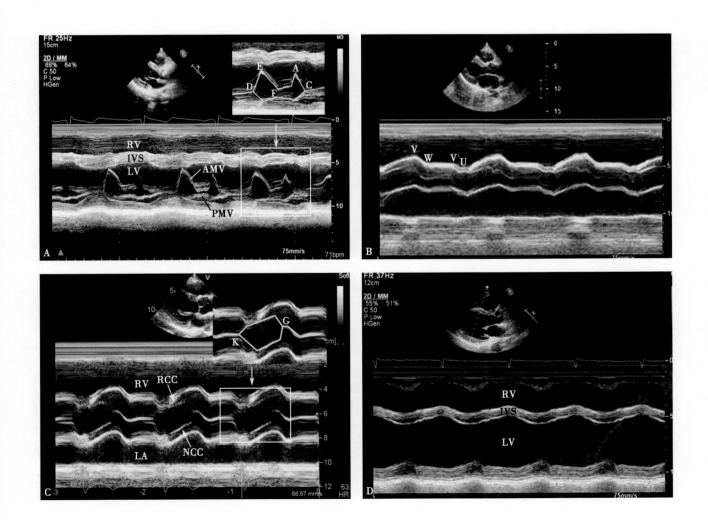

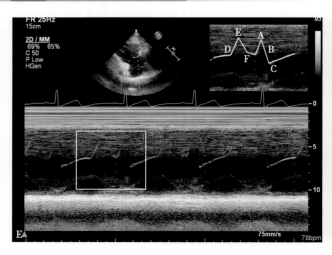
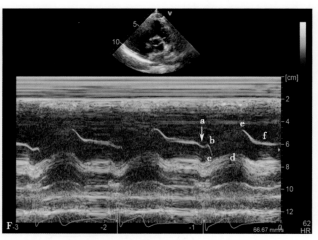

图 1-1-2 临床常用波群

A. 二尖瓣波群；B. 主动脉根部波群；C. 主动脉瓣波群；D. 心室波群；E. 三尖瓣波群；F. 肺动脉瓣波群。
（图注：AMV. 二尖瓣前叶；IVS. 室间隔；LV. 左心室；NCC. 无冠瓣；PMV. 二尖瓣后叶；RCC. 右冠瓣；RV. 右心室）

【临床应用】

M 型超声心动图在临床上常可用于心脏结构异常的观察和诊断，其特征性的曲线对于心脏疾病的诊断具有重要价值，常见应用如下。

一、二尖瓣狭窄

二尖瓣狭窄最常见于风湿性心脏病，二尖瓣波群可见前叶 EF 段斜率减慢，严重者 E、A 两峰间凹陷消失，两峰相连，呈特征性"城墙样"改变；瓣叶开放幅度减小，后叶受前叶牵拉，与前叶呈同向运动（图 1-1-3A）。

二、二尖瓣脱垂

二尖瓣脱垂可见二尖瓣波群 CD 段向下凹陷，形成"吊床"样改变，此为瓣叶脱垂时的特征性改变（图 1-1-3B）。此外，还可见舒张期瓣叶活动幅度增大。

三、主动脉瓣狭窄

主动脉瓣狭窄可见主动脉瓣波群瓣叶回声增强，收缩期瓣叶开放幅度减小（图 1-1-3C）。主动脉根部波群可见主动脉前、后壁重搏波消失。

四、主动脉瓣关闭不全

主动脉瓣关闭不全可见主动脉瓣波群舒张期瓣叶关闭线为双线。此外，因主动脉瓣反流束冲击二尖瓣前叶，二尖瓣前叶波群舒张期可出现震颤（图 1-1-3D）。

五、心肌病

肥厚型心肌病心室波群可显示室间隔与左心室后壁呈非对称性肥厚，当出现左心室流出道梗阻时，二尖瓣波群可见收缩期二尖瓣前叶向前运动，CD 段向上移动，贴近室间隔，形成"SAM 征"（图 1-1-3E）：主动脉瓣波群可见收缩中期提前关闭。

扩张型心肌病心室波群显示各心腔增大，以左心室增大明显，室壁相对变薄，运动幅度弥漫减低，收缩期增厚率减低（图 1-1-3F）：二尖瓣波群显示瓣叶活动幅度减低，开放时间缩短，呈"钻石样"改变，二尖瓣瓣尖开放最大点距室间隔的距离（EPSS）增大。

六、心肌梗死

心室波群可见梗死心肌变薄，活动幅度及增厚率减低。当出现并发症时，还可出现相应表现。

七、胎儿心律失常

应用 M 型超声心动图同时记录心房壁和心室壁运动曲线，通过观察收缩的频率和节律可以帮助判断胎儿心律失常类型。发生心律失常时表现为心房、心室收缩波不按房室收缩的节律出现（图 1-1-4）。

【小结】

尽管与二维超声心动图相比较，M 型超声心动图对于心脏结构形态、空间位置关系等观察存在一定的困难，但是 M 型超声心动图能清晰显示心内膜、心室壁或瓣膜等组织结构的运动情况。因而，目前 M 型超声心动图在临床某些心血管疾病的诊断中仍具有独特价值。

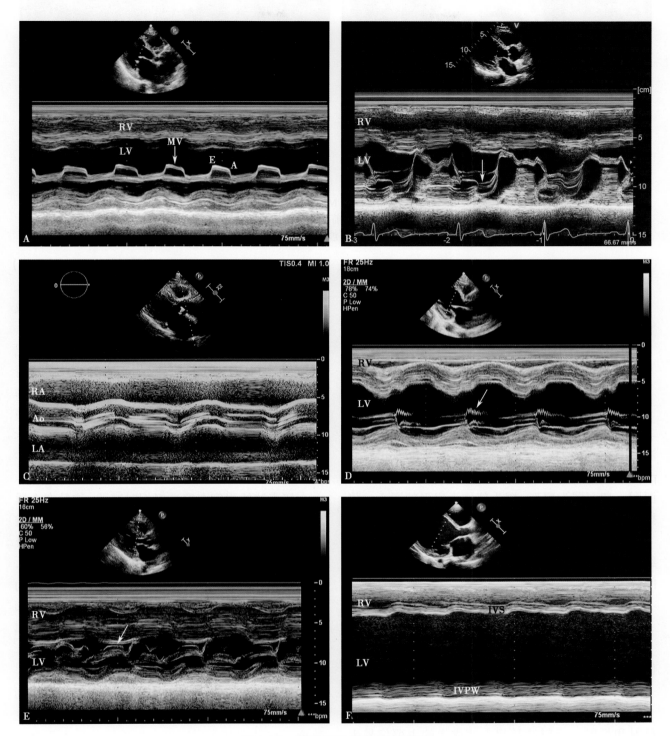

图 1-1-3　M 型超声心动图临床应用

A. 风湿性二尖瓣狭窄二尖瓣波群呈城墙样改变（箭头示）；B. 二尖瓣脱垂二尖瓣波群呈"吊床"样改变（箭头示）；C. 主动脉瓣狭窄主动脉瓣波群；D. 主动脉瓣关闭不全二尖瓣波群可见二尖瓣前叶震颤（箭头示）；E. 肥厚型心肌病二尖瓣波群可见 SAM 征（箭头示）；F. 扩张型心肌病心室波群。

（图注：Ao. 主动脉；IVS. 室间隔；LA. 左心房；LV. 左心室；LVPW. 左心室后壁；MV. 二尖瓣；RA. 右心房；RV. 右心室）

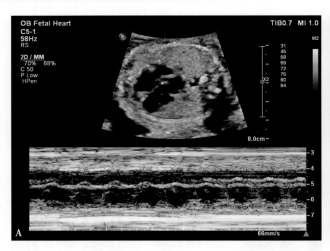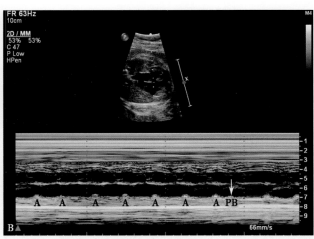

图 1-1-4 胎儿 M 型超声心动图

A. 胎儿正常心律；B. 胎儿房性期前收缩（房性早搏）未下传（箭头示）。

（图注：A. 正常心房波；PB. 期前收缩波）

（刘艳君 王 盈 计子瑶）

第二节 二维超声心动图

【概述及成像原理】

一、概述

二维超声心动图是最基本的超声心动图检查方法，也称为 B 型超声心动图（B-mode echocardiography），是探头发射的声束平面所经过心脏结构的切面图。切面图为扇形，探头部位为扇形的圆心。将探头放在探测窗，任意调整声束的方向从而产生多个自由切面。二维超声心动图可以实时显示心脏各结构的位置关系及运动情况，具有较高的时间和空间分辨力。

二、成像原理

超声心动图是利用超声波的物理特性进行成像，成像基础与原理如下。

（一）超声波的反射、折射与散射

当超声波通过声阻抗不同组织界面时，可发生反射和折射。反射波是超声波成像的主要信号来源，而折射波将继续在介质内传播。反射波与折射波的能量和等于入射波的能量，反射波的强度取决于声束与界面之间的入射角以及声阻抗差的大小，声阻抗差越大反射越强。当超声波通过小界面（直径远远小于发射波长，如红细胞）时，发生散射和衍射。来自大界面的反射回声构成人体不同组织的形态和轮廓，而源自小于波长的微细结构产生的散射

信号则可以表现组织复杂的细微结构，两者是构成二维超声图像的基础。

根据声阻抗的不同，人体组织声学类型包括无反射型（如血液）、少反射型（如心肌组织）、多反射型（如瓣膜、心内膜、大血管壁）、全反射型（如心肺界面）。在二维超声心动图图像上，心脏结构回声强度依次为：血液＜正常心肌组织＜瓣膜、心内膜＜心肺组织交界、钙化。

（二）超声波的衰减

超声波的强度在穿透组织时减弱，这种在介质中传播时的损耗被称为衰减，衰减可导致声波穿透力下降，引起超声波衰减的原因有反射、散射和吸收。影响衰减程度的因素主要有：探查组织的深度、超声波入射频率和组织类型。衰减总是随着深度的增加而增加；衰减也与入射超声波频率成正比，频率越高（波长越短），衰减越快；软组织和血液内部超声波衰减程度比较小，而在骨组织内衰减程度大。

（三）谐波成像

在超声波的传播过程中，由于与组织或对比剂的非线性相互作用，信号的传输基本频率可能发生改变。这种相互作用可以产生原始信号中不存在的频率。这些新的频率是原频率的整数倍，被称为谐波。利用返回信号中谐波信号成像可以提高信噪比，消除一些伪像，改善图像质量，在对比超声心动图中有重要价值。

（四）超声设备

超声心动图仪器主要部件：探头、主机、显示器及同步导联监测心电图、影像传输等配件。探头

(probe)也叫换能器(transducer)，用于发射和接收超声波。关键部件是单晶体或多晶体晶片，具有压电效应，可以将电能和声能互相转换。

将探头置于体表，电能通过探头晶片的压电效应发出超声波进入人体后遇不同组织结构，根据超声波的特性发生一系列反射、折射和散射等现象，这些反射和散射波又可被探头接收，转换为电信号，通过主机对信号的处理，以灰阶形式显示于屏幕上，形成了 B 型超声心动图。由于探头连续地发送和接收超声波，因此显示器上的图像是动态的，通常帧频可达 50 帧/s 以上。

与 CT 及 MRI 相比，超声设备体积小，可以灵活移动，因此可以在超声诊室、手术室、介入室、患者床边等各种医疗环境应用。

【临床应用】

与 M 型超声心动图相比，二维超声心动图有着更广泛的临床应用，几乎可以应用于所有的心血管疾病诊断。

一、扫查方法与观察内容

受检者需静卧于高度合适的检查床上，自然放松，充分暴露检查部位。进行胸骨旁、心尖部切面扫查时需左侧卧位，倾斜程度视实际情况而定，进行剑突下及胸骨上窝切面扫查时需取平卧位。

超声心动图切面图为扇形，探头部位（近场）为扇形的圆心，一般位于屏幕的上方，扇形的扇弧为远场，代表深部组织图像。探头标识朝向一般位于屏幕左侧。例如进行心尖切面扫查时，心尖部位于屏幕顶端，心底位于屏幕下方，左心位于屏幕左侧，右心位于屏幕右侧，切面图像方位与受检者解剖方位关系见图 1-1-5。

心脏及大血管的形态结构、空间关系复杂，心脏不断地收缩与舒张运动也为疾病的诊断增加了难度，操作者在进行二维超声心动图各切面图像扫查过程中，应着重观察以下内容：心脏与大血管的位置与连接，心脏各腔室及大血管的内径与形态，心室壁的厚度与运动，各瓣膜及其附属结构的形态与活动，心脏结构的连续性，心脏结构中异常附加回声，心包腔的厚度与回声以及心脏功能的评估等。

二、注意事项

二维超声心动图在实际应用中会受到仪器调节及超声伪像的影响，检查时需注意。

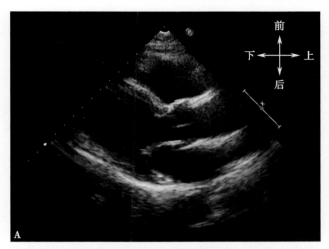

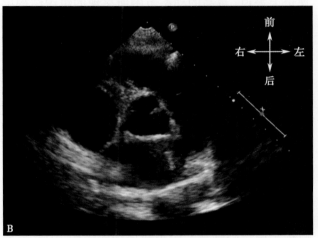

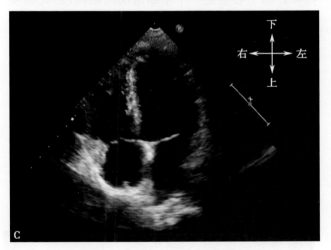

图 1-1-5 切面图像方位与受检者解剖方位关系
A. 长轴切面；B. 短轴切面；C. 心尖切面。

（一）仪器调节

临床上准确而全面的超声诊断有赖于清晰的图像显示，良好的图像质量不仅取决于患者的透声条件，更取决于检查者对超声仪器的调节，常用的仪器调节内容有发射能量、灵敏度、灰阶、发射频率、扫描深度与扇区宽度、帧频、声束焦点、增益和放大等。

1. **发射能量** 指超声发射脉冲能量大小，输出的功率越高，组织的穿透性就越好。检查时需根据实际情况进行调节，如婴幼儿发射功率应适当减少，体形较大成人发射功率应适当增加。但增加发射功率时，其潜在的生物学效应不容忽视。

2. **灵敏度** 超声检查时，尤其应注意灵敏度的调节，以获得优质的图像，其中包括对增益、抑制、补偿等调节。

3. **灰阶** 即灰度与对比度，使所探查的结构以适宜的明亮程度显示。其中一个重要参数为动态范围，即接受回波最大振幅与最小振幅间的比率。从理论上来说，越高的动态范围所呈现的组织结构层次越丰富，能分辨的组织结构越精细。对于心脏成像来说，动态范围应设置为可以辨别致密与非致密心肌的灰度。

4. **发射频率** 发射频率（transmit frequency）指探头的工作频率，频率越高，分辨力越好，穿透性越差。应在保证足够穿透力的前提下，尽量使用高频探头。经胸超声探头频率范围一般成人为1～5MHz，儿童为3～7MHz，新生儿可达到12MHz。

5. **扫描深度与扇区宽度** 扫描深度的调节应视个体而定，既能显示心脏全貌，又能保证足够的帧频。由于心脏是一个不断运动的结构，因此需要较高的帧频提高时间分辨力，大的扇角和深度虽能显示较大范围的图像，但帧频会减低。

6. **帧频** 仪器帧频一般由仪器自动调整，检查者可根据检查需要，通过缩小图像的扇角宽度、深度，减少聚焦区域数量从而提高帧频。

7. **声束焦点** 焦点应该放在感兴趣区（region of interest，ROI）的深度范围内以提高感兴趣区的图像质量，例如观察心尖时，将焦点移至心尖处，会提高分辨率。

8. **总增益与时间 - 增益补偿** 增益的调节旨在使患者间以及整个视野中具有相似声学特征的组织看起来一致。总增益用来调节整个扇区内图像的亮度。超声信号强度和振幅随着它进入组织深度增加而发生衰减。因此，来自扇区近场的回波信号强度比远场更大。时间增益补偿（time gain compensation，TGC）可沿超声束长轴补偿声衰减，合适的TGC曲线会使扇形图像平面内近、远场辉度相似。

9. **放大** 图像的放大有两种形式，一种是将感兴趣区放置在扇区的某部位进行放大，可以提高帧频，改善图像分辨率；第二种放大功能是图像冻结后，选择ROI并放大图像，这是解剖结构的简单放大，仅使图像变大但分辨率较差。

（二）超声伪像

二维超声心动图是评价和诊断心脏疾病的基础，但超声心动图有时呈现出图像并非总是真实和准确的。超声伪像指声像图中出现的各种与实际成像目标不相符的现象，表现为声像图中回声信息的增加、减少或失真。由于超声波与组织的相互作用、超声自身物理特性以及仪器与操作者的技术因素，超声伪像无法完全避免。准确识别超声心动图伪像并尽可能避免伪像的产生才能减少误诊和漏诊的发生。在临床实践中遇到的最常见的图像伪像是由于超声束物理反射和折射的特性产生的，常见的超声伪像包括混响伪像、旁瓣伪像、声影、镜面伪像、振铃伪像、近场杂波以及侧壁失落效应等（图1-1-6）。

1. **混响伪像（reverberation artifact）** 反射的超声波在返回探头的途中遇到一个更近的反射面，这个反射面将一部分返回的能量再次反射回第一个界面。这种超声波在探头和界面之间多次反射的现象称为混响伪像。第二个反射面多为探头本身，这在超声心动图上表现为典型的等距阶梯状伪影，回

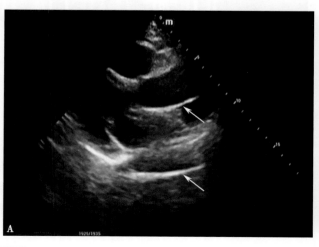

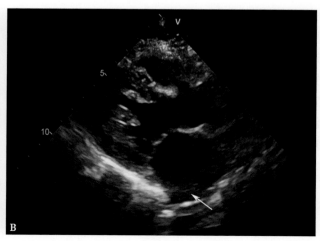

A   B

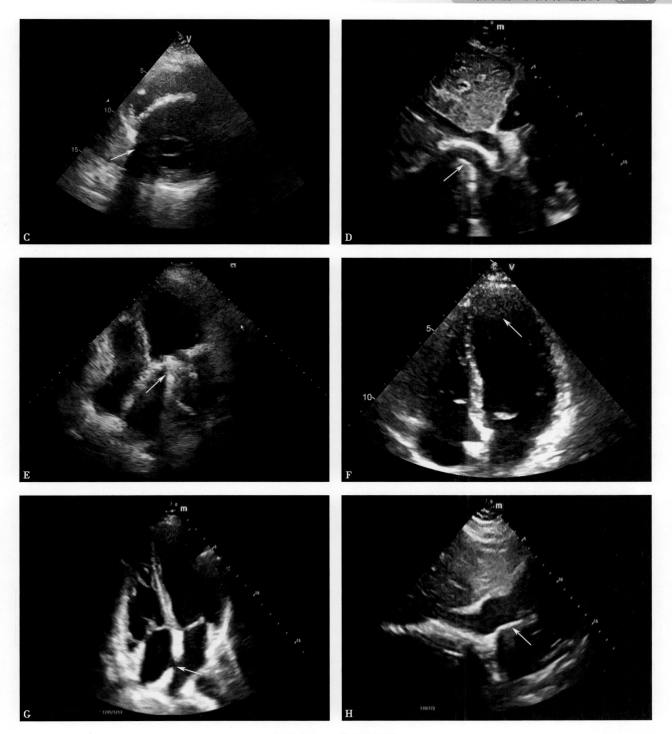

图 1-1-6 二维超声伪像

A. 主动脉后壁在左心房后方形成混响伪像（箭头示）；B. 胸骨旁左心室长轴切面左心房内出现旁瓣伪像（箭头示）；C. 心肌梗死后钙化心肌后方出现带状无回声区，即声影（箭头示）；D. 下腔静脉镜面伪像（箭头示）；E. 二尖瓣位人工机械瓣后方振铃伪像（箭头示）；F. 心尖四腔心切面近场杂波伪像（箭头示）；G、H. 心尖四腔心切面可见房间隔回声失落（G），而剑突下切面可见房间隔连续完整（H）（箭头示）。

声强度随深度递减。适当侧动探头，并适当加压，可观察到图像的变化，以此识别混响伪像。

　　2. **旁瓣伪像（side lobe artifact）** 超声束的主瓣位于声束中心，声能强，旁瓣位于主瓣周围，声强较弱，当旁瓣图像重叠在主瓣图像上即形成旁瓣伪

像。如房室沟在左心房内形成类似血栓的伪像，此时调整探头角度，适当降低增益有助于识别和减少此种伪像。

　　3. **声影（shadow）** 当声束在传播过程中遇到强反射面，阻止超声波继续传播，在其后方会出现

带状无回声区，传播超出反射器。常见于人工瓣膜、起搏器导线及钙化等。

4. **镜面伪像（mirror image artifact）** 常出现在强反射界面（如心肺界面）下，反射面的作用如同镜子对光线的作用，在镜子后面产生真实结构的复制图像。反射机制类似于混响伪像，表现为实际组织与伪像形成以该强反射界面为对称轴的图像，亦可见于横膈附近。

5. **振铃伪像（ring-down artifact）** 又名声尾，声束遇到一层很薄的液体层，在液体层下方产生极强的线状声反射界面，常见于胃肠道、人工瓣膜和肺部。

6. **近场杂波（near field clutter）** 近场的结构有时会因为探头本身的高振幅振荡而被遮挡，造成所谓的近场杂波。这在怀疑有心尖血栓的情况下尤其重要。谐波成像的引入和探头技术的进步已经减少了这类伪影的发生。与血栓不同，杂波不受心室壁运动的影响，此时可以变换扫查切面或结合彩色多普勒进行识别。

7. **侧壁失落效应（lateral wall echo drop-out effect）** 当入射角较大时，几乎没有反射回探头的回声（全反射），改变探头扫查角度可以识别此种伪像。临床上最常见于房间隔扫查时的应用，心尖切面房间隔与声束平行，常发生回声失落，因此需结合剑突下切面进行观察。

【小结】

二维超声心动图是评价心脏结构、形态和功能的基础，可以多角度显示心脏各平面的形态结构，实时二维超声心动图更是提供了运动中的心脏各结构的高分辨率图像。在临床实际操作中，多切面仔细扫查心脏各组织结构，结合彩色及频谱多普勒，以及超声心动图新技术，能显著提高疾病诊断与评估的准确性。

（杨　军　王俊力　牟立欣）

第三节　多普勒超声心动图

【概述及成像原理】

一、概述

尽管二维超声心动图是诊断心脏疾病成熟而可靠的技术，可以实时显示心脏的结构和功能，但无法检测心腔内的血流情况。多普勒超声心动图

（Doppler echocardiography）应用多普勒效应，探测心血管系统内血流的速度、方向和运动性质，从而评价血流情况，在临床应用中需结合二维超声心动图。

二、成像原理

多普勒效应（Doppler effect）由奥地利物理学家及数学家克里斯琴·约翰·多普勒（Christian Johann Doppler）于1842年首次提出，即当物理波源与接收器之间存在相对运动时，发射频率与接收频率之间将出现差异，两者差值称为多普勒频移（Doppler frequency shift）。当波源与接收器互相接近时，接收频率增加，当波源与接收器互相背离时，接收频率降低。多普勒超声心动图即利用这一原理，应用探头发射的超声波探查心脏及血管内流动的红细胞或运动的心室壁，遵循多普勒效应的原理（图1-1-7），频移与红细胞或室壁运动速度的关系可以用以下多普勒方程表述。

$$f_d = f_1 - f_0 = 2f_0 v\cos\theta/c$$

f_d为频移，f_0为发射频率，f_1为接收频率，v为血流速度，θ为声束与血流方向的夹角。c为声速。

变换公式后可计算目标血流速度：$v = cf_d/(2f_0\cos\theta)$

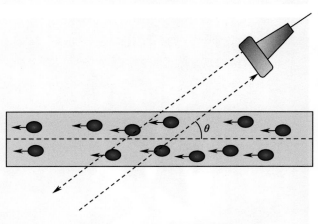

图1-1-7　多普勒方程示意图

声束与血流方向的夹角θ影响流速测定的准确性，θ角越小，测得的误差越小，θ角小于30°时误差很小，可以忽略不计，θ角大于60°时误差明显变大，因此应用多普勒技术测量血流速度时应尽量使声束与血流方向的夹角小于30°。

三、显示方式

多普勒超声心动图有着不同的显示方式，包括频谱多普勒、彩色多普勒血流成像和组织多普勒成像。

（一）频谱多普勒

指以音频和频谱图像的形式显示多普勒频移。频谱多普勒具有丰富的时间和速度参数，可以定性、定量诊断狭窄性、反流性和分流性心脏疾病，也可以间接评估心腔压力、瓣口面积、血流量、心脏功能等参数。

1. **成像分类** 按照多普勒发射和接收模式的特征，分为连续波多普勒（continuous wave Doppler，CW）和脉冲波多普勒（pulsed wave Doppler，PW）。连续波多普勒是临床上最早应用的频谱多普勒技术，通过连续发射和接收超声脉冲探测血流信号。采用双晶片探头，一个连续发射高频的脉冲波，另一个连续接受反射的回声，可以分析声束方向上的所有流速信息。因此连续波多普勒不受脉冲重复频率（pulse repetition frequency，PRF）的影响，可以测量高速血流，缺点是不具有距离选通的功能，无法识别异常血流的具体位置。

脉冲波多普勒是由同一晶片按固定频率发射脉冲波，选择性接收反射的回波，通过计算发射与接收脉冲波的时间，对不同深度的血流进行分析，即距离选通技术。但脉冲波多普勒的缺点是所测频移受脉冲重复频率的限制，无法准确测量病理状态下的高速血流。

脉冲重复频率是指单位时间内发射脉冲波群的个数，PRF越高，两组脉冲波之间的发射间隔越短。根据取样定理，脉冲波多普勒测得的最大频移为脉冲重复频率的一半，即：$f_d < (1/2)\mathrm{PRF}$。脉冲重复频率的一半又称为Nyquist极限频率，当测得的多普勒频移超过Nyquist极限时，会发生频谱混叠，即频谱的大小和方向发生倒错，不能准确显示实际频谱的流速大小和方向。此外，取样深度与PRF成反比，与能探测的最大血流速度成反比。因此脉冲波多普勒的特点是可以定点测量某一位置的血流速度，但无法测量超过Nyquist极限的高速血流。

2. **频谱分析** 多普勒接收器对返回的多普勒频移信号通过快速傅里叶转换等频谱分析处理，形成实时的血流频谱图像，其中脉冲波多普勒一般显示为频带中空的频谱图像，连续波多普勒一般显示为频窗充填的频谱图像。频谱图像显示的信息主要包括频谱的方向、时间、幅度、性质、辉度、形态和音频等。

（1）频谱的方向：即血液流动的方向。常规设置下，基线上方的频谱为正值，代表血流方向朝向探头，基线下方的频谱为负值，代表血流方向背离探头。

（2）频谱的时间与时相：频谱图像的横轴（x轴）表示血流持续时间，单位为秒（s），结合同步心电图记录可以分析血流时相。

（3）频谱的幅度：频谱图纵轴（y轴）表示血流频移或速度的大小，单位多为kHz或m/s，频谱最高点即最大频移或峰值流速。

（4）频谱的性质：指某时刻取样容积内红细胞运动速度的分布范围，即流速分布的离散度，用频带与频窗表示（图1-1-8）。频带的宽度指频谱在垂直距离上的宽度。若频带窄，有明显的频窗，表示速度梯度范围小，一般见于正常生理状态下的层流；若频带宽，频窗变窄，表示速度梯度范围大，见于病理状态下的湍流。当频带增宽至整个频谱的高度，此时无明显的频窗，则称为频窗充填。

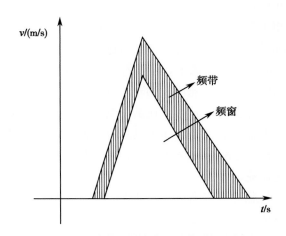

图1-1-8 脉冲波多普勒频谱分析示意图

（5）频谱的辉度：频谱辉度的明暗表示频谱信号的强度，代表某时刻取样容积内具有相同血流速度的红细胞数量。相同速度的红细胞数量越多，回波信号强度越大，图像越明亮；反之，相同速度的红细胞数量越少，回波信号强度越小，图像越暗淡。

（6）频谱的形态：心脏内不同位置的血流频谱的外形是不同的，比如在正常生理状态下二尖瓣与三尖瓣瓣口血流频谱为舒张期正向双峰形态，主动脉瓣与肺动脉瓣瓣口血流频谱为收缩期负向单峰形态，且主动脉瓣口血流频谱加速时间较短，肺动脉瓣口血流频谱加速与减速时间基本相同（图1-1-9）。

（7）频谱的音频：频谱的音频亦能反映心脏内的血流状态，层流的血流音频一般为柔和的乐音，湍流的血流音频一般为粗糙的噪声。高速血流的音频音调较高，低速血流的音频音调较低。

（二）彩色多普勒血流成像

彩色多普勒血流成像（color Doppler flow imaging，

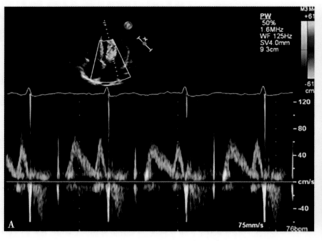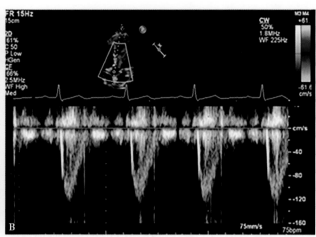

图 1-1-9 二尖瓣及主动脉瓣脉冲波多普勒频谱图

A. 二尖瓣前向血流频谱图：舒张期正向双峰形态；B. 主动脉瓣前向血流频谱图：收缩期负向单峰形态。

CDFI）以脉冲波多普勒的原理和技术为基础，应用自相关技术，提取并分析相同取样部位两个连续多普勒频移信号相位差，计算出每个取样点的血流速度，并在二维图像上，用彩色编码的方式显示心血管系统内血流的速度、方向、时相和途径等信息，可以同时并实时显示心脏血流与解剖结构间的相互关系。但需注意的是 CDFI 也具有脉冲波多普勒的局限性，即受 Nyquist 极限频率的限制，无法准确显示高速血流。

与脉冲波多普勒单一取样点不同，彩色多普勒血流成像的感兴趣区为可以调节大小的取样框，其内包含多个取样容积，单位取样框内取样容积个数越多，彩色分辨力越高，取样容积个数越少，彩色分辨力越低。

CDFI 采用彩色编码方式表示血流的方向与大小。在常规设置下，红色代表血流方向朝向探头，蓝色代表血流方向背离探头。血流速度越快，颜色越明亮，血流速度越慢，颜色越暗淡。通常在显示屏上有条状彩色速度标尺，分为上下两部分，基线上方代表朝向探头的血流颜色，基线下方代表背离探头的血流颜色，标尺两端数值为 Nyquist 极限，若探测的血流速度超过 Nyquist 极限，则会发生彩色混叠，以五色镶嵌样花彩血流显示。层流血液在彩色多普勒图像上颜色较单纯，中心明亮，边缘暗淡。湍流血液一般流速较快，方向不定，在彩色多普勒图像上颜色非常明亮，呈黄色或青色，甚至为五色镶嵌样。

【临床应用】

多普勒超声心动图在所有心血管疾病的诊断中均发挥着重要作用，不同显示方式提供的信息各有侧重，因此所观察的内容有所不同。

一、观察内容

（一）频谱多普勒

频谱多普勒可以在二维或彩色多普勒超声心动图图像上进行，将取样容积置于感兴趣区进行脉冲波或连续波多普勒检查，注意选择清晰的二维切面且取样线与血流方向的夹角应尽量小。

频谱多普勒图像上具有丰富的血流速度和时间信息，通过各种测量和计算方法可以获取速度、时间、流量、压力阶差、有效瓣口或反流口面积和心脏功能等参数，定性、定量地对心脏的血流动力学异常进行诊断、鉴别诊断、程度分级，也有助于治疗方案的选择与疗效评估。如获取肥厚型心肌病患者左心室流出道频谱，测量速度及压差，以此鉴别梗阻型或非梗阻型肥厚型心肌病；主动脉瓣狭窄者可以测量主动脉瓣及左心室流出道的前向血流量，应用连续方程法估测主动脉瓣瓣口面积，评估瓣膜狭窄程度，指导临床治疗。此外，频谱的形态也有助于识别某些疾病状态，如正常二尖瓣口血流频谱为双峰，而房颤（心房颤动）患者的二尖瓣口血流频谱为大小不等的单峰。

（二）彩色多普勒血流成像

在二维图像显示清晰的条件下，将彩色多普勒取样框置于感兴趣区，并使声束与血流方向尽量平行，可以显示心腔及瓣口血流的速度和方向。

彩色多普勒血流成像可以定性诊断狭窄性、反流性和分流性疾病。对于先天性心脏病，彩色多普勒可以显示心房、心室和大动脉水平的异常分流，以及动静脉血管的异常起源与连接等。彩色多普勒血流成像和频谱多普勒都是针对心脏内流动的血液进行分析，但与频谱多普勒不同的是，彩色多普勒可以直接显示正常或异常血流发生的位置、走行方向以及异常血流束的数目（图 1-1-10），结合同步心电图还有助于识别异常血流发生的时相。此外，彩色多普勒还可以定量或半定量判断疾病的程度，对于反流性疾病，可以在彩色多普勒图像上测量反流束的长度、面积和缩流颈宽度等以估测反流的程度；对于狭窄性疾病，可以用近端等速表面积法（PISA法）评估瓣膜狭窄程度；对于分流性疾病，可以根据分流束宽度判断分流量大小，如分流束较宽时，分流量一般较大，对于多数先天性心脏病来说，当分流束宽、颜色暗淡时，说明分流两侧腔室压力差较小，应高度注意肺动脉高压的发生。

此外，彩色多普勒血流成像还可以联合 M 型超声心动图、三维超声心动图和心脏声学造影以丰富血流动力学信息。

（三）组织多普勒成像

遵循多普勒原理，心脏组织包括心肌及心脏纤维支架的运动也可以被记录，对心脏组织进行的多普勒成像称为组织多普勒成像（Doppler tissue imaging）。与多普勒血流成像相比，不同的是由于组织作为靶目标远大于红细胞，因此产生的反射振幅高，而组织运动速度较红细胞慢，因此对组织运动信号的提取与对红细胞运动信号的提取正好相反，技术上使用低通滤波。

与多普勒血流成像一样，组织多普勒也可以有频谱和彩色两种显示模式，而由于组织运动速度低不需要连续多普勒，其频谱模式仅为脉冲多普勒。

同样，组织多普勒可以对组织运动进行方向和速度的测量，当然也受角度依赖的限制。早期曾应用该技术对心肌运动速度进行测量，从而评价局部心肌收缩功能，后被二维斑点追踪成像取代。目前，组织多普勒对房室瓣环运动速度的测量在对右心室整体收缩功能和左心室舒张功能评价方面仍有重要价值。

二、注意事项

与二维超声心动图一样，多普勒超声心动图在实际应用中也需注意仪器的调节与伪像的识别。

（一）仪器调节

多普勒超声心动图需要检查者根据实际情况实时调整仪器设置与参数。

1. 频谱多普勒 根据频谱的实际形态调节基线和量程，使频谱完整显示于屏幕中央，如二尖瓣口血流方向一般朝向探头，频谱位于基线上方，需向下移动基线。调节频谱增益使频谱以适合的辉度显示，使频谱边缘显示清晰，减小测量误差。此外，扫描速度的调节可以控制显示的频谱个数，当受检者心率较慢时，相同时间内显示的频谱较少，应适当减慢扫描速度，使更多的频谱显示在屏幕上。

2. 彩色多普勒血流成像 彩色多普勒血流成像的仪器调节与参数设置包括以下内容。

（1）彩色速度标尺设置：彩色速度标尺两端的速度数值代表可探测的最大速度即 Nyquist 极限，当发生颜色混叠时，说明血流速度大于 Nyquist 极限，应尽量调高 Nyquist 极限速度以使高速血流显示清晰。当所探测血流流速较低、颜色暗淡时，应调低 Nyquist 极限速度更好地显示低速血流，如房

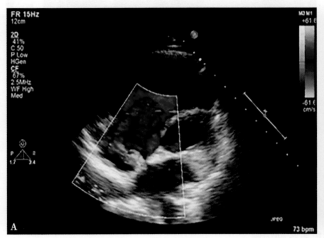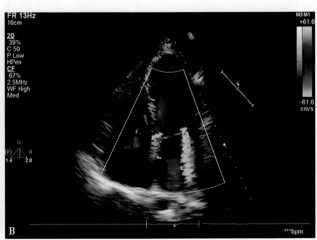

图 1-1-10　彩色多普勒临床诊断示例
A. 彩色多普勒显示房间隔缺损患者房水平左向右分流；B. 彩色多普勒显示二尖瓣反流。

间隔缺损合并肺动脉高压的患者，房水平分流速度较低，探查房间隔分流时应调低 Nyquist 极限，避免房水平异常分流的漏诊。

（2）取样框设置：取样框过大虽能显示较大范围的彩色血流，但帧频减低；取样框过小可以保证足够的帧频，但面积的减小不利于彩色血流显示的完整性。因此检查者应兼顾两者选择合适的取样框大小。取样框的深度也会影响彩色血流的显示，取样框深度增加时，帧频减低，脉冲重复频率与 Nyquist 极限降低，容易发生颜色混叠现象。同时应注意取样框位置的选择，应保证声束与血流方向夹角尽可能小。

（3）彩色增益：与二维增益相似，彩色增益过高会产生过多噪声，掩盖真实血流，彩色增益过低则无法显示真实的血流。在实际应用中，在合适的彩色速度标尺条件下，可将彩色增益调大，产生弥漫的斑点状噪声，再逐渐减小增益至噪声消失。

（二）伪像

在实际操作中，多普勒超声也会产生一些伪像，干扰诊断的准确性，主要包括混叠伪像、闪烁伪像、溢出伪像和镜面伪像等（图 1-1-11）。

1. **混叠伪像** 当出现混叠伪像时说明所测血流速度超过 Nyquist 极限，彩色混叠的调节方法如前所述，脉冲波多普勒频谱的混叠现象表现为方向倒错，可以改用连续波多普勒进行扫查。

2. **闪烁伪像** 心脏跳动、呼吸运动、语言等引起的组织震动会产生彩色信号干扰，并非血流运动的彩色信号。可以通过降低彩色增益，提高壁滤波等方式消除此种伪像。

3. **溢出伪像** 由彩色增益过高引起，表现为彩色多普勒显示范围大于实际的解剖结构，掩盖病变处的异常血流，此时应降低彩色增益。

4. **镜面伪像** 原理同二维超声伪像。

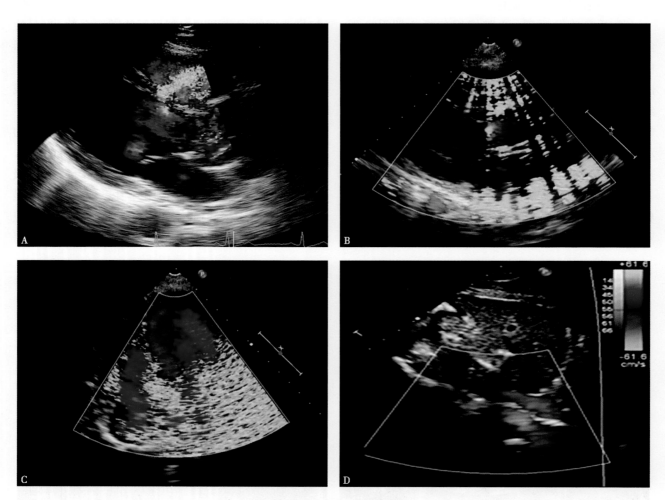

图 1-1-11 彩色多普勒伪像

A. 室间隔缺损患者室水平高速左向右分流引起混叠伪像；B. 语言引起闪烁伪像；C. 彩色增益过高引起溢出伪像；D. 剑突下切面下腔静脉长轴彩色多普勒镜面伪像。

【小结】

综上，多普勒成像技术实现了对心脏和大血管内血流的定性与定量分析，与二维超声对心脏结构的评价互补，二者共同构成超声心动图的基础，现行的心脏大血管多普勒检测均在实时二维超声心动图上同步进行。组织多普勒的应用丰富了对心脏结构运动的评价，在心功能评价方面是重要的补充。需要指出的是由于多普勒的角度依赖性，在临床应用时合适切面的选择、恰当的仪器设置和参数调节是至关重要的。

（杨　军　王俊力　牟立欣）

第二章 超声心动图新技术

第一节 经食管超声心动图

【概述】

在过去30年里，经食管超声心动图（transesophageal echocardiography，TEE）在临床领域得到广泛应用，对心血管疾病的诊断、治疗及疗效评价产生了巨大影响。TEE是胃镜与超声检查有机结合的产物，超声探头在食管内从心脏后方近距离观察心脏的结构和功能，避免了胸壁和肺气等因素的干扰，成像清晰，操作简便。TEE探头针对受检对象分为成人、小儿和婴幼儿探头，具有不同的尺寸和频率。探头由最初单一的专用M型探头至二维、三维TEE探头，扫查模式也由单平面、双平面模式发展至多平面扫查。同时，各种以TEE为基础的新的影像技术不断得到改进和发展，使其对心血管疾病结构、功能、血流动力学定性和定量评价的精确性进一步提升。该技术主要应用于心内血栓与肿瘤、心脏瓣膜病、感染性心内膜炎、先天性心脏病等，尤其对心脏外科围手术期的诊疗，以及近年迅速发展的微创介入手术的术中监测提供了决策性依据。

【图像采集及分析】

一、TEE探头的操控及术语

TEE探头整体运动有8种，分别是：推进、后退；左转、右转；前屈、后屈；左屈、右屈（图1-2-1A）。

二、TEE常用标准切面

根据TEE探头的置入深度将TEE切面分为4个水平：食管上段水平切面（upper esophageal views，UE），距门齿15～20cm；食管中段水平切面（mid-esophageal views，ME），距门齿30～40cm；经胃底水平切面（transgastric views，TG），距门齿约50cm；经胃深部水平切面（deep transgastric views，DTG），距门齿约55cm（图1-2-1B）。

1. **食管中段水平切面（ME）** 食管中段水平切面是TEE检查最先观察的系列切面，也是应用最广泛、理解和掌握其他水平系列切面的基础（图1-2-2～图1-2-5）。

（1）ME四腔心切面（ME 4-Ch）：角度0°～10°，该切面是探头最初进入食管30～35cm首先出现的切面，可显示左心房、右心房、房间隔、左心室、右心室、室间隔、二尖瓣（A3A2-P1P2）、三尖瓣和冠状静脉窦（图1-2-2A）。

（2）ME五腔心切面（ME 5-Ch）：角度0°～10°，在ME 4-Ch基础上轻微前驱探头，可显示主动脉瓣、左心室流出道、左心房、右心房、左心室、右心室、室间隔、二尖瓣（A2A1-P1）和三尖瓣（图1-2-2B）。

（3）ME二尖瓣连合部切面（ME Mitral）：角度50°～70°，该切面可显示左心房、冠状静脉窦、左心耳、左心室、二尖瓣（P3-A3A2A1-P1）、乳头肌和腱索（图1-2-2C）。

（4）ME两腔心切面（ME 2-Ch）：角度80°～100°，该切面可显示左心房、冠状静脉窦、左心耳、左心室、二尖瓣（P3-A3A2A1）、左冠脉旋支（图1-2-2D）。

（5）ME左心室长轴切面（ME LAX）：角度120°～140°，该切面可显示左心房、左心室、左心室流出道、右心室流出道、二尖瓣（A2-P2）、主动脉瓣和升主动脉近端（图1-2-2E）。

（6）ME主动脉瓣长轴切面（ME AV LAX）：角度120°～140°，在ME LAX观将探头略微回撤即可，能够观察左心房、左心室流出道、二尖瓣（A2-P2）、主动脉瓣和升主动脉近端、左冠状动脉（图1-2-3A）。

（7）ME升主动脉长轴切面（ME Asc Ao LAX）：在ME AV LAX基础上将探头回撤，通常回旋到接近90°～110°之间可得到此切面，显示右肺动脉位于升主动脉后方（图1-2-3B）。

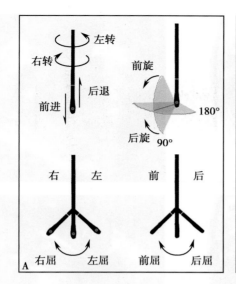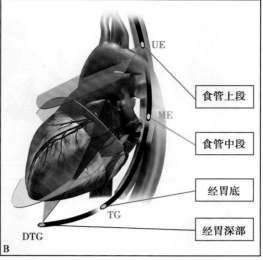

图 1-2-1　TEE 探头操控术语和探头置入水平示意图
A. TEE 探头 8 种运动；B. 探头置入水平。

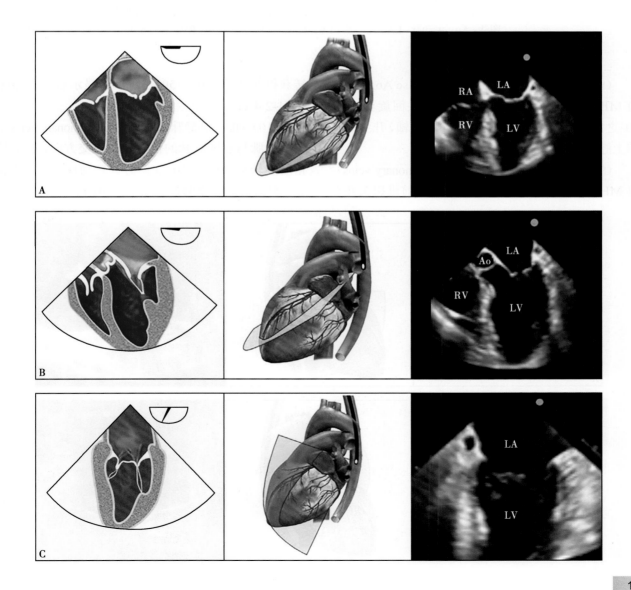

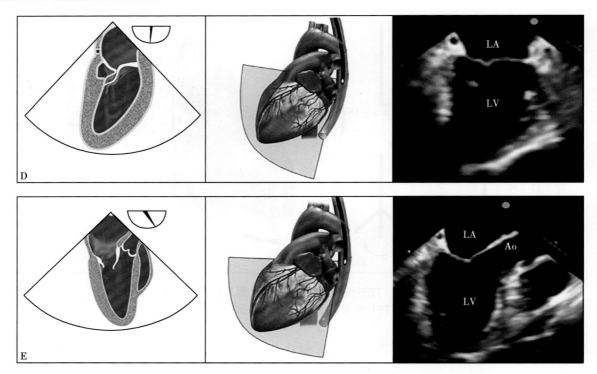

图 1-2-2　食管中段水平成像切面示意图、三维模式图及 2D TEE 图像切面（1）
A. 四腔心切面；B. 五腔心切面；C. 二尖瓣连合部切面；D. 两腔心切面；E. 左心室长轴切面。
（图注：Ao. 主动脉；LA. 左心房；LV. 左心室；RA. 右心房；RV. 右心室）

（8）ME 升主动脉短轴切面（ME Asc Ao SAX）：自 ME 升主动脉长轴观基础上将探头回旋至 0°～30°之间获得此切面，显示右肺动脉长轴、升主动脉和上腔静脉短轴（图 1-2-3C）。

（9）ME 右肺静脉切面（ME Rt pulmonary veins）：自 ME 升主动脉短轴观（通常为 0°），前进探头并右

转获得此切面，30°～50°也可同时显示右侧肺静脉（图 1-2-4A）。

（10）ME 左肺静脉切面（ME Lt pulmonary veins）：左肺静脉与右肺静脉的位置处于正交方向，换能器角度旋转至 90°～110°并逆时针转动探头，可显示左上肺静脉和左下肺静脉（图 1-2-4B）。

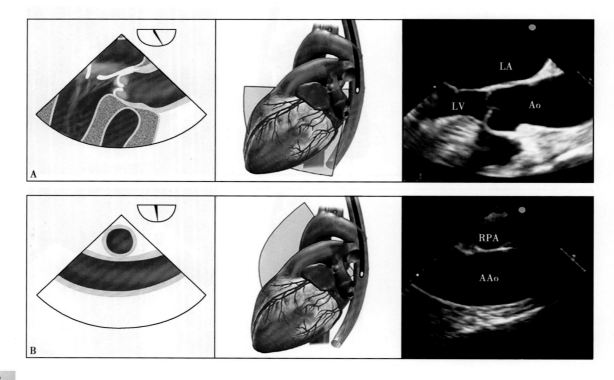

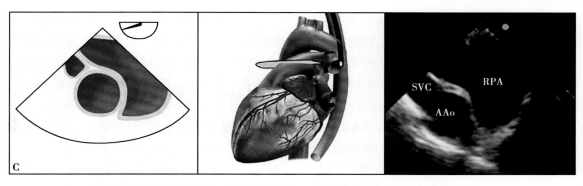

图 1-2-3　食管中段水平成像切面示意图、三维模式图及 2D TEE 图像切面（2）
A. 主动脉瓣长轴切面；B. 升主动脉长轴切面；C. 升主动脉短轴切面。
（图注：AAo. 升主动脉；Ao. 主动脉；LA. 左心房；LV. 左心室；RPA. 右肺动脉；SVC. 上腔静脉）

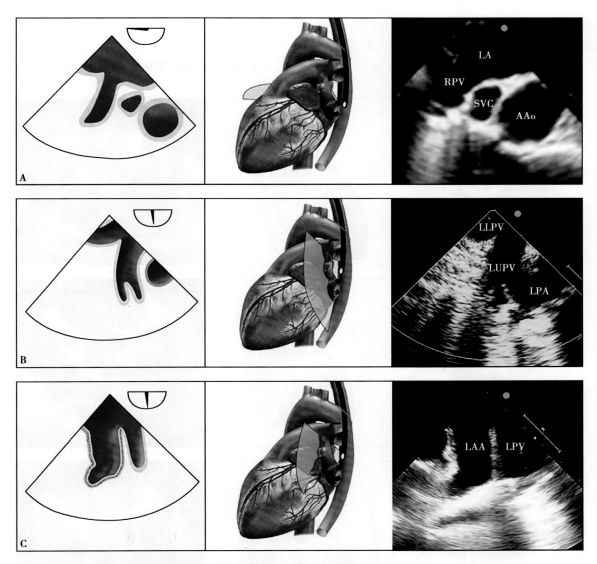

图 1-2-4　食管中段水平成像切面示意图、三维模式图及 2D TEE 图像切面（3）
A. 右肺静脉切面；B. 左肺静脉切面；C. 左心耳切面。
（图注：AAo. 升主动脉；LA. 左心房；LAA. 左心耳；LPA. 左肺动脉；LLPV. 左下肺静脉；LUPV. 左上肺静脉；
RPV. 右肺静脉；SVC. 下腔静脉）

（11）ME 左心耳切面（ME LAA）：ME 左肺静脉观将探头右转，略微前进和 / 或前倾，即能切到左心耳，左上肺静脉也能同时显示。由于左心耳解剖复杂多变，全面评估其形态需要在多个切面完成（图 1-2-4C）。

（12）ME 主动脉短轴切面（ME AV SAX）：ME 5-Ch 基础上，主动脉瓣位于图像中心，略微回撤探头并调整角度 25°～45° 获得此切面，观察主动脉瓣叶、左心房、右心房、上部房间隔、右心室流出道、左、右冠状动脉（图 1-2-5A）。

（13）ME 右心室流入 - 流出道切面（ME RV In-Out）：ME AV SAX 基础上，转至 50°～70°，可同时显示三尖瓣、右心室流出道、肺动脉瓣和肺动脉主干（图 1-2-5B）。

（14）ME 改良双腔静脉三尖瓣切面：ME RV In-Out 观探头角度不变，将其右转（顺时针）至三尖瓣出现在图像中心，可以清晰显示左心房、右心房、房间隔、上、下腔静脉和三尖瓣（图 1-2-5C）。

（15）ME 双腔静脉 / 双心房切面（ME bicaval）：ME 改良双腔静脉 TV 观，将探头角度前旋至 90°～100°，然后右转（顺时针）即获得该切面，显示的是左心房、右心房、下腔静脉、上腔静脉、右心耳和房间隔（图 1-2-5D）。

2. 经胃底水平切面（TG）　自食管中段、探头角度 80°～100° 前进至胃底水平，首先显示下腔静脉 / 肝静脉切面（TG IVC/Hep veins）；探头前屈、角度 0°～20°，随着探头轻微推进依次可获得左心室基底部短轴（TG Basal SAX）、中部乳头肌短轴（TG Mid Pap SAX）和心尖部短轴切面（TG Apical SAX）；之后旋转角度至 120°～140°，可获得左心室长轴切面（TG LAX）（图 1-2-6）。

3. 经胃深部水平切面（DTG）　在 TG 切面继续推进探头至胃深部，可以获得五腔心、右心室流出道和房间隔切面，但应用较少，必要时可作为其他常用切面的补充。

4. 食管上段水平切面（UE）　食管上段水平切

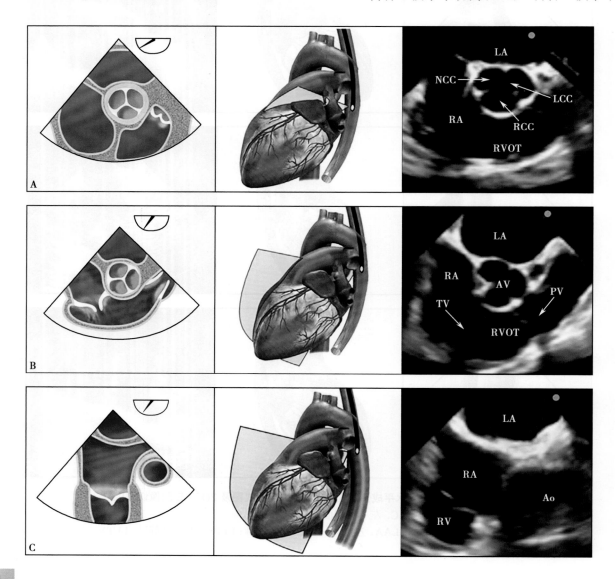

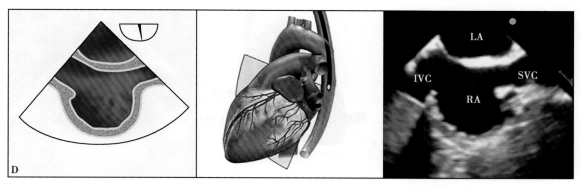

图 1-2-5　食管中段水平成像切面示意图、三维模式图及 2D TEE 图像切面（4）
A. 主动脉短轴切面；B. 右心室流入 - 流出道切面；C. 改良双腔静脉三尖瓣切面；D. 双腔静脉 / 双心房切面。
（图注：AV. 主动脉瓣；Ao. 主动脉；IVC. 下腔静脉；LA. 左心房；LCC. 左冠瓣；NCC. 无冠瓣；RA. 右心房；
RCC. 右冠瓣；RV. 右心室；RVOT. 右心室流出道；SVC. 上腔静脉；TV. 三尖瓣）

面以中段降主动脉短轴（0°～10°）为基础，探头后退至主动脉变长时轻微右旋，即可获得弓长轴切面（UE Ao Arch LAX），转至 70°～90°即为弓短轴切面（UE Ao Arch SAX）。在 UE Ao Arch LAX 基础上缓慢推进探头并轻微右转可显示主肺动脉与左、右肺动脉（UE PA）（图 1-2-7）。

实时三维经食管超声（real-time three-dimensional transesophageal echocardiography，RT-3D TEE）是超

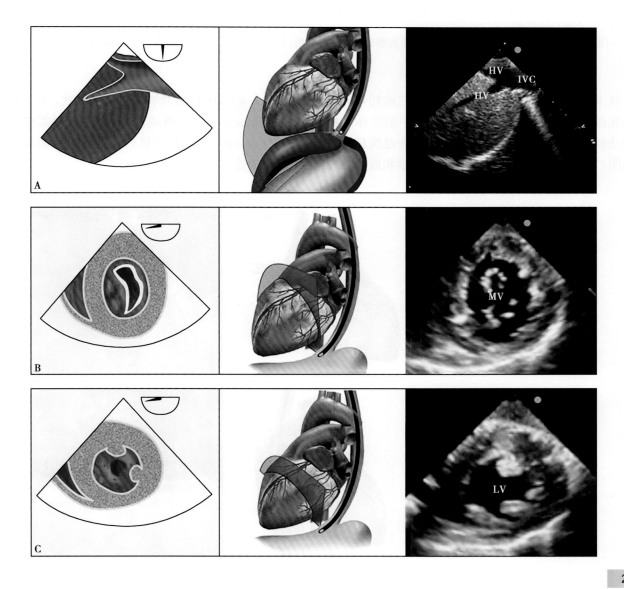

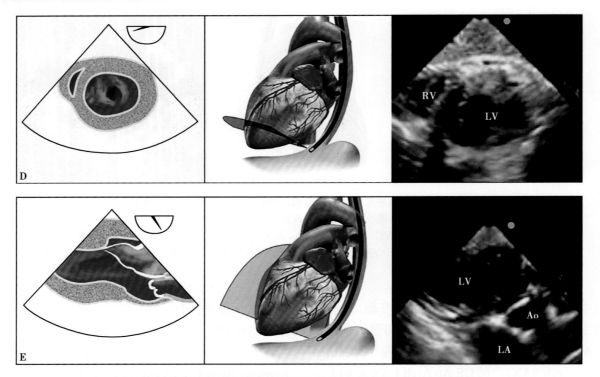

图 1-2-6　经胃底水平成像切面示意图、三维模式图及 2D TEE 图像切面

A. 下腔静脉 / 肝静脉切面；B. 左心室基底部短轴切面；C. 左心室中部乳头肌短轴切面；D. 左心室心尖部短轴切面；
E. 左心室长轴切面。
（图注：Ao. 主动脉；HV. 肝静脉；IVC. 下腔静脉；LA. 左心房；LV. 左心室；MV. 二尖瓣；RV. 右心室）

声技术又一新的突破，将 TEE 与实时三维超声的优势相结合，真实反映心脏在循环状态下的立体结构和功能状态，提供了较 TEE 二维超声和经胸超声心动图（TTE）三维超声更为丰富的形态学和血流动力学信息。RT-3D TEE 具有多种成像模式：多平面成像（X-plane）、实时三维成像（live 3D）、局部放大成像（3D zoom）、全容积成像（full volume）和彩色血流容积成像（3D color Doppler）。

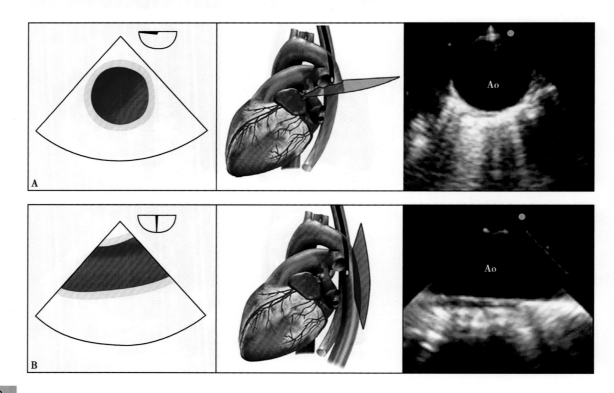

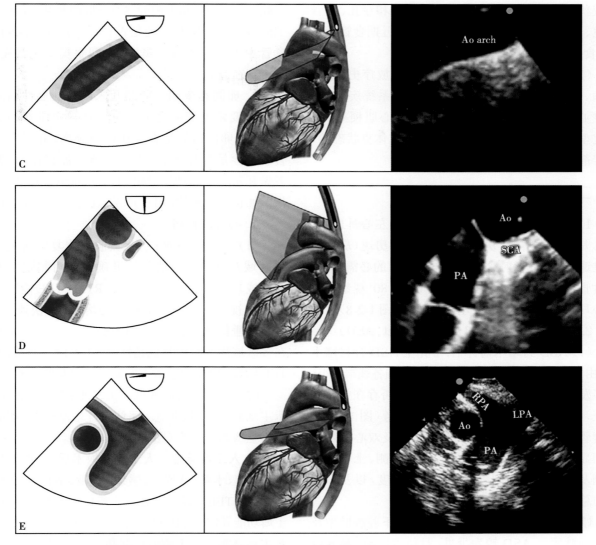

图 1-2-7　食管上段水平成像切面示意图、三维模式图及 2D TEE 图像切面
A. 降主动脉短轴切面；B. 降主动脉长轴切面；C. 主动脉弓长轴切面；D. 主动脉弓短轴切面；E. 肺动脉切面。
（图注：Ao. 主动脉；Ao arch. 主动脉弓；LPA. 左肺动脉；LSCA. 左锁骨下动脉；PA. 肺动脉；RPA. 右肺动脉）

【临床应用】

一、TEE 的适应证和禁忌证

1. 门诊 TEE 适应证

（1）经胸超声检查成像困难者如肥胖、肺气肿、胸廓畸形或在近期胸部手术后，以及正在使用机械辅助呼吸的患者。

（2）经胸超声检查难以显示的部位如左心耳、上腔静脉、左右肺静脉以及胸降主动脉，对左右冠状动脉主干的显示等。

2. 围手术期 TEE 适应证

（1）术前需要明确的诊断及鉴别诊断

1）急诊手术麻醉，需要排除心脏和大血管的并发症，或需要鉴别诊断，如夹层动脉瘤、肺栓塞、心

肌梗死等，但患者经胸超声检查成像困难者。

2）手术前给外科医生提供明确完善的诊断，以便决定最终的手术方案。

（2）术中监测

1）术中出现难以解释的低血压、低血氧，且难以纠正者。

2）血流动力学监测，观察前负荷、后负荷、心肌收缩及舒张功能等。

（3）术后指导排气及评价即刻手术效果。

（4）在非心脏手术中的 TEE 监测，如神经外科手术中，监测卵圆孔未闭右向左分流情况，以预防矛盾栓塞等。

3. TEE 禁忌证

（1）绝对禁忌证：患者拒绝。先天性或获得性的上消化道疾病，如活动性上消化道出血、食管梗

阻或狭窄、食管占位性病变、食管撕裂和穿孔、食管憩室、食管裂孔疝、先天性食管畸形、近期食管手术史、食管静脉曲张、咽部脓肿。

（2）相对禁忌证：凝血障碍、纵隔放疗史、颈椎疾病、咽部占位性病变。严重心血管系统疾病，如重度心力衰竭、严重心律失常、急性心肌梗死、不稳定型心绞痛、重度高血压、低血压或休克状态等。麻醉剂过敏。

二、TEE 的临床应用

1. 心脏血栓 射频消融术前明确左心耳血栓：TEE 是大多数房颤、房扑（心房扑动）、房速（房性心动过速）患者进行射频消融或电复律前的必需检查。于食管上段切面显示左心耳，由 0°～180° 观察整个左心耳，以明确是否存在左心耳血栓（图 1-2-8）。

2. 房间隔缺损（atrial septal defect，ASD）

（1）ASD 封堵术前评估：Ⅱ孔型 ASD 行封堵术前，由于 TTE 图像欠清晰，不能明确缺损各残端大小，或多发 ASD，进一步行 TEE 以明确是否存在封堵适应证，并为封堵器大小的选择提供参考（图 1-2-9）。在食管中段的四腔心、主动脉瓣短轴及双心房切面分别显示主动脉侧、房后壁侧、二尖瓣侧、上下腔静脉侧及冠状静脉窦侧房间隔残端的长度，以及房间隔的总长度。

（2）少见类型 ASD：上腔静脉型、下腔静脉型及冠状静脉窦型 ASD 较为少见，且位置隐蔽，易导致漏诊，TTE 检查后如有怀疑可结合 TEE 检查确诊。于双腔静脉切面显示上腔静脉及下腔静脉开口，观察近上腔或下腔静脉开口处是否存在缺损（图 1-2-10）。食管中下段冠状静脉窦切面，观察窦壁是否完整，是否存在分流。

3. 卵圆孔未闭 卵圆孔未闭为缺血性脑血管病的重要常见病因之一。采用食管中段双心房切面，观察卵圆窝处是否存在回声分离，并用彩色多普勒观察是否有分流。如无明确分流存在，可嘱患者做瓦尔萨尔瓦动作（Valsalva maneuver）或咳嗽动作。如仍不能确诊，可行声学造影检查（图 1-2-11）。

4. 心脏瓣膜病

（1）二尖瓣脱垂：二尖瓣脱垂修复术前关于脱垂区域及腱索断裂情况的准确判断对制定手术方案及成功实施手术至关重要。RT3D TEE 能够显示与外科视野一致的二尖瓣左心房面观，快速、准确定位脱垂区域与腱索断裂情况（图 1-2-12）；尤其是在多区域病变时更具优越性（图 1-2-13），与常规 2D TEE 结合应用，为手术方案制定提供可靠依据。

（2）主动脉瓣病变或先天畸形：TEE 能清晰显示主动脉瓣数目、形态，评估瓣叶增厚程度，明确有无瓣上或瓣下狭窄（图 1-2-14）。

5. 人工瓣异常 人工瓣置换术后，可能发生人工瓣狭窄、卡瓣、瓣周漏、感染性病变、血栓、血管翳等并发症。TEE 能清晰显示二尖瓣位人工瓣，可明确人工瓣功能异常的原因和人工瓣瓣周病变（图 1-2-15）。对主动脉瓣位人工瓣瓣周漏和功能障碍性反流的鉴别并不优于 TTE，但仍可作为 TTE 的补充。

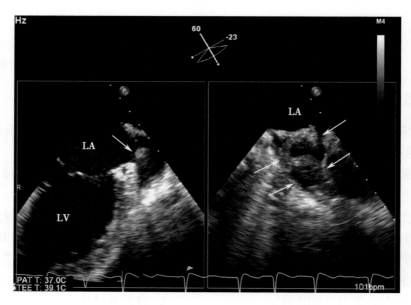

图 1-2-8 左心耳血栓超声图像

ME 二尖瓣连合部切面采用 X-plane 模式显示左心耳内血栓形成（白箭）。

（图注：LA. 左心房；LV. 左心室）

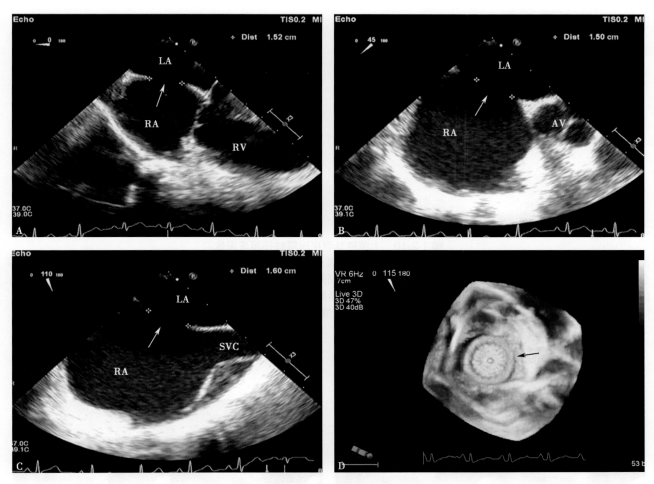

图 1-2-9　继发孔型房间隔缺损超声图像

A．ME 四腔心切面测量 ASD 径线；B．ME 主动脉瓣短轴切面测量 ASD 径线；C．ME 双心房切面测量 ASD 径线；D．"3D zoom"模式于左心房面观直视 ASD 封堵器。

（图注：AV．主动脉瓣；LA．左心房；LV．左心室；RA．右心房；RV．右心室；SVC．上腔静脉）

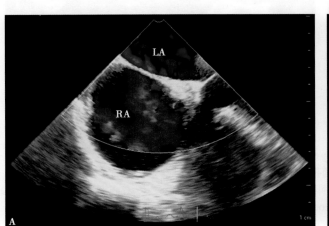

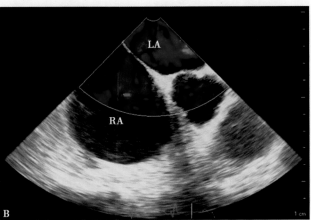

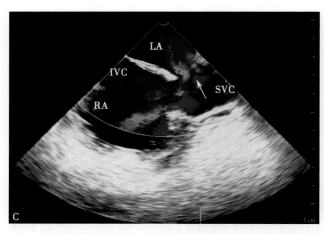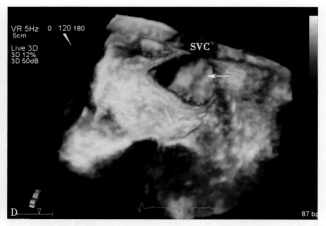

图 1-2-10　上腔静脉型房间隔缺损超声图像

A. ME 四腔心切面显示房间隔连续完整，彩色多普勒未探及房水平分流；B. ME 主动脉瓣短轴切面显示房间隔连续完整，彩色多普勒未探及房水平分流；C. ME 双腔静脉切面显示上腔静脉处房间隔回声失落，彩色多普勒探及该处房水平左向右分流；D. "3D zoom"模式左心房面观直视房间隔缺损位于上腔静脉侧。

（图注：LA. 左心房；IVC. 下腔静脉；RA. 右心房；SVC. 上腔静脉）

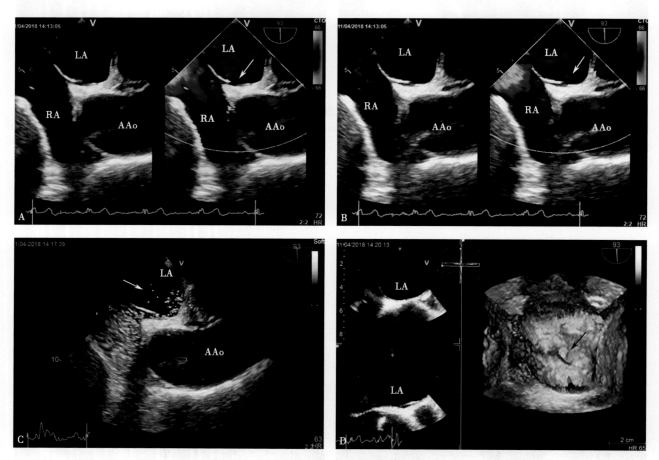

图 1-2-11　卵圆孔未闭超声图像

A. ME 双心房切面显示卵圆孔处少量左向右分流（白箭）；B. 卵圆孔处少量右向左分流（白箭）；C. 右心声学造影（生理盐水）显示增强剂由右心房通过卵圆孔进入左心房（白箭）；D. "3D zoom"模式显示卵圆孔左心房面观（黑箭）。

（图注：LA. 左心房；RA. 右心房；AAo. 升主动脉）

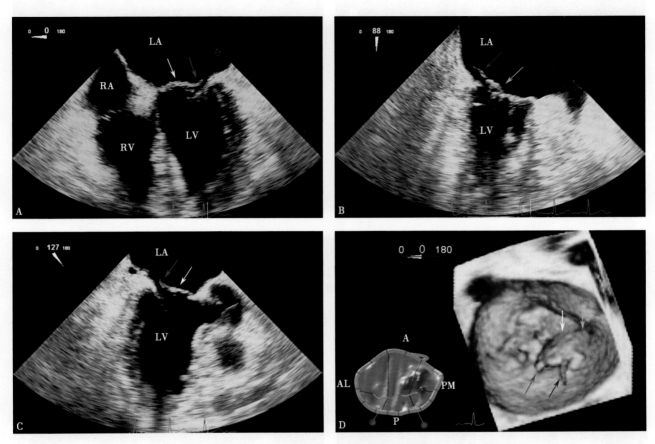

图 1-2-12　二尖瓣腱索断裂伴脱垂超声图像

A. ME 四腔心切面显示 A2 区脱垂（白箭）及断裂腱索（红箭）；B. ME 两腔心切面显示 A3 区脱垂（绿箭）及断裂腱索（蓝箭）；
C. ME 三腔心切面显示 A2 区脱垂（白箭）及断裂腱索（红箭）；D. "3D zoom" 模式显示 A2、A3 区腱索断裂伴脱垂左心房面观
及模式图（左下角，脱垂区域为红色）。

（图注：A. 前叶；P. 后叶；LA. 左心房；LV. 左心室；RA. 右心房；RV. 右心室）

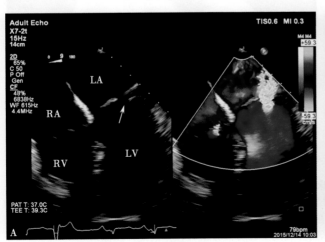

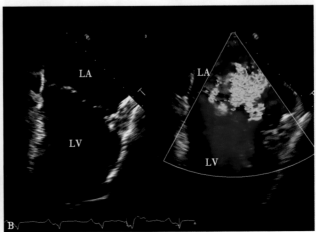

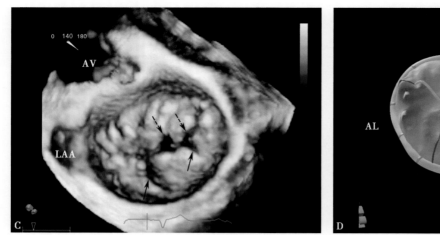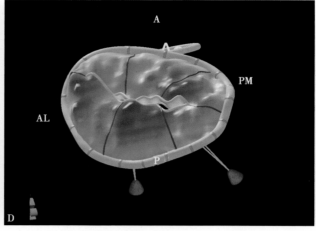

图 1-2-13　巴洛综合征（Barlow syndrome）超声图像

A. ME 四腔心切面显示二尖瓣 A2、P2 区瓣叶卷曲、收缩期脱向左心房侧，A2 区与 P2 区间明显缝隙（白箭），多普勒探及重度反流；B. ME 两腔心切面显示二尖瓣瓣叶增厚、翻腾样改变，收缩期各区域均脱向左心房侧，二尖瓣重度反流；C. "3D zoom"模式二尖瓣左心房面观显示瓣叶弥漫增厚、卷曲，膨向左心房侧，A2、A3 区与 P2、P3 区间明显对合缝隙（虚箭），P2、P3 区两处瓣叶裂（实箭）；D. 二尖瓣脱垂模式图。

（图注：A. 前叶；P. 后叶；AL. 前外连合；AV. 主动脉瓣；LA. 左心房；LV. 左心室；LAA. 左心耳；PM. 后内连合；RA. 右心房；RV. 右心室）

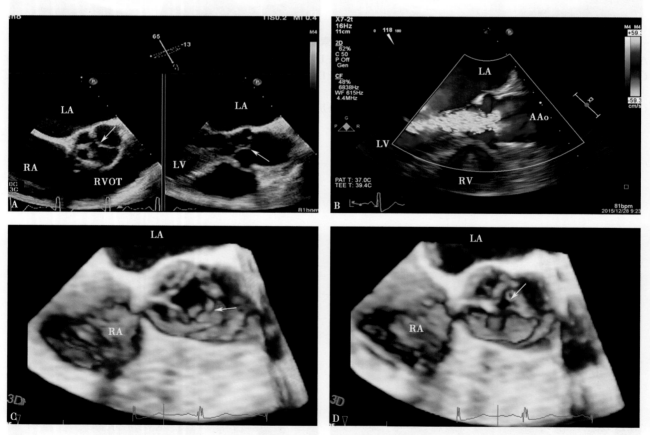

图 1-2-14　先天性主动脉瓣四叶式畸形超声图像

A. ME 主动脉瓣短轴切面采用 RT3D TEE 的 X-plane 模式同时显示主动脉瓣的短轴和长轴切面观，瓣叶关闭时中心对合缝隙（白箭）；B. ME 主动脉瓣长轴切面彩色多普勒显示主动脉瓣重度反流；C. "3D zoom"模式主动脉瓣正面观显示主动脉瓣四叶开放呈"◇"形（白箭）；D. "3D zoom"模式主动脉瓣正面观显示瓣叶关闭中心对合缝隙（白箭）的立体图像。

（图注：AAo. 升主动脉；LA. 左心房；LV. 左心室；RA. 右心房；RV. 右心室；RVOT. 右心室流出道）

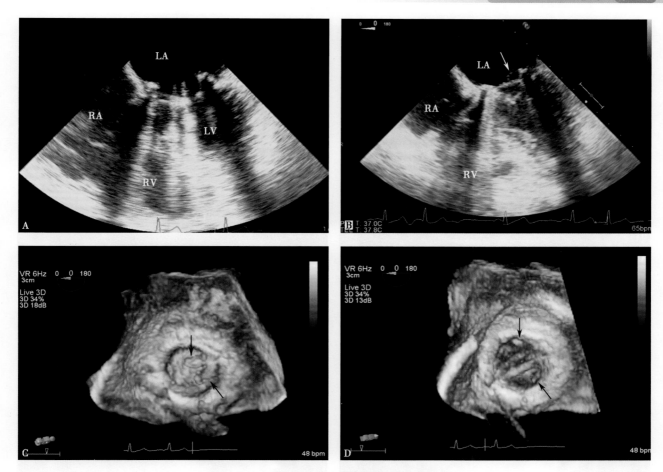

图1-2-15 二尖瓣位人工机械瓣赘生物超声图像

A. ME四腔心切面显示二尖瓣位人工机械双叶瓣开放，瓣片及瓣环表面未见确切附加回声；B. ME四腔心切面显示二尖瓣位人工机械瓣关闭，外侧瓣环左心房面可见一粗糙条索回声（白箭）；C. "3D zoom"模式下显示收缩期机械瓣关闭，瓣环左心房面附着不规则赘生物（黑箭）；D. "3D zoom"模式下显示舒张期机械瓣开放，赘生物分别进入两侧瓣口（黑箭）。
（图注：LA. 左心房；LV. 左心室；RA. 右心房；RV. 右心室）

6. 感染性心内膜炎 TEE可提高赘生物、瓣膜穿孔、瓣周脓肿等病变的检出率（图1-2-16）。对感染性心内膜炎的明确诊断、外科术前评估及内科治疗效果的评估和随诊有重要作用。

7. TEE在心脏介入手术中的应用

（1）TEE在经导管主动脉瓣置换术（transcatheter aortic valve replacement，TAVR）中的应用：术中全麻患者推荐常规行TEE监测。术前TEE再次确认主动脉瓣和主动脉根部情况、评估二尖瓣，左、右心室结构和功能，并观察有无左心耳血栓、心包积液等；术中TEE引导导丝过瓣口、球囊扩张以及人工瓣膜的置入，监测上述过程中是否心脏压塞、冠脉堵塞、影响二尖瓣装置等并发症的发生；TAVR介入术后即刻，评估人工瓣膜功能、形态、瓣周/瓣口反流程度等（图1-2-17）。

瓣周反流严重程度判断标准：在主动脉短轴切面，反流束长度占缝合环周长的比例可以作为反流程度的半定量指标，<10%为轻度，10%～30%为中度，>30%为重度。

（2）TEE在左心耳封堵术中的应用：术前评估及筛选，TEE术前评估左心耳形态、分叶，左心房及心耳内有无血栓，是否适合封堵，多角度（0°、45°、90°、135°）测量开口径及深度协助选伞（图1-2-18）。术中监测引导房间隔穿刺，准确定位鞘管位置和路径，监测封堵伞的释放。左心耳封堵术残余漏的超声分级标准：1级，重度漏，多束血流自由交通；2级，中度漏，射流束>3mm；3级，轻度漏，射流束1～3mm；4级，微量漏，射流束<1mm；5级，未见伞周漏（图1-2-19）。

（3）TEE在经导管二尖瓣修复术中的应用：经导管二尖瓣修复术，使用Mitral Clip系统进行二尖瓣成形术。应用TEE在术前精细评估二尖瓣病变，筛选合适的病例、左心房有无血栓；术中指导房间隔穿刺；实时监测装置的位置和状态，鞘管和装置的传送、抓取二尖瓣前叶和后叶的中央小叶，观察术后即刻反流情况。

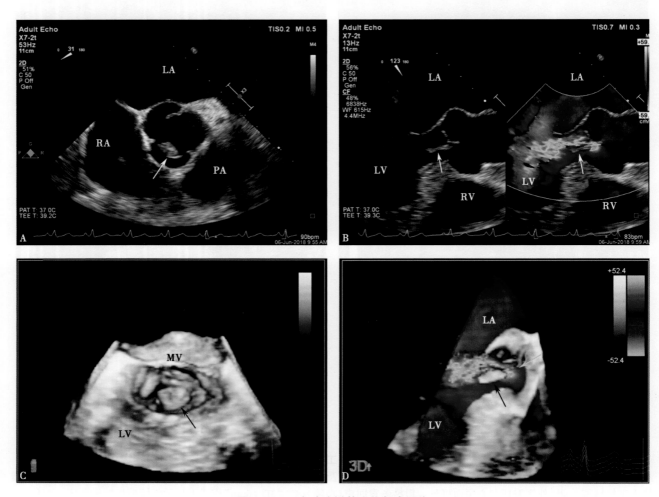

图 1-2-16 主动脉瓣赘生物超声图像

A. ME 主动脉瓣短轴切面显示右冠瓣表面附着弱回声（白箭）；B. ME 主动脉瓣长轴切面显示右冠瓣左心室面附着粗糙条索样回声舒张期甩入左心室流出道，彩色多普勒探及中度反流（白箭）；C. "3D zoom"模式主动脉瓣左心室面观显示舒张期赘生物脱入左心室流出道的立体形态（黑箭）；D. "Full volume 3D color"模式显示赘生物及主动脉瓣反流的立体形态。

（图注：LA. 左心房；LV. 左心室；MV. 二尖瓣；PA. 肺动脉；RV. 右心室）

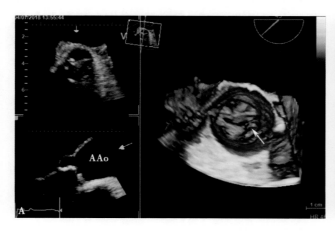
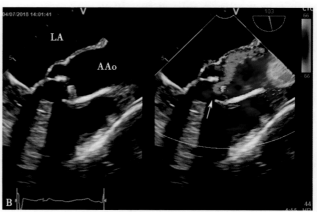

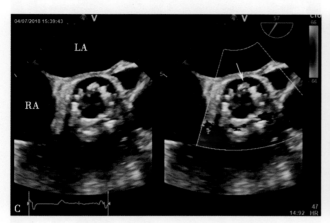
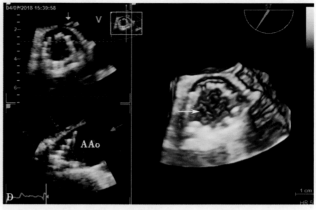

图 1-2-17　TAVR 术中 TEE 监测超声图像

A. ME 主动脉瓣短轴切面显示主动脉瓣呈先天二叶式畸形,瓣叶增厚,瓣口面积明显减小(白箭);B. ME 主动脉瓣长轴切面彩色多普勒显示跨瓣血流速度显著加快(白箭);C. 人工瓣膜释放后即刻显示主动脉瓣短轴约"12 点"位置少量瓣周反流(白箭);D. "3D zoom"模式显示人工瓣膜瓣叶纤细,关闭线呈正常"Y"字形(白箭)。

(图注:AAo. 升主动脉;LA. 左心房;LV. 左心室;RA. 右心房)

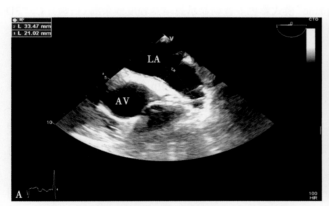
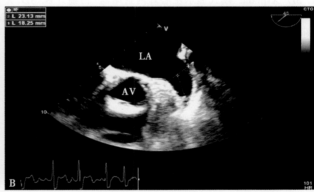
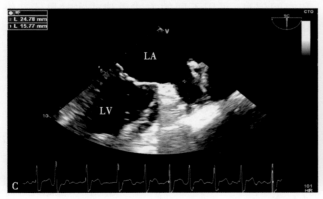
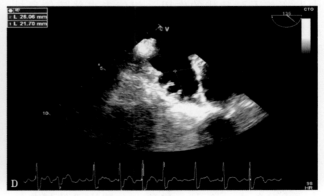

图 1-2-18　左心耳 Watchman 封堵术前径线测量

A. 0°切面;B. 45°切面;C. 90°切面;D. 135°切面。

(图注:AV. 主动脉瓣;LA. 左心房;LV. 左心室)

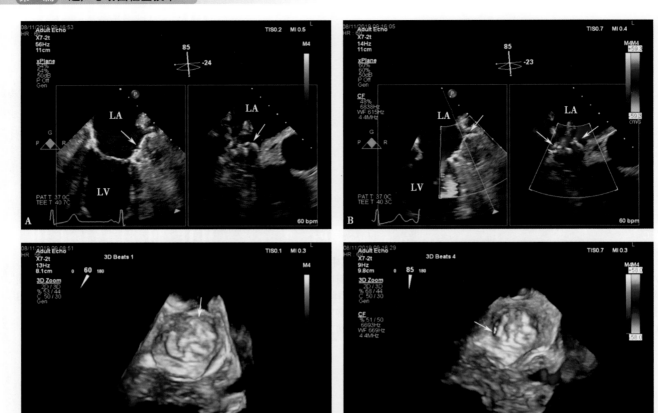

图 1-2-19　左心耳 Watchman 封堵术后 3 个月复查超声图像

A．3D"X-plane"模式显示左心耳内封堵器（白箭）；B．3D"X-plane"模式彩色多普勒显示封堵器轻度残余漏（白箭）；C．"3D zoom"模式显示左心耳内封堵器立体形态，表面未见血栓形成；D．"3D zoom color"模式显示封堵器轻度漏（白箭）。
（图注：LA．左心房；LV．左心室）

【小结】

TEE 能够实时对心脏结构、功能、血流动力学进行定性和定量评价，可作为 TTE 的有益补充。随着技术的日臻成熟和规范，TEE 在临床诊断和治疗中的应用日益广泛，在心脏介入以及外科手术治疗中发挥着不可替代的作用。相信未来伴随信息技术和人工智能在超声领域研究和应用的不断深入，TEE 在临床诊疗中将具有更广泛的价值和前景。

（陈　昕　梁彗莉　赵洪泽　王　涛）

第二节　三维超声心动图

【概述及成像原理】

心脏作为一个由心腔和大血管构成的复杂结构，传统的二维超声模式无法对其立体结构进行观察和分析，因此，自超声成像出现以来，三维超声技术一直处在不断的探索和发展中。20 世纪 90 年代，

美国杜克大学的 von Ramm 等成功研发了实时三维超声心动图（real-time three-dimensional echocardiography，RT-3DE）系统。随着超声技术和计算机处理技术的不断发展，三维超声完成了从静态到动态再到实时的发展。

三维超声成像原理是通过获取器官结构的时间和空间信息，采用不同的方式重建或实时显示三维超声图像，以用于临床诊断。成像过程主要包括三维原始图像采集、三维图像重建、三维图像显示及数据分析。

一、三维原始图像采集

三维原始图像可通过多种扫查方法获取，包括机械定位扫查、自由臂扫查、二维阵列探头及矩阵探头扫查等，其中目前临床应用最广泛的是矩阵探头扫查。

矩阵探头采用二维阵列换能器，通过电子扫描方法按相控阵方式发射金字塔形声束，接收后可实时处理并显示三维图像信息。扫查时检查者无需移

动探头，探头发出的声束可自动转向，到达感兴趣区内的任何部位，获取三维图像（图 1-2-20）。

二、三维图像重建

三维图像重建主要有特征重建和容积重建两种方式。早期三维图像重建采用特征重建方式，依据结构的特征分类并分割后再重建，该方式虽然可以优化结构的对比度，但会丢失精细结构和组织纹理等重要信息，且耗时较长，现已不常使用。

目前多采用容积重建方式，实时三维容积重建算法主要包括基于体素的算法、基于像素的算法和基于函数的算法。基于体素的算法最为常用，它将每一个体素投射到其对应的三维位置容积中，建立体元容积模型。体素的灰度值可由距离最近的一个像素决定，也可由邻近区域内的多个像素插值得出，该方法保留了图像所有的原始信息。

三、三维图像显示

三维超声心动图在最佳二维图像的基础上，聚焦于感兴趣区成像，根据不同的病变部位及性质，来选择最适合的图像显示模式，主要显示模式如下。

1. **窄角成像** 是实时三维成像的一种，可建立一个实时显示的金字塔容积数据，虽然成像扇角较

小，但其时间分辨力和空间分辨力较高，通过调整图像、旋转不同角度，可准确呈现复杂的病变信息（图 1-2-21A）。

2. **聚焦宽角成像** 又称局部放大，也属于实时三维成像，可聚焦并放大显示想要观察的结构，清晰地观察病变部位的结构特征，但过度放大会使时间分辨力和空间分辨力减低（图 1-2-21B）。

3. **全容积成像** 是由连续四个心动周期的实时三维窄角图像拼接组合而成，是一种"准实时"的三维模式（图 1-2-21C）。全容积成像具有较高的空间分辨力和时间分辨力，有助于定量测量和显示复杂空间结构，但图像采集易受呼吸和心律失常的影响，产生拼接伪像。

4. **彩色多普勒成像** 常在全容积成像模式的基础上获得，也可在实时三维成像的同时叠加彩色多普勒模式来显示血流的走向和分流等信息，并进行血流定量分析，如瓣膜反流量和缺损分流量的评估（图 1-2-21D）。但此模式具有较大局限性，如成像角度较窄、显示区域受限、帧频较低及成像速度慢等。

5. **多平面模式** 多平面模式从原始图像中选取不同方向的截面图像，可以同时从不同角度观察病变部位，主要包括双平面、正交三平面模式及断层模式。

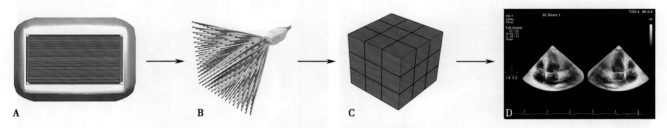

图 1-2-20 矩阵探头成像原理示意图
A. 矩阵探头；B. 探头三维扫描示意图；C. 采集的三维数据库示意图；D. 心脏三维全容积数据库。

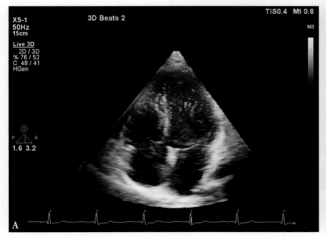

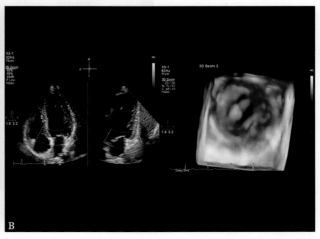

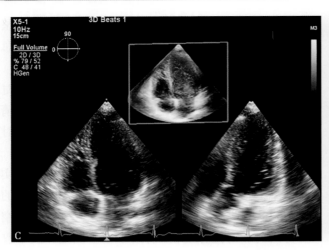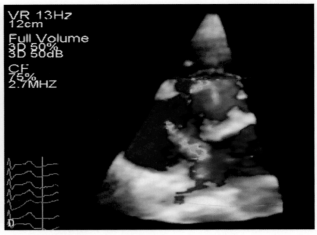

图 1-2-21　三维成像显示模式
A. 窄角模式；B. 聚焦宽角（放大）模式；C. 全容积模式；D. 彩色多普勒模式。

（1）双平面和正交三平面模式：均为实时三维超声显示，该模式通常从三维超声图像中提取两个或三个互相垂直的平面，并以二维图像的形式分别显示。操作者可选取最熟悉的切面图像进行分析，并可旋转图像角度，从而观察常规二维超声无法显示的结构信息（图 1-2-22A、B）。

（2）断层模式：首先需进行全容积图像的采集，随后对其进行连续切割，获取同一三维结构的多节段切面图像。此外，还可旋转微调切割后的图像，从不同角度观察组织器官的三维结构信息（图 1-2-22C）。

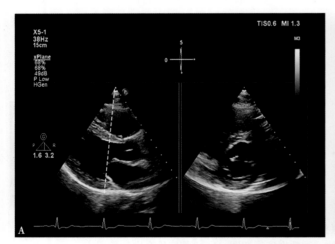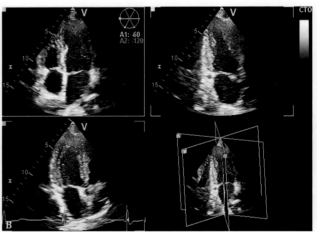

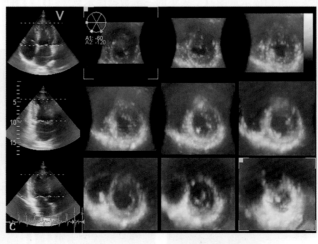

图 1-2-22　三维多平面模式
A. 双平面模式；B. 正交三平面模式；C. 断层模式。

四、数据分析

为清晰显示感兴趣区域及定量分析，常需要对三维图像进行后处理。以往图像处理过程烦琐且耗时长，需要检查者具有较高的空间识别和构建能力，需要较长的学习曲线，临床应用受到一定限制。随着技术的革新，目前三维图像的处理变得简便，可以直接进行切割、多方向旋转、多角度倾斜、俯仰、两点成像及局部成像等，从而可以快速得到感兴趣的三维图像，也为我们提供更多三维数据信息。

【临床应用】

RT3DE 可实时显示心脏正常或病变结构的立体形态、动态变化及其毗邻位置与空间关系，对于病变的定性与定量诊断具有重要价值，在结构性心脏病，如先天性心脏病、瓣膜病及心腔内占位性病变等方面具有重要的诊断价值。同时 RT3DE 不需要对心腔形状进行几何假设，能够真实准确地评价心腔容积，因此具有不可替代的作用。

一、先天性心脏病

在评估房间隔缺损时，RT3DE 可显示房间隔缺损的形态及动态变化，从而准确测量缺损面积，明确分型，并判断缺损边缘情况等（图 1-2-23A、B）。此外，RT3DE 在指导治疗（外科手术或封堵术）、选择封堵器型号和术中监测等方面均发挥了重要作用（图 1-2-23C）。

在其他先天性心脏病，如室间隔缺损、法洛四联症、大动脉转位等疾病的诊断中，RT3DE 作为常规二维超声的有力补充，已得到临床广泛应用。

二、心脏瓣膜病

心脏瓣膜和瓣环并非平面结构，二维超声对其病变的观察存在一定局限性。RT3DE 可获得瓣膜的立体结构，实时显示瓣膜的空间形态和病变情况，同时结合彩色多普勒成像，可定量评价瓣膜反流程度。

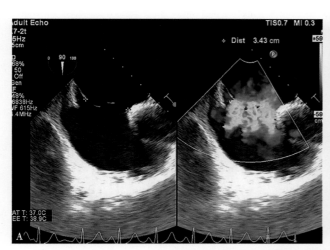
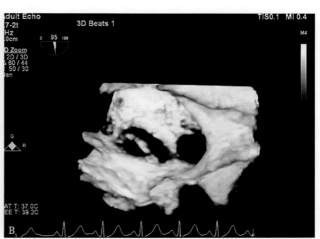
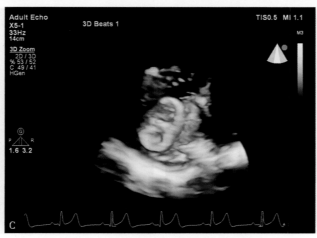

图 1-2-23　房间隔缺损及房间隔缺损封堵器

A. 经食管二维超声显示房间隔多孔缺损；B. 经食管三维超声显示房间隔缺损形态不规则，其间可见 2 条分隔；C. 三维超声显示封堵器的立体形态。

1. **二尖瓣病变** 二尖瓣脱垂时,RT3DE 可分别从左心室面以及二维超声无法获得的左心房面进行观察,明确瓣叶脱垂的部位和分区,结合彩色多普勒成像,可评估瓣膜反流容积和有效反流口面积等,从而更准确地评价反流程度(图 1-2-24)。

二尖瓣狭窄时,可从不同角度、切面观察,评价瓣膜的形态、瓣口面积,判断狭窄程度及病因(图 1-2-25)。

在其他诸多复杂的二尖瓣病变中,RT3DE 亦可为诊断提供重要信息,如先天性二尖瓣病变、二尖瓣瓣膜瘤形成、二尖瓣实质性占位病变等(图 1-2-26)。此外,RT3DE 在二尖瓣介入治疗监测中亦发挥着重要的作用。

2. **主动脉瓣病变** 主动脉瓣关闭不全时,RT3DE 可显示脱垂瓣叶的空间结构,瓣叶对合间隙的部位和面积。如合并赘生物形成,还可清晰显示赘生物附着处及瓣叶破坏、穿孔情况,同时结合彩色多普勒成像,评价反流束的空间走行及反流程度。

主动脉瓣狭窄主要病因为瓣叶退行性钙化或先天性二叶式主动脉瓣,RT3DE 可直观立体显示瓣叶数目、形态和瓣口面积,对明确病因和判断狭窄程度具有重要的临床意义(图 1-2-27)。此外,目前经导管主动脉瓣置换术(transcatheter aortic valve replacement, TAVR)已得到临床广泛应用,RT-3DE,尤其是经食管三维超声心动图,可为 TAVR 患者筛选、人工瓣型号选择、术中实时监测及术后随访提供全面信息。

3. **三尖瓣和肺动脉瓣** 三尖瓣位于纵隔较靠前的位置,且立体形态特殊,常规二维超声心动图对三尖瓣病变的观察有限,而 RT-3DE 可显示三尖瓣三个瓣叶的立体形态结构,并有助于定量评价反流程度。在肺动脉瓣狭窄的病因中,瓣叶数目异常(单叶、二叶或四叶)是常见原因,通过 RT-3DE 可从多角度清晰显示肺动脉瓣叶数目(图 1-2-28)。

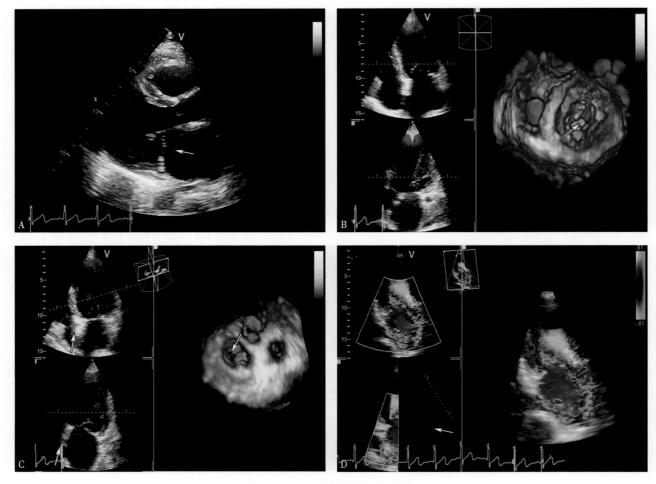

图 1-2-24 二尖瓣脱垂超声图像
A. 二维超声显示二尖瓣后叶脱垂(箭头示);B. 三维超声显示二尖瓣脱垂左心室面观(箭头示);C. 三维超声显示二尖瓣脱垂左心房面观(箭头示);D. 三维彩色多普勒成像显示二尖瓣重度偏心性反流,在左心房内形成旋流(箭头示)。

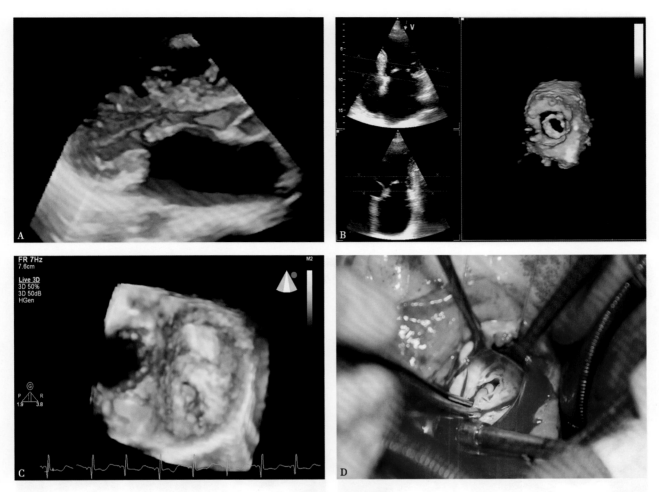

图 1-2-25　二尖瓣狭窄

A. 风湿性二尖瓣狭窄胸骨旁左心室长轴观，显示二尖瓣增厚、粘连，开放幅度减小；B. 风湿性二尖瓣狭窄胸骨旁左心室短轴观，显示二尖瓣开口面积减小；C. 先天性单叶二尖瓣胸骨旁左心室短轴观，未显示二尖瓣前后叶联合结构，仅见一个孔样结构，开口面积减小；D. 先天性单叶二尖瓣术中所见，仅有一个瓣叶。

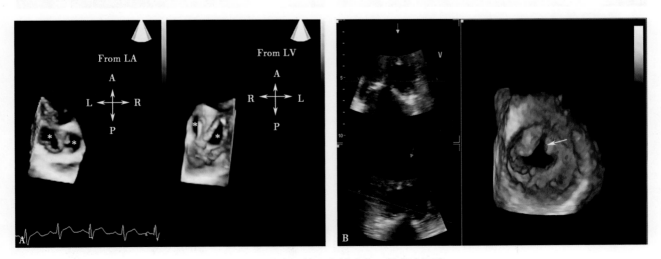

图 1-2-26　先天性二尖瓣病变三维超声图像

A. 双孔二尖瓣（星号示两个二尖瓣口）；B. 二尖瓣前叶裂（箭头示）。

（图注：LA. 左心房；LV. 左心室）

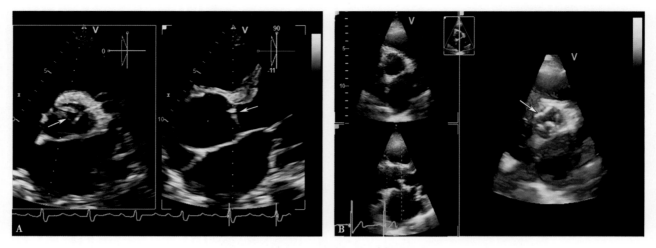

图 1-2-27　主动脉瓣病变三维超声图像

A. 双平面法显示主动脉瓣关闭不全,瓣叶增厚及对合间隙(箭头示);B. 实时三维超声显示主动脉瓣狭窄、主动脉瓣增厚、收缩期开放不充分(箭头示)。

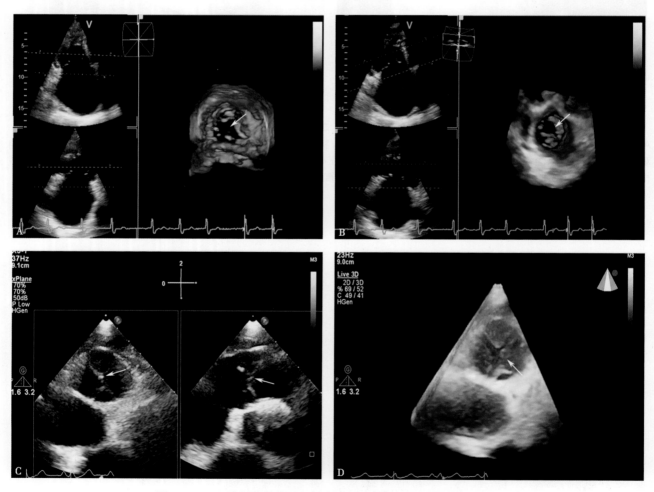

图 1-2-28　三尖瓣关闭不全、先天性肺动脉瓣四叶瓣三维超声图像

A. 三尖瓣关闭不全,收缩期对合间隙右心室观(箭头示);B. 三尖瓣关闭不全,收缩期对合间隙右心房观(箭头示);C. 双平面法显示肺动脉瓣四叶瓣(箭头示);D. 实时三维显示肺动脉瓣四叶瓣(箭头示)。

三、心脏占位病变

RT3DE 能够显示心腔内异常回声（如肿瘤、血栓或赘生物）的立体形态、附着部位、活动度及毗邻结构等特征，较二维超声能更全面地评价病变特征。

四、心脏容积及心脏功能的定量评价

应用三维超声测量心腔容积时，不需要对心腔形态进行几何假设，能够真实准确地评价心腔容积，其准确性优于常规二维超声心动图，得到临床一致认可。目前有传统 RT3DE 分析和应用人工智能的分析方法。

1. 传统 RT3DE 分析

（1）左心室容积：左心室容积和射血分数的准确测量是明确临床诊断和制定临床决策的基础。RT3DE 测量左心室容积及射血分数已纳入中华医学会和美国超声心动图学会心腔定量指南，推荐临床使

用。此外，RT3DE 可同时显示左心室各心肌节段容积 - 时间曲线，评价左心室收缩同步性（图 1-2-29A）。

（2）右心室容积：右心室容积和收缩功能对于明确病情及判断预后具有重要的作用，尤其适用于肺动脉高压等右心功能损伤的疾病。由于右心室形态不规则、心尖部肌小梁较多及心内膜显示不清等原因，常规二维超声心动图评价右心室容积的准确性较低，具有很大局限性，采用 RT3DE 评价右心室容积和射血分数的准确性优于二维超声（图 1-2-29B）。

（3）左心房容积：左心房容积与心房颤动的发生及复发率、脑卒中、高血压病等心血管事件发生率密切相关，左心房容积指数也是评价左心室舒张功能的必要参数，通过 RT3DE 准确评价左心房容积对临床具有重要价值（图 1-2-29C）。目前，测量右心房容积的三维方法尚未进入临床应用。

2. 人工智能在三维容积定量的应用 传统 RT3DE 评价心腔容积和功能耗时长且依赖操作者的分析经

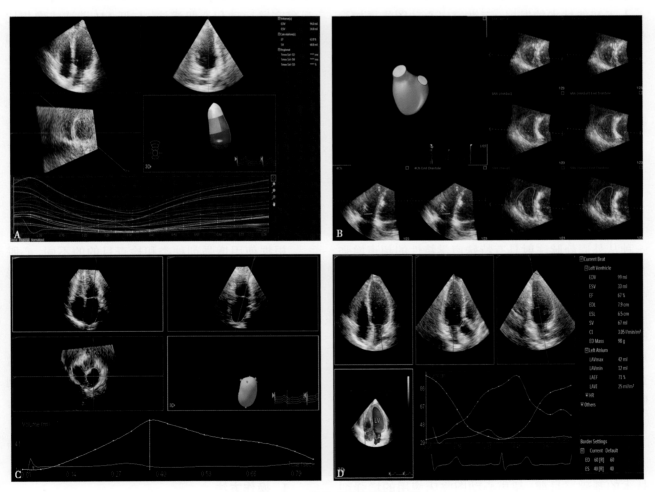

图 1-2-29　三维超声心腔容积定量

A. 左心室容积、射血分数及心肌容积 - 时间曲线；B. 右心室容积；C. 左心房容积；D. HeartModel 测量左心室、左心房容积、射血分数及容积时间曲线。

验。近年来,人工智能技术大大缩短了分析过程所需的时间,并且操作更加简便,为三维容积定量带来的新发展。

HeartModel 为一种新的三维超声方法,可在机或脱机对全容积图像进行分析处理。以往的 RT3DE 依赖于手动定位左心室或左心房的轴线、描记心内膜边界,而 HeartModel 可智能识别心腔、自动识别舒张末期和收缩末期、自动描记心内膜边界,分析过程耗时短,并可同时得出左心室舒张末期容积、收缩末期容积、左心房最大容积、最小容积及容积曲线,分析结果具有较好的重复性。另外,该方法在全自动测量的基础上允许操作者进行手动调整,可以使测量更加准确(图 1-2-29D)。

【小结】

目前,三维超声心动图为心血管疾病的诊断提供了新的观察视野,越来越多的实时三维超声成像模式被应用于研究和临床工作中,在临床诊断中发挥了重要的作用,但仍存在一定局限性。此外,随着人工智能技术的发展,三维超声心动图将更加简便、快捷、准确,未来将在临床诊断与决策中发挥更大的作用。

(马春燕 李 萌 王诗彤)

第三节 心脏声学造影

【概述及成像原理】

一、概述

心脏声学造影(contrast echocardiography),是一种从外周静脉注射具有特殊声学特性的超声增强剂(ultrasonic enhancing agent,UEA),在常规超声心动图的基础上通过对 UEA 微泡的探测,增加心腔或心肌的显影,以帮助心血管疾病诊断及预后评价的超声新技术。近年来,随着 UEA 和造影技术的发展,心脏声学造影已在国内的临床实践中逐步得到重视。本章主要介绍心脏声学造影的原理、方法及临床应用。

二、超声增强剂

超声增强剂又称超声对比剂,是心脏声学造影技术的基础。目前,超声心动图临床应用的增强剂包括传统的右心系统增强剂和经肺循环左心系统增强剂。临床最常用的右心增强剂是振荡无菌生理盐水,仅用于右心系统增强成像。近年来超声增强剂的研发及应用进展主要是能够通过肺循环的左心系统增强剂,以实现左心室腔和心肌的显影。

三、成像技术及原理

早期的超声造影采用超声谐波技术,可以接收微泡的高频谐波信号,但由于会受到组织谐波信号干扰,目前已很少单独使用。其他不同的超声造影成像技术都是基于不同的信号处理技术来增强检测微泡的非线性谐波信号,抑制组织和组织运动产生的线性和 / 或非线性回波信号。

非线性回波信号强度主要取决于发射超声的机械指数(mechanical index,MI)。超声成像仪显示的 MI 被用于估测峰值声压强度,其定义为声场峰值负压(兆帕,MPa)除以超声波发射频率(兆赫兹,MHz)的平方根。MI 强度分级定义:①超低 MI,$MI < 0.2$;②低 MI,$MI < 0.3$;③中等 MI,MI $0.3 \sim 0.5$;④高 MI,$MI > 0.5$。低 MI 成像可以实时观察室壁运动,但成像时间较短。超低 MI 成像可以同时观察室壁运动和心肌灌注,与低 MI 谐波成像相比具有更高的信噪比,且成像时间较长。短暂高 MI 破坏微泡后,再使用超低 MI 成像可以实时显示心肌 UEA 强度动态变化过程,评估心肌灌注。

脉冲反转(或称相位反转)、功率调制(或称调幅)、对比脉冲序列成像等多种脉冲序列方案可增强微泡在左心室腔和心肌内的显示,改善节段室壁运动(regional wall motion,RWM)和心肌灌注(myocardial perfusion,MP)的分析。

【检查方法及临床应用】

根据使用增强剂种类和检查目的的不同,心脏声学造影可以分为右心声学造影、左心室心腔造影及心肌声学造影。

一、右心声学造影

目前常用的右心系统 UEA 是振荡无菌生理盐水注射液,其产生的微泡较大,不能通过肺循环到达左心,因而若左心显影则证实存在右向左分流。临床应用主要是诊断或排除肺内或心内右向左分流相关疾病,包括卵圆孔未闭或房间隔缺损、肺动静脉瘘、先天性心脏病术后残余右向左分流或侧支等。

1. 操作方法

(1) 建立左(和 / 或右)前臂静脉通路,连接三通管。

（2）制备右心 UEA：将 9mL 0.9% 的生理盐水与 1mL 空气（或同时抽取血液 1mL）混合于 10mL 注射器中，将其与三通管一端相连，并在三通管另一端连接一空的 10mL 注射器，在两个注射器之间快速来回推注液体直至完全浑浊。

（3）制备完成后，迅速打开三通管静脉端开关，将振荡的混合液快速向静脉内推注。

（4）使用组织谐波成像观察二维超声心动图的增强效果，采集静息状态心尖四腔心切面（或胸骨旁四腔心切面、剑突下四腔心切面）。若需要，嘱患者做瓦尔萨尔瓦动作或咳嗽以增强造影效果。图像采集持续时间应从增强剂在右心房出现后开始，并持续至少 10 个心动周期。

（5）根据需要重复相关步骤。

2. 临床应用

（1）卵圆孔未闭：右心造影可作为卵圆孔未闭（patent foramen ovale, PFO）右向左分流的常规筛查手段。当振荡盐水 UEA 到达右心房时，患者进行有效的瓦尔萨尔瓦动作或咳嗽短暂增加右心房压力，同时观察是否有 UEA 进入左心。典型的心内分流通常在右心房显影后的 3 个心动周期内出现。经胸超声心动图结合右心造影可以敏感地显示右向左分流（图 1-2-30A），但不能显示房间隔结构。经食管超声心动图（TEE）结合右心造影可以直接观察房间隔结构，观察右向左分流的位置（图 1-2-30B），但患者难以进行有效的瓦尔萨尔瓦动作或咳嗽，影响右向左分流检测的敏感性。目前推荐使用经胸超声心动图结合右心造影进行 PFO 右向左分流的评估及

封堵术中监测和术后随访。

（2）肺动静脉瘘：肺动静脉瘘（pulmonary arteriovenous fistula, PAVF）是一种少见的先天性肺血管畸形，其病理生理是心外右向左分流，导致动脉血氧饱和度降低。右心造影时可在左心观察到 UEA 出现，但一般至少在右心房显影的 5 个心动周期之后出现，且持续时间较长，可持续到右心显影暗淡或消失。经食管超声心动图结合右心造影可以观察右向左分流的发生位置，对 PAVF 和 PFO 的鉴别有一定意义。

（3）永存左上腔静脉：永存左上腔静脉（persistent left superior vena cava, PLSCV）多引流入冠状静脉窦，亦可引流入左心房，导致右向左分流。当怀疑 PLSCV 时应分别从左、右两个手臂注射 UEA，左侧手臂注射 UEA 后，如若 PLSCV 汇入冠状静脉窦，可见 UEA 从增宽的冠状静脉窦进入右心房；如若 PLSCV 汇入左心房，则可见左心显影。

（4）其他应用：右心声学造影还适用于先天性心脏病术后残余分流的检测，亦有利于清晰显示右心系统的心内膜、心腔内解剖结构及肺动脉。

二、左心声学造影

左心声学造影主要包括左心室心腔声学造影（left ventricular opacification, LVO）和心肌声学造影（myocardial contrast echocardiography, MCE）。LVO 有利于心内膜边界的清晰识别，增加左心定量和节段室壁运动分析的准确性，协助心腔细微解剖结构的识别；MCE 可定性和定量评价心肌微循环灌注。

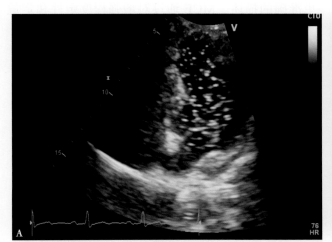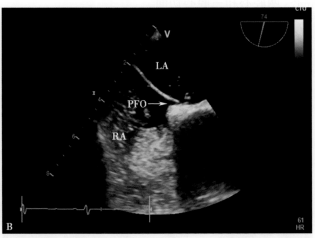

图 1-2-30 卵圆孔未闭右心声学造影图像

A. 经胸超声心动图右心声学造影显示 UEA 进入右心房后，左心出现大量增强剂微泡；B. 经食管超声心动图右心声学造影可见 UEA 进入右心房后，通过卵圆孔缝隙进入左心房。

（图注：LA. 左心房，PFO. 卵圆孔未闭，RA. 右心房）

1. 操作方法

（1）于左心造影前进行常规超声心动图检查，评估患者的心脏结构和功能，明确左心声学造影的目的。

（2）左心声学造影采用低 MI（MI<0.3）或超低 MI（MI<0.2）实时造影检查模式，实时超低 MI 成像技术对于微泡的检测更加敏感，可以无漩涡伪影地完整显示心尖部心腔。

（3）建立有效的静脉通道。进行 LVO 操作时，弹丸式注射 UEA 0.2～0.5mL，随后 5mL 生理盐水于 20 秒以上缓慢推入，可快速到达显影浓度，适用于静息状态下的 LVO 和 MCE。进行 MCE 时，建议采用特殊微量输入泵以保持微泡均匀或使用缓慢推注的方法输入 UEA，可以有效延长增强剂的成像时间，利于动态观察心肌血流灌注变化及定量研究。

（4）输入增强剂后左心室显影通常需要 30 秒，在心尖切面观察左心室从心尖至心底增强剂成像是否均匀。当左心室中段和基底段出现声衰减或声影时，应减慢弹丸式注射或输入速度，或高 MI 闪烁破坏微泡。

（5）图像调节：将聚焦置于二尖瓣环水平，调节增益使信噪比最佳，调节扇区大小和深度以保持图像帧频>25 帧/s。

（6）图像采集：LVO 要求采集至少 5 个完整心动周期的心尖四腔心、两腔心、三腔心及乳头肌短轴切面的动态图像。MCE 要求采集高 MI 闪烁前的 2 个心动周期，高 MI 闪烁图像（通常为 3～7 帧，MI 0.9）及 15 个心动周期的超低或低 MI 再灌注图像，动态图像采集至少包括上述完整心动周期的心尖四腔心、两腔心和三腔心切面。

2. 临床应用

（1）左心室容积、射血分数和室壁运动的评估：左心室容积和左心室射血分数（LVEF）的准确测量对心血管疾病患者的治疗及预后评估极为重要。常规二维超声心动图由于常难以清晰识别心内膜边界而影响测量的准确性；LVO 可以使含 UEA 的血液进入左心室肌小梁与心肌之间的腔隙，使心内膜边界清晰可见（图 1-2-31），其测量的左心室容积和 LVEF 与核素显像、心脏磁共振等有良好的相关性。美国超声心动图学会指南建议，当常规超声心动图图像欠佳时应使用 UEA 进行 LVO 优化测量。

冠心病（coronary heart disease，CAD）的诊断和评价需进行节段室壁运动分析，UEA 可增加心内膜和心外膜显示的清晰性，有助于观察心内膜的运动和室壁的增厚情况，因而可提高诊断的准确性及一致性。

（2）精确观察心脏病理解剖结构和功能：心脏超声造影技术在明确心脏解剖结构异常，特别是心尖部异常中有重要价值，在心内占位、右心及左心耳等结构的评价中亦有重要作用。

1）心内血栓：心尖部是左心室内血栓最常见的发生部位，但由于心尖短缩、近场伪像及条索结构等影响，心尖部血栓常难以确诊或排除。超声造影有助于心尖完整、清晰地显示，有助于血栓的明确诊断。血栓的典型超声造影表现为心腔内的"充盈缺损"，血栓内无血管因而内部无 UEA 回声（图 1-2-32）。MCE 则有助于血栓与肿瘤相鉴别。

2）心内占位：LVO 可以清晰显示心内占位的轮廓，对占位的大小、形态、附着或起源位置等信息有更准确的描述。MCE 通过对增强程度定性和定量

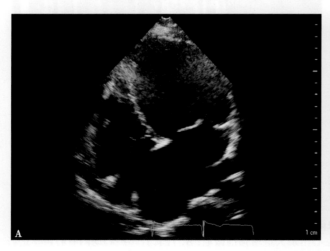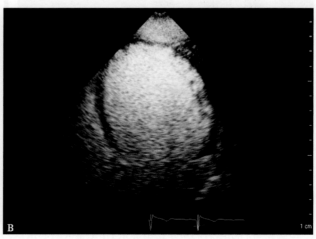

图 1-2-31 常规超声心动图和左心室心腔造影对心内膜边界的识别
A. 常规超声心动图左心室多节段心内膜边界显示不清；B. 左心室心腔造影使心内膜边界清晰可见。

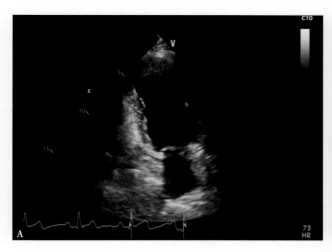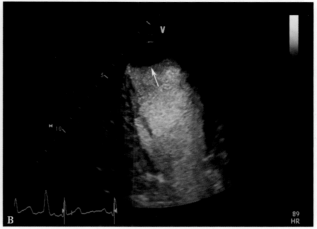

图 1-2-32　心尖部血栓的常规二维超声心动图与左心室心腔造影图像

A. 常规二维超声心动图心尖部显示欠清,似有附加回声;B. 左心室心腔造影显示心尖部 UEA 充盈缺损,提示血栓形成(箭头示)。

的分析,以及与邻近心肌的对比,获得占位的血管特征,有助于良、恶性肿瘤及血栓的鉴别。根据高 MI 闪烁后占位内增强剂恢复的速率及增强程度,增强等级可分为:无增强、部分或不完全增强、完全增强。肿瘤的完全或过度增强(对比周围心肌)提示富血管肿瘤的存在,通常代表恶性(图 1-2-33);间质肿瘤的血液供应不足,呈部分或不完全增强,如黏液瘤;而血栓或乳头状弹性纤维瘤一般无血管分布,呈无增强。

　　3)肥厚型心肌病患者心尖部异常:常规超声心动图检查因不能完整清晰显示心尖可使 15% 的心尖肥厚型心肌病漏诊,LVO 可清晰显示左心室心腔

舒张期呈特征性铁锹样(spade-like)改变,并伴明显的心尖室壁心肌肥厚,亦有助于相关并发症如心尖部室壁瘤和血栓形成的诊断。

　　4)左心室心肌致密化不全:左心室心肌致密化不全(left ventricular noncompaction,LVNC)是由于胚胎期心肌致密化过程异常所致,病变心肌由增厚的非致密化层与较薄的致密化层组成,非致密化层肌小梁间深隐窝与左心室相通,并伴有病变心肌的运动减低。LVO 检查时,UEA 进入非致密化层深陷的小梁间隙内可更好地显示非致密化层心肌轮廓(图 1-2-34)。推荐应用谐波中等强度 MI(如增加 MI 至 0.3~0.5)可更好地描绘致密化不全心肌的轮廓。

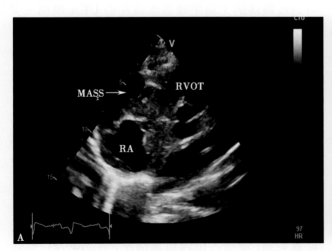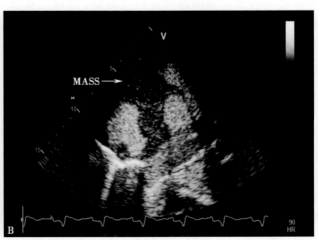

图 1-2-33　心内占位的常规二维超声心动图与心肌声学造影图像

A. 二维超声心动图大动脉短轴切面示右心肿物,累及右心房、右心室及房间隔;B. 心肌声学造影示占位呈完全增强,提示恶性,后经临床证实为淋巴瘤心脏转移。

(图注:MASS. 占位性病变;RA. 右心房;RVOT. 右心室流出道)

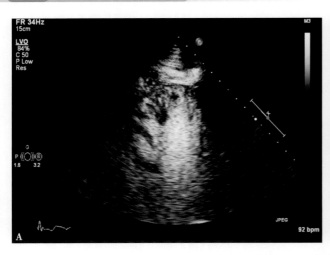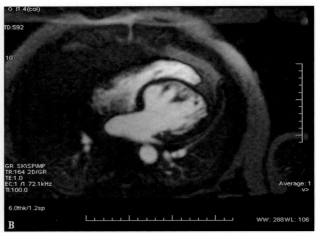

图 1-2-34 左心室心肌致密化不全的左心室心腔造影和心脏磁共振图像

A. 左心室心腔造影显示左心室多发粗大肌小梁,增强剂充填入小梁间隐窝;B. 心脏磁共振显示与左心室心腔造影一致。

5)心肌梗死后并发症:LVO 配合探头的移动可以全面显示心尖部,探查有无心尖部室壁瘤、心尖部血栓、游离壁破裂和室间隔穿孔等心肌梗死后并发症。LVO 亦有助于区分真性和假性室壁瘤,假性室壁瘤的基底部呈缩窄的瓶颈样,收缩期可见瘤体内 UEA 充盈。

6)右心室评估:虽然振荡生理盐水增强剂可以用来观察右心室异常,但是对比效果持续时间很短。LVO 可以持续增强右心室心内膜边界,显示右心室的形态异常和室壁运动异常。LVO 及 MCE 亦有助于右心室内正常结构、肿瘤和血栓的鉴别诊断。

7)左心房及左心耳:进行心脏复律手术的患者需在术前排除左心房及左心耳内血栓,房颤患者由于左心房内血流瘀滞常产生自发显影,常规经食管超声心动图常难以鉴别血栓和密集的自发显影。在 TEE 中进行 LVO 检查能够更好地鉴别左心耳内的自发显影、血栓、伪影和正常的解剖结构,提高心脏复律术前排除血栓的可信度,降低栓塞的发生率。

(3)负荷超声心动图:负荷超声心动图通过观察和对比静息和负荷状态下心肌节段收缩功能进行 CAD 的诊断和评价。在负荷过程中进行 LVO 可以改善图像质量,提高 RWM 分析的准确性和可重复性。MCE 的定量分析还可评价 CAD 的血流储备,超低 MI 成像可以同时分析 RWM 和 MP,实现 MP 的定量分析,是心脏造影负荷超声心动图的首选模式。

(4)评价心肌血流灌注:MCE 可以评价心肌梗死的危险区心肌范围、识别存活心肌,在冠心病的治疗指导和术后评价方面具有重要作用。微血管完整性是维持功能异常节段心肌存活的前提,心肌存活的 MCE 表现是缺血再灌注后梗死区域出现 UEA 充填,心肌血流灌注正常但室壁运动减低或消失时应考虑心肌顿抑,节段心肌血流灌注和室壁运动均减低时应考虑冬眠心肌;定量分析可以测量存活心肌的相对心肌血容量和心肌血流量。存活心肌的存在预测该区域的心肌有逐步恢复可能,提示患者具有较好的预后;再灌注后梗死区域微血管持续灌注不良则提示患者有较高的再发心血管事件风险。

(5)增强多普勒信号:通过多普勒血流速度的测量可评价压力或狭窄程度,在多普勒信号微弱、检出困难时,可以使用 UEA 增强多普勒信号。常用情况包括:肺动脉高压患者评估肺动脉收缩压时,可通过震荡的无菌生理盐水或左心 UEA 增加三尖瓣反流信号;主动脉狭窄时可通过左心 UEA 增加主动脉跨瓣多普勒信号,以准确评估狭窄程度。使用时为避免信号过强高估流速,建议降低多普勒增益以获得边缘清晰的频谱。

(6)其他应用:Loffler 心内膜炎表现为心尖部的心内膜增厚、心腔变窄甚至闭塞,可出现受累部位血栓形成。心脏声学造影对于增厚心内膜和血栓的识别有重要价值(图 1-2-35)。

心旁的占位性病变常需要确认与心脏的关系,心脏声学造影可以显示占位与心脏及周围大血管的位置关系,评价占位内血流情况,有助于占位性质的诊断与鉴别(图 1-2-36)。

心脏声学造影亦有助于重症监护室中常规超声心动图成像困难情况下的床旁心脏超声评价。

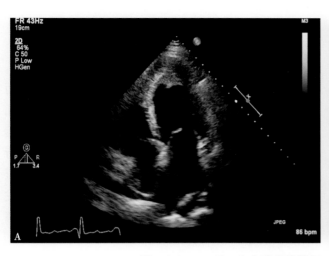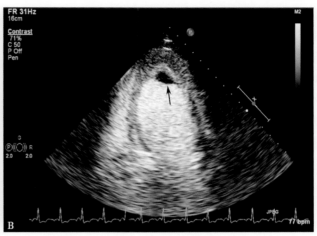

图 1-2-35 Loffler 心内膜炎的常规二维超声心动图与心脏声学造影图像
A. 常规二维超声心动图显示心尖部心内膜增厚、心腔闭塞；B. 心脏声学造影显示心尖部心内膜增厚伴血栓形成（箭头示）。

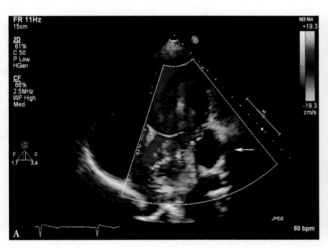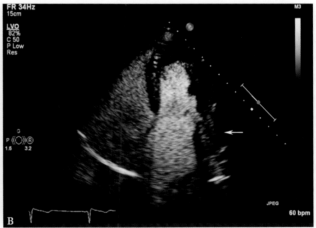

图 1-2-36 心旁占位的常规超声心动图与心脏声学造影图像
A. 心尖四腔心切面显示左房室环外侧囊性占位（箭头示），彩色多普勒显示似有细小血流与左心室沟通；B. 超声造影显示增强剂经细小缝隙进入占位内（箭头示），结合患者外伤史，诊断为假性室壁瘤，后经外科手术证实。

【心脏声学造影的新兴应用】

一、声学溶栓

超声本身即具有明确的溶栓和助溶效果，但需要较高的超声能量，容易造成组织损伤，增加血栓复发风险。UEA 的特殊结构能显著降低空化效应的阈值，增强其作用，因而可以极大地减小溶栓所需要的超声能量。在急性 ST 段抬高心肌梗死的动物模型研究中已证实，间断性高 MI 脉冲可增加溶栓药物作用下心外膜冠脉的再通率，促进微血管再通。在急性 ST 段抬高心肌梗死患者的临床研究中同样证实，诊断性高 MI 脉冲结合 UEA 可提高心外膜冠脉的早期再通率及恢复微循环血流。

二、分子成像

UEA 由微气泡组成，若将特殊的配体装配到其表面，使其与功能异常的血管内皮细胞结合，再通过特殊的显影模式进行成像，则可实现病变的靶向定位即分子成像。多项研究表明 UEA 分子成像在心血管方面有很好的应用前景，通过不同的靶向配体，UEA 分子成像可实现心肌缺血的早期诊断、心脏移植排斥反应的探测、心腔和动脉血栓或微血栓的识别、缺血再灌注损伤、缺血相关性血管重构、早期冠脉粥样硬化斑块的探测等。

三、靶向药物和基因递送

UEA 微泡可以作为一种空化核，携带靶向基因和药物,载体微泡经静脉注射随循环到达特异部位时,通过高 MI 超声无创性破坏 UEA 微泡,释放基因或药物,被称为超声靶向微泡破坏(ultrasound triggered microbubble destruction,UTMD)。目前在心血管疾病方面,许多不同治疗性基因的 UTMD 治疗已被成功应用于心肌梗死、缺血性心肌病、扩张型心肌病和外周动脉疾病的动物模型中。

【小结】

1. 右心声学造影使用震荡的生理盐水增强剂进行心肺水平右向左分流的检测。左心声学造影使用可以通过肺循环的增强剂进行左心室心腔造影和心肌声学造影。

2. 右心声学造影的临床应用包括诊断或排除肺内或心内右向左分流相关疾病,包括卵圆孔未闭或房间隔缺损、肺动静脉瘘、先天性心脏病术后残余右向左分流或侧支等。

3. 左心声学造影的临床应用包括增加左心容积、射血分数定量和节段室壁运动分析的准确性,协助心腔细微解剖结构(致密化不全心肌、心尖肥厚、室壁瘤等)的识别,协助心内占位的诊断和鉴别诊断,增加多普勒信号及与负荷超声心动图结合提高冠心病诊断和预后评价的敏感性和准确性等。

(白 洋 李诗文 杨 茹)

第四节 负荷超声心动图

【概述及成像原理】

一、概述

负荷超声心动图(stress echocardiography,SE)是采用不同的负荷方式激发心血管系统的反应,从而进行超声心动图评估的方法。负荷超声心动图可以评价心脏室壁运动状况及血流动力学变化,从而反映心肌血流灌注、心脏结构、功能及血流动力学变化等。

1976 年,Tauchert 使用双嘧达莫提出药物负荷超声心动图的概念。1979 年,Wann 开展了运动负荷试验。1984 年,Palac 使用多巴酚丁胺获得比双嘧达莫更好的效果,且副作用更小,使药物负荷试验与运动负荷试验并驾齐驱,成为负荷超声心动图最主要的两种技术。20 世纪 90 年代以后,随着超声技术的发展,负荷超声心动图诊断的敏感性、特异性、准确性不断提高,日渐应用于临床。

二、成像技术及原理

正常情况下,冠状动脉具有很强的血流储备。运动负荷后,冠状动脉血流量增加,流速加快。而心肌缺血时,冠状动脉血流储备不足以满足心肌耗氧量的需求,诱发心肌缺血,心肌出现节段性的运动异常。药物负荷试验最常用的是多巴酚丁胺负荷试验,通过激活肾上腺素能受体,使心率加快,血压上升,心肌收缩力增强,心肌耗氧量增多从而诱发心肌缺血。此外,腺苷等血管扩张剂也可诱导阻塞的冠状动脉缺血,从而有助于心肌缺血的诊断。

三、适应证和禁忌证

负荷试验主要适用于评价胸痛原因、心肌梗死后危险分层、术前风险评估;运动负荷还可用于评价呼吸困难或疲劳原因、肺动脉高压及心腔内血流动力学改变;多巴酚丁胺负荷试验可用于评价心肌存活性,腺苷负荷试验可用于评价冠状动脉血流储备。绝对禁忌证包括近期显著的静息心电图变化,提示有明显的心肌缺血或其他急性心脏事件、急性全身感染伴发热、急性心肌梗死(小于 2 天)、高风险的不稳定型心绞痛、不能控制的有症状且伴有血流动力学异常的心律失常、有症状的主动脉瓣重度狭窄、失代偿性心力衰竭、急性肺动脉栓塞、肺梗死、深静脉血栓、急性心肌炎或心包炎、主动脉夹层。相对禁忌证包括已知的左侧冠状动脉主干狭窄、室壁瘤、不确定与症状相关的中至重度主动脉瓣狭窄、重度高血压(收缩压 > 200mmHg 或舒张压 > 110mmHg)、重度房室传导阻滞、肥厚型心肌病或其他致左心室流出道狭窄疾病、近期的脑卒中或短暂性脑缺血发作、不能控制的心动过速或心动过缓、慢性传染性疾病等。

【图像采集及分析】

负荷试验前,首先采集静息状态的超声图像。如果患者在此前没有进行常规超声心动图检查,静息时应该对心室、瓣膜和主动脉根部等进行初步评估以排除其他心脏病变或负荷禁忌证,并确保获取图像的质量。若两个或两个以上节段心内膜分辨率较差,应使用超声增强剂以提高准确性。静息和负荷状态下采集的图像一般包括胸骨旁左心室长轴切面、胸骨旁左心室短轴切面和心尖各切面图像,同时连接心电图并监测血压和症状。左心室节段的评估一般采用美国超声心动图学会推荐的 17 节段,在静息和负荷状态下，对每个节段的运动情况进行评估，分为运动正常、过度运动、运动减低、无运动或矛盾运动，分别计分为1、2、3和4分。室壁运动计分指数公式为各节段计分之和/参与计分的节段数。无论静息或负荷状态，室壁运动计分指数=1时为正常，>1提示室壁运动异常，计分指数越大则运动异常的范围或程度越重。

一、运动负荷试验方法

运动负荷试验主要包括平板运动试验和踏车试验，目标心率计算方法为（220－年龄）×85%（图1-2-37）。平板运动负荷超声心动图方案主要为Bruce方案，操作者应当在运动后1.0～1.5分钟内迅速采集图像，否则可能出现假阴性。踏车负荷试验一般采用卧位，试验前2～3分钟使负荷量达到25W，每2分钟增加25W负荷量，踏车的频率为每分钟60转。踏车负荷的最大剂量没有具体规定，通常以达到目标心率为准。

试验终点为达到与年龄相应的最大心率标准、出现典型心绞痛、心电图出现阳性结果和超声检出室壁节段性运动异常等阳性结果。提前终止试验绝对指征包括中至重度心绞痛、ST段抬高>1mm、严重的心律失常（频发室性期前收缩、持续性室性心动过速等）、晕厥或灌注不良症状、伴有其他缺血证据的收缩压较静息下降超过10mmHg，以及患者出现无法忍受的症状而要求停止。终止试验的相对指征包括高血压反应（收缩压>250mmHg、舒张压>115mmHg）、室速以外的心律失常、ST段降低>2mm。

二、药物负荷试验方法

1. **多巴酚丁胺负荷试验** 多巴酚丁胺负荷试验是目前应用最广泛的药物负荷方式。多巴酚丁胺是一种拟交感神经药，可以激活心肌肾上腺素能受体，产生正性肌力和频率的效果，引起心肌耗氧增多诱发心肌缺血。将多巴酚丁胺加入5%葡萄糖溶液或生理盐水，采用上肢静脉输液泵缓慢注射，以5μg/(kg·min)为初始剂量，随后每分钟增加1次剂量，逐渐增至10μg/(kg·min)、20μg/(kg·min)、30μg/(kg·min)，最大剂量为40μg/(kg·min)。若加到最大剂量仍未达到目标心率，可与阿托品联合使用。阿托品可以提高心率，缩短负荷试验时间，增加敏感性。阿托品剂量从0.25～0.50mg开始，总量为2.00mg。

超声心动图可连续采集，也可以在使用药物前、药物剂量为5μg/(kg·min)时和最大剂量5分钟时，各采集1次。多巴酚丁胺负荷试验相对安全，目前尚未见试验中发生死亡的报道。在多巴酚丁胺试验中可出现头痛、头晕、心悸、恶心、呼吸困难、胸部不适等症状。常见的心律失常包括各种期前收缩，室上性心动过速、室性心动过速，较少出现心肌梗死等严重的并发症。对于一般的症状无需处理，在药物停止输入后可自行消失。对于症状严重者，需要给予吸氧、硝酸甘油、β受体阻滞剂缓解症状，若出现生命危险，则需要给予抢救治疗。

2. **腺苷负荷试验** 腺苷是一种非内皮依赖性的血管扩张剂，可选择性扩张冠状动脉的阻力血管，使冠状动脉血流增大4～5倍。腺苷起效快、半衰期

Bruce方案

阶段	1	2	3	4	5	6	7
坡度/%	10	12	14	16	18	20	22
速度/mph	1.7	2.5	3.4	4.2	5.0	5.5	6.0
总时间/min	3	6	9	12	15	18	21
METs	5	7	10	13	15	18	20

仰卧踏车方案

阶段	1	2	3	4	5	6	7	8	9	10
Watts	25	50	75	100	125	150	175	200	225	250
持续时间	2	2	2	2	2	2	2	2	2	2
总时间/min	2	4	6	8	10	12	14	16	18	20
METs	1.4	3.7	4.9	6.1	7.3	8.6	9.8	11.0	12.2	13.5

代谢当量：1 MET=3.5ml/(kg·min)

图1-2-37 运动负荷超声心动图方案

短（＜10秒），经静脉给药2分钟就可使冠状动脉达到最大扩张状态。检查时首先记录静息状态下前降支远端的血流频谱，静脉注射腺苷初始剂量为50μg/（kg·min）、100μg/（kg·min）及140μg/（kg·min）。最大剂量140μg/（kg·min）持续5分钟。冠状动脉血流储备为注射腺苷后最大血流速度与静息状态最大血流速度的比值，正常约3.0（2.5～3.5）。冠状动脉血流显示不理想时，可以采用静脉注射超声增强剂并利用二次谐波提高前降支血流检出率。

3. 其他负荷试验 其他负荷试验包括等长握力运动（handgrip exercise）、冷加压试验（cold pressor testing）及经食管心房调搏（through esophagus atrial pacing，TEAP）等，目前极少开展。

【临床应用】

负荷超声心动图可用于评估左心室收缩功能、评价心肌缺血、存活性及冠状动脉血流储备（coronary flow reserve，CFR）。在瓣膜疾病、左心室舒张功能、

肺动脉高压和血流动力学评估中也具有重要的作用。

一、负荷超声在评价心肌存活性中的应用

负荷超声心动图可以检测缺血心肌及缺血再灌注后心肌存活性，双相反应是负荷超声心动图检测心肌缺血的特异征象，低剂量多巴酚丁胺可使室壁增厚程度增加，高剂量多巴酚丁胺可使室壁增厚程度减低（图1-2-38）。负荷试验中，任何2个或2个以上节段室壁运动异常的轻微改善提示心肌存活（可能是顿抑心肌或冬眠心肌）（图1-2-39）。

二、负荷超声在评价冠状动脉血流储备中的应用

负荷超声心动图还可应用于评估冠状动脉血流灌注及储备。对于左前降支支配的区域，联合多普勒血流成像和血管扩张剂能够为预后评估提供重要信息（图1-2-40）。

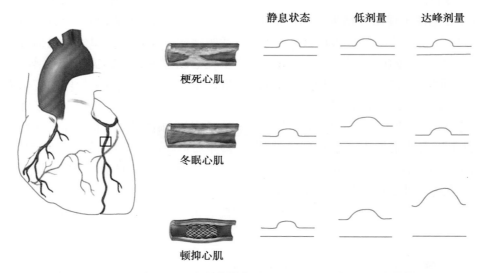

图1-2-38 多巴酚丁胺负荷超声心动图评价心肌存活性模式图

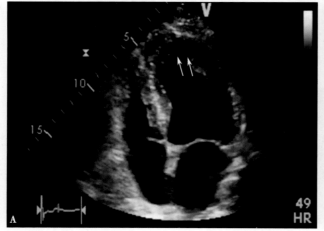
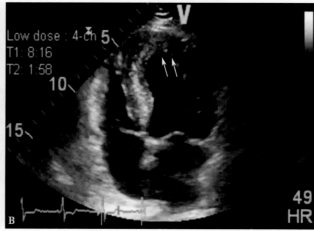

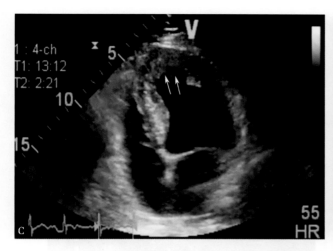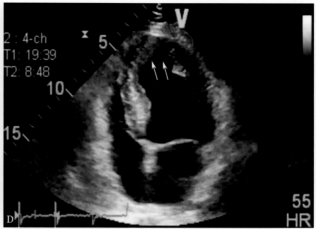

图 1-2-39　多巴酚丁胺负荷超声心动图评价冠脉支架术后心肌存活性图
静息状态时心尖部心肌收缩期运动减低；多巴酚丁胺负荷试验时心肌运动增加，提示为存活心肌。

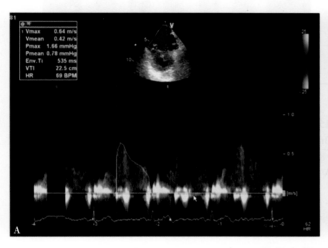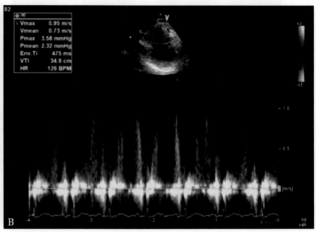

图 1-2-40　腺苷负荷超声心动图评价冠状动脉血流储备图
A．静息状态时前降支最大血流速度为 0.64m/s；B．腺苷最大量［140μg/（kg·min）］时冠状动脉最大血流速度为 0.95m/s，冠状动脉血流储备为 1.48，提示冠状动脉血流储备减低。

三、负荷超声心动图在心脏瓣膜病中的应用

多巴酚丁胺负荷试验主要用于评估射血分数减低的"低压差、低流量"的主动脉瓣狭窄患者，还可以评估左心室收缩储备。以 5～20μg/（kg·min）的分级剂量滴注，延长每一节段的持续时间以便对频谱进行稳定测量。每搏输出量增加≥20%，则提示左心室收缩储备良好。静息状态和多巴酚丁胺负荷状态下均需计算主动脉瓣口面积；真性主动脉瓣狭窄时，随着负荷程度增加，主动脉和左心室流出道血流速度的比值增加，计算的瓣口面积不变或减小（图 1-2-41）。而假性重度主动脉瓣狭窄或功能性主动脉瓣狭窄时，由于主动脉瓣叶开放程度增加，左

心室流出道和主动脉压力阶差变化相对较小，计算的瓣口面积保持不变或增加。

对于二尖瓣反流（mitral regurgitation，MR）的患者，负荷超声心动图也具有重要作用。负荷超声心动图可以鉴别缺血或扩张型心肌病引起的二尖瓣反流，缺血引起的左心室功能不全合并二尖瓣反流时，反流程度通常在负荷时增加（图 1-2-42）；而扩张型心肌病患者由于存在收缩储备，反流程度减轻。

四、负荷超声心动图在肥厚型心肌病中的应用

负荷超声心动图不仅可以诱发肥厚型心肌病患者的临床症状，也可对治疗效果进行评估。对于有症状但无明显梗阻的肥厚型心肌病患者，需进一步

静息

LVEF 40%

多巴酚丁胺负荷20μg/（kg·min）

LVEF 57%

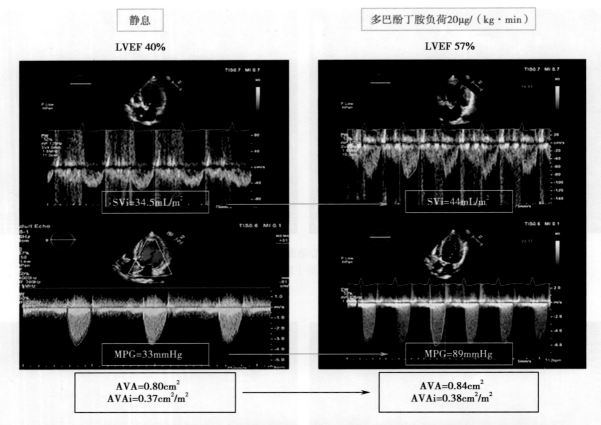

SVi=34.5mL/m²

SVi=44mL/m²

MPG=33mmHg

MPG=89mmHg

AVA=0.80cm²
AVAi=0.37cm²/m²

AVA=0.84cm²
AVAi=0.38cm²/m²

图 1-2-41　多巴酚丁胺负荷超声心动图评估射血分数减低的"低压差、低流量"的主动脉瓣狭窄图

静息状态时患者左心室射血分数为 40%，主动脉瓣平均压差 33mmHg，计算主动脉瓣口面积 0.80cm²；多巴酚丁胺负荷试验时 [20μg/（kg·min）]，左心室射血分数为 57%，主动脉瓣平均压差 89mmHg，计算主动脉瓣口面积为 0.84cm²。

（图注：AVA. 主动脉瓣口面积；AVAi. 标化主动脉瓣口面积；LVEF. 左心室射血分数；SVi. 标化每搏输出量；MPG. 平均压）

诱发左心室流出道梗阻。如瓦尔萨尔瓦动作不能诱发出左心室流出道压力增高（≥50mmHg），应进行运动负荷超声心动图检查（图 1-2-43）。运动负荷超声心动图能够检测出 90% 以上的左心室流出道梗阻。若运动试验后出现左心室流出道压力梯度增加 50% 或者明显的血压改变、左心室收缩和舒张功能

的改变以及二尖瓣反流增加，提示预后较差。对于无症状患者，静息超声心动图联合瓦尔萨尔瓦动作有助于患者危险分层，但如果不是生活方式干预或临床治疗需要，一般不推荐常规进行负荷超声心动图检查。

静息

运动

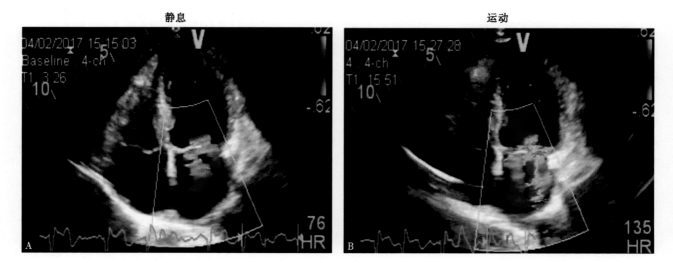

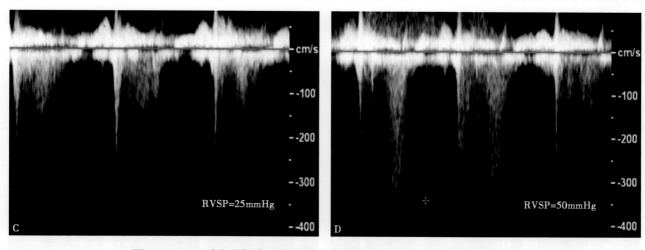

图1-2-42 运动负荷超声心动图评价缺血性心脏病患者二尖瓣反流情况图

A.静息状态时二尖瓣反流图像，显示二尖瓣轻度反流；B.负荷达峰时二尖瓣反流图像，显示二尖瓣中至重度反流；C.静息状态下根据三尖瓣反流峰速估测右收缩压为25mmHg；D.负荷状态下根据三尖瓣反流峰速估测右收缩压为50mmHg，RVSP指右收缩压。

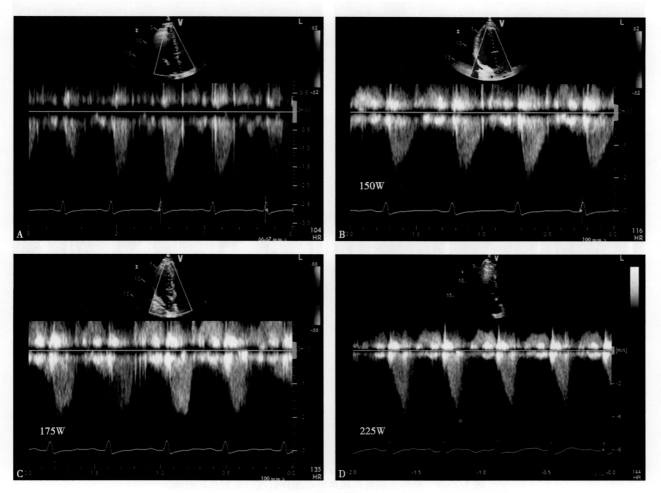

图1-2-43 踏车负荷超声心动图评价肥厚型心肌病患者左心室流出道梗阻图

A.静息状态时左心室流出道血流频谱；B.150W时左心室流出道血流频谱；C.175W时左心室流出道血流频谱；D.225W时左心室流出道血流频谱出现左心室流出道梗阻

五、负荷超声心动图在舒张功能评价中的应用

负荷超声心动图可以在运动过程中对左心室舒张功能的变化进行连续评估,可采用踏车运动或平板运动方案,半卧位踏车试验可以在整个试验过程中连续获取多普勒图像,是评价舒张功能的首选方法(图1-2-44)。

负荷超声心动图可以通过评估运动时 E/e' 的变化来反映左心室的充盈压力,与心导管测量的左心室舒张末压具有良好的相关性。E/e' 也可以在多种疾病共存时,鉴别劳累性呼吸困难是否为心源性。

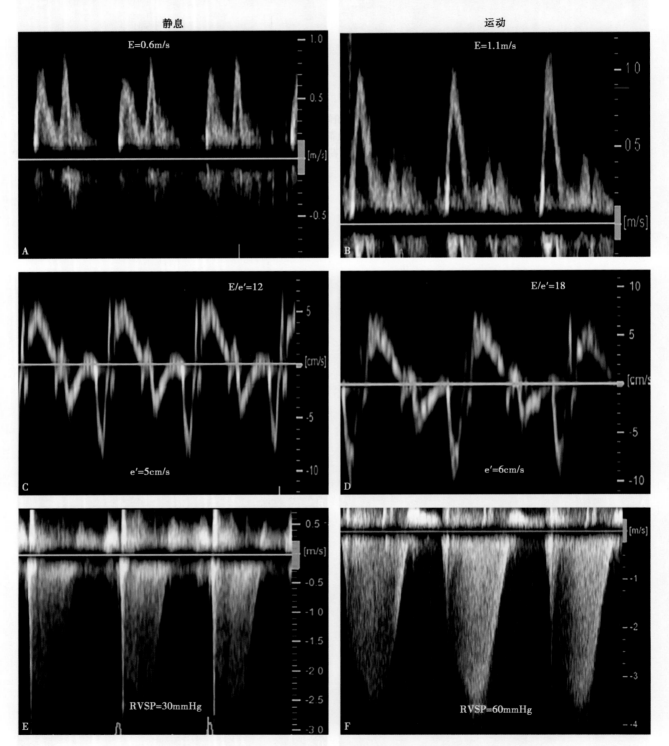

图 1-2-44　踏车运动负荷超声心动图评价左心室舒张功能图

A. 静息状态时二尖瓣血流频谱;B. 运动达峰时二尖瓣血流频谱;C. 静息状态时二尖瓣环频谱;D. 运动达峰时二尖瓣环频谱;E. 静息状态时三尖瓣反流频谱,估测右心室收缩压30mmHg;F. 运动达峰时三尖瓣反流频谱,估测右心室收缩压60mmHg,RVSP 指右收缩压。

正常人运动时舒张早期二尖瓣血流 E 峰及二尖瓣环速度 e′ 均增加，E/e′ 基本不变。对于潜在舒张功能受损的患者，E 峰增加，e′ 增加不明显，E/e′ 升高。

六、负荷超声心动图在危险分层中的应用

大量研究表明，能够正常完成运动或药物负荷超声心动图的患者，即能达到良好运动能力和目标心率的人群，发生心脏事件的风险非常低，与正常人群的风险相当或接近（完成运动负荷超声心动图的患者每年发生事件的概率 <1%，完成药物负荷超声心动图患者每年发生事件的概率 <2%）。在怀疑或确诊的冠心病患者中，静息状态或负荷状态下，室壁运动异常的范围增加，尤其是出现累及≥4 个节段的室壁运动评分增加时，无论左心室射血分数是否减低，患者出现心源性死亡或心肌梗死的风险增加 4 倍以上。

七、负荷超声心动图联合超声新技术的应用

随着超声医学的发展，超声新技术开始应用于负荷超声心动图，为患者诊断、治疗及预后评价提供更有价值的信息。斑点追踪、组织多普勒、三维超声心动图、超声增强等技术与负荷超声心动图联合应用更有利于评价心室及瓣膜结构和功能（图 1-2-45）。

【小结】

1. 负荷超声心动图具有无辐射、安全性高等优点，在缺血性心脏病、瓣膜病、舒张功能评价等方面具有重要的作用。

2. 尽管已开展负荷超声心动图与新技术联合

应用，但仍然需要进一步改进和完善。相信随着超声技术的不断发展，负荷超声心动图可以在临床及科研工作中发挥越来越重要的作用。

（刘　爽　庞艳敏）

第五节　组织多普勒技术

【概述及成像原理】

组织多普勒成像（tissue Doppler imaging，TDI）是一项在多普勒效应的基础上，通过滤波装置将心腔内血流信号滤掉而保留低频的心肌组织运动信号，从而分析心肌组织运动特征的新技术。

TDI 的成像原理基于多普勒效应，心腔内血液、心肌组织和瓣环等都随着心动周期不断运动，均可产生多普勒效应。与血流多普勒成像相似，超声仪器可以在体外检测、处理、计算并显示由心肌组织和瓣环反射、散射的多普勒信号，根据多普勒方程检测心肌组织和瓣环的运动状况。心腔内血液与心肌组织和瓣环运动的多普勒频移和振幅不同，血流中的红细胞运动速度快（10~100cm/s），多普勒频移大，振幅较低；而心肌组织和瓣环的运动速度较慢（6~24cm/s），多普勒频移较小，振幅较高。

传统的血流多普勒成像是通过高通滤波器检测血流的高频低振幅频移信号，从而评价血流的运动状态。相反，TDI 通过低通滤波器，滤去高频低振幅的血流信号而显示低频高振幅的心肌组织和瓣环的频移信号，然后通过数模转换、自相关技术和彩色编码等后处理，得到心肌组织和瓣环的运动信息（图 1-2-46）。

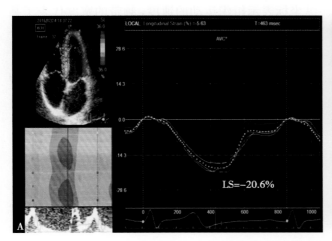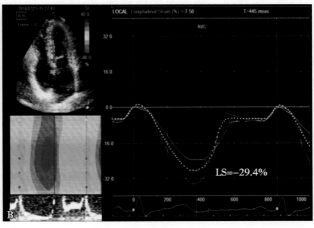

图 1-2-45　二维斑点追踪成像评价平板运动负荷试验左心室应变图
A. 正常人静息状态下纵向应变为 20.6%；B. 运动达峰时纵向应变增加为 29.4%，LS 指纵向应变。

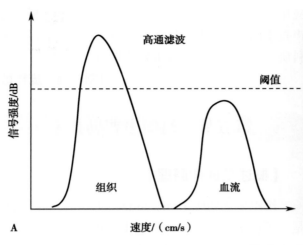
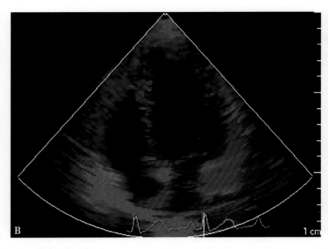

图 1-2-46　TDI 成像原理

A．TDI 成像原理图；B．心尖四腔心切面 TDI 图像。

TDI 主要包括彩色组织多普勒成像和脉冲波组织多普勒成像。彩色组织多普勒成像可直观显示观察组织的运动特征；脉冲波组织多普勒成像可准确测量取样区内组织运动的瞬时速度等参数。

一、彩色组织多普勒成像

彩色组织多普勒成像系统包括二维灰阶成像和二维彩色组织多普勒成像两部分，是将二维彩色组织多普勒信息叠加到同一显示器的二维灰阶图像的相应部位。通常采用红蓝绿或红蓝黄三种基本色彩，并根据光学三原色原理呈现出不同颜色和不同亮度的信号来表示组织的运动状态。

彩色组织多普勒成像主要包括以下五种成像模式，可分别直观显示组织运动的速度、位移、应变、应变率和收缩同步性。

1. 组织速度成像　组织速度成像(tissue velocity imaging, TVI)是将心肌组织的运动速度和方向进行颜色编码，并与二维灰阶图像叠加，形成彩色组织多普勒速度成像图，可实时、直观地显示心肌组织的运动速度和方向。通常将朝向探头运动的心肌组织显示为红色，背离探头运动的心肌组织显示为蓝色。用红蓝两种颜色的亮度表示心肌组织运动的速度大小，速度越快，颜色越鲜亮(图1-2-47A)。

2. 组织位移成像　组织位移成像(tissue displacement imaging)反映单位时间内心肌组织运动距离，是在组织速度成像的基础上，对所获取的心肌运动速度进行积分，得到心肌运动的位移，用七种不同颜色表示心肌的收缩期位移大小，实时、直观地评价心肌收缩期运动的距离(图1-2-47B)。

3. 组织应变成像　组织应变成像(tissue strain imaging, SI)反映心肌组织形变能力。与心肌初始长度比较，当心肌为伸长或增厚状态时，应变为正值；当心肌为缩短或变薄状态时，应变为负值；当心肌长度未发生变化时，应变为零(图1-2-47C)。

4. 组织应变率成像　组织应变率成像(tissue strain rate imaging, SRI)反映心肌发生形变的速率，单位为 $1/s$ 或 s^{-1}，可由心肌应变进行时间微分获得(图1-2-47D)。

5. 组织同步成像　组织同步成像(tissue synchronization imaging, TSI)反映心肌组织收缩同步性，是在组织速度成像的基础上，通过测量不同节段心肌收缩期达峰速度的时间来计算(图1-2-47E)。

二、脉冲波组织多普勒成像

脉冲波组织多普勒成像是以频谱图显示超声束方向上取样容积范围内组织运动的速度和方向。在脉冲波组织多普勒成像频谱图中，横坐标表示时间，纵坐标表示组织运动的速度，频带的宽度代表了某一时刻取样容积内所有组织运动速度的瞬时空间分布范围。组织朝向探头运动时，速度为正值，位于频谱图基线的上方；组织背离探头运动时，速度为负值，位于频谱图基线的下方(图1-2-48)。

【图像采集及分析】

一、图像采集

连接体表心电图，在 TDI 模式下，分别采集心尖四腔心切面、二腔心切面和长轴切面连续 3 个心动周期的彩色组织多普勒动态图像。在彩色组织多普勒图像的基础上，采用脉冲波多普勒成像，将取

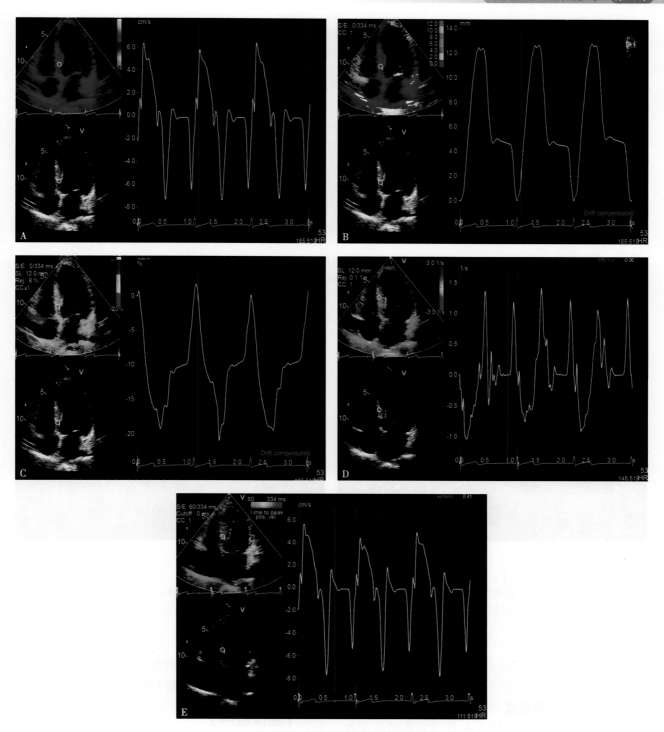

图 1-2-47　彩色组织多普勒成像图
A. 速度成像图；B. 位移成像图；C. 应变成像图；D. 应变率成像图；E. 同步成像图。

样容积置于感兴趣区组织的部位，可直接在机显示脉冲波组织多普勒频谱图。

二、图像分析

目前，彩色组织多普勒成像可检测参数主要包括组织的运动速度、位移、应变和应变率。而脉冲波组织多普勒成像主要在机检测组织运动速度。脉

冲波 TDI 速度参数主要包括：①收缩期峰值速度（systolic velocity，s′）；②舒张早期峰值速度（early-diastolic velocity，e′）；③舒张晚期峰值速度（late-diastolic velocity，a′）；④等容收缩时间（isovolumetric contraction time，IVCT）；⑤等容舒张时间（isovo-lumic relaxation time，IVRT）；⑥射血时间（ejection time，ET）（图 1-2-49）。

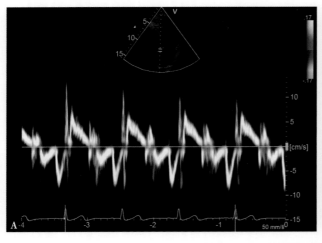
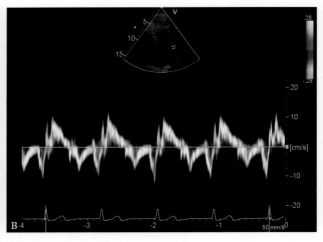

图 1-2-48　二尖瓣环脉冲波组织多普勒成像图
A. 二尖瓣环室间隔部位环脉冲波组织多普勒成像图；B. 二尖瓣环侧壁部位环脉冲波组织多普勒成像图。

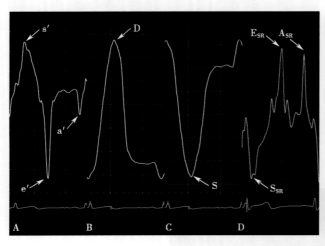
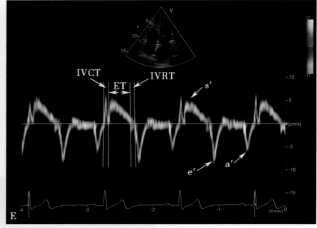

图 1-2-49　彩色及脉冲波成像参数曲线图
A. 速度曲线；B. 位移曲线；C. 应变曲线；D. 应变率曲线；E. 脉冲波组织多普勒曲线。
（图注：A_{SR}. 舒张晚期峰值应变率；a'. 舒张晚期峰值速度；D. 位移；E_{SR}. 舒张早期峰值应变率；ET. 射血时间；e'. 舒张早期峰值速度；IVCT. 等容收缩时间；IVRT. 等容舒张时间；S. 收缩期峰值应变；S_{SR}. 收缩期峰值应变率；s'. 收缩期峰值速度）

三、注意事项

1. 控制多普勒角度　TDI 以多普勒效应为基础，具有角度依赖性。因此，在进行彩色组织多普勒成像检查时，应尽可能使超声束与被检测心肌组织的运动方向平行。在进行脉冲波组织多普勒检查时，多普勒取样线方向与组织运动方向之间夹角最好应小于 20°。

2. 优化二维图像质量　理想的二维图像是 TDI 的基础。可通过调节超声波发射频率、聚焦、增益、深度、扇区宽度以及避免超声伪像，清晰显示检测心肌的内膜和外膜。

3. 调节彩色组织多普勒帧频　彩色组织多普勒成像要求足够的帧频。可通过调节取样线密度、减小探查深度和缩小取样框等方法，尽量使彩色组织多普勒成像的帧频达到 100 帧/s 以上。

【临床应用】

TDI 技术通过检测心肌运动的速度、位移、应变和应变率等参数，可定量评价心肌运动情况，但由于受多普勒角度依赖性和心肌被动牵拉运动的影响，多用于检测纵向运动，且对心尖部心肌运动评价准确性较差，因而评价心肌功能的临床应用受到极大限制。目前中华医学会超声医学分会和美国超声心动图学会指南推荐采用脉冲波组织多普勒成像检测瓣环运动速度，主要用于评价左心室舒张功能和右心室功能。

一、左心室舒张功能

二尖瓣环室间隔部位舒张早期峰值速度（septal e'）<7cm/s 和 / 或侧壁部位舒张早期峰值速度（lateral e'）< 10cm/s 以及二尖瓣舒张早期峰值血流速度（mitral valve early-diastolic velocity，MV E）与 septal e' 和 lateral e' 平均值的比值（average E/e'）>14 可作为左心室舒张功能不全的诊断条件。

二、右心室功能

TDI 能够测量右心室心肌和三尖瓣环运动速度及位移，无创定量评价右心室收缩及舒张功能。三尖瓣环侧壁部位收缩期峰值速度（tricuspid s'）<9cm/s 提示右心室收缩功能不全；三尖瓣舒张早期峰值血流速度（tricuspid valve early-diastolic velocity，TV E）与三尖瓣环侧壁部位舒张早期峰值速度（tricuspid e'）的比值 TV E/e'>6 提示可能右心室舒张功能减低。

右心室整体功能：测量三尖瓣环脉冲波组织多普勒频谱相关参数，通过计算可得到右心室心肌工作指数（right ventricular index of myocardial performance，RIMP）=（IVCT + IVRT）/ET，用于反映右心室整体功能，RIMP > 0.55 可提示右心室功能减低（图 1-2-50）。但是，RIMP 无法进一步区分右心室的收缩功能或者舒张功能，因而不能单独采用 RIMP 评价右心室功能。

三、其他应用

TDI 可通过检测心肌的运动速度，观察心肌运动的先后顺序，评价室性心律失常、预激综合征和束支传导阻滞的电生理特点，发现心电活动的异常激动点、旁路预激区域和传导阻滞心肌的异常心电信号，用于心脏的电生理研究；TDI 还可检测左心室不同节段心肌收缩期速度达峰时间差和标准差，评价左心室内及心室间收缩同步性，预测起搏器治疗的反应性、指导起搏器安装及评价起搏器的治疗效果；另外某些心脏疾病如肥厚型心肌病、扩张型心肌病和缩窄性心包炎等在组织多普勒成像上也有较特异的表现，有助于疾病的诊断。

【小结】

TDI 在评价左心室舒张功能和右心室功能方面已经得到临床一致认可和广泛应用，具有不可替代的临床应用价值。但在评价心肌功能方面仍具有一定的局限性，临床应用时应关注。

（马春燕 庞 博 王雪琦）

第六节 斑点追踪成像

【概述及成像原理】

二维斑点追踪成像（two-dimensional speckle tracking imaging，2D STI）是近年来发展的一项可以量化评价心功能的新技术，无角度依赖性，可早期、敏感、客观地量化心肌的整体和局部功能，已得到临床广泛认可和应用。近年来，随着三维超声心动图的发展，三维斑点追踪成像（three-dimensional

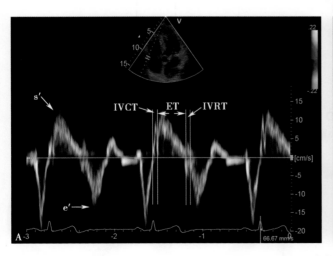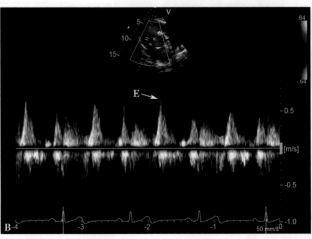

图 1-2-50 评价右心室功能参数图

A. 三尖瓣环脉冲波组织多普勒速度频谱；B. 三尖瓣口血流频谱。
（图注：e'. 三尖瓣环舒张早期峰值速度；E. 三尖瓣舒张早期峰值血流速度；ET. 射血时间，IVCT. 等容收缩时间；IVRT. 等容舒张时间；s'. 三尖瓣环收缩期峰值速度）

speckle tracking imaging, 3D STI）也逐渐得到关注。

2D STI 是在二维灰阶图像的基础上，把心肌组织视为无数个像素点，即心肌内均匀分布的"斑点"，通过自相关技术和最佳模式匹配技术，在心动周期内自动逐帧追踪感兴趣区（ROI）内心肌斑点的位置，计算出心肌斑点的时空位移，重建心肌组织的实时运动和形变，从而定量检测心肌运动（图1-2-51）。

左心室心肌的收缩和舒张与心肌纤维的螺旋排列密切相关，包括内、外层的螺旋形肌束和中层的环形心肌。左心室心肌收缩时，右手螺旋走行的外层心肌和左手螺旋走行的内层心肌协同收缩，使心肌纵向缩短，环行走行的中层肌束使心肌径向增厚，使心室腔周径缩小，同时左心室呈"拧毛巾"样扭转，心肌舒张时则反向运动。因此，左心室运动由纵向、径向、圆周、旋转及扭转运动四部分组成（图1-2-52）。

【图像采集及分析】

一、图像采集

连接体表心电图，分别采集左心室短轴二尖瓣、乳头肌和心尖水平切面，以及心尖四腔心、二腔心和三腔心切面连续二维动态图像。

二、图像分析

2D STI 可同时测量左心室心肌的位移、速度、应变、应变率及扭转。

1. **位移**　图1-2-53A。

2. **速度**　心肌运动位移的时间微分即为速度（图1-2-53B）。

3. **应变和应变率**　应变（strain, S）反映心肌发生形变的能力，公式为 S =（心肌形变后的长度 − 心肌初始长度）/ 心肌初始长度。主要包括左心室纵向、径向和圆周应变。左心室纵向应变（longitudinal strain, LS）反映左心室长轴方向上的运动；径向应变（radial strain, RS）反映左心室短轴方向上的向心性运动；圆周应变（circumferential strain, CS）反映左心室短轴方向上的环形运动（图1-2-54）。

应变率（strain rate, SR）用来描述心肌发生形变的速率，单位为1/s 或 s^{-1}。包括左心室纵向、径向和圆周应变率（图1-2-55）。

4. **左心室旋转和扭转**　左心室旋转（left ventricular rotation, LVR）表示左心室短轴方向的旋转角度。用正值表示逆时针旋转，负值表示顺时针旋转。从心尖向心底方向观察，在收缩期心尖部为逆

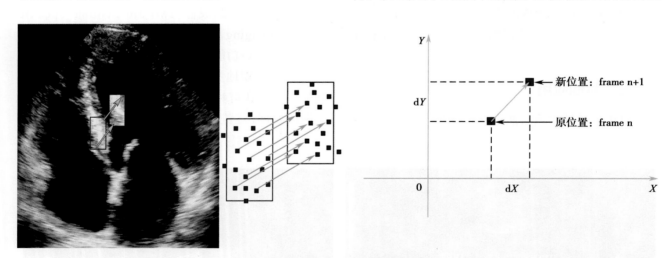

图 1-2-51　2D STI 成像原理
（图注：LA. 左心房，LV. 左心室，RA. 右心房，RV. 右心室）

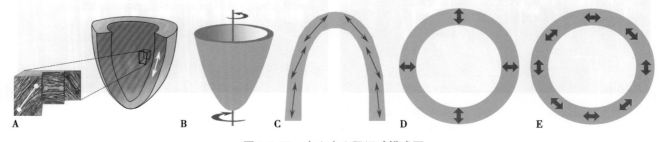

图 1-2-52　左心室心肌运动模式图
A. 各层心肌排列方式；B. 旋转及扭转运动；C. 纵向运动；D. 径向运动；E. 圆周运动。

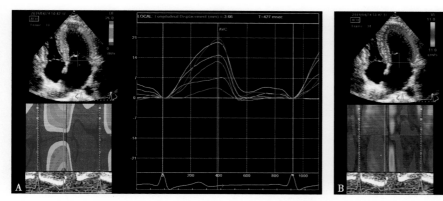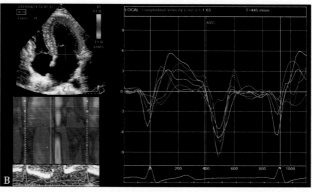

图 1-2-53　2D STI 检测心肌位移和速度的曲线图

A. 位移曲线图；B. 速度曲线图。

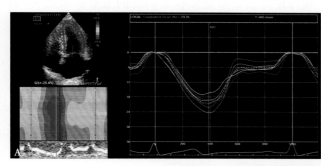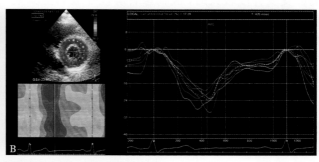

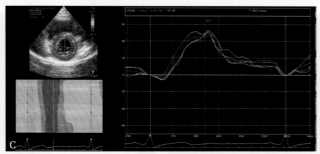

图 1-2-54　2D STI 应变成像图

A. 左心室纵向应变曲线；B. 左心室径向应变曲线；C. 左心室圆周应变曲线。

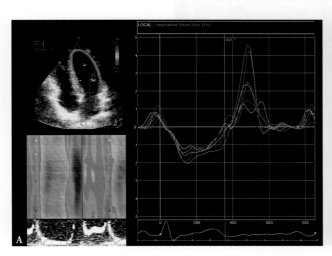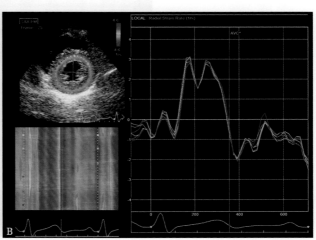

图 1-2-55　2D STI 应变率成像图

A. 左心室纵向应变率曲线；B. 左心室径向应变率曲线。

时针旋转,心底部为顺时针旋转,形成左心室扭转(left ventricular twist, LVT);舒张期则呈相反运动(图1-2-56)。

三、影响因素及注意事项

1. 二维图像质量 良好的图像质量和帧频是STI准确测量的关键。需通过调整聚焦定位、扇区深度和宽度等方法,来保证斑点追踪的质量。

2. 左心室心肌节段的划分 左心室心肌节段划分方法包括16、17和18节段法,不同心肌节段划分法可影响左心室局部和整体应变。

3. 心动周期的选择 呼吸导致不同心动周期的应变变异度较大时,应嘱患者屏住呼吸后重新采集和分析图像。心房颤动患者的应变评估有一定局限性。

4. ROI的选择 内层心肌应变最大,而外层心肌应变最小,因此需选择合适的ROI宽度。

5. 时相选择 心肌初始长度的设定将影响应变的大小。2D STI将左心室舒张末期的心肌长度默认为初始长度。

6. 追踪不良心肌节段的排除 受图像质量影响,左心室侧壁和心尖部心肌常出现斑点追踪不良,可严重影响左心室整体应变。

【临床应用】

2D STI可早期敏感地评价心肌运动,在早期评价心肌功能受损方面优于左心室射血分数,为临床精准诊断、疗效评价以及预后判断提供有利的依据,具有广泛的临床应用价值。其中LV GLS(左心室整体纵向应变)因其测量敏感性及准确性高,重复性好,已被纳入美国超声心动图学会心腔定量指南,成为评价左心室整体收缩功能的重要参数之一,并推荐GLS<-20%为正常参考值。

一、鉴别左心室心肌肥厚

多种心脏疾病可表现为左心室心肌肥厚,如心脏淀粉样变性(cardiac amyloidosis, CA)、肥厚型心肌病(hypertrophic cardiomyopathy, HCM)、高血压

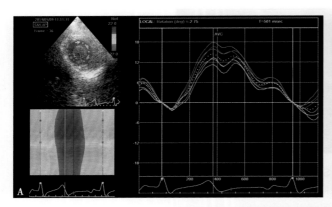
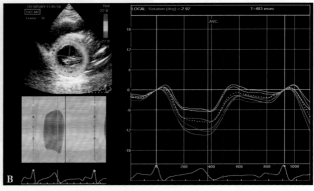
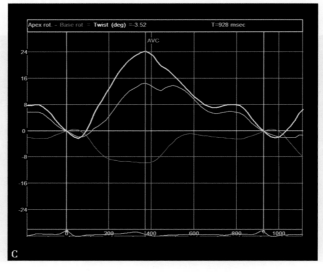

图1-2-56 左心室扭转曲线图
A. 左心室心底部旋转曲线;B. 左心室心尖部旋转曲线;C. 左心室扭转曲线。

心脏病和生理性心肌肥厚等。然而，当这类疾病处于早期发展阶段或者常规超声心动图表现不典型时，鉴别诊断极其困难。2D STI 不仅可以准确评价左心室心肌肥厚患者的收缩功能，还可以辅助常规超声心动图进行鉴别诊断。

1. **心脏淀粉样变性**　由于淀粉样蛋白在左心室基底段、中间段和心尖段心肌的沉积依次减少，导致左心室基底段和中间段 LS 显著减低，而左心室心尖段 LS 正常或轻度减低，称为左心室 LS"心尖保留"。左心室 LS"心尖保留"为 CA 与其他左心室心肌肥厚性疾病的鉴别诊断提供了有利依据（图 1-2-57）。

2. **肥厚型心肌病**　HCM 患者左心室 GLS 明显减低，且左心室局部心肌 LS 与左心室心肌厚度以及纤维化程度显著相关（图 1-2-58）。对于早期阶段的 HCM 患者，左心室 GRS（整体径向应变）可正常

或轻度增大。

3. **高血压心脏病**　高血压心脏病早期超声表现为左心室心肌向心性肥厚，增厚的心肌内部回声均匀，LVEF 可表现为正常，但 GLS 可显著减低（图 1-2-59）。

4. **左心室心肌生理性肥厚**　经过数年高强度体育训练的运动员，左心室心肌呈生理性肥厚，但 GLS 正常或轻度增大。

二、肿瘤性心脏病

随着化疗药物广泛应用，肿瘤化疗导致的心功能障碍逐渐受到关注。因而，采用无创的心脏影像学检查监测肿瘤患者心脏功能的变化，早期诊断亚临床性心功能障碍，对临床化疗方案制定及降低不良预后风险具有重要意义。

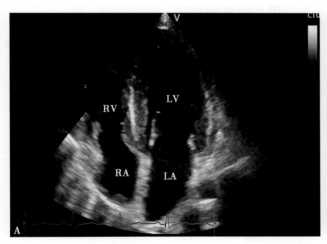
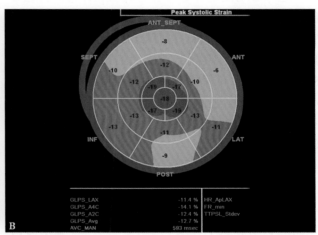

图 1-2-57　心肌淀粉样变性
A. 左心室二维图像，显示心肌增厚；B. 左心室纵向应变牛眼图，显示整体纵向应变明显减低，但心尖应变保留。
（图注：LA. 左心房，LV. 左心室，RA. 右心房，RV. 右心室）

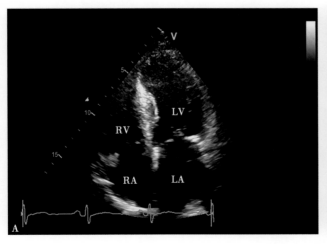
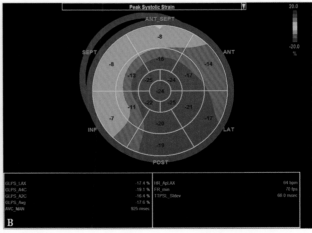

图 1-2-58　肥厚型心肌病
A. 左心室二维图像，显示室间隔明显增厚；B. 左心室纵向应变牛眼图，显示整体纵向应变减低，且以增厚的室间隔减低显著。
（图注：LA. 左心房，LV. 左心室，RA. 右心房，RV. 右心室）

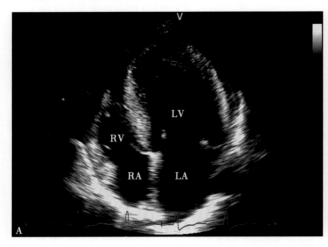
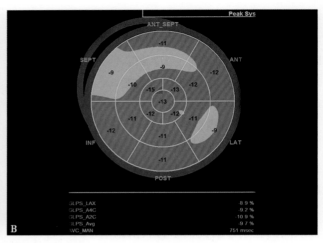

图 1-2-59　高血压心脏病

A. 左心室二维图像，显示心肌均匀性增厚，LVEF 正常（62%）；B. 左心室纵向应变牛眼图，显示整体纵向应变明显减低。

（图注：LA. 左心房，LV. 左心室，RA. 右心房，RV. 右心室）

超声心动图是肿瘤患者心脏功能评价的首选心脏影像学检查方法。LVEF 是超声心动图监测左心室功能最常用的指标，然而 LVEF 无法早期反映肿瘤化疗患者左心室收缩功能的细微变化，采用 2D STI 测量 GLS 可早期识别肿瘤化疗患者亚临床左心室功能障碍，进而及早干预，阻止向左心室重构和心力衰竭发展，预防肿瘤化疗相关性心功能障碍（图 1-2-60）。

三、冠心病

在常规超声心动图基础上，结合 2D STI 有助于预测冠状动脉狭窄程度、判断心肌缺血、鉴别心内膜下心肌梗死和透壁性心肌梗死、识别存活心肌及评价心肌灌注疗效（图 1-2-61，图 1-2-62）。

四、心脏瓣膜病

心脏瓣膜病患者手术时机的确定需根据患者的体征、病变严重程度以及对左心室容量和功能的影响。然而，LVEF 减低通常是心脏瓣膜病的晚期结局，提示不可逆转的心肌损伤。2D STI 可以在 LVEF 减小前早期识别心肌损伤，帮助选择最佳的外科干预时机。此外，还有助于判断病变严重程度、评价疗效和判断预后。

五、鉴别缩窄性心包炎和限制型心肌病

缩窄性心包炎与限制型心肌病均表现为心脏舒张受限，临床症状和体征极为相似，因而鉴别诊断复杂。常规超声心动图对两者的鉴别比较困难，

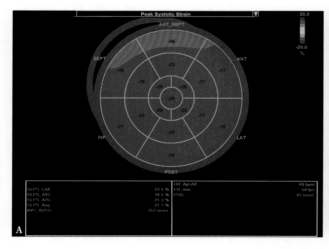
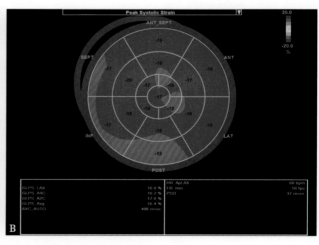

图 1-2-60　肿瘤化疗心肌损害左心室整体纵向应变牛眼图

A. 化疗前基础状态，可见左心室整体纵向应变正常，GLS 为 −21.1%；B. 化疗 6 个月后，可见左心室整体纵向应变减低，GLS 为 −16.4%，较化疗前下降。

2D STI 有助于鉴别诊断。缩窄性心包炎主要影响心外膜下心肌纤维,而心内膜下心肌纤维相对不受影响,因而导致 GCS(整体圆周应变)和 LVT 显著减低,而 GLS 和 GRS 保持不变;相反,限制型心肌病主要影响心内膜下心肌纤维,而心外膜下心肌纤维相对不受影响,因而导致 GLS 和 GRS 显著减低,而 GCS 和 LVT 保持不变(图 1-2-63)。

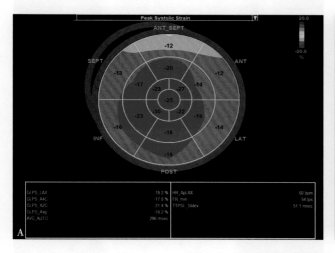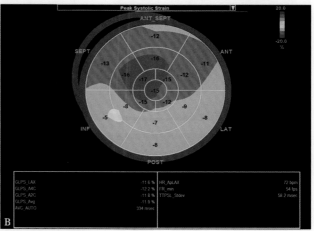

图 1-2-61 冠状动脉狭窄左心室整体纵向应变牛眼图

A. 冠状动脉轻度狭窄,可见左心室整体纵向应变略减低,GLS 为 −19.2%;B. 冠状动脉重度狭窄,可见左心室整体纵向应变明显减低,GLS 为 −11.9%。

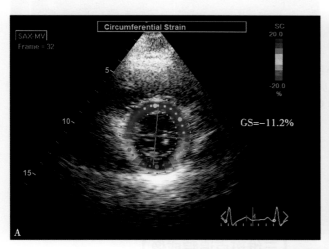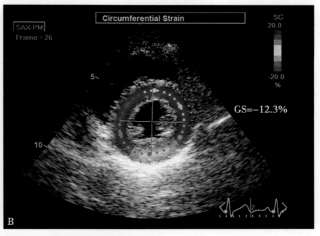

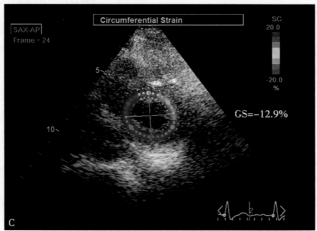

图 1-2-62 透壁性心肌梗死左心室圆周应变减低

A. 左心室短轴二尖瓣水平;B. 左心室短轴乳头肌水平;C. 左心室短轴心尖水平。

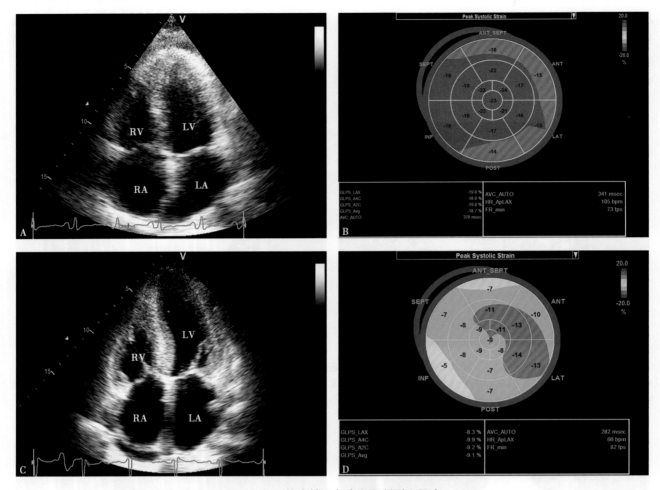

图 1-2-63　缩窄性心包炎和限制型心肌病

A. 缩窄性心包炎二维图像显示心包增厚、粘连，回声增强，双房增大；B. 牛眼图显示 GLS 无明显减低（-18.7%）；C. 限制型心肌病二维图像显示心肌轻度增厚，双房增大；D. 牛眼图显示 GLS 明显减低（-9.1%）。

（图注：LA. 左心房，LV. 左心室，RA. 右心房，RV. 右心室）

六、射血分数保留的心力衰竭

以往认为，射血分数保留的心力衰竭（heart failure with preserved ejection fraction，HFpEF）仅存在左心室舒张功能异常。然而，采用 2D STI 全面评价 HFpEF 患者左心室收缩功能发现，尽管 LVEF 在正常范围，但 GLS 显著减低，而 GCS 和 LVT 保持不变甚至代偿性增大。

七、其他

2D STI 可通过测量左心室各节段心肌达峰值应变的时间差和标准差来评价左心室收缩同步性；通过测量左心房应变和应变率评价左心房功能，预测心房颤动患者发生心力衰竭和脑卒中的风险；为二尖瓣病变患者的术前筛查和术后评估提供参考依据等；通过测量右心室应变评价右心室功能，为肺动

脉高压、肺栓塞和致心律失常性右心室心肌病等患者提供预后评价。

【三维斑点追踪成像】

2D STI 依赖于假设斑点在连续心动周期的二维超声图像平面内移动，然而心肌斑点是在三维空间内运动的，2D STI 追踪斑点时会发生"穿平面"运动，不能反映三维空间上的复杂形变。3D STI 可克服 2D STI 的局限性，已被逐渐应用于测量左心室应变，具有广泛的临床应用前景（图 1-2-64）。

一、3D STI 图像分析

3D STI 除了可获取 LS、CS 和 RS 外，还可获取面积应变（area strain，AS）、三维整体应变（three dimensional strain，3DS）等。面积应变为心内膜表面积减小的百分比；3DS 也称为切向应变（principal

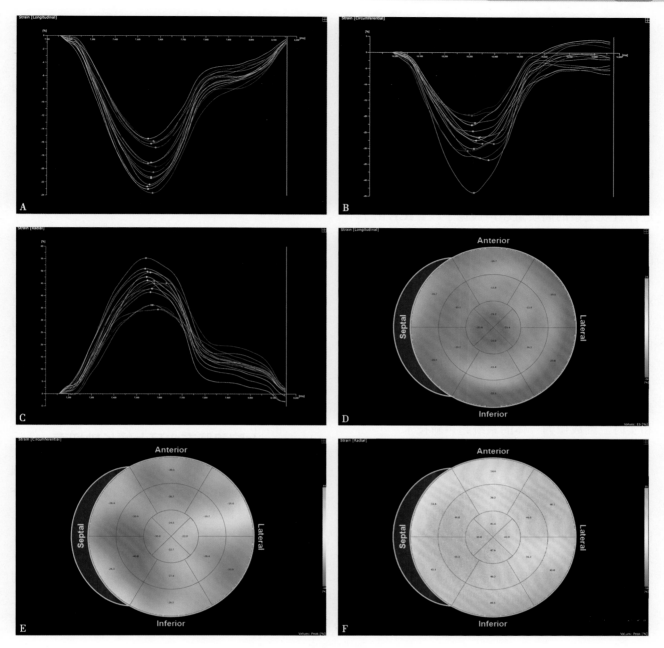

图 1-2-64 三维斑点追踪应变图

A. 三维纵向应变曲线;B. 三维圆周应变曲线;C. 三维径向应变曲线;D. 三维纵向应变牛眼图;E. 三维圆周应变牛眼图;
F. 三维径向应变牛眼图。

tangential strain),用于描述单元表面沿收缩方向的
缩短,不依赖于纵向和圆周的局部心肌收缩力。

二、3D STI 的临床应用

　　3D STI 也应用于临床疾病的诊断及鉴别诊断。
然而,3D STI 的时间和空间分辨率较低,且对图像
质量要求较高,准确性受到一定影响。3D STI 在临
床疾病中的增量价值还需进一步临床研究和验证。

【小结】

　　2D STI 克服了传统 TDI 的角度依赖性,可早期
敏感检测心肌功能,已成为评价左心室收缩功能的
重要参数,具有极大的临床应用价值。3D STI 可克
服 2D STI 在空间上的局限性,然而受帧频和图像质
量的影响较大,相信未来随着三维超声技术的飞速
发展,也将发挥重要的临床作用。

(马春燕　庞博　刘硕)

第七节　心腔内超声技术

【概述及成像原理】

一、概述

心腔内超声（intracardiac echocardiography，ICE）是将超声探头置于心脏导管的头端，探头尖端可弯曲转向扫查心内结构，从而对心脏结构和功能进行直观观察的高质量超声成像手段。ICE 由于不受声窗干扰，可以获得经胸及经食管超声无法获得的解剖结构图像，精确显示心内解剖结构，实时监测血流动力学状态，为手术医生提供更加理想和直观的术中影像。

1956 年波兰学者 Cieszynski 发明了第一台心腔内超声仪，由于存在组织穿透性差、操作困难和探头尺寸不适配等难题，直到 20 世纪 90 年代 ICE 才真正投入临床应用，ICE 发展至今已经成为兼具二维成像、彩色血流多普勒、脉冲多普勒、组织多普勒和实时三维成像为一体的系统超声新技术。

二、成像原理

ICE 将安置有微型超声换能器探头的导管通过穿刺外周血管直接置于心腔内，实时提供清晰的心内结构图像。目前应用于临床的 ICE 导管探头有两类，一类是机械旋转超声探头，探头以 9～12MHz 的频率运转，可提供探头周围 6～8cm 以内垂直于导管长轴的全方位断层扫描图像，其优点在于可实现较大角度的图像扫查及三维重建，但无多普勒成像功

能；第二类导管探头是相控阵超声探头，类似于经食管超声心动图使用的探头，是多晶体集成的相控阵换能器，探头以 5.5～10MHz 的频率运转，尖端探头可弯曲转向，具备多普勒功能，图像深度可达到 12～16cm，可将一个扇形影像传送至超声工作站。手动操控相控阵探头相比机械旋转探头具备多普勒成像功能，且有更好的操作性以及更深的成像深度，因此目前临床较常运用于 ICE 的是相控阵超声探头。

【图像采集及分析】

通过手动操控 ICE 导管经外周血管穿刺进入心腔内进行心脏解剖结构、血流和心肌机械收缩的超声检测。ICE 仅受限于心脏房室腔径的大小，尽管在某些位置导管头端不能完全与心脏长轴垂直，但能够通过旋转 ICE 导管或调节头端的曲度从更多的角度全方位获得心脏房室的若干短轴和长轴切面。在临床应用中可依据心脏诊断和治疗的目的选择不同的心脏切面，以显示特定心脏解剖结构。

目前对 ICE 的标准切面尚缺乏统一规范。

一、上腔静脉右心耳上嵴长轴切面

Home 切面：为心腔内超声最重要也是最基础的扇面，该扇面由右心房、三尖瓣、右心室及少部分右心室流出道构成（图 1-2-65）。上腔静脉右心耳上嵴长轴切面是经颈静脉入路插管的第一个重要心脏解剖切面。在观察到上腔静脉口与右心耳上嵴交界处时，由右向左轻微旋转 ICE 导管即可获得该系列切面。在该切面可观察到上腔静脉前壁和右心耳上嵴房壁的细微解剖结构。在上腔静脉前壁和右心耳

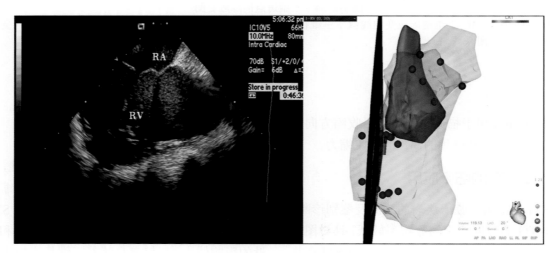

图 1-2-65　Home 切面
该扇面由右心房、三尖瓣、右心室及少部分右心室流出道构成。
（图注：RA. 右心房；RV. 右心室）

上嵴房壁交界处的心外膜下壁内能够观察到一个梭形的窦房结低回声解剖结构，可对窦房结的电机械兴奋状态进行量化评价。

二、右心耳长轴切面

将 ICE 导管进一步向下插入，观察到右心房解剖结构后，导管头端轻微向前弯曲，由右向左旋转，即可获得右心耳长轴切面。在此切面能够清晰分辨包括梳状肌在内的右心耳整体结构和局部右心房壁解剖结构。在置放房室顺序起搏电极或多腔起搏心房电极时，有助于引导心房起搏电极准确定位。在监控螺旋起搏电极旋入右心耳壁心肌后，回拉起搏电极导管，可确认起搏电极是否固定于右心耳房壁。在心房纤颤或心房增大的情况下，可观察心房内有无血栓形成。

三、右心房界嵴长轴和短轴切面

在观察右心耳解剖结构后，向右旋转 ICE 导管直至右心耳粗糙的梳状肌与光滑的固有右心房壁间的突出嵴状结构出现，即为右心房界嵴的长轴切面。将 ICE 导管头端向左弯曲并上下移动，即为右心房界嵴的短轴切面。通过比较上腔静脉口及右心房各壁的心肌收缩，即能够确定右心房壁心肌的电机械兴奋顺序是否正常。

四、左心房肺静脉长轴切面

将 ICE 导管头端调直并向左后旋转，直至房间隔和左心房结构出现，可同时显示与左心房后壁相连的肺静脉管状结构（图 1-2-66，图 1-2-67）。该切面能够较好地观察两支左肺静脉开口及其与左心房房壁的解剖连接关系，观察肺静脉血流从肺静脉主干腔内汇流入左心房腔内的全过程，测量肺静脉血流宽度和血流速度频谱。

五、房间隔和左心房长轴切面

在右心房内同一水平上继续向左旋转 ICE 导管头端，直至房间隔卵圆孔和左心房侧壁解剖结构出现。左右轻微旋转导管头端，在此切面上能够完整清晰地观察到包括卵圆孔在内的房间隔和左心房房壁心肌的解剖结构，并且能够观察到卵圆孔左右两侧的血流分布情况及左心房内血液流动（图 1-2-68）。进一步向左向前旋转 ICE 导管头端，即为主动脉根部和左心耳切面，可以清晰显示左心耳内有无血栓形成。

六、房室交界区系列短轴切面

将 ICE 导管头端先向左后回转，再进一步向下插入，直至观察到三尖瓣瓣叶，向上回抽至观察到三尖瓣瓣环，轻微向后弯曲 ICE 导管头端，向右后轻微旋转直至观察到冠状静脉窦口，再向左轻微旋转导管头端，直至观察到纤细室间隔膜部和强回声中心纤维体。在三尖瓣隔瓣瓣环以上、冠状静脉窦口左侧和纤细室间隔膜部及强回声中心纤维体左侧的范围内观察到右侧的房室交界区。该系列切面为房室交界区的短轴切面，传导系统组织即位于心内膜下中心纤维体的浅面。在此区域内，紧贴三尖瓣

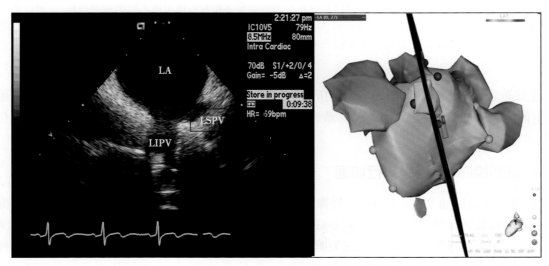

图 1-2-66 左心房侧肺静脉长轴切面
显示与左心房后壁相连的肺静脉管状结构。
（图注：LSPV. 左上肺静脉；LIPV. 左下肺静脉；LA. 左心房）

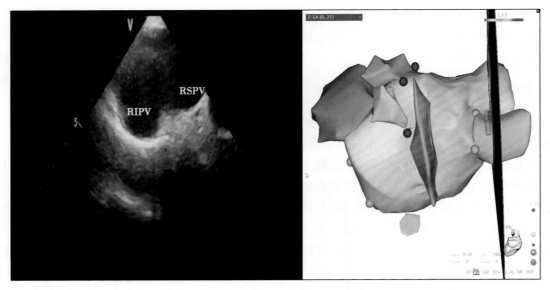

图 1-2-67　右肺静脉切面

显示与左心房后壁相连的右肺肺静脉管状结构。

（图注：RSPV. 右上肺静脉；RIPV. 右下肺静脉）

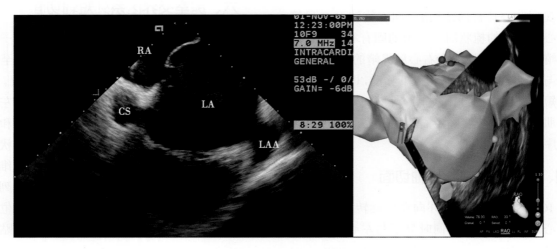

图 1-2-68　房间隔和左心房长轴切面

在此切面上能够完整清晰地观察到包括卵圆孔在内的房间隔和左心房房壁心肌的解剖结构，可以清晰显示左心耳内有无血栓形成。

（图注：RA. 右心房；LA. 左心房；LAA. 左心耳；CS. 冠状静脉窦）

隔瓣瓣环上接近冠状静脉窦口部分为房室结所在位置，靠近室间隔膜部的部分为房室束（又称希氏束）所在位置。

七、心脏四腔心、五腔心斜行切面

将 ICE 导管头端回抽至右心房中部，轻微向后侧弯曲并向左轻微旋转导管头端，即可得到心脏四腔心、五腔心斜行切面。该切面可清晰显示三尖瓣隔瓣及其瓣环、相邻房间隔、主动脉根部和主动脉瓣、右心室前部室壁和心腔、室间隔、左心室前侧壁和二尖瓣前叶等解剖结构。该切面上能够显示室间隔膜部、

三尖瓣隔瓣瓣环、房间隔前部下份和中心纤维体等房室束定位解剖标志，有助于房室束的空间定位。

八、室间隔左心室长轴切面

轻微向前弯曲 ICE 导管头端，继续插入，过三尖瓣口至右心室中部向左轻微旋转，即可得到室间隔左心室长轴切面，向前旋转超声换能器声束，可显示室间隔和左心室前外侧游离壁以及前外侧乳头肌解剖结构；向后旋转超声换能器声束，可显示室间隔和左心室后内侧壁以及后内侧乳头肌解剖结构（图 1-2-69）。

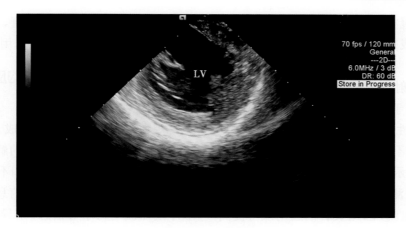

图 1-2-69 左心室长轴切面
显示室间隔和左心室后内侧壁以及后内侧乳头肌解剖结构。
（图注：LV. 左心室）

九、肺动脉短轴切面

将 ICE 导管回抽至三尖瓣尖水平，向前向左弯曲 ICE 导管头端，使超声换能器声束朝向左前上，轻微前后调节头端位置，即能获得右心室流出道、肺动脉及其分支主干的短轴切面（图 1-2-70）。该切面能够清晰观察到右心室流出道、肺动脉瓣和肺动脉及其分支主干的管壁及其管腔内状况。

【临床应用】

一、在心律失常射频消融术中的应用

1. **不适当窦性心动过速的射频消融** 射频消融治疗不适当窦性心动过速，是对窦房结传出的重要通道界嵴上部进行透壁性消融，减低过快的窦房

结电脉冲向下传导的频率从而减慢心率。手术成功的关键在于术中对窦房结的准确定位。用 X 线对解剖位置复杂的窦房结进行靶点定位存在局限性，同时缺乏对心肌射频消融损伤的监控，而将 ICE 导管探头置于高位右心房，可准确显示窦房结所在部位的上外侧界嵴，术中在 ICE 成像的监测下，可及时发现组织肿胀，减少上腔静脉狭窄等并发症的发生。

2. **顽固性室性心律失常的射频消融** 对于顽固性室性心律失常，由于心室壁厚度显著大于心房壁厚度，常规的射频消融能量较难造成完全透壁性的心肌损伤，而射频消融的透壁程度是影响治疗效果的决定性因素。ICE 有助于观测心室壁心外膜下心肌回声增强的基质结构，协助电标测技术判断并引导心外膜射频消融电极的室性心律失常异位起搏点消融治疗。ICE 可清楚显示左右心室的结构，同

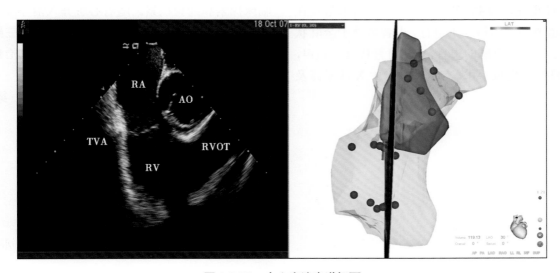

图 1-2-70 右心室流出道切面
显示切面能够清晰观察到右心室流出道、右心室、三尖瓣、右心房及主动脉瓣。
（图注：RV. 左心室；TVA. 三尖瓣环；RA. 右心房；AO. 主动脉；RVOT. 右心室流出道）

时提供主动脉瓣和冠状动脉口的精确解剖位置，避免可能对主动脉瓣或冠状动脉的损伤，提高手术的安全性。

3. 心房颤动的射频消融　有效的心房颤动射频消融治疗，关键在于保证消融过程中房壁心肌损伤的连续性和透壁性。左心房的解剖结构较为复杂，房壁较薄且厚度不一，毗邻主动脉、食管等重要器官，ICE 能清楚显示心房、肺静脉及其周边结构，指导房间隔穿刺、监测导管定位和组织接触以及评估消融前后肺静脉血流，因此 ICE 的应用或可提高消融过程中心肌损伤的连续性和透壁性。

二、在结构性心脏病介入治疗中的应用

1. 房间隔缺损介入封堵术　房间隔缺损介入封堵术一般在经胸超声或经食管超声的引导下进行。有些房间隔缺损在经胸超声或经食管超声下边缘长度和厚度均显示不清楚，而 ICE 有近场成像的优势，能为封堵治疗显示更精确的房间隔缺损形状、直径以及周围毗邻关系，并且 ICE 能实时监测封堵器左右心房面贴壁情况和残余分流，指导封堵器正确封堵，实时监测封堵效果。

2. 室间隔缺损介入封堵术　术前通过 ICE 成像可以更精确地评估室间隔缺损大小、缺损与主动脉瓣的关系，便于术前决策以及选择合适的封堵器。术中 ICE 可以实时判断封堵效果，有无影响瓣膜或残余分流等情况。由于 ICE 能够提供更为精确的心脏传导系统解剖结构定位，可以预见将 ICE 应用于室间隔缺损介入封堵术中，在一定程度上可以减少封堵器导致的心脏传导系统损伤可能。

3. 经皮左心耳封堵术　左心耳封堵术常规在经食管超声心动图指导下进行，患者多处于全麻状态。对于不适合全麻的患者，ICE 可替代食管超声，在局部麻醉下完成手术，有效减少术中 X 线暴露及食管损伤。ICE 可在术前检查、术中指导以及术后的封堵效果评价中发挥重要作用。

三、心脏起搏治疗中的应用

1. 高度选择性心脏起搏　现有的心脏起搏安装常规在 X 线透视引导下完成。但 X 线透视无法提供精确的心腔和血管腔内的解剖结构信息，导致起搏治疗具有较大的盲目性和不确定性。ICE 可提供较为精确的动态解剖结构信息、心肌电机械兴奋顺序及血流动力学等信息，引导起搏电极到达预定起搏位点，并依据起搏的电机械和血流动力学进行适当的起搏位点和起搏参数调节，提高手术成功率。

2. 心脏再同步化治疗　ICE 在指导心脏再同步化治疗安置术中可清楚显示冠状窦及其静脉分支，指导左心室电极安放，术中持续观察左右心肌同步收缩情况、左心室收缩情况，即时判断手术效果以获得最大的手术获益，术中实时监控可以预防冠状静脉窦损伤、左心室导线脱位、急性心脏压塞等并发症的发生，提高手术安全性。

【小结】

相较于经胸超声心动图和经食管超声心动图，ICE 能实时获取更为直观的高质量心内解剖图像。在透声条件不理想、有食管病变或不能耐受全身麻醉的患者中，ICE 不失为更好的选择。目前，对 ICE 图像的正确解释和介入治疗时参考的图像切面标准尚无统一的规范和共识。另外，目前的 ICE 导管为一次性使用，成本较高，且存在一定的外周血管并发症的风险。因此，ICE 的临床应用尚需要更多的临床探索和经验积累。随着心脏介入治疗步入一个飞跃发展的时代，ICE 结合多平面技术和三维技术的研究日趋成熟，ICE 在未来心血管介入治疗领域的运用前景十分可期。

（陈　昕　陈慧云　梁彗莉）

第二篇

超声心动图解剖基础及切面

第一章　心脏解剖基础

第一节　心脏的位置和形态

心脏位于胸腔中纵隔内，约 2/3 位于人体正中线的左侧，1/3 位于正中线的右侧，其长轴自右肩斜向左肋下区，与人体正中线约呈 45° 角。心脏的前方为胸骨体和第 2~6 肋软骨，后方为食管及降主动脉，平对第 5~8 胸椎，两侧与胸膜腔和肺相邻，上方连接出入心的大血管，下方位于膈肌之上。

心脏形似倒置的圆锥体，心底（cardiac base）主要由左心房和小部分的右心房构成，朝向右后上方，被出入心的大血管根部和心包折返缘固定，表面无脏、壁层心包覆盖。心尖（cardiac apex）朝向左前下方，主要由左心室构成。

在心脏的表面，冠状沟是心房和心室的分界，冠状动脉主干及其主要分支行于其中。室间沟是室间隔在心脏表面的标志，房间沟与房间隔后缘相一致，是左、右心房在心表面的分界。后房间沟、后室间沟与冠状沟三者的相交处称房室交点，其深面有重要的血管和神经走行。

心脏及出入心的大血管根部被纤维浆膜囊包裹，称为心包（pericardium）。心包按结构分为两层，即纤维心包和浆膜心包。纤维心包位于外层，起固定作用。浆膜心包位于内层，又分脏、壁两层，壁层心包与纤维心包紧密相贴，脏层心包贴附于心肌的表面，又称心外膜。脏、壁两层在出入心的大血管根部互相移行，形成狭窄密闭的心包腔，腔内含有少量的浆液，起润滑作用。

第二节　心脏的结构

【心腔及瓣膜】

一、右心房

右心房（right atrium，RA）位于心脏的右上部，壁薄而腔大。右心房分为三部分：腔静脉窦部、心房体部及心耳部。腔静脉窦位于后部，上、下腔静脉及冠状静脉窦均开口于此。心房体部位于前部，其内有近平行排列的梳状肌，梳状肌间心房壁极薄。右心耳为右心房向左前上方突出的部分，较短小，呈三角形，基底较宽，其内梳状肌交错呈海绵状。

二、右心室

右心室（right ventricle，RV）位于右心房的前下方，胸骨左缘第 4、5 肋软骨的后方，呈三角形，室壁较薄，小于 3~4mm，且供应血管较左心室壁少。右心室分为流入道和流出道两个部分，流入道位于后下方，由右房室口延伸至右心室尖，流出道位于前上方，又称动脉圆锥或漏斗部，内壁光滑，是右心室手术的常用切口部位，两者的界线是室上嵴。右心室的乳头肌分前侧、后侧及隔侧三组，分别附着于右心室前壁中下部、右心室下壁及室间隔右侧面的中上部。隔缘肉柱为前乳头肌中的一条，横跨右心室腔至室间隔下部，又称节制索，其内有房室束的右束支穿过。

三、左心房

左心房（left atrium，LA）位于右心房的左后方，是位置最靠后的一个心腔。左心房较右心房略小，房壁则较右心房厚，约 3mm。左心房可分为左心房窦部及左心耳两部分。左心房窦部位于后方，腔面光滑，其后壁两侧有 4 支肺静脉的开口，心房的肌纤维会延伸至肺静脉壁内，形成肌袖，其内含有传导组织且具有括约肌的功能。左心耳突向左前方，比右心耳狭长，梳状肌不如右心耳发达，左、右心耳形态差异明显，是区分左、右心房最好的方法。

四、左心室

左心室（left ventricle，LV）位于右心室的左后方，呈圆锥形，室壁最薄处位于心尖，左心室肉柱较右心室细小。左心室分为流入道和流出道两部分，流入道位于左后方，由左房室口延伸至左心室尖部，流出道位于前内侧，为二尖瓣前叶与室间隔上部之间的部分，缺乏伸展性和收缩性，两者以二尖瓣前叶为界。

五、房间隔

房间隔（interatrial septum，IAS）由胚胎期位于左侧的原发隔、右侧的继发隔及心内膜垫共同发育而来，斜向左前方，其前缘稍呈弧形紧邻升主动脉后壁，后缘与后房间沟相对应。房间隔右侧面中下部紧邻下腔静脉入口处有卵圆窝（fossa ovalis），此处最薄弱，是房间隔缺损的好发部位，也是心导管穿刺的理想部位。卵圆窝上缘隆起，常为右心导管时行左心房穿刺的定位点。部分卵圆窝上缘可见小裂隙，向上潜行与左心房连通，这是由于卵圆孔未能完全闭合造成（图1-2-1）。

六、室间隔

室间隔（interventricular septum，IVS）可分为肌部、膜部及漏斗部，三者在室间隔前上部相互对接融合。肌部室间隔占据室间隔的大部分，其左、右心室面深层分别有左、右束支及其分支通过。肌部室间隔分为窦部和小梁部两部分，窦部室间隔为右心室流入道的一部分。膜部室间隔位于心房与心室交界处，其上界为主动脉瓣下缘，前缘和下缘为室间隔肌部，后缘为右心房壁。膜部右心室面被三尖瓣隔侧叶分为两部分，后上部位于右心房与左心室

之间称房室部，前下部位于左、右心室之间称室间部，其后下方有传导束通过。膜部室间隔范围较小，膜部及膜周部是室间隔缺损的好发部位。漏斗部位于室上嵴与肺动脉瓣口之间，表面光滑（图2-1-1）。

七、三尖瓣

三尖瓣（tricuspid valve，TV）又称右房室瓣，由三个瓣叶组成。三尖瓣瓣环、瓣叶、腱索和乳头肌在结构和功能上是一个整体，又称三尖瓣器或三尖瓣装置。三尖瓣环为三尖瓣的附着缘，近似三角形，位置较二尖瓣环稍低。三个瓣叶分别为前叶、后叶和隔叶。前瓣叶最宽大，是三尖瓣功能的主要部分。后瓣叶最小，位于三尖瓣环的后下方，故亦称为下瓣。隔叶位于三尖瓣环内侧，大部分附着于室间隔的右心室面。瓣叶从游离缘至附着缘可分为粗糙带、透明带和基底带，瓣口面积为6～8cm²，闭合时粗糙带相互贴近。右心室内有三组乳头肌，并有相应的腱索连接乳头肌和三尖瓣叶，有时腱索可直接连接于右心室壁。

八、二尖瓣

二尖瓣（mitral valve，MV）又称左房室瓣，由两个瓣叶组成。二尖瓣瓣环、瓣叶、腱索和乳头肌在结构和功能上是一个整体，又称二尖瓣器或二尖瓣装置。二尖瓣环为二尖瓣的附着缘，类马鞍形。瓣叶分别为前叶和后叶，两个瓣叶的面积基本相似，前瓣叶基底部附着于二尖瓣环圆周的1/3，瓣叶相对长大，位于前内侧，与主动脉瓣有纤维连接。后瓣叶相对较宽，但长度较小，其基底部附着于二尖瓣

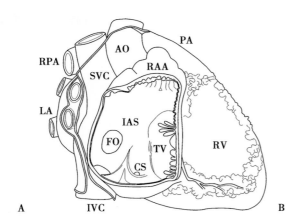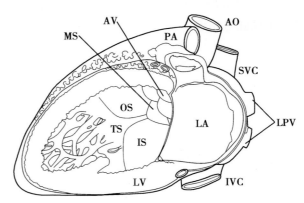

图 2-1-1　房、室间隔解剖示意图

A. 房间隔右心房面示意图；B. 室间隔左心室面示意图。
（图注：AO. 主动脉；AV. 主动脉瓣；CS. 冠状静脉窦；FO. 卵圆窝；IAS. 房间隔；IS. 流入部室间隔；IVC. 下腔静脉；LA. 左心房；LPV. 左肺静脉；LV. 左心室；MS. 膜部室间隔；OS. 流出部室间隔；PA. 肺动脉；RAA. 右心耳；RPA. 右肺动脉；RV. 右心室；SVC. 上腔静脉；TS. 小梁部室间隔；TV. 三尖瓣）

环圆周的 2/3，位于后外侧。瓣叶从游离缘至附着缘亦可分为粗糙带、透明带和基底带，瓣口面积为 4～6cm²。二尖瓣有两组乳头肌，并有相应的腱索连接乳头肌和二尖瓣叶，但也有少数腱索直接附着于左心室壁。前外侧组乳头肌位于左心室前外侧，左心室前壁的中下 1/3 处，后内侧组乳头肌位于室间隔与左心室后壁之间。

九、主动脉瓣和主动脉

主动脉根部包括瓣叶、瓣环、主动脉窦、升主动脉起始部及主动脉瓣下组织。主动脉瓣（aortic valve，AV）由三个半月形的瓣叶组成，即左冠瓣、右冠瓣及无冠瓣，分别与相应名称的主动脉窦相对应。每个瓣叶游离缘的中部增厚，形成主动脉瓣小节，以保证瓣膜紧密关闭。主动脉瓣基底部附着于主动脉瓣环，为致密的纤维组织，系三个弧形环相互连接而成，弧形的顶部和底部不在同一平面。主动脉窦也称 Valsalva 窦，呈壶腹状向外膨出，形成向上开口的腔。根据窦内冠状动脉的开口，分别称为左冠窦、右冠窦和无冠窦。主动脉瓣下没有完整的圆锥肌，有较致密的纤维组织向下连接二尖瓣前叶，构成左心室流入道和流出道的分界。

十、肺动脉瓣和主肺动脉

肺动脉瓣（pulmonary valve，PV）在肺动脉根部，类似于主动脉瓣，由三个半月形瓣叶组成，分别称为肺动脉瓣左瓣、右瓣和前瓣，附着于肺动脉瓣环，瓣环和瓣叶均较薄弱。主肺动脉起于右心室圆锥部，其根部位置高于主动脉，瓣口朝向左后上方，几乎与主动脉瓣口成直角。在主动脉弓下方，主肺动脉分成左、右肺动脉，在分叉偏左肺动脉处，有动脉韧带与主动脉弓相连。

十一、腔静脉

上腔静脉位于心脏的右上方，近端位于心包之内，远段在心包之外。其左侧为升主动脉，后方有右肺动脉横过，上腔静脉开口于右心房上部，在两者连接处的右前外侧，有十分重要的心脏起搏点——窦房结。

下腔静脉开口于右心房后壁下方，只有 2cm 左右在心包之内，与右心房的连接处有下腔静脉瓣。

【心的纤维性支架】

心纤维性支架包括左、右纤维三角，4 个瓣的纤维环（肺动脉瓣环、主动脉瓣环、二尖瓣环和三尖瓣环）圆锥韧带室间隔膜部和瓣膜间隔等构成。

右纤维三角为心脏纤维支架的主要部分，也称中心纤维体，位于二尖瓣环、三尖瓣环和主动脉瓣环之间，中心纤维体与房室结房室束的关系十分密切。

左纤维三角比右纤维三角小，位于主动脉瓣环与二尖瓣环之间，外侧与左冠状动脉旋支邻近。

【心壁】

心壁由心内膜、心肌层和心外膜组成，心肌层是构成心壁的主要部分。

【冠状动脉】

心脏的血液供应来自左、右冠状动脉，回流的静脉血绝大部分经冠状窦汇入右心房，少部分直接流入右心房。左冠状动脉起于主动脉左冠窦，分为前降支和左旋支，分叉处常发出对角支。右冠状动脉起于主动脉右冠窦，分为后室间支和右旋支。

（程艳彬　张雪杨）

第二章　超声心动图常用标准切面

第一节　常用标准切面及图像采集方法

心脏位于胸腔内，从体表探测心脏结构时易受到多种器官和组织的影响，如胸骨、肋骨和肺等。因而，需要选择合适的探测部位，避开这些结构的干扰，以获得清晰满意的超声图像。常用超声心动图探测部位包括胸骨左旁、心尖、剑突下和胸骨上窝，如果经胸探测不理想，可选择在食管内进行探测，即经食管超声心动图检查，有时根据需要也可选择胸骨右旁探测（图 2-2-1）。

超声心动图通过探头不同的方位，获取心脏的矢状面、横断面及冠状面图像（图 2-2-2）。另外，通过探头位置、角度调整和旋转方向的改变，在同一切面上也会产生不同的心脏图像。

二维心脏超声的常用扫查切面如下。

一、胸骨旁切面

（一）胸骨旁左心室长轴切面

探头置于胸骨左缘第 3～4 肋间，距胸骨旁 1cm 左右，探头标志朝向右肩（9 点至 10 点钟方位）。该切面可显示右心室前壁、右心室腔流出道部分、室间隔、左心室腔、左心室后壁，左心房腔与房壁，主动脉根部、主动脉瓣、升主动脉、二尖瓣装置及心包等结构（图 2-2-3）。左心房后方可显示降主动脉横切面，左下肺静脉开口于二尖瓣后叶与降主动脉间的左心房后壁，冠状静脉窦位于左心室后壁、左心房后壁与二尖瓣后叶瓣根部交界处，异常增宽时显示较清晰。

该切面常规应观察各心腔大小、比例，有无异常附加回声，左、右心室心肌的厚度及运动，室间隔是否完整，二尖瓣及主动脉瓣的开放及关闭。同时应观察右心室前壁及左心室后壁脏、壁层心包有无粘连，心包腔有无积液等。彩色多普勒重点观察二尖瓣、主动脉瓣血流（正向血流及反流），室水平有无分流。

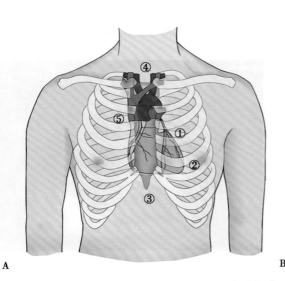
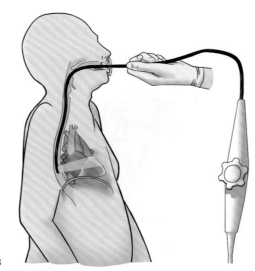

图 2-2-1　常用超声心动图探测部位
A. 经胸探测窗；B. 经食管探测窗。①胸骨左旁；②心尖；③剑突下；④胸骨上窝；⑤胸骨右旁。

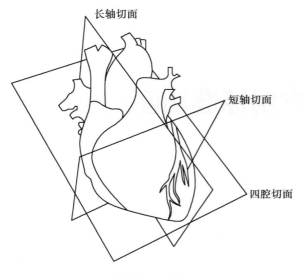

图 2-2-2　心脏长轴、短轴和四腔心切面

长轴切面：接近于人体的矢状断面，声束平面与心脏长轴平行，是心脏在前后方向的长轴断面；短轴切面：接近于人体的横断面，声束平面与心脏长轴垂直；四腔心切面：接近于人体的冠状断面，声束平面与心脏长轴和短轴基本上垂直，是心脏在左右方向的长轴断面。

（二）右心室流入道长轴切面

在左心室长轴切面基础上，声束指向剑突，显示右心房、右心室及三尖瓣等结构（图 2-2-4）。三尖瓣后瓣环后方房壁依次可见冠状静脉窦口及下腔静脉入口，下腔静脉入口对侧可显示上腔静脉入口。

该切面重点观察三尖瓣前、后叶的开闭情况，注意后叶有无下移，彩色多普勒观察三尖瓣口血流。冠状静脉窦型房间隔缺损或肺静脉异位连接冠状静脉窦时，可见增宽的冠状静脉窦口及彩色多普勒分流信号。肺静脉异位连接于右心房时，可见房顶部异常血流汇入。

（三）右心室流出道长轴切面

在左心室长轴切面基础上，声束指向左肩，可显示右心室流出道、肺动脉瓣、部分肺动脉主干（图 2-2-5）。

该切面重点观察右心室流出道、肺动脉瓣及主

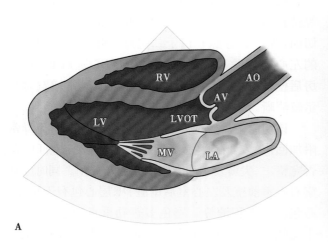
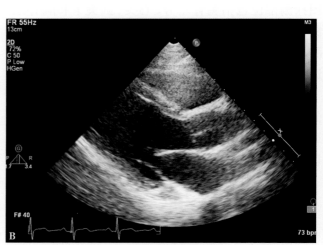

图 2-2-3　胸骨旁左心室长轴切面

A. 示意图；B. 二维超声图像。

（图注：AO. 主动脉；AV. 主动脉瓣；LA. 左心房；LV. 左心室；LVOT. 左心室流出道；MV. 二尖瓣；RV. 右心室）

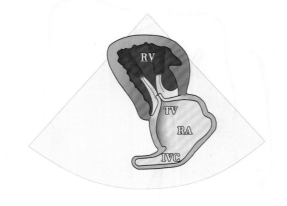
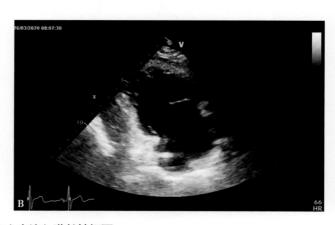

图 2-2-4　胸骨旁右心室流入道长轴切面

A. 示意图；B. 二维超声图像。

（图注：IVC. 下腔静脉；RA. 右心房；RV. 右心室；TV. 三尖瓣）

肺动脉，适当调整探头，可显示肺动脉分叉，干下型室间隔缺损及动脉导管未闭可在此切面观察。

（四）胸骨旁主动脉根部短轴切面

探头置于胸骨左缘第 2、3 肋间，在左心室长轴基础上，顺时针旋转探头 90°，探头标志朝向左肩。该切面可显示主动脉根部短轴及主动脉三个瓣叶、

左心房、右心房、房间隔、三尖瓣、右心室流出道、肺动脉主干近端等结构。患者进一步左侧卧位，并将声束稍向前向左上倾斜即获得肺动脉长轴切面，可显示肺动脉主干及其左、右分支等结构（图 2-2-6）。声束稍作调整还可显示左心耳，左上肺静脉，左、右冠状动脉起源及其主干。

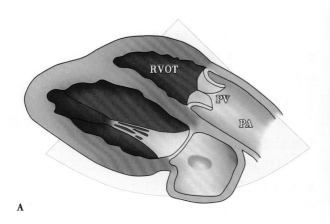

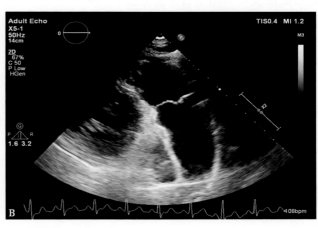

图 2-2-5 胸骨旁右心室流出道长轴切面

A. 示意图；B. 二维超声图像。

（图注：RVOT. 右心室流出道；PV. 肺动脉瓣；PA. 肺动脉）

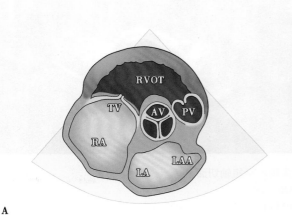

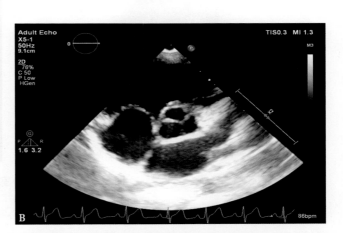

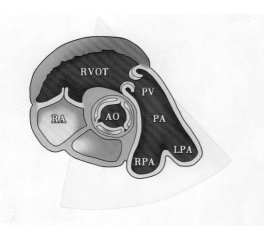

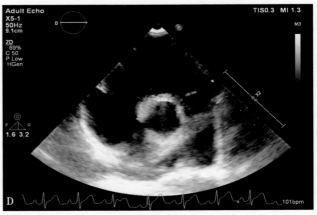

图 2-2-6 胸骨旁主动脉根部短轴切面

A. 主动脉根部短轴示意图；B. 主动脉根部短轴二维超声图像；C. 肺动脉长轴示意图；D. 肺动脉长轴二维超声图像。

（图注：AO. 升主动脉；AV. 主动脉瓣；LA. 左心房；LPA. 左肺动脉；PA. 主肺动脉；PV. 肺动脉瓣；RA. 右心房；RPA. 右肺动脉；RVOT. 右心室流出道；TV. 三尖瓣）

该切面常规应观察各心腔大小、比例，有无异常附加回声，主动脉窦部形态及房、室间隔的连续性，三组瓣膜的形态及开闭情况。彩色多普勒观察右心室流出道、肺动脉瓣及分叉处血流，主肺动脉内有无异常分流，主动脉瓣血流，主动脉根部周围有无室水平分流及主动脉窦瘤破裂异常分流，三尖瓣口血流及房间隔是否存在分流。

（五）胸骨旁左心室二尖瓣水平短轴切面

探头置于胸骨左缘第3、4肋间，在心底主动脉短轴切面基础上，将声束方向再朝下倾斜，显示左心室腔为圆形结构，右心室腔为半月形，二尖瓣叶横切面图像位于左心室腔中后部（图2-2-7）。

该切面常规应观察左、右心室腔的大小、比例，心肌的厚度及运动，室间隔有无偏移，二尖瓣开闭，二尖瓣口面积于此切面测量。彩色多普勒观察二尖瓣口血流及室水平有无分流。

（六）胸骨旁左心室乳头肌水平短轴切面

在二尖瓣水平短轴切面基础上，探头继续向下滑动至图像上显示前外侧、后内侧两组乳头肌结构，分别位于4至5点钟及7至8点钟方位（图2-2-8）。

该切面常规应观察左、右心室腔的大小、比例，心肌的厚度及运动，乳头肌形态。彩色多普勒观察室水平有无分流。

（七）胸骨旁左心室心尖水平短轴切面

在乳头肌水平短轴切面基础上，探头继续向心尖方向滑动（下移一个肋间）可显示该切面，主要观察左心室心尖部室壁厚度及运动（图2-2-9）。

（八）胸骨旁四腔心切面

将探头置于胸骨左缘第4肋间，声束朝向左肩可显示该切面（图2-2-10）。

该切面接近心尖四腔心切面，但心尖部不显示，是观察房间隔缺损的主要切面之一，也可用于三尖瓣及室间隔缺损的观察。

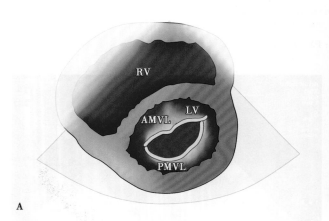
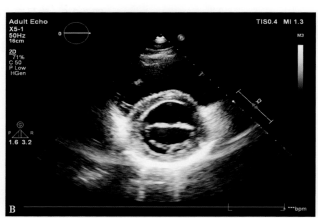

图 2-2-7　胸骨旁左心室二尖瓣水平短轴切面
A. 示意图；B. 二维超声图像。
（图注：AMVL. 二尖瓣前叶；LV. 左心室；PMVL. 二尖瓣后叶；RV. 右心室）

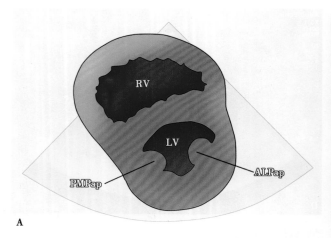
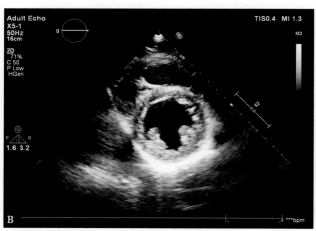

图 2-2-8　胸骨旁左心室乳头肌水平短轴切面
A. 示意图；B. 二维超声图像。
（图注：ALPap. 前外乳头肌；LV. 左心室；PMPap. 后内乳头肌；RV. 右心室）

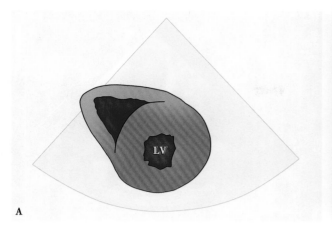

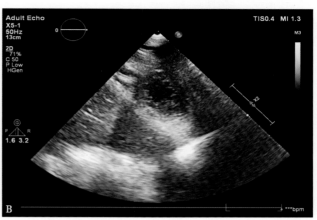

图 2-2-9　胸骨旁左心室心尖水平短轴切面
A. 示意图；B. 二维超声图像。
（图注：LV. 左心室）

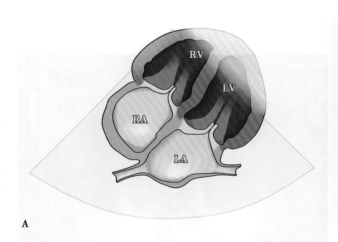

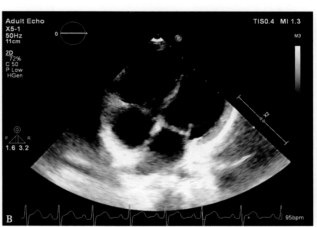

图 2-2-10　胸骨旁四腔心切面
A. 示意图；B. 二维超声图像。
（图注：LA. 左心房；LV. 左心室；RA. 右心房；RV. 右心室）

二、心尖切面

（一）心尖四腔心切面

探头置于心尖搏动处，声束方向朝向右侧胸锁关节，探头标点约指向 3 点钟方位。该切面显示室间隔起于扇尖并直立，房、室间隔与二尖瓣前叶、三尖瓣隔叶组成十字交叉结构，位于图像中央并分割左心房、左心室、右心房、右心室四个心腔（图 2-2-11）。声束稍作调整可显示左、右肺静脉。

该切面常规应观察各心腔大小、比例，有无异常附加回声，左、右心室心肌的厚度及运动，二、三尖瓣器及瓣叶的开闭，有无心包腔积液等。彩色多普勒重点观察二、三尖瓣血流。

（二）心尖五腔心切面

心尖四腔心切面基础上，轻度将探头顺时针旋转 15°～20°后向前翘以获得该切面（图 2-2-12）。

该切面是评价左心室流出道、主动脉瓣和室间隔等解剖结构的理想切面，常规应观察左心室流出道宽度、有无附加回声，二尖瓣装置及主动脉瓣的形态及瓣膜的开闭。彩色多普勒重点观察左心室流出道、主动脉瓣及二尖瓣的血流。室间隔膜部缺损可在此切面观察缺损与主动脉瓣的关系，或根据分流束与主动脉瓣的关系鉴别室间隔缺损与主动脉窦瘤破裂。

（三）心尖二腔心切面

心尖四腔心切面基础上逆时针旋转探头（约 60°），仅显示左心室和左心房（图 2-2-13）。

该切面常规应观察室壁厚度及运动情况、二尖瓣装置的形态及瓣膜的开闭，彩色多普勒重点观察二尖瓣血流。存在冠状静脉窦型房间隔缺损时，于二尖瓣后瓣环上方的心房壁可见增宽的冠状静脉窦开口，其对侧可显示左心耳。

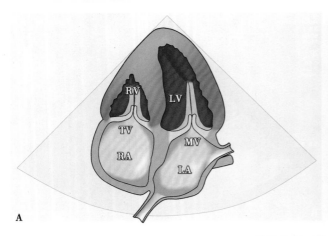
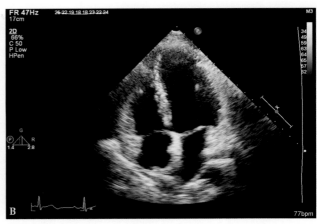

图 2-2-11　心尖四腔心切面
A. 示意图；B. 二维超声图像。
（图注：LA. 左心房；LV. 左心室；MV. 二尖瓣；RA. 右心房；RV. 右心室；TV. 三尖瓣）

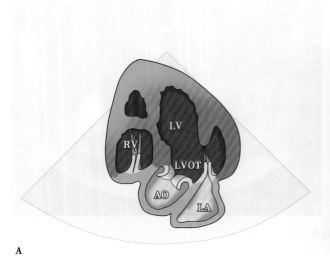
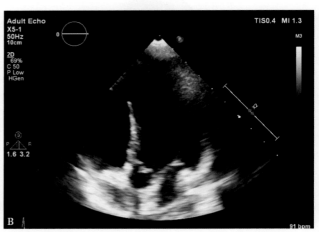

图 2-2-12　心尖五腔心切面
A. 示意图；B. 二维超声图像。
（图注：AO. 升主动脉；LA. 左心房；LV. 左心室；LVOT. 左心室流出道；RV. 右心室）

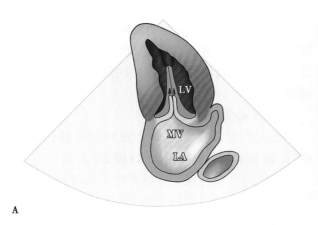
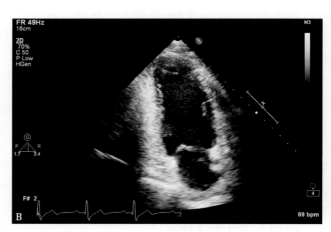

图 2-2-13　心尖二腔心切面
A. 示意图；B. 二维超声图像。
（图注：LA. 左心房；LV. 左心室；MV. 二尖瓣）

（四）心尖三腔心（长轴）切面

心尖四腔心切面基础上逆时针旋转探头（约120°），该切面显示的结构与胸骨左心室长轴切面相同，但因声束与左心长轴基本平行，能更完整显示左心室结构及观察左心室内血流（图2-2-14）。

常规应观察室壁厚度及运动情况、左心室流出道宽度、二尖瓣装置及主动脉瓣的形态及瓣膜的开闭。彩色多普勒重点观察左心室流出道、主动脉瓣及二尖瓣的血流。

（五）冠状静脉窦切面

在心尖四腔心切面的基础上，将声束稍后向下倾斜，显示冠状静脉窦长轴（图2-2-15）。该切面主要观察冠状静脉窦，左上腔静脉残留时于该切面见冠状静脉窦增宽，冠状静脉窦型房间隔缺损时可见冠状静脉窦壁缺失，并可探及彩色多普勒分流信号。

三、剑突下切面

（一）剑突下四腔心切面

探头置于剑突下，声束方向指向左肩，稍向上倾斜30°，接近心脏冠状切面。图像扇尖处可见肝实质回声，然后为右心房、右心室、左心房与左心室等（图2-2-16）。

此切面可观察左心房、左心室、右心房、右心室、房间隔、室间隔、二尖瓣、三尖瓣、肺静脉、上腔静脉等结构。彩色多普勒重点观察房水平有无分流信号。

（二）剑突下下腔静脉长轴切面

探头置于剑突下且声束偏向右侧，扫描平面与下腔静脉长轴平行，显示右心房、下腔静脉及肝静脉（图2-2-17）。此切面是观察下腔静脉内径随呼吸时相变化的理想切面，对评价右心功能有重要价值。

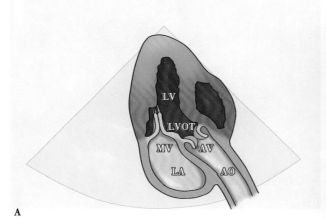
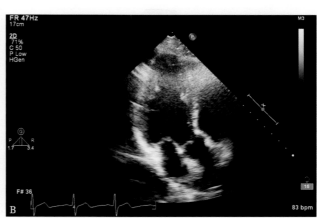

图2-2-14 心尖三腔心切面
A. 示意图；B. 二维超声图像。
（图注：AO. 主动脉；AV. 主动脉瓣；LA. 左心房；LV. 左心室；LVOT. 左心室流出道；MV. 二尖瓣）

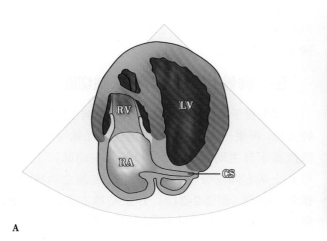
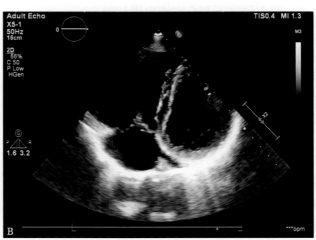

图2-2-15 冠状静脉窦切面
A. 示意图；B. 二维超声图像。
（图注：CS. 冠状静脉窦；LV. 左心室；RA. 右心房；RV. 右心室）

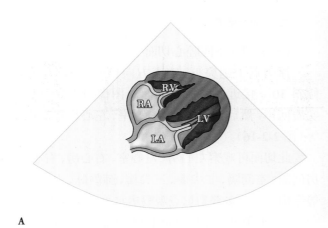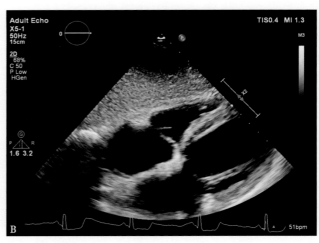

图 2-2-16 剑突下四腔心切面

A. 示意图；B. 二维超声图像。

（图注：LA. 左心房；LV. 左心室；RA. 右心房；RV. 右心室）

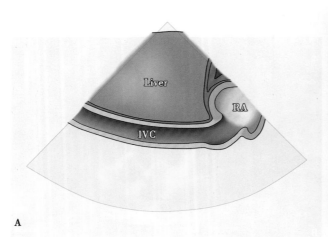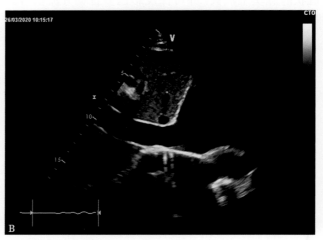

图 2-2-17 剑突下下腔静脉长轴切面

A. 示意图；B. 二维超声图像。

（图注：IVC. 下腔静脉；Liver. 肝脏；RA. 右心房）

（三）剑突下左心室流出道切面

在剑突下四腔心切面的基础上，探头再向上稍倾斜，即可获得该切面（图 2-2-18）。该切面可完整显示左心室流出道、升主动脉和部分主动脉弓，可评价左心室与大动脉的连接关系，对诊断法洛四联症、永存动脉干、左心室双出口等畸形有重要价值。

（四）剑突下右心室流出道切面

在剑突下左心室流出道长轴切面基础上，探头再稍向上倾斜可获取该切面（图 2-2-19）。该切面能充分显示右心室流出道及部分肺动脉瓣，可以评价右心室与肺动脉的位置关系，是右心室双腔心、右心室流出道狭窄及右心室双出口的重要观察切面。

（五）剑突下双房心切面

在剑突下右心室流出道切面的基础上，探头进一步逆时针倾斜获得该切面（图 2-2-20）。该切面是判断房间隔缺损、卵圆孔未闭、肺静脉畸形引流等病变的理想切面。

四、胸骨上窝主动脉弓长轴切面

探头置于胸骨上窝，探头示标指向 12 点到 1 点钟方位，声束平面朝向后下，通过主动脉弓长轴，可依次显示升主动脉、主动脉弓和降主动脉。主动脉弓分支从右向左分别为无名动脉、左颈总动脉和左锁骨下动脉（图 2-2-21）。升主动脉右侧为上腔静脉，主动脉弓下方可见右肺动脉。该切面也是观察动脉导管未闭的重要切面。

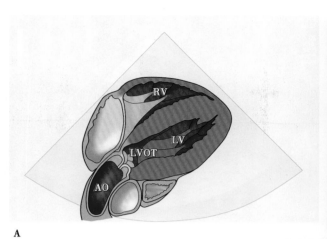
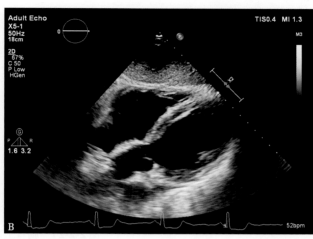

图 2-2-18　剑突下左心室流出道切面
A. 示意图；B. 二维超声图像。
（图注：AO. 主动脉；LV. 左心室；LVOT. 左心室流出道；RV. 右心室）

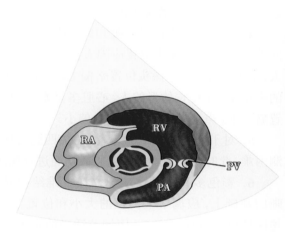
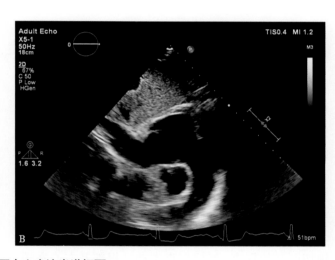

图 2-2-19　剑突下右心室流出道切面
A. 示意图；B. 二维超声图像。
（图注：PA. 肺动脉；PV. 肺动脉瓣；RA. 右心房；RV. 右心室）

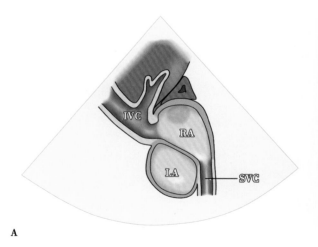
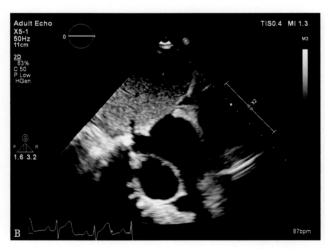

图 2-2-20　剑突下双房心切面
A. 示意图；B. 二维超声图像。
（图注：IVC. 下腔静脉；LA. 左心房；SVC. 上腔静脉；RA. 右心房）

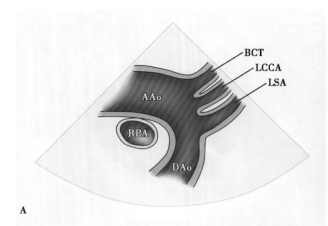
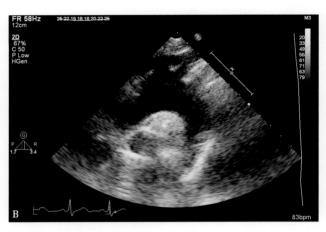

图 2-2-21　胸骨上窝主动脉弓长轴切面

A. 示意图；B. 二维超声图像。

（图注：AAo. 升主动脉；BCT. 头臂干；DAo. 降主动脉；LCCA. 左颈总动脉；LSA. 左锁骨下动脉；RPA. 右肺动脉）

第二节　标准切面采集质控要点

1. 二维图像是超声诊断的基础，为获得清晰可靠的二维超声图像，操作过程中，应对探头频率、帧频、深度、图像宽度、焦点、增益、深度-时间增益补偿、图像放大、伪彩、谐波等各参数进行调节。

2. 心脏是一个立体结构，应多切面、多角度观察，应合理运用标准切面及非标准切面，充分考虑声束与心脏结构之间的角度关系，寻求最佳切面探查。

3. 超声心动图检查通常以左侧卧位左心室长轴切面开始探查，然后探查主动脉根部及左心室短轴各水平切面，之后探查心尖部各切面，最后以平卧位分别探查剑突下切面及胸骨上窝切面。对于复杂先天性心脏病患者可先由剑突下切面开始观察。

4. 心脏位置不仅受呼吸和体位影响，在个体之间差异亦较大。探头位置应因人而异，肥胖体形的人，心脏多呈横位，探头位置略偏上，声束与正中线的夹角偏大；瘦长体形的人，心脏多呈垂位，探头位置略偏下，声束与正中线的夹角偏小。

5. 对于肋间隙较窄的患者，心尖四腔心切面探测困难，此时可采用胸骨旁四腔心切面进行探测。

6. 彩色多普勒观察应建立在二维结构显示清晰的基础上，应调节采样框的大小和位置，使感兴趣区域位于取样框中心，应调节适当的彩色量程及彩色增益，保证信号的真实性。

（程艳彬　张雪杨）

第三篇

超声心动图规范化测量

第一章　超声心动图心腔定量规范化测量

第一节　超声心动图心腔定量规范化测量

在标准切面的基础上进行规范化的测量,对超声心动图的科研和临床应用至关重要,超声心动图正常参考值有助于鉴别正常与异常的心脏结构和功能。

一、心腔定量规范化测量

(一)胸骨旁左心室长轴切面测量

1. 舒张末期参数测量

(1)左心室舒张末期内径(left ventricular end-diastolic diameter,LVEDD)、室间隔(interventricular septum,IVS)厚度和左心室后壁厚度(posterior wall thickness,PWT):在二尖瓣腱索水平测量,左心室舒张末期内径为室间隔心内膜面至左心室后壁心内膜面的垂直距离(图 3-1-1A)。

(2)右心室流出道内径:测量右心室前壁与室间隔-主动脉连接的距离(图 3-1-1A)。

(3)主动脉瓣环内径(Ao-a)、主动脉窦部内径(Ao-s)、窦管结合部内径及升主动脉内径(Ao-asc):主动脉瓣环内径于主动脉瓣根部附着点处测量,

主动脉窦部内径于主动脉窦部膨出最顶点处测量(图 3-1-1A)。升主动脉内径在窦管交界处上方 2cm处测量(图 3-1-1B)。

2. 收缩末期参数测量

(1)左心室收缩末期内径(left ventricular end-systolic diameter,LVESD):在二尖瓣腱索水平测量(图 3-1-2)。

(2)左心室流出道(left ventricular outflow tract,LVOT)内径:在主动脉瓣下 1cm 处测量(图 3-1-2)。

(3)左心房前后径(LA anterior-posterier diameter,LA-ap):从主动脉后壁到左心房后壁的距离,需取垂直线进行测量(图 3-1-2)。

(二)胸骨旁主动脉根部短轴切面测量

1. 右心室流出道内径　舒张末期在肺动脉瓣下约 2cm 处测量(图 3-1-3A)。

2. 肺动脉瓣环内径(PV-a)、主肺动脉内径(MPA)及左、右肺动脉内径(LPA、RPA)　舒张末期在肺动脉瓣根部附着点处测量肺动脉瓣环内径(图 3-1-3A),在肺动脉瓣环上方 1cm 处测量主肺动脉内径,左、右肺动脉内径在肺动脉分叉远端 1cm 处,平行于开口测量(图 3-1-3B)。

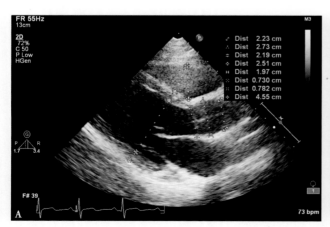
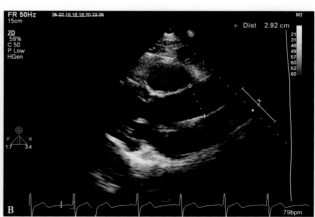

图 3-1-1　胸骨旁左心室长轴切面舒张期参数测量

A. 右心室流出道、左心室舒张末期内径及室壁厚度、主动脉根部指标测量;B. 升主动脉内径测量。

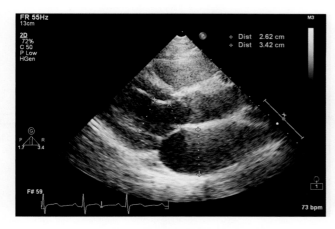

图 3-1-2　胸骨旁左心室长轴收缩末期指标测量

（三）心尖切面测量

1. 右心室径线测量　右心室长径（RV-l）、右心室中部横径（RV-m）及右心室基底部横径（RV-b），在舒张末期聚焦右心室的心尖四腔心切面测量（图 3-1-4A）。

2. 左、右心房径线测量

（1）左心房长径（LA-l）、横径（LA-t）：收缩末期在心尖四腔心测量，长径为从二尖瓣环平面中点到左心房顶的距离，无需垂直于二尖瓣环平面，横径为从房间隔中点到左心房侧壁的距离，需垂直于左心房长径（图 3-1-4B）。

（2）右心房长径（RA-l）、横径（RA-t）：收缩末期在心尖四腔心测量，长径为从三尖瓣环平面中点到右心房顶的距离，无需垂直于三尖瓣环平面，横径为从房间隔中点到右心房侧壁的距离，需垂直于右心房长径（图 3-1-4B）。

（3）左心房容积（LAV）：在心尖四腔心及二腔心切面采用双平面 Simpson 法测量，即收缩末期描记左心房的心内膜线（图 3-1-5）。

（4）左心室容积及射血分数：在心尖四腔心及二腔心切面采用双平面 Simpson 法测量左心室舒张末期容积（LVEDV）、左心室收缩末期容积（LVESV）

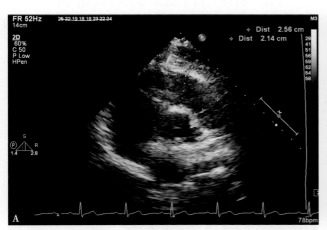
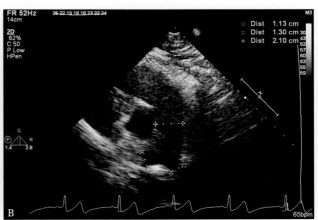

图 3-1-3　胸骨旁主动脉根部短轴切面测量
A. 右心室流出道及肺动脉瓣环内径测量；B. 主肺动脉及左、右肺动脉内径测量。

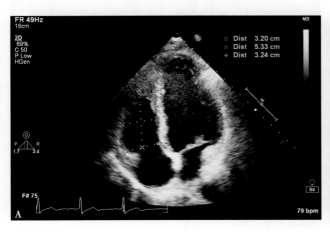
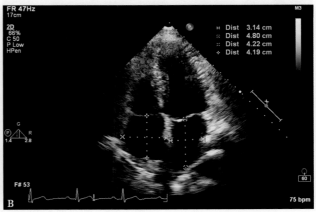

图 3-1-4　心尖四腔心切面右心室及左、右心房径线测量
A. 右心室舒张末期径线测量；B. 左、右心房收缩末期径线测量。

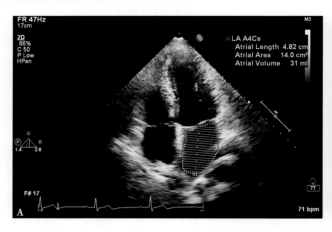
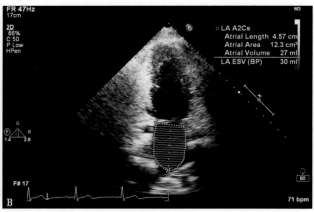

图 3-1-5　心尖切面左心房容积测量
A. 心尖四腔心测量左心房容积；B. 心尖二腔心测量左心房容积。

及左心室射血分数（LVEF），即舒张末期及收缩末期分别描记左心室的心内膜线（图 3-1-6）。

（四）剑突下切面测量

1. 右心室游离壁厚度（RV-fw）　舒张末期在剑突下四腔心切面三尖瓣腱索水平测量（图 3-1-7A）。

2. 下腔静脉　在剑突下下腔静脉长轴切面测量。

（1）下腔静脉内径（IVC）：在距右心房入口 1～

2cm 处呼气末测量，测量时应垂直于下腔静脉长轴（图 3-1-7B）。

（2）下腔静脉随呼吸塌陷率 =（呼气末 IVC－吸气末 IVC）/ 呼气末 IVC。

（五）胸骨上窝主动脉弓长轴切面测量

1. 主动脉弓内径（Ao-ar）　收缩末期在无名动脉与左颈总动脉开口位置之间测量（图 3-1-8）。

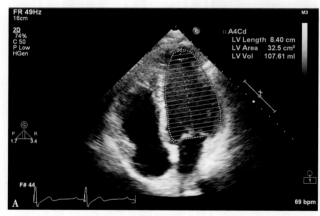
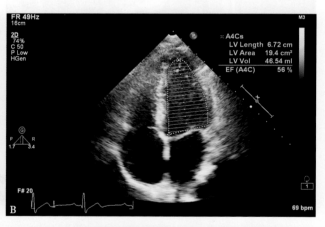
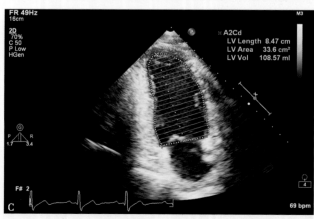
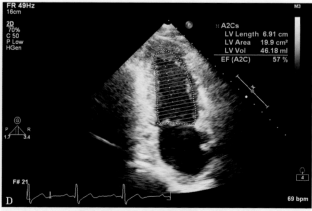

图 3-1-6　双平面 Simpson 法测量左心室容积及射血分数
A. 心尖四腔心测量左心室舒张末期容积；B. 心尖四腔心测量左心室收缩末期容积；C. 心尖二腔心测量左心室舒张末期容积；D. 心尖二腔心测量左心室收缩末期容积。

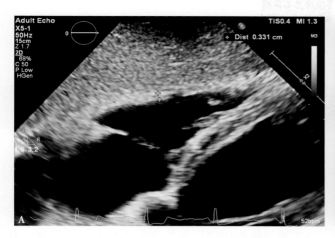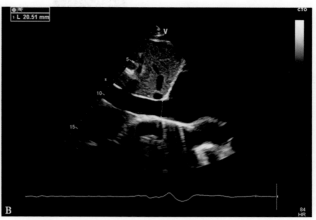

图 3-1-7　剑突下切面参数测量
A. 剑突下四腔心局部放大测量右心室游离壁厚度；B. 下腔静脉内径测量。

2. **降主动脉内径（Ao-d）**　收缩末期左锁骨下动脉远心端 1cm 处测量（图 3-1-8）。

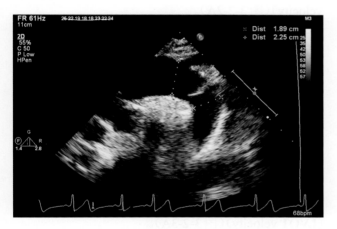

图 3-1-8　主动脉弓及降主动脉内径测量

二、心腔定量正常值

心腔定量的正常参考值见附录。

第二节　超声心动图心腔定量测量质控要点

1. 标准的二维心脏切面和恰当的检测透声窗是准确进行心腔结构测量的基础。此外，应尽量采用最小检测深度并保证足够的图像帧频。

2. 在心尖切面，应尽量调整探头，获得左心室最大长轴切面并进行测量，避免"心尖缩短"对观测心房及心室造成影响。

3. 应同时结合心脏瓣膜的运动、心腔内径的变化以及心电图确定心室的舒张末期和收缩末期，确保在准确的心动周期时相进行各心腔结构测量。

4. 对心房颤动患者进行心腔结构测量时，应连续观测 5 个心动周期后取平均值。

5. 主动脉窦部内径测量应当避开右冠状动脉开口的漏斗部，左心房测量应避开膨大的无冠窦窦壁和肺静脉开口。

6. 建议下腔静脉内径在剑突下下腔静脉长轴切面距右心房入口 1～2cm 的位置测量，但是对于下腔静脉入口解剖变异较大的患者，可在距离入口稍远处进行测量。

7. 传统心尖四腔心切面（主要显示左心室），轻微旋转探头时，右心室大小和面积会发生较大变化，应在聚焦右心室的心尖四腔心切面（主要显示右心室）测量右心室的大小，以减小测量误差，增加测量重复性。

8. 径线测量时，应尽量保证取样线与相关界面垂直，避免测量值夸大。

9. 各心腔大小、大动脉内径参数随年龄、种族及体表面积变化，本章中提供的各个参数正常参考值仅适用于中国汉族成年人，且仅提供了各参数正常参考值的平均水平，各个年龄段的参考值详见《中国成年人超声心动图检查测量指南》。

第二章　超声心动图频谱多普勒规范化测量

第一节　超声心动图频谱多普勒规范化测量

频谱多普勒参数可提供心脏血流动力学及心肌组织运动的信息，规范化测量同样重要。

一、规范化测量

二尖瓣口、三尖瓣口、主动脉瓣口、肺动脉瓣口、左心室流出道和右心室流出道等特定位置的血流速度需要采用脉冲波多普勒血流成像技术检测。

（一）常用脉冲波多普勒血流频谱测量方法

1. **二尖瓣口**　在心尖四腔心切面，将取样容积置于二尖瓣瓣尖，探测二尖瓣口血流频谱。

主要测量二尖瓣舒张早期峰值血流速度（MV E）、二尖瓣舒张晚期峰值血流速度（MV A）、二尖瓣 E 峰减速时间（MV EDT）和 A 峰持续时间（A duration）；并获取二尖瓣 E 与 A 的比值（MV E/A），如图 3-2-1A。

2. **三尖瓣口**　在心尖四腔心切面，将取样容积置于三尖瓣瓣尖，探测三尖瓣口血流频谱。

主要测量三尖瓣舒张早期峰值血流速度（TV E）、三尖瓣舒张晚期峰值血流速度（TV A），并获取三尖瓣 E 与 A 的比值（TV E/A），如图 3-2-1B。

3. **主动脉瓣口**　在心尖五腔心切面，将取样容积置于主动脉瓣上 1cm 处，探测主动脉瓣口血流频谱。

主要测量主动脉瓣口收缩期峰值血流速度（AV velocity）（图 3-2-2A）。

4. **肺动脉瓣口**　在胸骨旁大动脉短轴切面，将取样容积置于肺动脉瓣上 1cm 处，探测肺动脉瓣口血流频谱。

主要测量肺动脉瓣口收缩期峰值血流速度（PV velocity）（图 3-2-2B）。

5. **左心室流出道**　在心尖五腔心切面，将取样容积置于主动脉瓣下 1cm 处探测左心室流出道血流频谱。

主要测量左心室流出道收缩期峰值血流速度（LVOT velocity）（图 3-2-3A）。

6. **右心室流出道**　在胸骨旁大动脉短轴切面，将取样容积置于肺动脉瓣下 2cm 处，探测右心室流出道血流频谱。

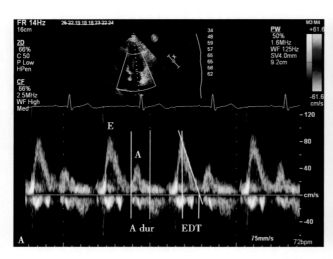
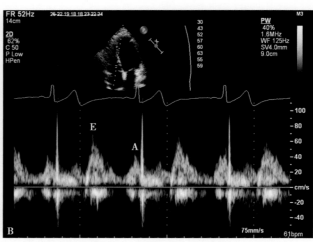

图 3-2-1　二尖瓣、三尖瓣瓣口血流参数测量

A. 二尖瓣口血流参数测量方法；B. 三尖瓣口血流参数测量方法。

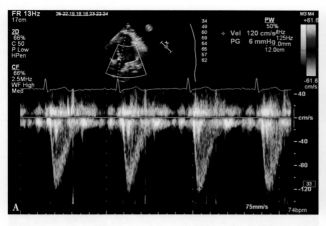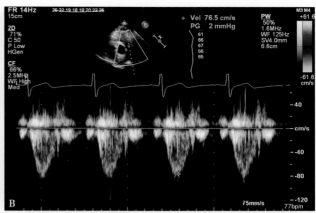

图 3-2-2　主、肺动脉瓣口血流频谱测量

A. 主动脉瓣口血流频谱测量方法；B. 肺动脉瓣口血流频谱测量方法。

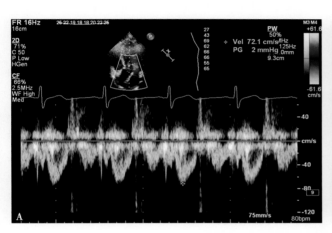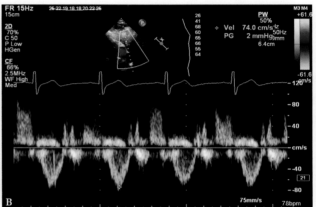

图 3-2-3　左、右心室流出道血流频谱测量方法

A. 左心室流出道血流频谱测量方法；B. 右心室流出道血流频谱测量方法。

主要测量右心室流出道收缩期峰值血流速度（RVOT velocity）（图 3-2-3B）。

7. 右上肺静脉入口　在心尖四腔心切面，将取样容积置于右上肺静脉内距入口 1～2cm 处，探测右上肺静脉血流频谱。

主要测量肺静脉收缩期峰值血流速度（P-S）、肺静脉舒张早期峰值血流速度（P-D）、肺静脉心房收缩时反向血流峰值速度（Ar）和 Ar 峰持续时间（Ar duration）；并获取 P-S 与 P-D 的比值（P-S/P-D）以及 Ar duration 与 MV A duration 的差值（Ar-A duration）（图 3-2-4）。

（二）常用脉冲波组织多普勒频谱测量方法

1. 二尖瓣环　在心尖四腔心切面，将取样容积分别置于二尖瓣环室间隔部位和侧壁部位，探测组织多普勒频谱。

主要测量二尖瓣环室间隔部位和侧壁部位收缩期峰值速度（septal s′ 和 lateral s′）、舒张早期峰值速度（septal e′ 和 lateral e′）、舒张晚期峰值速度（septal

a′ 和 lateral a′）和等容舒张时间（IVRT），并获取室间隔 e′ 与侧壁 e′ 的平均值（average e′）和 MV E 与 e′ 平均值的比值（average E/e′）（图 3-2-5A）。

2. 三尖瓣环　在心尖四腔心切面，将取样容积置于三尖瓣环侧壁，探测三尖瓣环组织多普勒频谱。

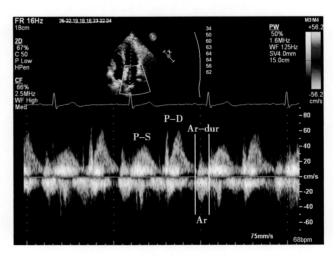

图 3-2-4　右上肺静脉频谱测量方法

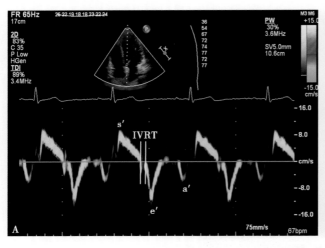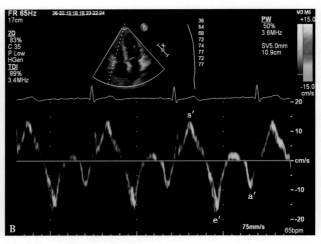

图 3-2-5　二、三尖瓣环脉冲波组织多普勒频谱测量

A. 二尖瓣环脉冲波组织多普勒频谱测量方法；B. 三尖瓣环脉冲波组织多普勒频谱测量方法。

主要测量三尖瓣环收缩期峰值速度（tricuspid s'）、三尖瓣环舒张早期峰值速度（tricuspid e'），并获取 TV E 与三尖瓣环 e' 的比值（tricuspid E/e'）（图 3-2-5B）。

二、正常参考值

常用多普勒参数正常参考值见附录。

第二节　超声心动图频谱多普勒测量质控要点

1. 所有频谱多普勒取样线方向与血流或组织运动方向之间夹角应小于 20°。

2. 根据频谱的实际形态调节基线和量程，使频谱完整地显示于屏幕中央，如二尖瓣口血流方向一般朝向探头，频谱位于基线上方，需向下移动基线。

3. 调节频谱增益使频谱以适合的辉度显示，边缘显示清晰，无毛刺、羽化或重影等，对于存在毛刺的频谱，测量时应避开毛刺，避免高估。

4. 调节扫描速度可以控制显示的频谱个数，当受检者心率较慢时，相同时间内显示的频谱较少，应适当减慢扫描速度，使更多的频谱显示在屏幕上。

5. 当受检者心率加快出现二尖瓣频谱 E、A 峰部分融合时，需注意 E 峰减速时间是 E 峰顶部至其降落至基线的时间间期。

6. 组织多普勒成像帧频理论上越高越好，推荐至少在 100 帧/s。

7. 组织多普勒取样容积不宜过大或过小，通常设置为 5mm。

8. 多普勒测量值应考虑心率、心功能状态的影响，而不应单纯参考正常值。

9. 测量瓣膜狭窄处射流速度、反流速度及压力阶差，心腔及大血管间分流速度及压力阶差和人工瓣膜功能评价等需要采用连续波多普勒血流成像技术，取样线上的聚焦点应放置于待检测血流束的缩流颈部。

（程艳彬　于仲雪　李金佩）

第四篇

超声对心脏功能的评估

第一章　左心室收缩功能的评估

【概述】

左心室收缩功能主要决定因素为左心室心肌收缩力,同时受到前负荷、后负荷及心率等因素的影响。超声测定左心室整体功能主要基于左心室大小和容积的变化,左心室径线和容积的准确测量是评价左心室收缩功能的前提。

【超声评估要点】

1. 左心室径线和容积

（1）左心室径线

1）测量方法:通过二维超声图像直接测量(图4-1-1),或在二维超声引导下通过M型超声测量(图4-1-2)。建议在胸骨旁左心室长轴切面、二尖瓣瓣尖或紧贴瓣尖下水平进行测量,尽可能选择与左心室长轴垂直的方位,避免心室的斜切。

2）临床应用:常用测量指标包括左心室舒张末期内径(LVEDD)、室间隔舒张末期厚度(IVSd)、左心室舒张末期后壁厚度(LVPWd)和左心室收缩末期内径(left ventricular end-systolic diameter,LVESD)。左心室内径相关参数测量值男性通常高于女性。根据美国超声心动图学会(ASE)及中华医学会成人超声心动图指南推荐,各指标的参考值范围见附录。

（2）左心室容积

1）测量方法:①通过径线测量值估算左心室舒张末期容积(end-diastolic volume,EDV)和收缩末期容积(end-systolic volume,ESV),需要几何假设及模型公式,常用 Teichholtz 公式:$V = 7D^3/(2.4+D)$,其中 D 为左心室内径,V 为左心室容积(图4-1-2);②在心脏四腔心和二腔心切面勾画心内膜缘,通过双平面圆盘叠加法(Simpson 法)计算 EDV 和 ESV(图4-1-3);③三维超声直接测量左心室容积,无需几何假设(图4-1-4)。

2）临床应用:推荐使用二维双平面圆盘叠加法或三维方法测量左心室容积。二维方法测量准确性高于径线测量法,但仍受到心腔缩短、心内膜缘显示欠清等影响。三维超声准确性和重复性高于二维超声,如具备三维超声软硬件设备并且图像质量佳,建议进行三维超声测量左心室容积。

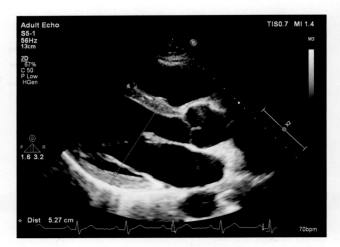

图 4-1-1　二维超声测量左心室舒张末期内径(LVEDD)、室间隔舒张末期厚度(IVSd)和左心室舒张末期后壁厚度(LVPWd)

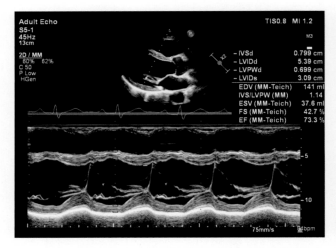

图 4-1-2　二维超声引导下通过 M 型超声测量左心室径线

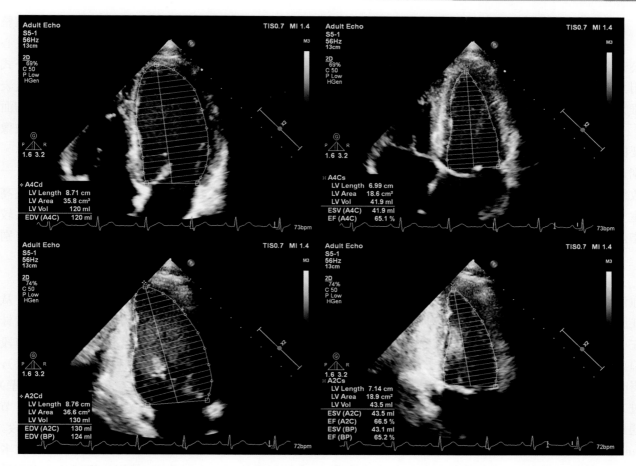

图 4-1-3　双平面圆盘叠加法(Simpson 法)计算左心室腔舒张末期容积(EDV)、收缩末期容积(ESV)及射血分数(LVEF)

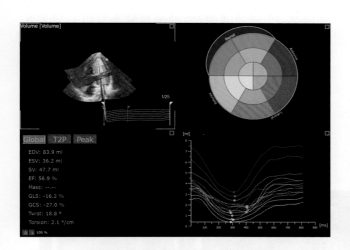

图 4-1-4　三维超声测量左心室容积及射血分数(LVEF)

3)左心室容积相关参数测量值男性通常高于女性。使用二维超声方法时,男性和女性左心室 EDV 上限分别为 $74mL/m^2$ 及 $61mL/m^2$,左心室 ESV 的上限分别为 $31mL/m^2$ 及 $24mL/m^2$(参考 ASE 指南)。使用三维超声方法时,男性和女性左心室 EDV 上限分别为 $79mL/m^2$ 及 $71mL/m^2$,左心室 ESV 的上限分别为 $32mL/m^2$ 及 $28mL/m^2$(参考 ASE 指南)。左心室容积测量参考值范围见附录。

(3)左心室质量

1)测量方法:通过 M 型、二维和三维方法测量左心室舒张末期心肌容积,再乘以心肌密度可以计算左心室心肌质量。常用的方法为使用 M 型和二维方法测量左心室径线,通过以下公式估测左心室心肌质量:$LVm(g)=0.8 \times 1.04 \times [(LVEDD+IVSd+LVPWd)^3-(LVEDD)^3]+0.6$。

2)临床应用:径线测量获得的左心室质量正常上限女性为 $95g/m^2$,男性为 $115g/m^2$(参考 ASE 指南),具体参考值范围见附录。二维法及三维法目前研究数据有限,尚无推荐参考值。

2. 左心室整体收缩功能评价

(1)短轴缩短分数(fractional shortening,FS)

1)测量方法:左心室的收缩来自长轴和短轴两个方向上的缩短,但主要来自短轴方向上的缩短,因此短轴缩短率可以用于左心室整体功能评估,计算公式为:$FS=(LVEDD-LVESD)/LVEDD \times 100\%$。

2)临床应用:在无节段运动异常患者中 FS 可以提供有用的信息,在节段运动异常患者中 FS 不能准确反映左心室整体功能。

（2）射血分数（ejection fraction，EF）

1）测量方法：EF可通过EDV和ESV计算获得，公式为：EF＝（EDV－ESV）/EDV。EDV和ESV可用二维Simpson方法或三维方法测量（图4-1-3），三维方法较二维方法准确性和重复性更高。

2）临床应用：EF是评估LV功能最常用、最重要的指标，受前负荷及后负荷影响较小，与年龄、性别、体表面积无明显关联，能够可靠地反映左心室收缩力。一般推荐男性左心室EF＜52%，女性左心室EF＜54%，提示左心室收缩功能异常（参考ASE指南），具体参考值范围见附录。

（3）每搏输出量（stroke volume，SV）

1）测量方法：SV指每次心动周期左心室排出的血流量。常用主动脉瓣环血流量测量法（图4-1-5），在胸骨旁左心室长轴切面测量收缩期主动脉瓣环或左心室流出道内径，在心尖五腔心切面记录主动脉瓣口或左心室流出道脉冲多普勒图像，描绘其轮廓获得时间速度积分，超声仪器可自动计算SV。也可通过二维和三维方法计算，公式为：SV＝EDV－ESV。通过SV和心率可以进一步计算心输出量（cardiac output，CO），公式为：CO＝SV×心率。

2）临床应用：SV是定量左心室泵血功能的重要指标，一般推荐SV正常值范围为60～120mL，CO正常值范围为3.5～8.0L/min。局限性为SV和CO受到左心室前负荷和后负荷影响较大，不能直接反映左心室收缩力的状态。

（4）整体纵向应变（global longitudinal strain，GLS）

1）测量方法：GLS是以应变为基础的左心室整体收缩功能参数，指舒张末期与收缩末期之间左心室心肌长度（MLd及MLs）的相对变化，计算公式为：GLS（%）＝（MLs－MLd）/MLd，常以绝对值表示。GLS可通过二维斑点追踪成像在心尖三个切面测量取平均值（图4-1-6）或通过三维斑点追踪成像测量。

2）临床应用：GLS主要反映心脏长轴功能，一般推荐正常GLS绝对值大于20%。GLS具有较高的可行性和重复性，在多种心脏疾病时可提供较EF更多的预后价值，但易受超声仪器和软件差别的影响。

3. 左心室节段收缩功能评价

（1）节段划分方法：建议使用16节段模式。从室间隔与右心室游离壁的结合部开始连续逆时针划分，左心室壁基底段和中间段水平分为6个节段（前间隔、下间隔、下壁、下侧壁、前侧壁、前壁），心尖段分为4个节段（室间隔、下壁、侧壁和前壁）（图4-1-7）。进行心肌血流灌注评估时采用17节段模式，即在16节段划分的基础上加上心尖帽节段。

（2）临床应用：推荐使用半定量评价法。在多个切面评估每一心肌节段，使用4级记分法半定量评估左心室节段收缩功能。具体如下：①正常或运动增强；②运动减弱（室壁增厚减少）；③运动消失（室壁增厚消失）；④反向运动（收缩期心肌变薄或伸长）。通过组织多普勒或斑点追踪成像可以对局部心肌功能定量评价，但定量评价指标重复性欠佳，目前临床应用价值有限。

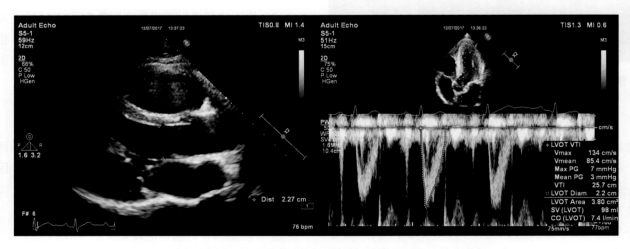

图4-1-5　多普勒方法测量左心室容积每搏输出量（SV）和心输出量（CO）

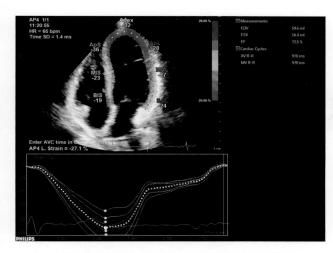

图 4-1-6 斑点追踪成像测量左心室整体纵向应变（GLS）

【小结】

1. 三维超声评估左心室大小的准确性和重复性高于二维超声，在具备三维超声软硬件设备且图像质量佳的情况下，建议使用三维超声技术测量左心室容积。

2. 二维或三维方法计算的 EF 为左心室收缩功能评估最常用的指标，二维斑点追踪成像获得的左心室长轴应变 GLS 能够更敏感地评估心功能，与多种心血管疾病预后相关，在心功能评估中是 EF 的有力补充。

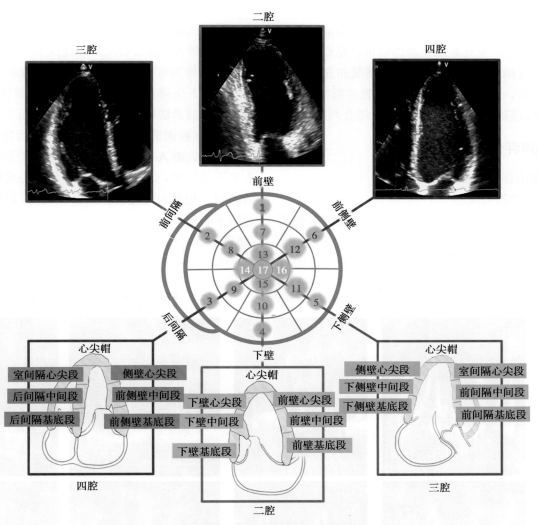

图 4-1-7 左心室节段划分及对应超声切面

（孔德红）

第二章　左心室舒张功能的评估

【概述】

左心室舒张功能主要与心肌松弛及心室顺应性有关。左心室舒张功能障碍通常是由于左心室松弛性受损，伴有或不伴有弹性恢复力和左心室僵硬度增加而导致左心室充盈压升高的结果。左心室舒张功能评价包括对左心室松弛性、僵硬度和充盈压等情况的评估，一般需要根据两个或更多指标，结合患者年龄、基础疾病及临床状况进行综合判断。

【超声评估要点】

1. 常用评价指标

（1）二尖瓣血流图

1）测量方法：心尖四腔心切面应用脉冲多普勒测量二尖瓣口前向血流流速来评价左心室充盈。推荐在舒张期将 1～3mm 的取样容积放置在二尖瓣瓣尖来记录清晰的血流速度轮廓，主要测量指标包括舒张早期峰值速度（E）、心房收缩期峰值速度（A）、E 峰减速时间（DT）、E/A 比值等（图 4-2-1）。

2）临床应用

①二尖瓣 E 峰流速：反映舒张早期左心房和左心室压力阶差，受左心室松弛速度和左心房压力的影响。优势为可行性和重复性较高，在扩张型心肌病和 LVEF 下降的患者中与左心室充盈压、心功能分级和预后密切相关。局限性为不适用于心律失常患者，受年龄因素影响（随着年龄增长而降低）。

②二尖瓣 A 峰流速：反映舒张晚期左心房和左心室压力阶差，受左心室顺应性和左心房收缩功能的影响。优势为可行性和重复性较高，局限性为不适用于心房颤动或心房扑动患者，受年龄因素影响（随着年龄增长而增加）。

③二尖瓣 E 峰 DT：反映左心室松弛、舒张压和

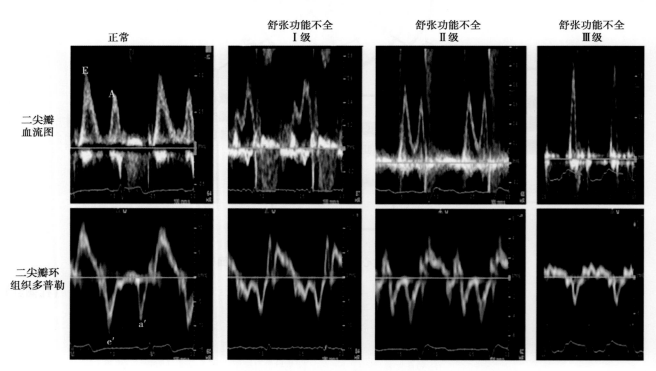

图 4-2-1　二尖瓣血流图及二尖瓣环组织多普勒图像与舒张功能分级

僵硬度的变化。优势为可行性和重复性较高，LVEF值减低的患者出现DT缩短提示左心室舒张末压升高。局限性为不适用于心房扑动患者，受年龄因素影响（随着年龄增长而增加）。

④二尖瓣E/A比值：二尖瓣血流图根据E/A比值和DT可以分为正常、舒张功能不全Ⅰ级（松弛受损）、舒张功能不全Ⅱ级（假性正常）及舒张功能不全Ⅲ级（限制性充盈）四种模式（图4-2-1，表4-2-1）。E/A比值可行性和重复性较高，充盈模式与多种心血管疾病左心室充盈压、心功能分级及预后密切相关。局限性为不适用于心房颤动和心房扑动患者，受年龄因素影响（E/A比值随着年龄增长而降低），在EF正常患者中较难鉴别假性正常化。

表4-2-1 左心室舒张功能异常分级

	正常	舒张功能不全Ⅰ级	舒张功能不全Ⅱ级	舒张功能不全Ⅲ级
左心室松弛	正常	受损	受损	受损
左心房压力	正常	正常	升高	升高
二尖瓣E/A比值	≥0.8	≤0.8	0.8～2	>2
平均E/e′比值	<10	<10	10～14	>14
三尖瓣反流峰值速度/(m/s)	<2.8	<2.8	>2.8	>2.8
左心房容积指数	正常	正常或升高	升高	升高

（2）瓦尔萨尔瓦（Valsalva）动作

1）测量方法：在深吸气后屏气，闭住口鼻用力做呼气动作约10秒，减少心脏前负荷，观察二尖瓣口血流的动态变化（图4-2-2）。

2）临床应用：有助于区分二尖瓣口正常血流模式与假性正常模式，后者Valsalva动作时可转变为松弛障碍模式，Valsalva动作时E/A比值下降≥50%或者A波速度增加预测左心室充盈压升高具有高度特异性（参考ASE指南）。局限性为可行性较低、尚缺定量评价标准。

（3）彩色M型血流传播速度（Vp）

1）测量方法：在心尖四腔心切面，使用彩色多普勒及M型模式，调节彩色基线，降低彩色量程直至出现红黄混叠，测量从二尖瓣水平到左心室腔内舒张早期4cm混叠区血流斜率（图4-2-3）。

2）临床应用：Vp是评估LVEF减低和左心室扩大患者左心室松弛性的可靠指标。局限性为可行性重复性较低，在EF值正常患者应用价值不明确。

（4）肺静脉血流图

1）测量方法：心尖四腔心切面使用脉冲多普勒测量肺静脉血流频谱，推荐呼气末将2～3mm的取样容积放置在肺静脉内>0.5cm处记录。测量指标包括收缩期S峰、舒张期前向血流D峰、S/D比值、舒张晚期Ar波流速及Ar-A波时间差等（图4-2-4）。

2）临床应用：Ar-A波时间差大于30毫秒提示左心房压力增加，且不受年龄影响。在LVEF减低的患者中，S波流速下降、S/D比值<1以及收缩期充盈分数[收缩期VTI（速度时间积分）/整个前向血流VTI]<40%提示左心房平均压升高。局限性为受透声条件影响，可行性欠佳，不适用于房颤患者，S/D比值及Ar波速度受年龄影响（随着年龄增加而增加）。

（5）二尖瓣环组织多普勒成像

1）测量方法：使用脉冲组织多普勒方法于心尖切面测量二尖瓣瓣环速度。取样容积应放置在二尖瓣室间隔和侧壁的附着位置或在其1cm范围内，测

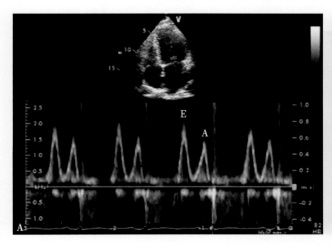
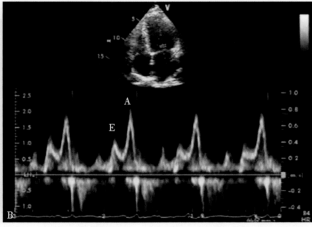

图4-2-2 Valsalva动作后E/A比值由1.3（A）降至0.6（B），提示舒张功能不全Ⅱ级（假性正常）

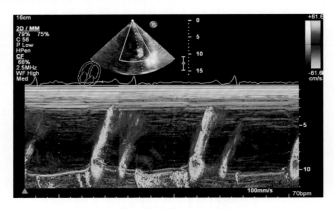

图 4-2-3　EF 减低患者彩色 M 型 Vp
斜率减低为 39cm/s，提示左心室松弛障碍。

量指标包括舒张早期 e′ 峰值速度及舒张晚期 a′ 峰值速度等（图 4-2-1）。

2）临床应用

①舒张早期 e′：与 LV 松弛性密切相关，侧壁 e′ < 10cm/s 或室间隔 e′ < 7cm/s 提示心肌松弛受损（参考 ASE 指南）。优势为可行性和重复性较高，对负荷的依赖性较小。局限性为受年龄影响，随着年龄增加 e′ 流速减低，在节段性室壁运动异常、二尖

瓣环重度钙化、二尖瓣置换或成形术后以及心包疾病的患者中准确性有限。

②二尖瓣 E/e′ 比值：可用来估测左心室充盈压，E/e′ 比值 < 8 提示左心室充盈压正常，比值 > 14 提示左心室充盈压升高具有高度特异性（参考 ASE 指南）。局限性为该比值处于 8～14 区间时不能确定左心室充盈压是否升高，在正常人、节段运动异常患者、二尖瓣病变患者和心包疾病的患者中欠准确，随着年龄增加 E/e′ 比值增加。

（6）左心房容积指数

1）测量方法：通常采用二维方法，在心尖四腔心或两腔心切面勾画血液与组织的界面，使用双平面圆盘叠加法计算左心房容积（图 4-2-5），通过体表面积矫正获得左心房容积指数。

2）临床应用：左心房容积指数反映升高的左心室充盈压随着时间变化产生的累积效应，可以为左心室舒张功能障碍和慢性疾病提供诊断和预后信息。心动过缓、高输出状态、心脏移植、房扑、房颤及严重二尖瓣疾病患者在左心室舒张功能正常时亦可见左心房扩大，需注意鉴别。

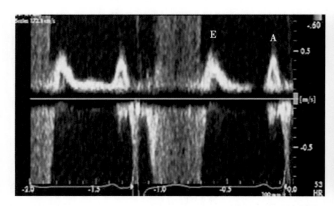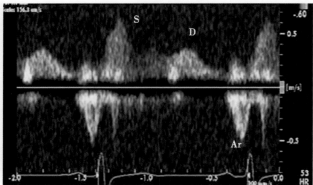

图 4-2-4　肺静脉血流图
肺静脉 Ar 峰流速明显增高 50cm/s，时间间期 > 200 毫秒，提示左心室充盈压升高。

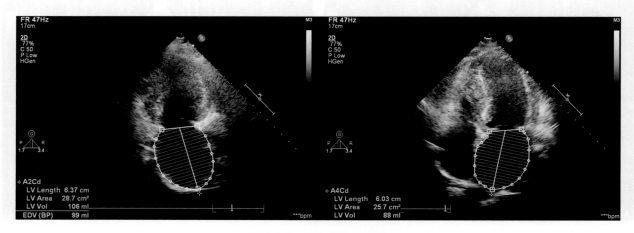

图 4-2-5　左心房容积测量

（7）三尖瓣反流（TR）最大速度

1）测量方法：使用连续多普勒于收缩期测量三尖瓣反流最大速度。

2）临床应用：可以用于间接估测左心房压，基于三尖瓣反流速度的肺动收缩压可作为评估平均左心房压的附加参数。局限性为在三尖瓣反流量较少的患者中血流多普勒信号较难采集，在右心房压显著升高的患者中准确性减低。

2．左心室舒张功能指标的参考值范围和综合评估流程，详见附录，图4-2-6，图4-2-7。

【小结】

1．左心室舒张功能障碍通常是由于左心室松弛受损所致，伴有或不伴有弹性恢复力和左心室僵硬度增加导致心脏充盈压升高的结果。左心室舒张功能的评估一般需要根据两个或更多指标，结合患

者年龄、基础疾病及临床状况进行综合判断。

2．通过二尖瓣血流图、二尖瓣环组织多普勒舒张参数、左心房大小及三尖瓣最大反流速度等简便易行的超声心动图方法，可以对左心室充盈压评估和舒张功能分级进行比较可靠的判断。

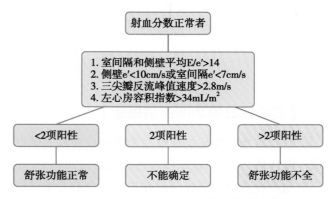

图4-2-6　左心室射血分数正常者舒张功能评价

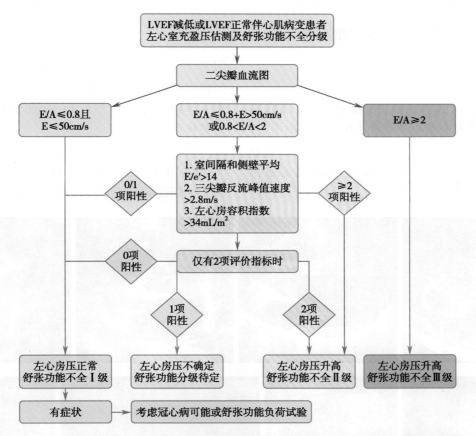

图4-2-7　LVEF 减低或 LVEF 正常伴心肌病变患者左心室充盈压估测及舒张功能不全分级

（孔德红）

第三章　右心室功能的评估

【右心室收缩功能评估概述】

右心室功能受损的程度与多种心血管疾病的严重程度评估、治疗方法选择及预测预后密切相关，在心脏超声检查中应至少测量并报告一个右心室功能指标。由于右心室解剖形态欠规则，必要时需结合多个指标综合评价右心室功能（参考范围详见附录）。

【右心室收缩功能超声评估要点】

1. 右心室形态的测量

（1）右心室内径

1）测量方法：推荐于心尖右心室四腔心舒张末期测量，注意将左心室心尖部置于扇形图像的中央，显示右心室基底部的最大内径。测量指标包括右心室基底段左右径、右心室中间段左右径、右心室长轴内径等（图4-3-1）。

2）临床应用：基底段左右径＞41mm，中间段左右径＞35mm，提示右心室增大（参考 ASE 指南）。由于右心室短轴为新月形，二维径线测量可能低估右心室大小。

（2）右心室流出道内径

1）测量方法：一般于胸骨旁肺动脉分支短轴切面及胸骨旁长轴切面，舒张末期测量右心室流出道近端内径及右心室流出道远端内径（图4-3-1）。

2）临床应用：右心室流出道近端内径正常上限为30mm（长轴切面）及35mm（短轴切面），右心室流出道远端内径正常上限为27mm（参考 ASE 指南）。局限性为重复性有限，局部内径难以反映右心室整体形态。

（3）右心室壁厚度

1）测量方法：可使用 M 型或二维超声在胸骨旁长轴切面或剑突下四腔心切面测量，注意避开肌

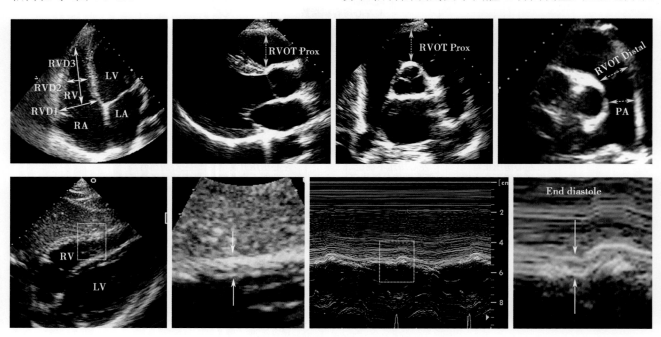

图4-3-1　二维及 M 型超声测量右心室大小及右心室壁厚度

（图注：End diastole. 舒张末期；LA. 左心房；LV. 左心室；PA. 肺动脉；RA. 右心房；RV. 右心室；RVD. 右心室内径；RVOT Prox. 右心室流出道近端内径；RVOT Distal. 右心室流出道远端内径）

小梁、乳头肌和心包脂肪（图4-3-1）。

2）临床应用：怀疑右心室功能异常时应测量右心室壁厚度，大于5mm提示右心室壁增厚。局限性为肌小梁和心包脂肪影响，目前尚无右心室壁变薄的判断标准。

（4）右心室容积

1）测量方法：使用三维全容积成像方法采集右心室图像，通过分析软件半自动描绘法获得右心室容积（图4-3-2）。描绘心内膜缘时应注意肌小梁和调节束应包含在右心室腔内。

2）临床应用：可以评价右心室整体大小，无需几何假设，与磁共振测量值具有较高的一致性。推荐右心室舒张末期容积（EDV）上限为$87mL/m^2$（男性）、$74mL/m^2$（女性）（参考ASE指南）。局限性包括依赖图像质量和规则的心率，需专门的三维超声成像设备和培训。

2. 右心室整体收缩功能评估

（1）面积变化分数（fractional area change，FAC）

1）测量方法：在心尖右心室四腔心切面，测量右心室舒张末期及收缩末期面积，计算公式：FAC＝（右心室舒张末期面积－右心室收缩末期面积）/右心室舒张末期面积×100%（图4-3-3）。

2）临床应用：FAC<35%提示右心室收缩功能异常（参考ASE指南）。FAC可反映右心室长轴及径向的收缩，但忽略了右心室流出道对右心室整体收缩功能的影响。

（2）心肌运动指数（myocardial performance index，MPI）

1）测量方法：脉冲血流多普勒和脉冲组织多普勒技术都可以用于MPI测定，计算公式为（等容收缩时间＋等容舒张时间）/射血时间×100%（图4-3-4）。

2）临床应用：脉冲多普勒MPI测值上限为0.43，脉冲组织多普勒MPI上限为0.54（参考ASE指南）。

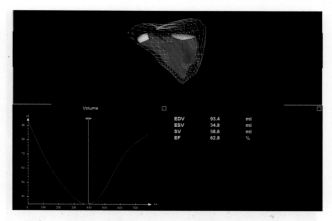

图4-3-2 三维超声测量右心室舒张末期容积（EDV）、收缩末期容积（ESV）和收缩功能（EF）

MPI反映右心室整体功能，包括收缩和舒张功能。局限性为有容量依赖性，右心房压增高时不适用。

（3）右心室三维射血分数（right ventricular ejection fraction，RVEF）

1）测量方法：使用三维全容积成像方法采集右心室图像，通过分析软件半自动描绘法获得右心室容积，测定右心室舒张末期容积（EDV）和收缩末期容积（ESV），RVEF＝（EDV－ESV）/EDV×100%（图4-3-2）。

2）临床应用：三维RVEF下限值约45%（参考ASE指南），反映右心室整体收缩功能，与磁共振测定的RVEF相关。局限性为受负荷状态的影响，依赖图像质量和脱机分析软硬件配置。

3. 右心室节段收缩功能评估

（1）三尖瓣瓣环平面收缩期位移（tricuspid annular plane systolic excursion，TAPSE）

1）测量方法：在心尖右心室四腔心切面，采用M型超声测量三尖瓣环在右心室长轴方向上的位移（图4-3-5）。

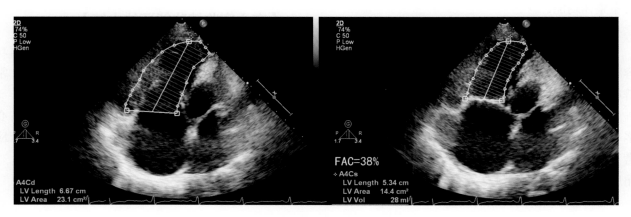

图4-3-3 右心室面积变化分数（FAC）的测量

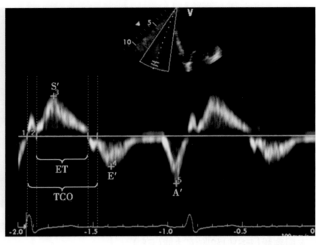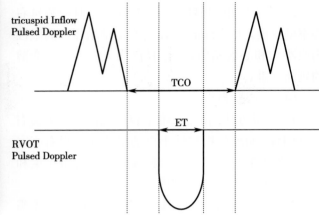

图 4-3-4 右心室心肌运动指数（MPI）的测量

（图注：ET. 射血时间；TCO. 肺动脉瓣关闭至三尖瓣关闭时间间隔）

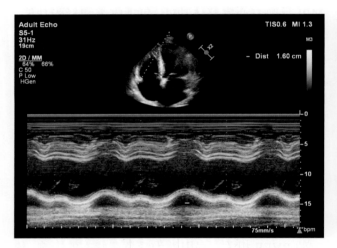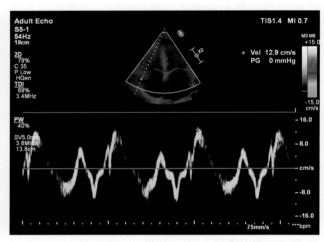

图 4-3-5 M 型超声测量三尖瓣瓣环平面收缩期位移（TAPSE） 图 4-3-6 脉冲组织多普勒测量三尖瓣环收缩期峰值速度（S'）

2）临床应用：目前评价右心室收缩功能最为常用的超声心动图参数，TAPSE ＜ 17mm 提示右心室收缩功能异常（参考 ASE 指南）。TAPSE 可行性和重复性较高，局限性为受取样线的角度及右心室前负荷影响，右心室节段收缩活动异常时不能反映右心室整体功能。

（2）三尖瓣环收缩期峰值速度（S'）

1）测量方法：在心尖右心室四腔心切面，取样容积置于右心室游离壁三尖瓣环，通过脉冲组织多普勒及组织速度成像测定 S'（图 4-3-6）。

2）临床应用：脉冲多普勒 S' 波 ＜9.5cm/s，彩色多普勒 S' 波 ＜6.0cm/s 提示右心室收缩功能异常（参考 ASE 指南）。S' 可行性和重复性较高，局限性为角度依赖，不能反映右心室整体功能。

（3）右心室游离壁纵向应变

1）测量方法：使用二维斑点追踪成像，在右心室为主的心尖四腔心切面上，测定右心室游离壁三个节段的纵向应变峰值，取其绝对值得平均值（%）（图 4-3-7）。

2）临床应用：右心室游离壁二维应变不受角度限制，但重复性较低，目前尚无正常值推荐。

【右心室收缩功能评估小结】

1. 二维和多普勒超声是右心室大小和收缩功能评估的常用技术，但右心室解剖形态不规则，常规超声参数存在不同程度的局限性。

2. 三维超声和斑点追踪成像技术能够为右心室功能评估提供更准确的信息，具有潜在的临床应用价值。

【右心室舒张功能评估】

右心室舒张功能主要决定于右心室心肌的松弛

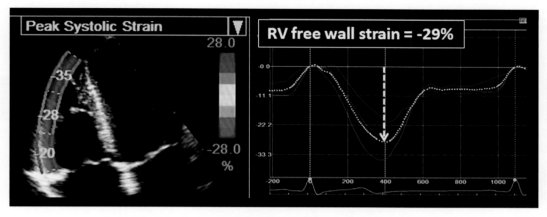

图 4-3-7　斑点追踪成像测量右心室游离壁纵向应变

性和僵硬度,同时也受到年龄、呼吸、心率和负荷状态的影响,右心室舒张功能的评估需结合临床及多项指标进行综合判断。

1. **测量方法**　右心室舒张功能的评估方法与左心室舒张功能评估相似,主要评价方法及指标包括三尖瓣血流多普勒速度(E、A 和 E/A),三尖瓣瓣环组织多普勒速度(E′、A′ 和 E′/A′),减速时间 DT 和 IVRT 等(参考范围详见附录),三尖瓣 E/E′、右心房面积和容积、肝静脉脉冲多普勒频谱、IVC 内径

及其塌陷率等指标在右心室舒张功能评价中也有潜在应用价值。

2. **临床应用**　右心室舒张功能的分级方法为:

(1)三尖瓣 E/A<0.8 提示舒张受损。

(2)E/A 介于 0.8 到 2.1 间伴 E/E′>6,或肝静脉舒张期血流占优势提示假性正常化。

(3)E/A>2.1 且 DT<120 毫秒提示限制性充盈受限。

(孔德红)

第四章　心房功能的评估

【左心房功能评估概述】

左心房功能主要包括储存、管道和泵三个方面。储存功能指在心室收缩期和等容舒张期左心房接纳肺静脉回流的血液，与左心室收缩力及左心房顺应性有关。管道功能指在心室舒张早期肺静脉血通过左心房进入左心室，与左心室松弛和顺应性有关。泵功能指左心室舒张晚期左心房主动收缩将左心房血液泵入左心室，与左心室舒张末压力及左心房收缩力有关。超声心动图对左心房功能的评估指标包括左心房的大小、容积、排空分数、左心房应变等。

【左心房功能超声评估要点】

1. 左心房径线

（1）测量方法：由于左心房不能完整地显示在经食管超声的切面范围内，推荐使用经胸超声测量左心房大小。临床常用的左心房径线测量是在胸骨旁长轴切面测量左心房前后径。通常使用 M 型或二维超声方法，在与动脉长轴垂直的方向上测量，或在主动脉窦水平测量左心房后壁与主动脉窦壁之间的距离（图 4-4-1，图 4-4-2）。

（2）临床应用：左心房前后径上限为 38mm（女性）、40mm（男性）。该指标测量方法简便，重复性较高，临床应用广泛。局限性为当心房扩大时不能准确反映左心房容积。

2. 左心房容积

（1）左心房最大容积

1）测量方法：通常使用二维超声方法，在心尖四腔心和两腔心切面使用圆盘叠加法在收缩末期测量左心房最大容积（LAV_{max}）。经体表面积标化可以计算获得左心房容积指数，正常上限男性和女性均为 $34mL/m^2$。

2）临床应用：左心房容积可以更全面地反映左心房多个维度的大小，更精确地反映左心房非对称

性重构。测量左心房容积时，需注意调整切面角度，尽可能显示左心房的最大径。

（2）多时相的容积参数

1）测量方法：除在收缩末期测量左心房最大容积外，可以通过二维或三维方法在舒张中期（P波起点）测量左心房收缩前容积（LAV_{preA}），在舒张末期测量左心房最小容积（LAV_{min}），进一步计算可获得左心房总体排空容积（$LAV_{max} - LAV_{min}$）、

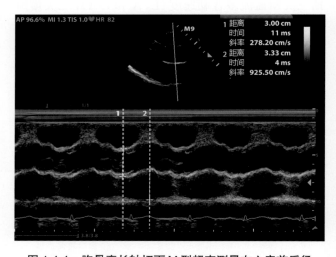

图 4-4-1　胸骨旁长轴切面 M 型超声测量左心房前后径

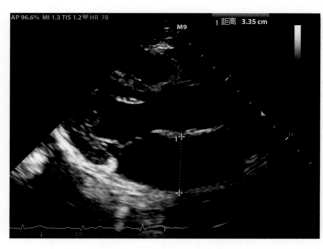

图 4-4-2　胸骨旁长轴切面二维超声测量左心房前后径

被动排空容积（$LAV_{max} - LAV_{preA}$）及主动排空容积（$LAV_{preA} - LAV_{min}$）。左心房不同时相的容积测量值范围见表4-4-1。

2）临床应用：多时相容积参数有助于更精确地评估左心房大小。二维方法（图4-4-3）需手工选择时相，较为烦琐，三维方法（图4-4-4）对左心房容积的测量无需几何模型假设，重复性较高，通过特定分析软件可以半自动定量分析，较为简便，但测量值预后意义待进一步研究。

3. 基于多时相容积参数的左心房功能评估

（1）测量方法：基于多时相容积参数可以计算左心房排空分数（EmF），其中左心房总体排空分数反映左心房储备功能，左心房被动排空分数反映左心房管道功能，左心房主动排空分数反映左心房泵功能，计算方法如下：

左心房总体排空分数 = 总体排空容积 / 最大容积 = $(LAV_{max} - LAV_{min})/LAV_{max} \times 100\%$

左心房被动排空分数 = 被动排空容积 / 最大容积 = $(LAV_{max} - LAV_{preA})/LAV_{max} \times 100\%$

左心房主动排空分数 = 主动排空容积 / 左心房收缩前容积 = $(LAV_{preA} - LAV_{min})/LAV_{preA} \times 100\%$

（2）临床应用：基于多时相容积参数能够有助于左心房功能细化评估（表4-4-1），但易受左心房容量负荷状态的影响。二维超声方法需手动选择时相，较为烦琐。三维超声方法可通过特定分析软件实现半自动分析，较为简便。

4. 血流多普勒左心房功能评估

（1）测量方法：应用脉冲多普勒心尖四腔心切面可以测量二尖瓣口前向血流频谱，其中心房收缩波（A峰）的峰值速度、持续时间及速度-时间积分等参数，用于评估左心房泵功能。

（2）临床应用：血流多普勒优点包括操作简便，无需特殊分析软件，局限性为受左心房负荷状态、心率、年龄及二尖瓣病变等因素影响，仅用于窦性心律状态下左心房泵功能的评估。

5. 组织多普勒左心房功能评估

（1）测量方法：使用脉冲组织多普勒测量二尖瓣环舒张晚期a'峰值速度，或通过组织多普勒测量左心房壁的节段组织速度，可以反映左心房收缩力。

（2）临床应用：组织多普勒优点包括操作简便，时间分辨率较高，局限性为受声束角度影响，不能区分左心房主动收缩与被动收缩，仅用于窦性心律状态下左心房收缩力的评估。

6. 斑点追踪成像左心房功能评估

（1）测量方法：使用斑点追踪成像于心尖四腔心切面，多以R波峰值为参考点，测量左心房多时相整体长轴应变。该参数在左心房储存期为正值，在管道期及心房收缩期为负值（图4-4-4）。

（2）临床应用：左心房储存期、管道期及心房收缩期整体长轴应变绝对值约为39%（95%置信区间，38%～41%）、23%（95%置信区间，21%～25%）及18%（95%置信区间，16%～19%）。左心房整体长轴

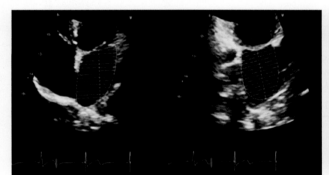
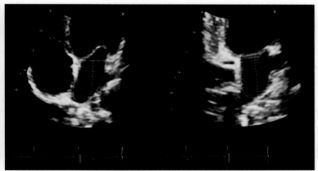
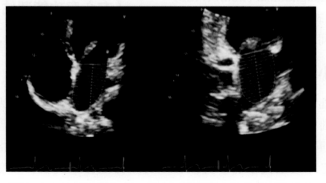

图4-4-3 心尖四腔心及二腔心切面测量左心房多时相容积

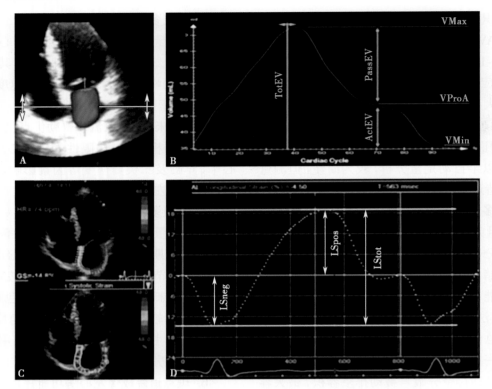

图 4-4-4　三维超声及斑点追踪应变成像评估左心房多时相容积及收缩功能

表 4-4-1　左心房不同时相容积测量值范围

	三维测量值范围	二维测量值范围	p 值	三维正常上限	二维正常上限
左心房最大容积 /（mL/m²）	32±4	24±6	<0.001	<46	<34
左心房最小容积 /（mL/m²）	11±3	8±3	<0.001	<17	<14
左心房收缩前容积 /（mL/m²）	18±5	15±5	<0.001	<28	<25
总体排空容积 /mL	38±10	29±7	<0.001	—	—
被动排空容积 /mL	25±7	17±6	<0.001	—	—
主动排空容积 /mL	14±6	12±4	<0.001	—	—
总体排空分数 /%	67±6	69±9	<0.05	>55	>51
被动排空分数 /%	44±9	41±10	<0.001	>26	>21
主动排空分数 /%	39±10	47±10	<0.05	>19	>27

应变优点为操作简便、重复性较高。左心房储存期长轴应变峰值（peak atrial longitudinal strain，PALS）在房颤及心肌病等病理状态中有预后预测价值，局限性为不同厂家测量值之间的比较有待进一步探讨。

【左心房功能评估小结】

1. 左心房大小评估推荐指标为左心房最大容积（LAV$_{max}$），左心房收缩前容积（LAV$_{preA}$）和左心房最小容积（LAV$_{min}$）亦具有重要的预后预测价值。

2. 三维超声和斑点追踪成像技术能够提供多个时相的左心房功能参数，为左心房储存、管道和泵功能的评估提供更丰富的参考信息。

【右心房功能评估】

与左心房功能类似，右心房功能也包括储存、管道和泵功能三个方面。

1. **测量方法**　右心房大小通常在心尖四腔心切面上测量，主要指标为右心房上下径及左右径，通过二维超声单平面圆盘叠加模型可以获得右心房容积。右心房功能评估指标包括右心房各时相的容积、排空分数及长轴应变，可通过三维超声和斑点追踪成像进行测量（图 4-4-5）。

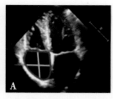

2D RA ES longitudinal dimension
2D RA ES transverse dimension
2D RA ES Simpson single-plane volume

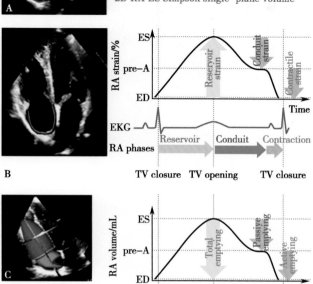

图4-4-5　二维超声(A)、斑点追踪应变成像(B)及三维超声(C)评估右心房大小及功能评估

2. 临床应用　关于右心房大小评估的测量参考值见附录,目前针对右心房功能的研究相对较少,三维超声和斑点追踪成像相关参数应用价值待进一步研究。

（孔德红）

第五篇

先天性心脏病

第一章　血管连接及结构异常

第一节　动脉导管未闭

【概述】

动脉导管未闭（patent ductus arteriosus，PDA）是临床常见的先天性心脏病之一，占先天性心脏病的10%～20%，男女发病比例为1∶（2～3）。动脉导管是胎儿时期肺动脉与主动脉之间的生理性沟通，由左侧第6弓动脉远端生成动脉导管。动脉导管通常于出生后15～20小时功能性闭合，2～10周解剖性闭合，如果生后1～2年动脉导管仍旧未闭合，称为动脉导管未闭。

动脉导管未闭可以单独存在，也常是复杂先天性心脏病的一个组成部分，尤其某些致死性畸形中，未闭的导管是患儿生存的必要条件。未闭的动脉导管从形态学上可分为管型、漏斗型、窗型、哑铃型、动脉瘤型，其中管型最为常见。

【临床表现】

临床症状的有无及严重程度主要取决于分流量的多少及肺动脉压力。分流量小者通常无症状，分流量大的患儿可影响其生长发育，易反复出现呼吸道感染，甚至心衰。随着病情进展出现肺动脉高压后，血液由肺动脉向主动脉分流，出现差异性发绀。体格检查于胸骨左缘第2～3肋间可闻及连续性机器样杂音，肺动脉高压者仅可闻及收缩期杂音，肺动脉第二音亢进，分流量大者，脉压增大，可出现周围血管征。

【超声心动图表现】

超声心动图可以明确动脉导管的有无、分流量的多少，并通过分流速度评估肺动脉压力。超声心动图还可对左右心大小及心功能进行评估，为手术与治疗提供全面的信息。

1. **M型超声**　不能直接显示未闭的动脉导管，可显示左心容量负荷增加的表现，如左心增大、左心室壁运动幅度增强、二尖瓣前叶DE幅度增高、EF斜率加快等。

2. **二维超声**

（1）直接征象：胸骨旁主动脉根部短轴切面于主肺动脉分叉处偏左至降主动脉处可见管状沟通。胸骨上窝主动脉弓长轴切面于主动脉峡部小弯侧或其下方管壁可见回声失落。

（2）间接征象：左心增大、二尖瓣环扩张、肺动脉内径增宽。患者合并肺动脉高压时，可见右心室增大，右心室壁增厚。

3. **多普勒超声**　多普勒超声于上述二维切面可显示经动脉导管的分流，分流量主要取决于动脉导管的口径和主动脉与肺动脉之间的压差，分流方向主要取决于心动周期中主肺动脉和主动脉之间的压力差。当不合并肺动脉高压，主动脉压力在整个心动周期均高于肺动脉时，分流为全心动周期的左向右分流，分流束为沿肺动脉外侧壁走行的五彩镶嵌的血流；当肺动脉压力增高时，分流量及分流速度逐渐减小，为舒张期左向右分流；当继发艾森门格综合征（Eisenmenger syndrome）时，分流为双向或右向左为主的分流，收缩期为肺动脉向主动脉的右向左分流，舒张期为主动脉向肺动脉的左向右分流。通过分流的压差或者三尖瓣反流可以评估患者肺动脉压力（图5-1-1，图5-1-2）。

【诊断要点】

降主动脉与肺动脉分叉见异常沟通。

彩色多普勒可见沿肺动脉外侧壁走行的五彩镶嵌的高速血流。

频谱多普勒可探及全心动周期左向右高速分流。

肺动脉内径增宽，左心增大，左心室壁运动增强。

合并肺动脉高压时，分流可为双向或右向左为主的分流。同时伴有右心室增大。右心室壁增厚，通过分流速度或者三尖瓣反流可评估肺动脉压力。

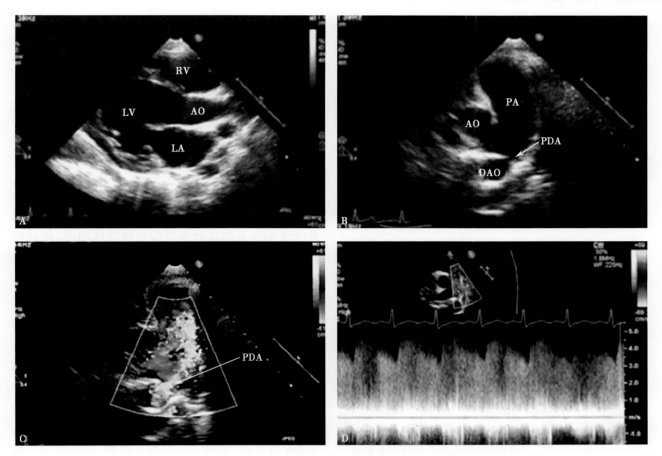

图 5-1-1　动脉导管未闭（不合并肺动脉高压）超声表现

A. 左心室长轴切面显示左心增大；B. 二维图像显示降主动脉与肺动脉分叉见异常沟通；C. 彩色多普勒显示沿肺动脉外侧壁走行的五彩镶嵌的高速血流；D. 采用 CW 测量动脉导管处血流速度明显增快，峰值血流速度达 4.5m/s。

（图注：AO. 主动脉，DAO. 降主动脉，LA. 左心房，LV. 左心室，RV. 右心室，PA. 肺动脉，PDA. 动脉导管）

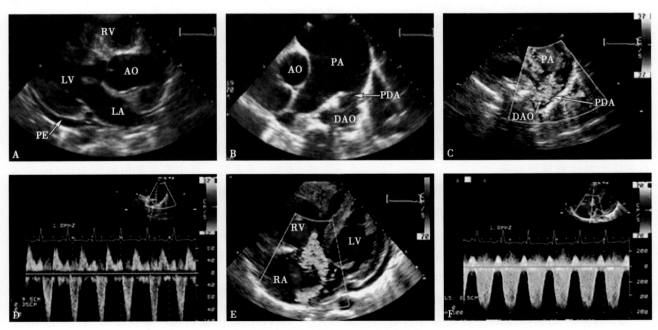

图 5-1-2　动脉导管未闭（合并肺动脉高压）超声表现

A. 左心室长轴切面显示右心室增大，右心室壁增厚，心包腔可见少量液性暗区；B. 大动脉短轴切面显示降主动脉与肺动脉分叉见较大沟通；C. 彩色多普勒显示沿动脉导管处大量左向右分流；D. 采用频谱多普勒于动脉导管处测得双向低速分流信号；E. 彩色多普勒显示三尖瓣重度反流；F. CW 测量三尖瓣反流，反流峰值流可达 6m/s。

（图注：AO. 主动脉，DAO. 降主动脉，LA. 左心房，LV. 左心室，RV. 右心室，PA. 肺动脉，PDA. 动脉导管）

【鉴别诊断】

动脉导管未闭主要与主-肺动脉间隔缺损、冠状动脉-肺动脉瘘、主动脉窦瘤破裂、肺动脉瓣狭窄、主肺动脉扩张继发的湍流鉴别，鉴别要点见表5-1-1。

表5-1-1 超声心动图在动脉导管未闭鉴别诊断中的要点

常见疾病	超声表现
主-肺动脉间隔缺损	主动脉与肺动脉之间的异常沟通，缺损通常位于升主动脉水平，升主动脉左侧壁与肺动脉主干右侧壁、右肺动脉开口近端处的较大回声失落，多普勒超声于该处可探及双期连续性分流
冠状动脉-肺动脉瘘	冠状动脉的瘘口位于主肺动脉内，瘘口较大者，冠状动脉可增宽，多普勒超声于瘘口处可探及双期连续性分流；瘘口小者，冠状动脉内径可正常，多普勒超声于瘘口处可探及舒张期为主分流
主动脉窦瘤破裂	主动脉窦呈囊性扩张，突入邻近的心腔，多普勒超声为连续性分流信号
肺动脉瓣狭窄	肺动脉瓣增厚、回声增强，收缩期瓣叶开放受限，彩色多普勒超声于收缩期可见肺动脉瓣口高速湍流信号
主肺动脉内湍流	主肺动脉内径增宽时，其内常可见沿肺动脉内侧壁走行的低速红色血流，并于肺动脉分叉处向回折返，该血流较发散，无血流汇聚现象

【小结】

1. 超声心动图检查可以明确导管的大小、肺动脉压力有无增高、心腔大小有无改变、心功能是否正常、有无其他病变等。动脉导管通常是某些复杂先天性心脏病的一个必要组成部分，在复杂先天性心脏病中需注意导管有无。

2. 动脉导管未闭在儿童期因其图像显示较为清晰，诊断较为容易，成人则易受图像质量影响而容易漏诊。肺动脉分叉切面是诊断动脉导管未闭的首选切面，常规超声心动图在显示肺动脉分叉基础上，在二维图像应观察有无异常管状结构出现，并应用彩色多普勒观察有无异常分流信号，避免漏诊。

3. 合并肺动脉高压的患者动脉导管处的分流速度低，彩色多普勒显示分流有时比较困难，在二维图像显示动脉导管后，通过调节彩色量程及取样框大小等来显示分流的血流信号。导管分流的量取决于导管口径的大小及主动脉与肺动脉间的压差，分流的速度及方向主要取决于整个心动周期中主动脉与肺动脉间的压差。

（王　欣）

第二节　肺动静脉瘘

【概述】

肺动静脉瘘（pulmonary arteriovenous fistula，PAVF）是一种罕见的肺部血管性病变，指肺动脉或其分支不经毛细血管而直接与肺静脉相通，形成瘘或瘤样病变，使得肺动脉内的低氧血未经肺毛细血管网氧合而直接由肺静脉引流入左心，致"右向左"分流，进而出现一系列机体病理生理改变和临床症状。该病最早由Churton在1897年尸检时发现，由Smith在1939年通过血管造影术证实。

PAVF的发病率为（2～38）/10万人，男女比例无显著差异，70%～90%为先天性血管畸形发育导致，常与遗传性出血性毛细血管扩张症（hereditary hemorrhagic telangiectasia，HHT；也称Rendu-Osler-Weber综合征）相关。胚胎发育时期，肺动脉支与肺静脉丛起源于同一时期的初级毛细血管丛，若两者之间的毛细血管发育不全或退化，使肺内的动脉与静脉缺乏毛细血管连接而直接相通。发育异常的血管在动脉压力的作用下膨胀呈血管瘤样、瘘管或囊状改变。该病可发生于全肺各处，肺下叶较为常见，50%～85%为单一肺段动脉引流至单一肺静脉，亦可见多支肺动脉多处引流。出生后异常的PAVF可处于潜伏状态，病变随着逐渐增高的肺动脉压力逐渐进展，扩张的管壁可形成继发退行性改变，机体动脉血氧饱和度（SaO$_2$）出现不同程度下降。

后天性PAVF较少见，其常见病因为肝硬化、外伤、炎症、手术等。其中常见的肝肺综合征（hepatopulmonary syndrome，HPS）是一种因肝脏疾病和/或门静脉高压导致的肺血管改变，此时与肝功能异常相关的多因素导致肺内小血管扩张/分流、肺泡通气-血流比例失调及弥散障碍，从而导致低氧血症。

【临床表现】

PAVF的临床症状及严重程度与"右向左"的分流量密切相关，若分流量较小，患儿可无明显症状；分流量超过20%时则可出现低氧血症的一系列表现，甚至发生心力衰竭。

典型的PAVF"三联征"是指劳力性呼吸困难、发绀及杵状指/趾。临床的常见症状包括呼吸困难、咯血、胸痛、咳嗽、乏力、活动后气短、头晕、头痛等。本病呈隐匿性进展，儿童时期出现症状者少，大多数患者在 30 岁左右开始发病，随着病情发展，发生各种并发症的风险也相应增加。由于静脉血不经过肺泡毛细血管网直接进入体循环，可发生异位栓塞，如脑缺血、脑梗死、脑脓肿等，而表现出相应的症状及体征。8% 的患者可因畸形的血管破裂发生咯血，严重者可危及生命。常见的体征包括发绀、杵状指/趾、胸部闻及连续性或收缩期血管杂音等。患者由于慢性低氧，常见高血红蛋白血症。因病灶多发于肺下叶，患者站立时病灶分流量相应增加，其血氧饱和度也会相应下降 2% 左右，出现直立性低氧血症。伴发遗传性出血性毛细血管扩张症的 PAVF 患儿可出现早期、无诱因的反复鼻出血，随着年龄增加可出现皮肤黏膜毛细血管扩张的症状及体征。

该病缺乏特异性临床症状，在临床中易被漏诊或误诊为先天性心脏病、肺结核、肺部转移瘤、肺癌等疾病而延误治疗。PAVF 为一进展性疾病，未治疗的患者死亡率高，延迟治疗会导致严重并发症和预后不良。因此，在临床中需要加深对该病的认识，提高诊断和鉴别诊断的能力具有重要意义。

【超声心动图表现】

PAVF 的影像学诊断主要依靠胸部 CT、肺动脉 CTA（CT 血管成像）或肺血管 DSA（数字减影血管造影）明确。常规 X 线胸片简便易行，典型病例可见曲张的血管阴影与肺门相连，对本病有一定诊断价值，可作为一线筛查方法。

绝大多数患者的经胸超声心动图表现为各腔室内径、左右心室功能及瓣膜功能均无明显异常。对于高度怀疑 PAVF 的患者，可用振荡生理盐水或混合二氧化碳盐水经周围静脉进行右心声学造影做鉴别诊断。它通过外周静脉注入对比剂（生理盐水 9mL + 1mL 空气混匀或 4mL 维生素 B_6 + 4mL 碳酸氢钠混匀）进行右心声学显影。对于无右向左分流的患者，对比剂微泡很快出现在右心房，微泡在通过肺毛细血管床时被吸收或弥散而消失，因此整个左心系统看不见对比剂微泡。若存在心房水平的右向左分流，气泡在右心房出现的同时，1~3 个心动周期之内进入左心房。而对于 PAVF 的患者，由于右向左分流发生在肺血管水平，对比剂微泡出现于右心后要延迟 4~5 个心动周期，气泡才能进入左心房。若观察到微泡通过肺静脉进入左心房，提示存

在肺动静脉解剖部位的异常。右心声学造影检查虽然不能确定肺静脉瘘的数目及具体位置，但是一种无创诊断本病的方法，因其无创、简便、价廉，临床可用作 PAVF 的鉴别。经食管超声配合右心声学造影可显示微泡具体由哪支肺静脉进入左心房，有助于定位病灶，但因其为半侵入操作，临床应用范围较为局限。

HPS 患者可见左心房增大，心室收缩亢进，心输出量增加。PAVF 患者的肺血管阻力较低，多普勒超声心动图估测的肺动脉压力常正常或较低。

【诊断要点】

根据反复咯血、呼吸困难、发绀及杵状指/趾的临床表现，血常规见红细胞及血红蛋白增多，超声心动图排除心内或大血管水平分流，结合胸片或胸部 CT 血管成像特征性表现，必要时肺血管 DSA 可明确诊断。部分患者可见直立性低氧血症。

右心声学造影可见右心显影后延迟 4~5 个心动周期之后左心房显影，不受呼吸变异影响。文献推荐按照单帧显影的左心微泡数量分为 1 级（<30 个）、2 级（30~100 个）和 3 级（>100 个），根据延迟显影的 2 级和 3 级图像诊断 PAVF 的敏感性为 90%，特异性为 74%。

【鉴别诊断】

PAVF 主要与卵圆孔未闭/较小房间隔缺损、细小动脉导管未闭鉴别，鉴别要点见表 5-1-2。

表 5-1-2　超声心动图在肺动静脉瘘鉴别诊断中的要点

常见疾病	超声及临床表现
卵圆孔未闭/较小房间隔缺损	房间隔于卵圆窝处见缝隙或小段回声缺失，彩色多普勒可测及房水平分流信号。右心声学造影可见右心显影后 1~3 个心动周期内左心房迅速显影。Valsalva 动作可增加左心显影微泡数量
细小动脉导管未闭	肺动脉主干稍增宽，左肺动脉近端与降主动脉间见细小导管沟通，彩色多普勒及脉冲多普勒示该处连续性左向右分流。右心声学造影示右心显影后，左心未见微泡显影

【小结】

1. 肺动静脉瘘是一种临床罕见病，先天发育不良占绝大多数，多与 HHT 有关；获得性的常见病因

为肝肺综合征。典型三联征为劳力性呼吸困难、发绀和杵状指/趾。脑脓肿为常见并发症。因肺内血管异常出现的右向左分流而导致低氧血症为主要病理生理异常。

2．肺下叶为好发部位，可见直立性低氧血症。

3．常规超声常无异常发现。右心声学造影可见右心显影后延迟4～5个心动周期后的左心显影。2级和3级显影图像敏感性和特异性较高。

4．缺乏特异性临床症状，易误诊、漏诊。疾病呈进展趋势，需早发现早治疗。

（董丽莉）

第三节　肺静脉异常回流

【概述】

肺静脉异常回流指肺静脉的血液引流入右侧心腔的先天畸形，部分或所有肺静脉未与左心房连接，而是分别或经共同肺静脉最终回流入右心房。根据肺静脉部分或完全与左心房无连接分为完全肺静脉异位引流（total anomalous pulmonary venous connection，TAPVC）和部分肺静脉异位引流（partial anomalous pulmonary venous connection，PAPVC）。

TAPVC是指所有肺静脉均没有正常回流入左心房，而是与右心房或与引流入右心房的静脉异位连接。左心房只通过房间隔缺损或者卵圆孔接受经右心房分流来的血液。TAPVC是一种少见的发绀型先天性心脏病，其发病率占先天性心脏病的1.5%～3.0%，如不采取手术干预，75%～80%的患儿在1岁以内死于充血性心力衰竭。TAPVC分为心上型、心内型、心下型、混合型四型，其中心上型最为常见。

PAPVC指4支肺静脉中的1～3支静脉未与左心房连接，而直接或间接与右心房连接，是一种少见的先天性心脏病，发病率占所有先天性心脏病的0.6%～0.7%。由于PAPVC通常无临床症状，且部分患者常规超声心动图无明显异常，加之超声及临床医生对此病认识不足，容易发生漏诊。PAPVC按照左右肺静脉异常连接部位可分为右侧异位连接、左侧异位连接和双侧异位连接，其中右侧异位连接最为常见。

【临床表现】

TAPVC患儿多在生后1年内即出现症状，多为呼吸困难、发育不良、心悸等。TAPVC患儿多早期即出现肺动脉高压，且比较严重，部分患儿生后不久即出现心力衰竭的症状。患儿的临床症状与房间隔缺损的大小密切相关，缺损大者，右向左分流量大，患儿左心输出量多，血氧含量相对增多，发绀可能不明显。如果患儿房水平分流受限，左心输出量明显下降，此时需紧急手术处理。心下型患儿最易合并肺静脉阻塞，且由于肺静脉回流路途远、管径细小、回流过程易受周围组织结构压迫，因此最易出现肺动脉高压及较早死亡。心上型患儿肺静脉阻塞多位于静脉相汇合处，心内型梗阻最少见，多位于冠状静脉窦连接处。

PAPVC患者于儿童期多无明显的临床症状，在中年之后可出现呼吸困难、心慌、咳嗽等症状。临床症状与异位连接的肺静脉数量及房间隔缺损有无和大小相关。严重者可出现肺动脉高压和右心衰竭症状。

【超声心动图表现】

一、完全肺静脉异位引流

1．多切面显示左心房壁连续完整，四支肺静脉均未与左心房相连，左心房后方可见共同肺静脉干回声，共同肺静脉干通过不同途径最终与右心房相连。扫查切面主要有左心室长轴切面、主动脉根部短轴切面、心尖四腔心切面、右心室长轴切面、胸骨上窝主动脉弓切面、剑突下切面等。

（1）心上型：胸骨上窝主动脉弓切面可见共同肺静脉干经垂直静脉向上走行与左头臂静脉相连，经右上腔静脉与右心房相连接。左头臂静脉内径增宽。彩色多普勒和频谱多普勒于垂直静脉内可探及连续向心静脉血流信号。

（2）心内型：共同肺静脉直接回流入右心房时，可见共同肺静脉干直接与右心房相连，彩色多普勒可见肺静脉血流回流入右心房的花色血流，频谱多普勒显示为连续双期静脉血流频谱；共同肺静脉经冠状静脉窦回流入右心房时，可见冠状静脉窦内径增宽，共同肺静脉干与之相连，彩色多普勒显示肺静脉血流回流入冠状静脉窦。

（3）心下型：共同肺静脉干经垂直静脉向下走行，穿过膈肌与肝静脉、门静脉或下腔静脉相连，肝静脉及门静脉扩张。彩色多普勒显示共同肺静脉内明亮花色血流，走行迂曲，汇入垂直静脉，垂直静脉内血流为离心血流。下腔静脉血流增多。频谱多普勒于垂直静脉内可探及连续离心静脉血流信号，有梗阻时则为高速湍流信号。

（4）混合型：包括多种上述回流途径，需仔细扫查肺静脉数目、回流部位，注意与 PAPVC 相鉴别。

2. 房间隔可见回声失落，房水平可探及右向左分流信号。

3. 左心明显减小，右心明显增大，肺动脉内径增宽。

4. 根据三尖瓣反流可评估肺动脉压力。

5. 肺静脉回流部位可有梗阻，血流速度加快。

二、部分肺静脉异位引流

至少有 1 支肺静脉与左心房相连，其余肺静脉可连于右心房、冠状静脉窦、垂直静脉、上下腔静脉等。扫查切面同 TAPVC，同时需注意肺静脉回流部位有无梗阻。房间隔回声可以连续完整，或可见回声失落。如果存在特殊类型房间隔缺损，如静脉窦型房间隔缺损、冠状静脉窦型房间隔缺损则易合并肺静脉异位回流。右心增大，肺动脉内径增宽，肺动脉压力增高。

【诊断要点】

一、完全肺静脉异位引流

1. 4 支肺静脉均未与左心房相连。

2. 左心房后方可见共同肺静脉干。

3. 共同肺静脉回流的位置包括右心房、冠状静脉窦、垂直静脉、上腔静脉、下腔静脉、肝静脉、门静脉等。

4. 房间隔缺损有无、数目、位置、大小、分流方向。

5. 左心明显减小、右心增大，肺动脉内径增宽。

6. 肺动脉压力增高。

7. 共同肺静脉回流的静脉内径增宽、血流速度加快，回流静脉局部是否有狭窄。

8. 合并其他畸形（图 5-1-3）。

二、部分肺静脉异位引流

1. 至少有 1 支肺静脉与左心房相连。

2. 1～3 支肺静脉回流至左心房外的位置：右心房、冠状静脉窦、垂直静脉 - 左无名静脉 - 右上腔静脉、下腔静脉、肝静脉、门静脉等。

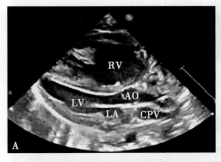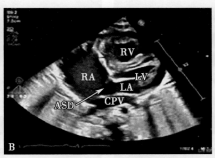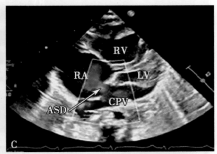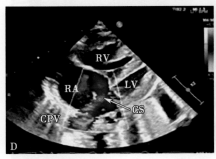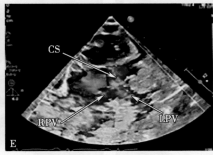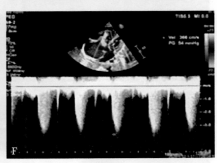

图 5-1-3 完全肺静脉异位引流（心内型）超声表现

A. 左心室长轴切面可见右心室显著增大，右心室壁增厚，左心明显变小，左心房壁后方可见共同肺静脉；B. 胸骨旁四腔心切面可见房间隔回声失落及共同肺静脉；C. 胸骨旁四腔心切面多普勒超声可见房水平右向左分流；D. 胸骨旁四腔心切面可见左右肺静脉汇合后回流入冠状静脉窦；E. 短轴不规则切面可见共同肺静脉回流入冠状静脉窦；F. 连续多普勒测及三尖瓣反流峰值速度为 3.7m/s，反流压差为 54mmHg。

（图注：AO. 主动脉，ASD. 房间隔缺损，CPV. 共同肺静脉，CS. 冠状静脉窦，LA. 左心房，LPV. 左肺静脉，LV. 左心室，RA. 右心房，RV. 右心室，RPV. 右肺静脉）

3. 房间隔缺损可有或无,注意房间隔缺损的数目、位置、大小、分流方向。

4. 左心大小可正常或减小,右心增大。

5. 肺动脉压力可正常或增高。

6. 肺静脉异常回流的静脉内径可增宽、血流速度加快,局部是否有狭窄。

7. 合并其他畸形(图 5-1-4)。

【鉴别诊断】

TAPVC 和 PAPVC 主要需和完全左侧三房心、永存左上腔静脉、无顶冠状静脉窦型房间隔缺损相鉴别,鉴别要点见表 5-1-3。

【小结】

1. TAPVC 主要见于婴幼儿,对于右心显著增大,左心明显减小,并且合并肺动脉高压患儿,需多切面扫查除外 TAPVC。婴幼儿患者经胸超声图像清晰,4 支肺静脉显示较为容易,经验丰富的超声医师可以较为准确地诊断 TAPVC。当患儿有右心增

表 5-1-3 超声心动图在肺静脉异常回流鉴别诊断中的要点

常见疾病	超声及临床表现
完全左侧三房心	三房心的隔膜通常与二尖瓣环平行;副房内血流较共同肺静脉干比较色彩较暗淡;各条肺静脉不形成共同动脉干,分别回流至副房或者冠状静脉窦。临床表现取决于左心房隔膜与左心房间交通口的大小及其合并的畸形,病理生理改变与二尖瓣狭窄类似
永存左上腔静脉	永存左上腔静脉与冠状静脉窦相连时,主动脉弓左侧可见一静脉管腔,向下走行与冠状静脉窦相连,后者内径增宽,其内为离心性向下走行的静脉血流,肺静脉连接正常。永存左上腔静脉通常无临床症状,亦不引起血流动力学改变
无顶冠状静脉窦型房间隔缺损	正常冠状静脉窦管状回声完全或部分缺失,冠状静脉窦与左心房完全或部分融合,房间隔后下方房水平可见左向右分流信号。肺静脉回流正常。临床表现与房间隔缺损一致

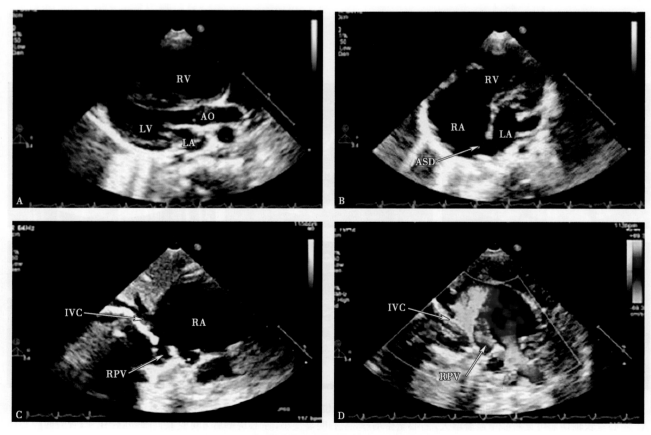

图 5-1-4 部分肺静脉异位引流(心内型)超声表现

A. 左心室长轴切面显示右心明显增大;B. 胸骨旁心尖四腔心切面显示房间隔回声失落;C. 剑突下不规则切面彩色多普勒显示右侧(上、下两支)肺静脉血流汇入右心房,近下腔静脉入口处水平左向右分流;D. 剑突下不规则切面显示右侧(上、下两支)肺静脉异位引流入右心房。

(图注:AO. 主动脉,ASD. 房间隔缺损,IVC. 下腔静脉,LA. 左心房,LV. 左心室,RA. 右心房,RV. 右心室,RPV. 右肺静脉)

大表现时，无论是否有房间隔缺损，均应观察肺静脉回流情况，当患儿合并特殊类型房间隔缺损时，尤其需多切面观察有无 PAPVC。

2. 对于成人患者来说，主要为 PAPVC，对于单纯房间隔缺损不能解释的右心增大，或者无明显原因的右心增大，需多切面观察肺静脉回流情况，虽然经胸超声心动图对 4 支肺静脉全部显示较为困难，但当怀疑 PAPVC 时，可经食管超声检查协助诊断。

3. 肺静脉数目可见变异，以右肺静脉变异多见，在超声检查时不能局限于回流入左心房的肺静脉数量，检查时即使已经找到 4 支肺静脉，仍然需要观察有无其他异常血流的出现，从而减少漏诊。

（王 欣）

第四节 冠状动脉瘘

【概述】

冠状动脉瘘（coronary artery fistula，CAF）是指冠状动脉与心脏腔室、大血管或其他血管之间存在的相对罕见的异常连接。澳大利亚解剖学家 Josef Hrytl 于 1841 年首次描述并总结了该疾病的特征。冠状动脉瘘发病无明显性别特征。冠状动脉瘘在人群中发病率是 0.002%，占先天性心脏病的 0.25%～0.40%。

冠状动脉瘘多数为先天性疾病，由于胚胎时期心肌中血管窦状间隙的发育障碍所引起。冠状动脉瘘亦可由医源性创伤导致。冠状动脉瘘多数为单发（90%），少数为多发。冠状动脉瘘可发源于左冠状动脉或右冠状动脉，并连接右心室、右心房、上腔静脉等心脏和大血管（图 5-1-5）。

已知的冠状动脉瘘最大可达 25mm，并且随着时间的推移继续扩大。冠状动脉可因压力升高而形成动脉瘤，升主动脉亦可扩张。冠状动脉瘘对血流动力学的影响主要取决于瘘口的大小、引流的位置及有无合并其他畸形，上述因素影响心脏腔室的大小。

【临床表现】

冠状动脉瘘的临床表现与瘘管的分流量存在明显的关联。分流量小，可无明显症状。分流量大，若血液进入右心系统可增加右心室负荷和肺血流量，导致肺动脉高压；若血液进入左心系统可加重左心室负荷，导致左心室扩张和左心衰竭。

在儿童时期，冠状动脉瘘通常无症状。成人冠状动脉瘘患者中 40% 存在明显症状和体征，包括心绞痛、杂音、呼吸困难、心律不齐、充血性心力衰竭、肺动脉高压、感染性心内膜炎等。

【超声心动图表现】

超声心动图在冠状动脉瘘的诊断和治疗随访方面有重要作用，对明确冠状动脉瘘的起源、走行以及终止位置，评估冠状动脉瘘的严重程度，对于临床医生选择恰当的治疗方案颇有价值。

1. 二维超声 经胸超声心动图发现左冠状动脉或右冠状动脉近端增宽应考虑冠状动脉瘘的可能。病变冠状动脉主干和 / 或分支扩张，可呈梭形，走行迂曲，管壁变薄，可间断或全程显示瘘管。对冠状动脉瘘检查的要点在于判断起源、走行、寻找瘘口和排查其他畸形。胸骨旁左心室长轴切面和胸骨旁主动脉短轴切面是扫查的重点。

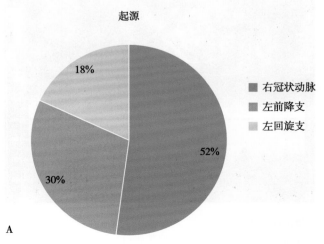

起源

18%
52%
30%

■ 右冠状动脉
■ 左前降支
■ 左回旋支

A

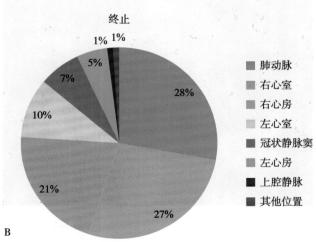

终止

1% 1%
5%
7%
28%
10%
21%
27%

■ 肺动脉
■ 右心室
■ 右心房
■ 左心室
■ 冠状静脉窦
■ 左心房
■ 上腔静脉
■ 其他位置

B

图 5-1-5 冠状动脉瘘的起源与终止位置分布比例
A. 显示冠状动脉瘘的起源位置；B. 显示冠状动脉瘘的终止位置。

2. **多普勒超声**　常应用于二维超声心动图扫查之后。彩色多普勒可显示冠状动脉起始处、瘘管内以及瘘管开口处的血流；冠状动脉起始处的流速较均匀，较少出现色彩镶嵌的现象；在追踪显示瘘管的切面上，彩色多普勒血流成像可显示瘘管内的血流信号，彩色多普勒血流成像有助于细小冠状动脉瘘的追踪。彩色多普勒对瘘管开口处的显示比较敏感，于瘘管开口处常可见多彩镶嵌的血流信号，血流速度较快。

可于瘘管开口处进行频谱多普勒测量。冠状动脉瘘入右心房、右心室、肺动脉及左心房时，由于上述部位的压力较左心室低，故瘘口处为连续性分流信号（图5-1-6）。冠状动脉瘘入左心室时，为舒张期的湍流信号。同时冠状动脉瘘的频谱形态还与瘘管的走行有关：如瘘管走行于心脏表面，缺乏心肌收缩时的挤压，频谱为连续样；瘘管走行于心肌内，频谱则以舒张期为主，典型的常见于冠状动脉-肺动脉瘘。

3. **三维超声以及经食管超声心动图**　对于走行复杂的冠状动脉瘘可行三维超声心动图检查，三维超声可以立体观察冠状动脉瘘的整体结构。对于走行显示不清晰的患者可行经食管超声心动图检查，经食管超声心动图能较清晰地显示冠状动脉扩张的部位、冠状动脉的走行以及瘘管开口等。

【诊断要点】

寻找异常的冠状动脉以及扩张的近段、追踪扫查瘘管的走行、判断瘘管开口的位置及测量评价异常血流的频谱是本病的诊断要点。

【鉴别诊断】

本病需要与冠状动脉瘤、冠状动脉异常起源、川崎病等疾病相鉴别。其中冠状动脉瘤多表现为一段或多段的冠状动脉扩张，冠状动脉瘤与心腔或大血管不存在异常沟通，瘤体内血流缓慢，频谱多普勒无明显高速湍流。

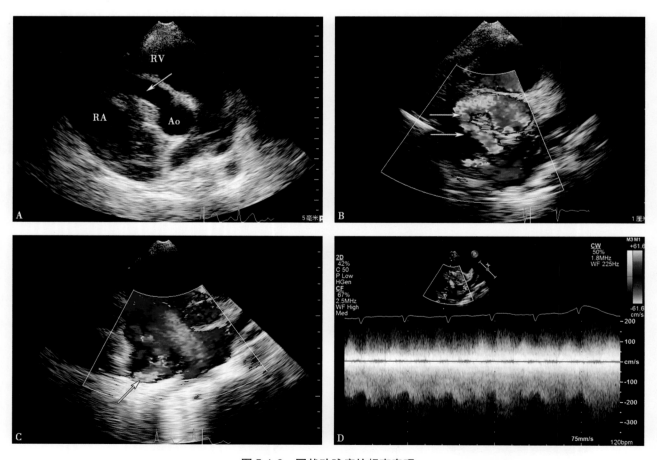

图5-1-6　冠状动脉瘘的超声表现

A. 冠状动脉瘘二维图像，右冠状动脉近端显著扩张；B. 彩色多普勒显示右冠状动脉走行迂曲扩张；C. 彩色多普勒显示右冠状动脉瘘管开口处血流速度明显增快，呈五彩镶嵌状；D. 频谱彩色多普勒显示右冠状动脉瘘管开口处为连续样频谱。
（图注：Ao. 主动脉；RA. 右心房；RV. 右心室）

【小结】

1. 冠状动脉瘘可源于先天性畸形,亦可由医源性创伤导致。

2. 超声表现为左冠状动脉或右冠状动脉近端增宽。病变的冠状动脉主干和/或分支扩张,走行迂曲,可间断或全程显示瘘管。瘘管开口处常见多彩镶嵌的血流信号。冠状动脉瘘频谱形态与瘘管走行和位置有关。

3. 对于走行复杂或显示不清晰的冠状动脉瘘可行三维超声或经食管超声心动图检查。

(宋　光)

第五节　冠状动脉异常起源

【概述】

冠状动脉异常起源(anomalous origin of coronary artery)包括冠状动脉起源于肺动脉和冠状动脉起源于主动脉,发病率共计先天性心脏病的 1%~2%。主要是胚胎发育过程中冠状动脉向主动脉窦融合过程中偏差所致。

冠状动脉起源于肺动脉是严重的先天性冠状动脉畸形之一,主要以左冠状动脉异常起源于肺动脉(anomalous origin of left coronary artery from pulmonary artery,ALCAPA)相对多见。冠状动脉起源于肺动脉常与其他先天性心脏病并存,临床上可分为婴儿型及成人型:婴儿型侧支循环发育尚不完善,出现左心室心肌供血减少,导致左心功能不全、二尖瓣反流等。约 90% 患儿于 1 岁以前死亡,主要死于充血性心力衰竭。成人型易发生致死性心律失常,因此早期诊断及治疗极为重要。绝大多数晚发患者和无症状患者均有充分的侧支循环,从而保证了心肌血供,故症状较轻。但冠状动脉的侧支形成广泛,左右冠状动脉明显扩张,导致冠状动脉灌注压降低,使心肌有不同程度的缺血,故即使无症状的患者也有可能发生猝死。

冠状动脉起源于主动脉,包括左冠状动脉(left coronary artery,LCA)异常起源、左前降支(left anterior descending,LAD)/左旋支(left circumflex,LCX)异常起源、右冠状动脉(right coronary artery,RCA)异常起源。冠状动脉起源于主动脉窦异常位置的这类畸形一般很少引起血流动力学变化。但若冠状动脉开口与主动脉间的锐角过小,当剧烈运动

时主动脉每搏输出量增加、主动脉扩张,有挤压冠状动脉开口,造成功能性狭窄的可能,甚至会引起运动后猝死。

单支冠状动脉缺如于 1903 年被首次描述。单支冠状动脉缺如在人群中的发病率是 0.024%~0.098%。大约 40% 的单支冠状动脉会合并其他类型的先天性心脏病。现如今,比较权威的单支冠状动脉畸形分类法是由 Lipton 在 1979 年提出的,后由 Yamanaka 等完善。这种分类方法是根据起源部位和冠状动脉分支的解剖分布而制定。单支冠状动脉缺如的患者经常无特异性的临床特征和心电图表现,这些患者常常被误诊为冠心病或被漏诊。随着年龄的增长,残余冠状动脉的动脉粥样硬化可导致较明显的临床症状(表 5-1-4)。

表 5-1-4　冠状动脉异常起源分类及发病率

异常起源	异常分类	发病率
起源于肺动脉	左冠状动脉起源于肺动脉(ALCAPA)	0.008 00%
	左前降支起源于肺动脉	0.000 80%
	右冠状动脉起源于肺动脉(ARCAPA)	0.002 00%
起源于主动脉窦异常位置	单支冠状动脉起源于主动脉	0.002 40%~0.044 00%
	左冠状动脉主干起源于右冠窦	0.017 00%~0.030 00%
	左冠状动脉主干起源于无冠窦	0.000 08%
	左前降支异位起源	0.010 00%~0.070 00%
	左旋支异位起源	0.320 00%~0.670 00%
	右冠状动脉起源于左冠窦	0.030 00%~0.900 00%
	右冠状动脉起源于无冠窦	0.003 00%
	右冠状动脉起源于左前降支	0.009 00%
冠状动脉缺如	左冠状动脉主干缺如	0.410 00%~0.670 00%
	左旋支缺如	0.003 00%~0.067 00%
	右冠状动脉缺如	—

【临床表现】

大多数冠状动脉异常起源的患者可无明显临床症状,少数患者可出现活动后胸闷、胸痛等类似心

肌缺血的症状。心电图表现可正常或类似心肌缺血表现。

冠状动脉异常起源于肺动脉的婴儿刚出生时可无症状，2个月后可出现喂奶时大汗淋漓、面色苍白、哭吵，常发生充血性心力衰竭。成年患者常可发生活动后胸闷，猝死或致死性心律失常，体检常可发现心前区舒张期为主的连续性杂音。此外，可有左心功能不全以及二尖瓣反流等。

单支冠状动脉缺如常无临床症状。若单支冠状动脉缺如合并冠状动脉粥样硬化，每次发作时可表现为全导联的ST-T改变，甚至发生尖端扭转型室性心动过速。单支冠状动脉缺如的老龄患者也可出现诸如晕厥、心律不齐、心绞痛、心肌梗死、充血性心力衰竭甚至猝死等症状和并发症。

【超声心动图表现】

1. 二维超声心动图 经胸超声心动图检查冠状动脉受透声条件及手法影响，部分患者显示有一定难度。胸骨旁左心室长轴、胸骨旁主动脉短轴及心尖五腔心均为观察冠状动脉的重要切面，重点观察冠状动脉的开口位置以及近端走行。当观察到左冠状动脉或右冠状动脉近端增宽，而另外一侧主动脉窦内无相应冠状动脉开口时，应着重观察肺动脉内有无异常血流信号，尤其是右内侧和后侧。

冠状动脉异常起源可有左心室扩张、室壁运动减低、二尖瓣反流等间接征象。

2. 多普勒超声——以左冠状动脉异常起源于肺动脉为例

（1）彩色多普勒可直接观察左冠状动脉向肺动脉内分流，亦可在左心室短轴切面观察到室间隔内丰富的侧支循环。

（2）频谱多普勒可检测到左冠状动脉至肺动脉的逆向血流，为舒张期为主的连续性分流信号。

（3）可出现右冠状动脉内血流速度加快，呈明亮的红色连续性血流（图5-1-7）。

3. 三维超声心动图以及经食管超声心动图 三维超声心动图可以更直观地显示异常起源的冠状动脉。对于走行显示不清晰的患者可行经食管超声心

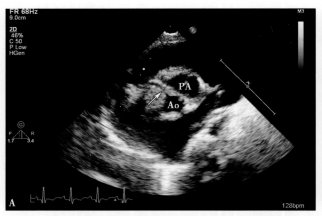
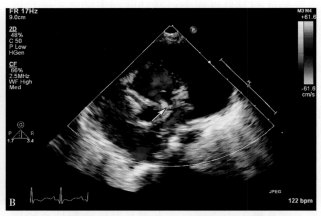
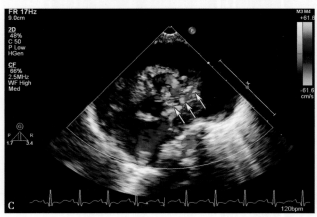
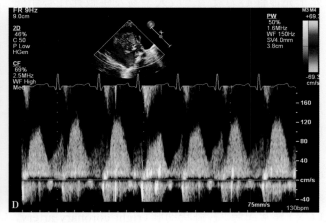

图5-1-7 冠状动脉异常起源的超声表现

A. 二维超声可清晰显示右冠状动脉近端；B. 彩色多普勒显示左冠状动脉起源于肺动脉；C. 彩色多普勒有助于追踪显示左冠状动脉的走行：左冠状动脉血流反向流入肺动脉内；D. 频谱彩色多普勒显示左冠状动脉开口处舒张期血流峰速约1.4m/s。（图注：Ao. 主动脉；PA. 肺动脉）

动图检查,经食管超声心动图能较清晰地显示冠状动脉开口、扩张的部位以及走行等。

【诊断要点】

注意仔细观察冠状动脉的起源和走行有无先天异常,尤其是冠状动脉主干和分支开口部位是本病的诊断要点。

【鉴别诊断】

本病需要与冠状动脉 - 肺动脉瘘、肺动脉瓣分流相鉴别:冠状动脉 - 肺动脉瘘一般可在主动脉窦部观察到左、右冠状动脉开口,病变的冠状动脉近端常增宽,而位于肺动脉内的瘘管开口多数位于肺动脉主干前外侧。肺动脉瓣分流于肺动脉瓣口见舒张期血流信号,流向右心室流出道。

【小结】

1. 冠状动脉异常起源是一类先天性心脏畸形。

2. 冠状动脉异常起源的临床症状往往不具有特异性。

3. 超声应重点观察冠状动脉的开口位置以及近端走行。当观察到左冠状动脉或右冠状动脉近端增宽,而另外一侧主动脉窦内无相应冠状动脉开口时,应着重观察肺动脉内有无异常血流信号,尤其是右内侧和后侧。

4. 对于开口或近端显示不清晰的冠状动脉可行三维超声心动图或经食管超声心动图检查。

(宋 光)

第六节 先天性血管环

【概述】

主动脉弓发育异常通常是指主动脉弓的位置及分支异常所造成的一组大血管病变,也称为弓动脉畸形(aortic arch anomaly)。广义上说,弓动脉畸形可包含下列各项中的一项或几项:主动脉弓分支异常;主动脉弓位置异常(包括右位主动脉弓、食管后主动脉弓及颈部主动脉弓等);主动脉弓数目异常(包括双主动脉弓、永存第5弓及主动脉弓离断等);单支肺动脉异常起源(包括单支肺动脉起源于升主动脉及左肺动脉起源于右肺动脉)等。弓动脉畸形时,若气管(及食管)被血管结构完全包绕则形成先天性血管环(congenital vascular ring)结构。左肺动脉起源于右肺动脉时,其从右肺动脉发出后走行于气管与食管之间最终到达左侧肺门,这种血管环结构也称为肺动脉吊带(pulmonary artery sling)。

【胚胎及病理分型】

弓动脉畸形的临床分型比较复杂,需了解弓动脉的胚胎发育才能更好地理解其解剖分型。在胚胎时期动脉系统的发育过程中,两条腹主动脉的尾侧与动脉干融合连接,头侧则分别与同侧的背主动脉通过6对原始弓动脉相连接。双侧背主动脉相互融合并在中线处形成降主动脉。双侧节间动脉迁移并参与锁骨下动脉的形成。发育过程中,6对原始弓动脉中的3条退化,仅保留第3、4及6号形成最终的主动脉弓及其分支。简单来说,双侧第3弓向上迁移参与形成颈动脉系统;双侧第4弓水平迁移形成主动脉横弓;双侧第6弓参与形成双侧肺动脉及动脉导管远端。在此阶段形成一个双主动脉弓系统,其两侧颈动脉及锁骨下动脉均呈对称排列。

通常,左弓和左导管保留,右弓在发出右锁骨下动脉以远的部分以及右侧导管退化吸收,形成正常的左位主动脉弓及左位动脉导管。若右弓在发出右颈总动脉及右锁骨下动脉之间的部分退化吸收,则右锁骨下动脉从降主动脉发出,形成左位主动脉弓合并右锁骨下动脉迷走。若左位主动脉弓退化吸收而右侧主动脉弓保留,则形成右位主动脉弓。若左弓发生退化吸收的部位在发出左颈总动脉与左锁骨下动脉之间,则左锁骨下动脉由降主动脉发出,为左锁骨下动脉迷走,胎儿时期由于其近端接受从动脉导管汇入降主动脉的血流,因而会产生一个膨大,称为Kommerell憩室。若左弓发生退化吸收的部位是在发出左锁骨下动脉以远,则右为主动脉弓发出的第一分支,即左无名动脉,是正常情况的一种镜像,称为右位主动脉弓镜像分支。若胚胎发育时双侧主动脉弓均保留,则形成双主动脉弓畸形,通常情况下左侧动脉导管保留而右侧动脉导管吸收。

【临床表现】

并不是所有的弓动脉畸形都能形成血管环,而且不同类型的血管环其临床症状也有所不同。双主动脉弓(图5-1-8)时,左、右侧主动脉弓形成一完整的"O"形血管环,将气管(及食管)包绕其中,患儿一般会有较为明显的纵隔压迫症状,表现为喘鸣、哮喘、呼吸窘迫、呼吸暂停以及吞咽困难。当双侧主

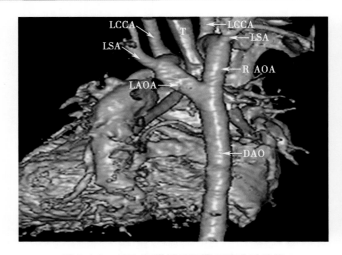

图 5-1-8 CTA三维重建图像示双主动脉弓

后面观,见左、右2条主动脉弓,汇合为1条降主动脉,4条头臂动脉分别从两侧主动脉弓发出。
(图注:DAO. 降主动脉;L AOA. 左位主动脉弓;LCCA. 左颈总动脉;LSA. 左锁骨下动脉;R AOA. 右位主动脉弓;RCCA. 右颈总动脉;RSA. 右锁骨下动脉;T. 气管)

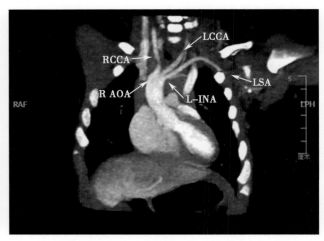

图 5-1-9 CTA图像示右位主动脉弓镜像分支

主动脉弓位于脊柱右前方,向左侧发出左无名动脉,旋即分为左颈总动脉和左锁骨下动脉。
(图注:L-INA. 左无名动脉;LCCA. 左颈总动脉;LSA. 左锁骨下动脉;R AOA. 右位主动脉弓;RCCA. 右颈总动脉)

动脉弓均发育良好时,患者症状出现早、压迫较重;当左弓发育不良时,则压迫较轻、症状出现较晚。

右位主动脉弓合并左锁骨下动脉迷走时,气管右侧的主动脉弓、左侧的动脉导管以及后方的Kommerell憩室呈"U"形包绕气管(及食管),出生之后的导管闭合称为动脉韧带,仍具有一定的压迫作用。但是,此类型的血管环一般较为疏松,约97%以上的患儿可能不会出现纵隔压迫症状,但亦有报道无症状的患儿行气管镜检查时也会有气管压迫表现。右位主动脉弓镜像分支时,最为常见的亚型是左侧动脉导管连接左无名动脉,此时不会形成血管环,患儿也无症状;若左侧动脉导管连接降主动脉,则气管右侧的主动脉弓、左侧的动脉导管以及后方的导管憩室呈"U"形包绕气管(及食管),患儿一般无症状,极少出现纵隔压迫症状(图5-1-9)。左位主动脉弓合并右锁骨下动脉迷走时,右锁骨下动脉发出时与降主动脉之间形成"C"形血管环,但一般不会形成压迫症状,极为罕见的情况下会产生食管压迫的症状。

肺动脉吊带(图5-1-10)时,由于左肺动脉在食管、气管之间走行,主要压迫远端气管及右主支气管,且常伴有远端气管内软骨环形成,90%以上患儿通常在早期,甚至婴儿期出现气道阻塞症状,常表现为不全气道阻塞引起的喘鸣及呼吸困难。

【超声心动图表现】

超声心动图对血管环的诊断主要依赖于胸骨上

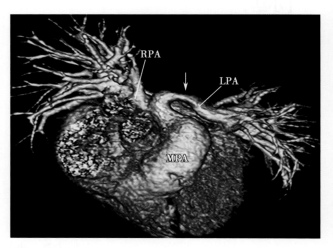

图 5-1-10 CTA三维重建图像示肺动脉吊带

左肺动脉起源于右肺动脉,走行气管后方(箭头所示)。
(图注:LPA. 左肺动脉;MPA. 主肺动脉;RPA. 右肺动脉)

窝切面进行扫查。正常情况下,在胸骨上窝处探头声束略偏向左侧纵切,可显示升主动脉、左位的主动脉弓及降主动脉起始部,透声情况良好的条件下可显示主动脉弓发出的3个分支。胸骨旁主动脉根部短轴切面可显示主肺动脉及其分支,观察肺动脉分叉结构,以及有无动脉导管。当然,一些非标准切面可用于连续追踪组成血管环的血管结构,明确其性质,也具有重要作用。另外,在怀疑血管环的情况下应常规行横断面扫查,意义重大。

1. 主动脉弓的判别 常规情况下,胸骨上窝处探头声束向左侧倾斜纵切,可显示升主动脉、主动脉弓及降主动脉影像,即主动脉弓左降,若常规位置不能显示而是在探头声束略偏向右侧纵切时可显示完整主动脉弓，则为右位主动脉弓。当然，若纵切时探头声束由左向右偏移显示两个主动脉弓则为双主动脉弓（图 5-1-11）。此时将声束旋转 90°扫查横断面具有重要意义，可同时显示升主动脉远端发出左、右主动脉弓，并且在降主动脉起始部汇合（图 5-1-12）。

2. 主动脉分支血管的探查　正常左位主动脉弓情况下，主动脉发出的第 1 支头臂动脉是右无名动脉，旋即分支为右颈总动脉及右锁骨下动脉，主动脉弓发出的第 2、3 支头臂动脉分别为左颈总动脉及左锁骨下动脉。右位主动脉弓情况下，其发出的第 1 支头臂动脉向左侧走行，若为左无名动脉则为右位主动脉弓伴镜像分支（图 5-1-13）；若为左颈总动脉则一般为右位主动脉弓伴左锁骨下动脉迷走，此时左锁骨下动脉根部一般通过膨大的 Kommerell

憩室连接降主动脉，但多数情况下受胸部气体干扰此处显示不清晰。双主动脉弓时，分别沿双侧弓寻找头臂动脉的发出，一般左、右侧弓分别发出同侧的颈总动脉及锁骨下动脉。

胸骨旁主动脉根部短轴切面正常可显示肺动脉主干发出左、右肺动脉。若肺动脉分叉结构不能显示，而显示主肺动脉直接延续为右肺动脉，则应考虑到左肺动脉从右肺动脉发出的可能。沿右肺动脉连续扫查，可在右肺动脉起始部稍远发现其发出左肺动脉，向后、向左侧绕行一强回声结构（气管），证实为肺动脉吊带（图 5-1-14）。

3. 其他　实际上，弓动脉畸形或血管环在胎儿期一般能做出比较完整的诊断，这是因为胎儿期动脉导管均处于开放状态，且双肺及气管不含气体，透声良好，超声可直接显示气管结构并可准确定位

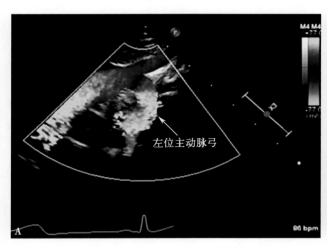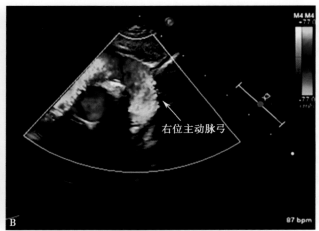

图 5-1-11　双主动脉弓纵切面
A. 探头声束偏向左侧显示左位主动脉弓；B. 声束向右侧偏移显示稍宽的右位主动脉弓。

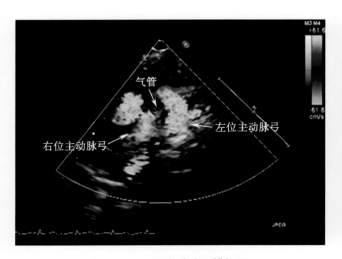

图 5-1-12　双主动脉弓横切面
左、右主动脉弓在气管两侧包绕气管，并在降主动脉起始部汇合。

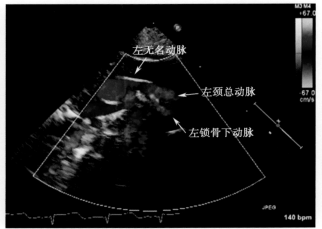

图 5-1-13　右位主动脉弓伴镜像分支
右位主动脉弓发出左无名动脉，旋即分为向头侧走行的左颈总动脉和向左侧肩胛走行的左锁骨下动脉。

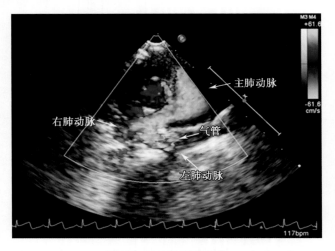

图 5-1-14　肺动脉吊带

主肺动脉直接延续为右肺动脉,左肺动脉从右肺动脉起始部稍远发出,在气管后方绕行,LPA 为左肺动脉。

主动脉弓位于气管的左侧 / 右侧。出生后动脉导管一般很快闭合并形成动脉韧带,超声不能显示该结构,甚至在 CT 及 MRI 上也不能显示,因此对血管环的诊断有一定局限性。若出生后的超声心动图检查可结合产前超声检查的结果有针对性地探查可有效提高血管环畸形的诊断率。另外,CTA 或 MRA(磁共振血管成像)检查并结合三维重建技术可更加直观地显示主动脉弓及其头臂动脉的发出,并显示血管周围的气管、食管等结构,从而显示血管环结构是否产生了纵隔压迫征象,具有重要意义。但超声心动图可明确诊断合并的心内畸形,且实时无创、费用低廉,对于诊断弓动脉畸形仍不可或缺。

【诊断要点】

1. 判断主动脉弓的位置及数目。

2. 判断主动脉弓血管的分支形式。

3. 胸骨旁大动脉短轴切面寻找肺动脉分叉结构。若不能发现肺动脉分叉,则需要确定左、右肺动脉的发出位置及走行。

【鉴别诊断】

右位主动脉弓主要应与双主动脉弓进行鉴别。右位主动脉弓伴镜像分支时其发出的第一支头臂动脉为左无名动脉,向左上方走行并不连接降主动脉;双主动脉时左位主动脉弓末端应连接降主动脉,此为两者主要鉴别点。

【小结】

1. 首先判断主动脉弓的位置及数目,在发现右位主动脉弓的情况下,一定要行横断面扫查判断有无同时存在左侧的主动脉弓,以区分单纯右位主动脉弓及双主动脉弓。

2. 若为单纯右弓,应追踪扫查其向左侧发出的头臂动脉以确定主动脉弓的分支形式(镜像分支或迷走左锁骨下动脉分型)。

3. 胸骨旁大动脉短轴切面不能发现肺动脉分叉时需连续扫查确定左肺动脉的发出,以确定是否存在肺动脉吊带病变。

4. 应结合胎儿超声心动图结果与出生后的 CTA 和 / 或 MRI 三维重建结果综合做出诊断。

(张　颖)

第二章　间隔缺损

第一节　房间隔缺损

【概述】

房间隔是左、右心房之间的分隔，包括原发隔和继发隔。原发隔以膜性成分为主，由原始心房的顶壁正中线房壁向内凹陷形成。原发隔自上向下生长，同时房室交界处心内膜垫对接融合形成中间隔，原发隔下缘与中间隔之间形成原发孔（Ⅰ孔）。原发隔继续向下生长，最终与中间隔融合，封闭原发孔。在此期间，原发隔上部局部吸收形成筛孔，继而融合形成继发孔（Ⅱ孔）。继发隔以肌性成分为主，紧邻原发隔右侧，由心房顶壁发生并向下生长，但不完整，呈新月状，其下缘围成一孔，称为卵圆孔。出生后左心房压升高，原发隔被压向继发隔和卵圆孔，形成功能性关闭；生后 3 个月内原发隔与继发隔解剖融合，使后者完全解剖封闭。当房间隔的某一部位发育异常，残留孔道，形成心房间的分流，即房间隔缺损（atrial septal defect，ASD），是最常见的先天性心脏病之一，发病率占所有先天性心脏病的 10%～15%。女性多见，女男比例为（2～4）:1。

根据缺损的解剖部位，房间隔缺损的分型主要包括：①原发孔型（Ⅰ孔型），原发隔下缘发育不良或心内膜垫上移不够，二者未能融合，形成缺损，占 ASD 的 10%～25%，大多数情况，原发孔型房间隔缺损会合并二尖瓣前叶或三尖瓣隔叶的裂缺，应归为部分型心内膜垫缺损；②继发孔型（Ⅱ孔型），原发隔发育不良、继发孔吸收过多或继发隔发育不良等，导致房间隔中部缺失，约占 ASD 的 70%；③静脉窦型，上、下腔静脉在右心房入口处的房间隔发育异常所致，占所有房间隔缺损的 5%～10%，可分为上腔静脉型和下腔静脉型缺损两种亚型；④冠状静脉窦型，罕见，左侧心房皱襞发育不良，导致冠状静脉窦顶盖的部分或全部缺如，使左心房与右心房通过

冠状静脉窦相通，也称无顶冠状静脉窦；如果缺损发生在冠状静脉窦末端开口处，可导致左、右心房和冠状静脉窦同时直接相通；⑤复合型，上述四型中的两型或两型以上的缺损同时存在，可互不相连或融为一个大的缺损；⑥单心房，房间隔完全缺如或仅残留 2～3mm 的肌性残端或肌束，可单独存在，也可合并其他畸形；⑦筛孔型，原发隔发育不良，卵圆窝处可遗有大小不等、数目不一的筛孔型缺损，可合并房间隔膨出瘤；⑧卵圆孔未闭，2/3 的小儿在出生后 12 个月内卵圆孔完全封闭，少数可延迟至 18 个月或成人阶段仍未完全解剖封闭，如卵圆孔处残余细小孔隙，伴少量分流或潜在分流，称为卵圆孔未闭，为 2～10mm，平均 5～6mm。房间隔缺损分型示意如图 5-2-1。

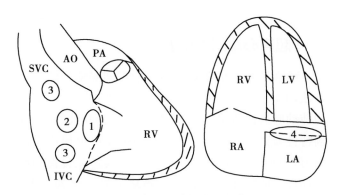

图 5-2-1　房间隔缺损分型示意图

①原发孔型；②继发孔型；③静脉窦型；④冠状静脉窦型。（图注：AO. 主动脉；IVC. 下腔静脉；LV. 左心室；PA. 肺动脉；RA. 右心房；RV. 右心室；SVC. 上腔静脉）

房间隔缺损可单独发生，也可与其他畸形同时存在，如室间隔缺损、动脉导管未闭等，合并二尖瓣病变时称卢滕巴赫综合征（Lutembacher syndrome）。房间隔缺损还可以作为法洛三联症、五联症等复杂心脏畸形的组成部分，尤其是在二尖瓣或三尖瓣闭锁、完全肺静脉异位连接、大动脉转位等复杂畸形中，房间隔缺损是患儿生存的必需条件之一。

【临床表现】

当房间隔缺损较小时，心脏结构和血流改变较小，临床症状无或较轻，直到中老年阶段才有临床表现。当房间隔缺损较大时，心脏结构和血流改变明显，临床症状出现较早，包括劳累后心悸、气急、乏力、咳嗽、咯血等，易患呼吸道感染，甚至发育障碍；视诊和触诊可见心前区抬举性、弥散的心搏，叩诊心浊音界扩大，听诊胸骨左缘第2肋间闻及Ⅱ～Ⅲ级收缩期吹风样喷射性杂音，多不伴震颤；X线胸片表现为心影增大、肺动脉干突出、肺门血管影增粗、主动脉结小；心电图可表现为不完全性右束支传导阻滞、完全性右束支传导阻滞、电轴右偏等。

持续的右心容量负荷增加、肺血增多，早期会出现容量性肺动脉高压，此时如能得到有效的治疗，肺动脉压力会恢复正常。长期的容量性肺动脉高压将引起肺小动脉内膜增生、管壁增厚，进而出现阻力性肺动脉高压，导致右心衰竭、体循环淤血和心房纤颤等，此时修补房间隔缺损，亦不能使肺动脉压完全下降。一般情况下，单纯房间隔缺损引起的肺动脉高压多为轻度和中度，极少数会出现重度肺动脉高压，导致右向左分流，并出现发绀[艾森门格综合征（Eisenmenger syndrome）]。如果患者较早出现肺动脉高压和发绀应考虑合并其他心脏畸形的可能。

【超声心动图表现】

经胸超声心动图是目前诊断房间隔缺损的首选方法，除定性诊断外，还可以定量评估房水平分流和肺动脉高压程度。少数患者由于房间隔缺损的解剖特性及透声条件较差等因素影响，可选择声学造影、经食管超声心动图等技术。尤其是经食管超声心动图，对各种类型的房间隔缺损显示更为清晰，还可以定量评价残留房间隔边缘大小及强度，有助于术前分析、术中监测和术后效果的评定，特别是介入性房间隔缺损封堵术，是诊断房间隔缺损的最佳方法。

1. 二维超声

（1）直接征象：房间隔局部的回声失落或冠状静脉窦顶盖的回声失落，断端回声增强。依据回声失落的部位确定缺损的类型。原发孔型房间隔缺损位于房间隔下部，位置最低，紧邻十字交叉（图5-2-2）；继发孔型房间隔缺损位于房间隔中部（图5-2-3A），累及前峡部时，主动脉后壁后方可见房间隔回声失

落（图5-2-3B）；静脉窦型房间隔缺损紧邻心房顶部，需要在上、下腔静脉入口处进一步确认（图5-2-4）；冠状静脉窦型缺损的回声失落表现为冠状静脉窦管状回声完全或部分缺失，冠状静脉窦与左心房完全或部分融合，可伴有冠状静脉窦入口处的房间隔回声失落（图5-2-5）；复合型房间隔缺损可同时存在上述两处及以上位置的回声失落（图5-2-6）；单心房的房间隔完全缺如，或仅残留较小的房间隔断端，一般断端长度小于5mm（图5-2-7）；筛孔型房间隔缺损和卵圆孔未闭时缺损较小，经胸超声通常不能显示确切的回声失落，需要结合彩色多普勒超声，或经食管超声显示。

当继发隔发育较差时，房间隔以原发隔成分为主，柔软而冗长，随左、右心房间压力改变，一般呈膜瘤样向右心房侧膨突，或随心动周期左右摆动，称为房间隔膨出瘤（图5-2-8）。房间隔膨出瘤可完整无缺损，也可伴有一处或多处大小不等的缺损。

大多数继发孔型、原发孔型缺损和单心房，常规的胸骨旁四腔心、剑突下四腔心切面足以发现回声失落。对少数解剖部位特殊的缺损需要较为特定的切面：靠近主动脉后壁的前峡部缺损主要应用胸骨旁和剑突下主动脉根部短轴切面；静脉窦型缺损选择剑突下显示上下腔静脉入口的双房切面，或经食管的上下腔静脉长轴切面；冠状静脉窦型缺损需要心尖四腔心切面向后显示冠状静脉窦的切面、胸骨旁右心两腔心切面，或者经食管冠状静脉窦长轴切面。较小的卵圆孔未闭和筛孔型房间隔缺损在经食管主动脉根部短轴和上下腔静脉长轴等系列切面上显示得更真实和准确。获得理想的二维切面取决

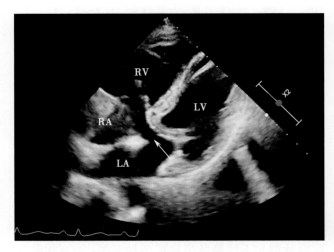

图5-2-2　原发孔型房间隔缺损二维超声直接征象
胸骨旁四腔心切面，箭头示房间隔下部回声失落。
（图注：LA. 左心房；LV. 左心室；RA. 右心房；RV. 右心室）

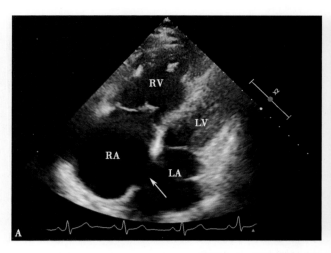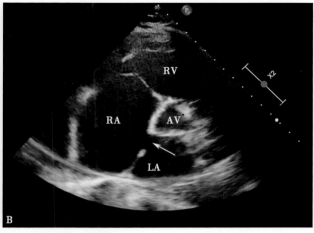

图 5-2-3 继发孔型房间隔缺损二维超声直接征象
A. 胸骨旁四腔心切面,箭头示房间隔中部回声失落;B. 胸骨旁大动脉短轴切面,箭头示主动脉后壁后方回声失落。
(图注:AV. 主动脉瓣;LA. 左心房;LV. 左心室;RA. 右心房;RV. 右心室)

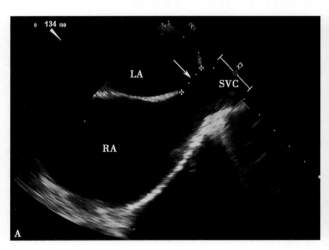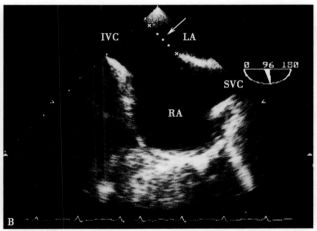

图 5-2-4 静脉窦型房间隔缺损二维超声直接征象
A. 经食管超声上腔静脉入口切面,箭头示房间隔近上腔静脉入口处回声失落;B. 经食管超声上下腔静脉长轴切面,箭头示房间隔近下腔静脉入口处回声失落。
(图注:IVC. 下腔静脉;LA. 左心房;RA. 右心房;SVC. 上腔静脉)

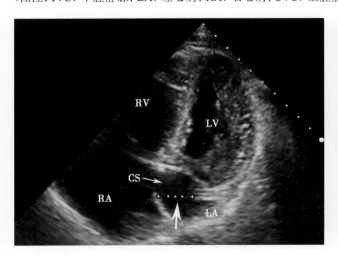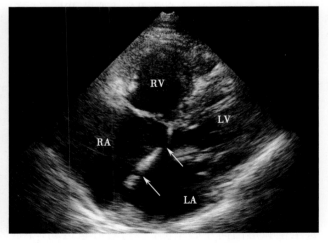

图 5-2-5 冠状静脉窦型房间隔缺损二维超声直接征象
心尖四腔心切面探头向后,显示冠状静脉窦,箭头示冠状静脉窦与左房间分隔回声失落。
(图注:CS. 冠状静脉窦;LA. 左心房;LV. 左心室;RA. 右心房;RV. 右心室)

图 5-2-6 复合型房间隔缺损二维超声直接征象
胸骨旁四腔心切面,箭头示房间隔中部和下部两处回声失落。
(图注:LA. 左心房;LV. 左心室;RA. 右心房;RV. 右心室)

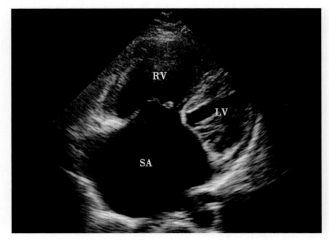

图5-2-7　单心房二维超声直接征象

胸骨旁四腔心切面，房间隔完全缺如。

（图注：LV. 左心室；RV. 右心室；SA. 单心房）

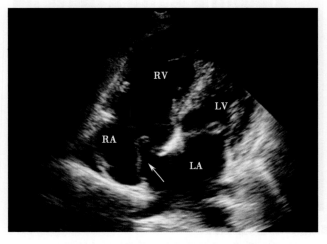

图5-2-8　房间隔膨出瘤二维超声图像

胸骨旁四腔心切面，箭头示房间隔中部呈瘤样膨向右心房侧，二维图像不易确定是否存在缺损。

（图注：LA. 左心房；LV. 左心室；RA. 右心房；RV. 右心室）

于超声医生对缺损病理解剖及其立体空间关系的理解和检查手法的技巧。为了准确评价房间隔缺损的部位、大小和分流情况，多切面系统检查是十分必要的。

（2）间接征象：房间隔缺损的间接征象包括右心室、右心房扩大，右心室流出道、肺动脉及其分支增宽，室间隔平直等（图5-2-9）。当伴有肺动脉高压时，可出现不同程度的右心室壁增厚，室间隔平直甚至呈弧形凸向左心室侧，参与右心室运动，下腔静脉增宽，偶见极少量的心包积液。

2. 彩色多普勒超声

（1）直接征象：在胸骨旁、剑突下和心尖四腔心切面，原发孔型房间隔缺损的红色分流束紧邻二尖瓣前叶根部，自左向右水平方向经过缺损处进入右心房（图5-2-10A），原发孔型缺损常合并二尖瓣前叶裂，同时显示收缩期起源于前叶瓣体的二尖瓣反流束（图5-2-10B）。在胸骨旁、剑突下四腔心切面和主动脉根部短轴切面，继发孔型房间隔缺损的分流显示为起始于房间隔中部缺损处左心房侧的血流束，血流束经缺损处进入右心房，向右下斜行流向三尖瓣口（图5-2-11）。剑突下切面有助于显示静脉窦型缺损的彩色分流束，但确切的显示还有赖于经食管超声心动图，静脉窦型缺损常合并右侧肺静脉异位连接，可在右心房内显示不同于上下腔静脉血流的附加血流束（图5-2-12）。心尖四腔心切面稍向后，冠状静脉窦型缺损的彩色分流束位于房间隔的后下方，自左心房经冠状静脉窦向右进入右心房，亮度较低（图5-2-13A）；胸骨旁右心两腔心切面上彩色分流束位于右心房后部，指向探头方向，亮度较高（图5-2-13B）。复合型房间隔缺损时可在一个切面上同时显示，或在不同的切面上分别显示两个或以上不同的彩色过隔血流束，后者需要操作者有良好的立体空间思维和操作手法（图5-2-14）。单心房时两房间没有隔膜，血液相互融合，彩色多普勒显示血流在心房内旋转（图5-2-15）。胸骨旁、剑突下四腔心切面，筛孔型房间隔缺损显示为起始于房间隔中部的两束以上的彩色分流束，可在一个切面上同时显示，或在不同的切面上分别显示。胸骨旁、剑突下四腔心切面，卵圆孔未闭的分流显示为起始于房间隔中部的细小左向右分流束（图5-2-16）。

房间隔膨出瘤的二维图像不易判断是否伴有缺损及缺损数目和大小，需要结合彩色多普勒超声观察分流束的数目、起源，测量分流束宽度（图5-2-17）。

彩色分流束的颜色取决于分流血流的运动方向与探头之间的角度，多数房间隔缺损在经胸超声显示为朝向探头的红色血流。彩色分流束的亮度与缺损的大小有关，一般较小缺损的分流速度相对较快、分流束较亮，较大缺损分流速度相对较慢、分流束较暗；当肺动脉高压时，左向右分流速度减低、颜色暗淡，而出现右向左分流时，彩色血流呈暗淡的蓝色或红蓝交替。特别要强调的是，房间隔缺损的彩色血流显示一定要选择合适的切面，使探头与缺损血流束的夹角尽量小，避免假过隔血流造成的假阳性。房间隔缺损的超声诊断在很大程度上决定了临床采取介入封堵或手术修补的方式进行治疗，因此对真性与假性彩色过隔血流的鉴别非常重要，具体鉴别点见表5-2-1。

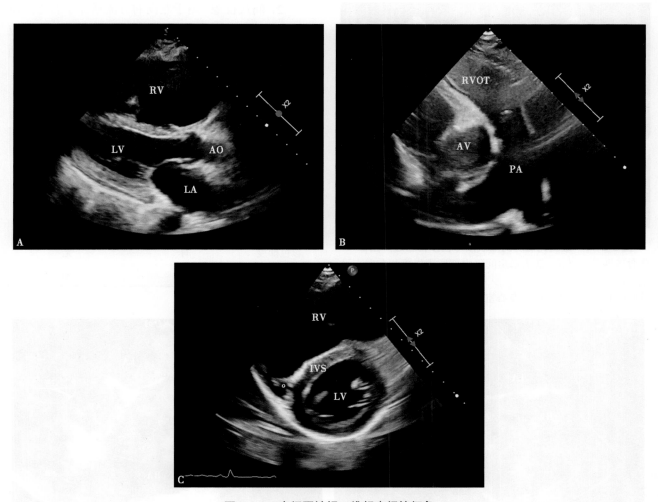

图 5-2-9 房间隔缺损二维超声间接征象

A. 胸骨旁左心室长轴切面,右心室增大;B. 胸骨旁肺动脉长轴切面,右心室流出道、肺动脉增宽;C. 胸骨旁左心室短轴切面,室间隔略平直。

(图注:AO. 主动脉;AV. 主动脉瓣;LA. 左心房;LV. 左心室;PA. 肺动脉;RA. 右心房;RV. 右心室;RVOT. 右心室流出道)

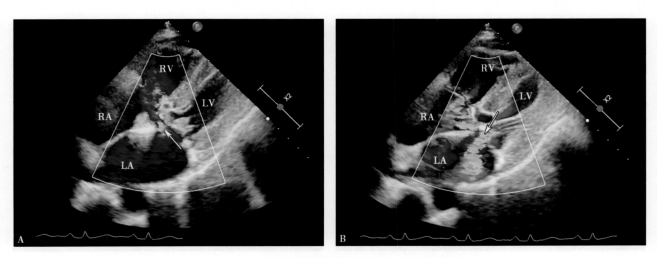

图 5-2-10 原发孔型房间隔缺损彩色多普勒超声图像

A. 胸骨旁四腔心切面,箭头示房间隔下部左向右过隔分流;B. 胸骨旁四腔心切面,箭头示收缩期起源于二尖瓣前叶的反流束。

(图注:LA. 左心房;LV. 左心室;RA. 右心房;RV. 右心室)

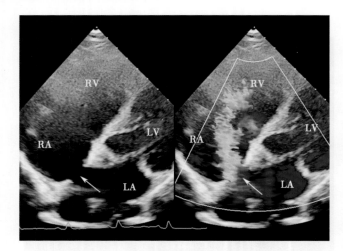

图 5-2-11　继发孔型房间隔缺损彩色多普勒超声图像

胸骨旁四腔心切面,箭头示房间隔中部回声失落和左向右过隔分流。

(图注:LA. 左心房;LV. 左心室;RA. 右心房;RV. 右心室)

(2)间接征象:由于左向右分流增加了右心的血容量,三尖瓣和肺动脉瓣口的血流量和速度都相应增加,彩色血流束会增宽,亮度增加。彩色多普勒还可显示不同程度的三尖瓣和肺动脉瓣反流。

表 5-2-1　真假性彩色过隔血流鉴别点

鉴别点	真过隔血流	假过隔血流
位置	缺损处	弥散
起源	局限左心房内	弥散
走行	成束,清晰	不成束,模糊不清
亮度	较亮	较暗
彩色梯度	有	无
彩色汇聚	有	无

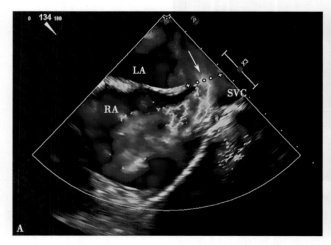

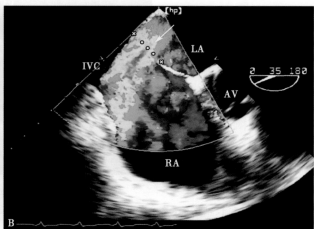

图 5-2-12　静脉窦型房间隔缺损彩色多普勒超声图像

A. 经食管超声上腔静脉入口切面,箭头示房间隔近上腔静脉入口处左向右过隔分流;B. 经食管超声下腔静脉入口切面,箭头示房间隔近下腔静脉入口处左向右过隔分流。

(图注:AV. 主动脉瓣;IVC. 下腔静脉;LA. 左心房;RA. 右心房;SVC. 上腔静脉)

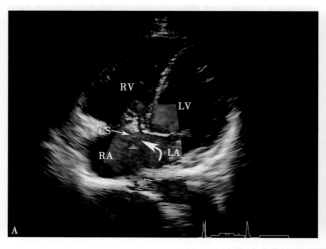

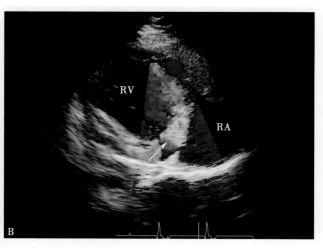

图 5-2-13　冠状静脉窦型房间隔缺损彩色多普勒超声图像

A. 心尖四腔心切面探头向后,显示冠状静脉窦,箭头示左心房血流经冠状静脉窦进入右心房;B. 胸骨旁右心两腔心切面,箭头示房水平左向右分流。

(图注:CS. 冠状静脉窦;LA. 左心房;LV. 左心室;RA. 右心房;RV. 右心室)

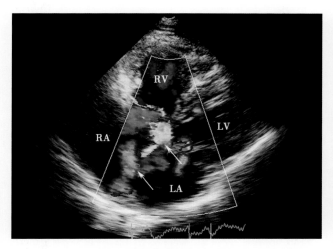

图 5-2-14　复合型房间隔缺损彩色多普勒超声图像
胸骨旁四腔心切面，箭头示房间隔中部和下部两处左向右过隔分流。
（图注：LA. 左心房；LV. 左心室；RA. 右心房；RV. 右心室）

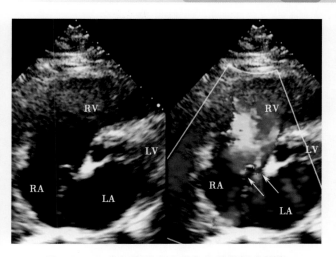

图 5-2-17　房间隔膨出瘤彩色多普勒超声图像
胸骨旁四腔心切面，房间隔中部呈瘤样膨向右心房侧，箭头示 2 束彩色过隔分流。
（图注：LA. 左心房；LV. 左心室；RA. 右心房；RV. 右心室）

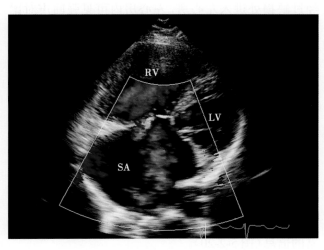

图 5-2-15　单心房彩色多普勒超声图像
胸骨旁四腔心切面，房间隔完全缺如，心房内血流融合。
（图注：LV. 左心室；RV. 右心室；SA. 单心房）

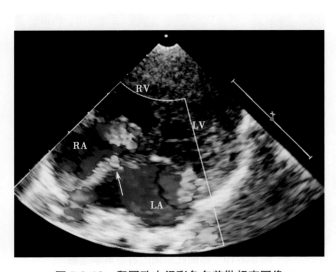

图 5-2-16　卵圆孔未闭彩色多普勒超声图像
胸骨旁四腔心切面，箭头示房间隔中部细小左向右过隔分流。
（图注：LA. 左心房；LV. 左心室；RA. 右心房；RV. 右心室）

3. 频谱多普勒超声　主要应用脉冲波多普勒，取样容积设置在房间隔缺损处的右心房侧或左心房侧，声束与分流束之间的角度要尽量小。频谱在基线的上方或下方与血流的分流方向和取样角度有关，一般来说，经胸超声检查，左向右分流的频谱形态呈基线上方的双峰或三峰波形，分别出现在心室收缩期、舒张早中期和舒张晚期，收缩期峰最高，舒张期次之，峰顶频带较宽（图 5-2-18）。明显的肺动脉高压或右心室流出梗阻可改变分流的频谱形态，如在双向分流时频谱波形为分别在基线上方和下方的双峰波形。频谱的峰速度一般在 1.1～1.3m/s，平均 1.2m/s，较小的缺损或卵圆孔未闭的分流峰速度略快，可超过 1.5m/s，较大缺损的分流峰速度略低，可在 0.8～1.0m/s 以下。肺动脉高压或右心室流出梗阻可减小左心房与右心房间压差，进而减低左向右分流峰速度。

显著的右心容量负荷过重导致三尖瓣口、右心室流出道和肺动脉瓣口血流速度明显加快，伴有一定程度的血流紊乱，三尖瓣口和右心室流出道的速度可超过 1.0m/s，肺动脉瓣口血流速度可超过 2.0m/s，后者需与肺动脉瓣狭窄相鉴别。

三尖瓣反流峰速度可用于间接估测肺动脉收缩压，在右心室流出道、肺动脉瓣及肺动脉均无狭窄的前提下，肺动脉收缩压 $P = 4V^2 + RAP$，V 为三尖瓣反流峰速度，RAP 为右心房压，为 5～15mmHg，常用 5mmHg 或 10mmHg。肺动脉瓣反流舒张末期速度可间接估测肺动脉平均压。

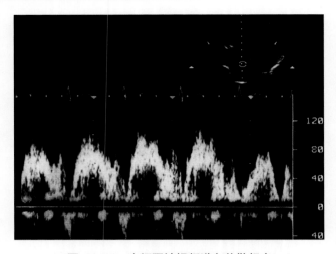

图 5-2-18　房间隔缺损频谱多普勒超声

4. **经食管超声心动图**　多数房间隔缺损在经胸超声检查中能明确诊断，少数特殊类型如静脉窦型、冠状静脉窦型、成人的卵圆孔未闭和筛孔型房间隔缺损，或由于各种原因而导致的透声条件较差、经胸超声难以诊断时，经食管超声是明确诊断最好的检查手段。由于不受肺气、胸肋骨等因素的影响，在经食管超声切面上能十分清晰地显示心底大血管和房间隔结构，包括房间隔的上下径、前后径、原发隔与继发隔的厚度及两者的融合程度、回声失落的有无和大小及房间隔的运动情况等。同时经食管超声切面上房水平分流束和肺静脉血流方向与声束方向的夹角较小，彩色血流敏感清晰，因此，经食管超声对各种类型的房间隔缺损，尤其是静脉窦型、冠状静脉窦型、卵圆孔未闭和筛孔型房间隔缺损及合并病变，如肺静脉异位连接等的诊断具有极高的敏感性和准确性。

经食管超声在房间隔缺损封堵术的术前筛选、术中监测和术后评价方面起到不可或缺的作用。术前筛选时可明确房间隔缺损的类型、大小，是否合并肺静脉异位连接等其他不适合封堵术的畸形，判断残端的大小和厚度，判断缺损与邻近结构如冠状静脉窦口、二尖瓣、三尖瓣和上下腔静脉等的关系，了解心内血流动力学，对合理选择术式或封堵伞大小有指导作用。封堵过程中可清晰地显示房间隔和封堵伞结构，指导调整和确定伞的位置和形态，判断伞是否有效包夹房间隔结构和缺损，显示和确定封堵伞是否对心脏其他结构造成影响，显示封堵的效果，确定心内血流动力学有无异常，迅速发现术中如心脏破裂等突发事件。

5. **心脏声学造影**　心脏超声造影技术在没有彩色多普勒超声之前是观察和评价房水平分流的主要方法，由于彩色多普勒超声，尤其是经食管超声的应用已能准确诊断房间隔缺损，心脏超声造影技术现已较少应用于临床日常检查。

右心造影评价房水平分流时通常选择心尖或胸骨旁四腔心切面，显示房间隔回声失落处或感兴趣区，经静脉注入的振荡生理盐水、过氧化氢等对比剂，这些对比剂产生的微泡较大，一般大于 8～10μm。对比剂呈云雾状强回声进入右心房并迅速充满整个右心房，当房水平左向右分流时，不含对比剂的左心房血经缺损处进入右心房，冲走了房间隔右侧含有对比剂的血液，局部对比剂缺失呈无回声或弱回声，称为负性造影区（图 5-2-19）；当肺动脉高压出现双向分流或右向左分流时，对比剂气泡经过缺损处进入左心房，左心房内可见强回声对比剂气泡。Valsalva 动作可明显升高右心房压，引起一过性的右向左分流，使左心内出现对比剂气泡，有助于明确卵圆孔未闭的诊断。

6. **三维超声心动图**　三维超声特别是经食管三维超声心动图，能够对房间隔结构和缺损进行全方位观察，从左心房面或右心房面观察缺损轮廓、大小及其随心动周期的变化，评价缺损边缘的强度，观察缺损边缘与上下腔静脉入口、冠状静脉窦开口、房室瓣等周围结构的毗邻关系，对房间隔缺损的术前评估、术中监测、术后评价等提供更为准确而丰富的信息（图 5-2-20）。

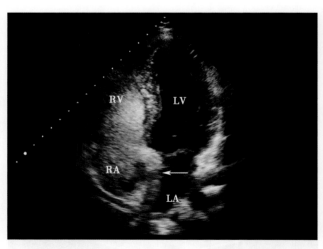

图 5-2-19　卵圆孔未闭的右心声学造影

心尖四腔心切面，右心内可见强回声对比剂充盈，箭头示右心房内负性造影区。

（图注：LA. 左心房；LV. 左心室；RA. 右心房；RV. 右心室）

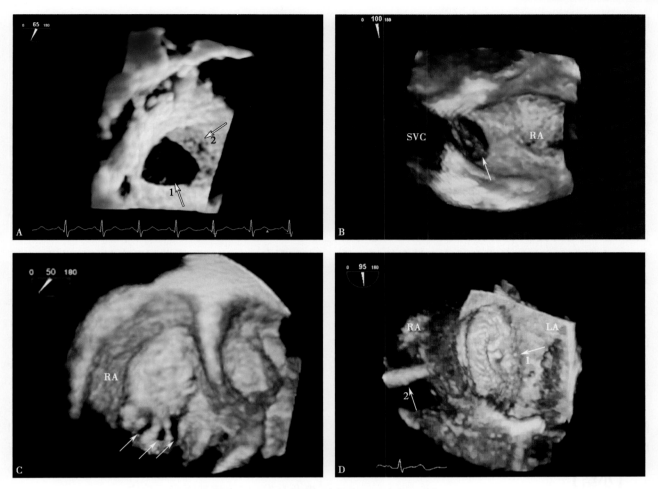

图 5-2-20　经食管三维超声显示房间隔缺损

A. 左心房观，箭头 1 示房间隔缺损，箭头 2 示缺损的软边结构；B. 右心房观，箭头示上腔静脉入口旁房间隔缺损；C. 右心房观，箭头示房间隔多处筛孔型缺损；D. 房间隔缺损封堵术中监测，箭头 1 示封堵器，箭头 2 示输送钢缆。（图注：LA. 左心房；RA. 右心房；SVC. 上腔静脉）

【诊断要点】

超声诊断要点包括：①房间隔回声失落；②彩色过隔分流束；③过隔血流频谱；④右心室、右心房扩大。

超声检查过程中获得上述所有诊断依据时可明确诊断房间隔缺损，当诊断依据不全或找不到某个依据时诊断房间隔缺损并不容易，需综合应用各种超声技术，尤其是经食管超声，并充分考虑诸多的影响因素。由于房间隔缺损常合并其他畸形或是复杂畸形中的一个组成部分，还应系统观察其他心脏结构和血流的异常，做出完整诊断。

【鉴别诊断】

1. **正常腔静脉血流**　部分成年人和多数儿童的上下腔静脉血流速度较快，可引起右心房内局部彩色血流混叠或出现假性过隔现象，尤其是下腔静脉

的血流直接指向卵圆窝并沿房间隔向三尖瓣走行，有时与房间隔缺损相混淆。腔静脉血流起源于右心房的下部或上部，易受呼吸影响，频谱中可见心房收缩后的反向波形。彩色血流成像可追踪血流的起源，如仍不能鉴别，可选择经食管超声检查。

2. **主动脉窦瘤破入右心房**　主动脉窦瘤破入右心房后除导致右心室、右心房扩大以外，在右心房内可形成高速和全心动周期的湍流，速度一般超过 4～5m/s，呈明显的血流混叠并指向右心房顶部。二维超声显示主动脉窦局限扩张呈瘤样结构突入右心房，顶端可见破口。

3. **冠状动脉 - 右心房瘘**　以右冠状动脉常见，二维超声可显示冠状动脉扩张，追踪扫查见其瘘口位于右心房壁，彩色血流成像可见瘘口处血流混叠信号。频谱表现分流速度较快，呈舒张期为主的连续分流信号。

4. **肺静脉异位连接**　完全型肺静脉异位连接

时，右心房、右心室显著扩大，左心系统发育较小，左心房壁的肺静脉开口不能显示；左心房后方可见共同肺静脉结构，经不同途径引流至右心房，房间隔缺损是其生存的必需条件之一，分流方向为右向左。部分型肺静脉异位连接时有不同程度的右心房、右心室扩大，二维切面显示某支肺静脉开口于右心房壁，彩色血流显示除上下腔静脉血流以外的第三股血流束，频谱为静脉样特征。

5. 肺动脉高压 各种原因引起肺动脉高压时，右心室、右心房扩大，卵圆窝处房间隔较薄，易出现假性回声失落而误诊为房间隔缺损。调整增益等条件、加大声束与房间隔的夹角或选择经食管超声检查进行鉴别。

6. 左心室右心房通道 二维切面显示缺损位于二尖瓣前叶根部下方与三尖瓣隔叶根部上方之间的房室间隔部分，频谱显示为收缩期高速湍流，速度超过4～5m/s。彩色血流显示起始于左心室的喷射状混叠样分流束进入右心房，指向右心房顶部。

7. 冠状静脉窦瓣口狭窄 二维切面显示冠状静脉窦瓣口膜性狭窄，彩色血流显示起始于冠状静脉窦瓣口的血流束，左向右走行。

【小结】

1. 房间隔缺损的直接征象是房间隔局部或冠状静脉窦顶盖的回声失落，依据回声失落的部位确定缺损的类型。

2. 房间隔缺损处的彩色分流显示是诊断房间隔缺损的重要证据，但一定要选择合适的切面，使探头与缺损处分流束的夹角尽量小，避免假性过隔血流造成的假阳性。

3. 一般情况下，房间隔缺损为左向右分流，分流速度较低，可以造成明显的右心扩大，肺动脉高压出现较晚，且多为轻、中度，只有极少数会出现重度肺动脉高压。

4. 经食管超声心动图对于房间隔缺损的显示和评价有明显的优势，对于特殊类型的房间隔缺损，以及介入封堵术前筛选、术中监测和术后评估，有重要意义。经食管三维超声心动图能够直观显示房间隔缺损在不同心动周期的空间形态和毗邻关系，为房间隔缺损的术前评估提供更为准确而丰富的信息。

（任卫东 乔 伟 于佳慧）

第二节 心内膜垫缺损

【概述】

胚胎期心房、心室逐渐形成的过程中，房室管处的心内膜及心肌增生并向内膨大突起，称为心内膜垫（endocardial cushion）。从房室交界的断面看，腹侧、背侧和左侧、右侧共4个对称性突起，第5个突起位于腹侧突起与右侧突起之间。腹侧和背侧心内膜垫对接融合形成中间隔（septum intermedium），中间隔向上与房间隔原发隔融合封闭原发孔，向下参与室间隔膜部形成，左右房室通道初步形成。在此基础上，二、三尖瓣相继形成，腹侧和背侧心内膜垫生成桥瓣，二尖瓣前叶和三尖瓣隔叶来源于此；二尖瓣后叶和三尖瓣后叶来源于左侧、右侧心内膜垫，三尖瓣前叶则来源于第5个心内膜垫突起。心内膜垫缺损（endocardial cushion defect，ECD）是一组由于心内膜垫发育不全所导致的房室间隔和房室瓣膜的异常，也称房室隔缺损（atrioventricular septal defect，AVSD）、房室通道缺损、房室管缺损等，约占所有先天性心脏病的4%，唐氏综合征（Down syndrome）患儿高发，但致病基因尚不确定。

Rodgers、Wakai和Edwards等学者根据缺损的程度不同，将心内膜垫缺损主要分为以下分型：①部分型，心内膜垫局部发育障碍，向上未能与房间隔原发隔融合，导致原发孔型房间隔缺损，同时影响二尖瓣前叶和三尖瓣隔叶发育，导致二尖瓣前叶裂缺和/或三尖瓣隔叶裂缺或发育不良，但左右房室瓣环完整，均附着于室间隔嵴上，处于同一水平，无室间隔缺损；②过渡型，在部分型的基础上，心内膜垫向下与室间隔膜部未能完全融合，房室瓣下方形成较小的室间隔缺损，左右房室瓣环仍完整；③中间型，左右房室瓣环不完整，仅一组瓣环，中间是由前至后的桥瓣，因此仍有两个房室孔，原发孔型房间隔缺损和流入部室间隔缺损均存在；④完全型，心内膜垫完全没有融合，此时仅1组瓣环，心内膜垫的5个突起发育成5个瓣叶，腹侧为前桥瓣，背侧为后桥瓣，左侧为左侧瓣，右侧为右侧瓣，第5突起为右前外侧瓣，此时只有1个房室孔，上方有较大的原发孔型房间隔缺损，下方与肌部间隔和圆锥间隔均未能融合，形成较大的流入部室间隔缺损（图5-2-21）。

Rastelli根据前桥瓣的骑跨程度及是否与右心室乳头肌或室间隔附着将完全型心内膜垫缺损分

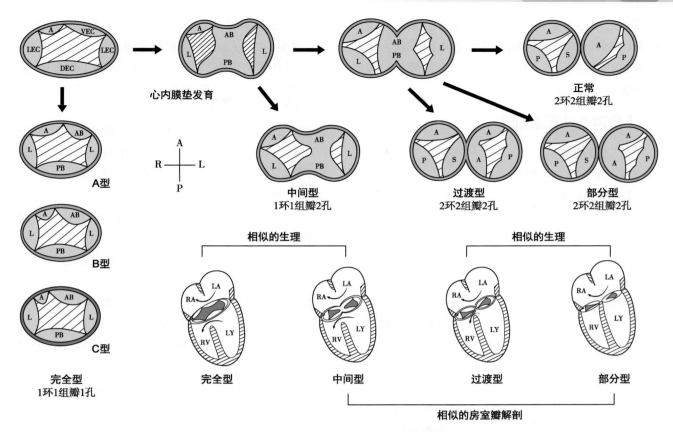

图 5-2-21　心内膜垫发育过程及缺损分型示意图

正常上（腹）侧和下（背）侧心内膜垫对向生长、相互融合，将房室管分隔成左、右两个各有纤维环的房室孔。上下心内膜垫融合不全时主要形成部分型，此基础上存在限制性室间隔缺损时称为过渡型，而缺乏上下心内膜垫融合则形成完全型，若前后桥叶间存在桥接，则称为中间型。正常房室瓣口特征为"222"，即 2 个瓣环，2 组瓣，2 个房室孔。部分型与过渡型中亦为"222"，可见二尖瓣前叶裂和 / 或三尖瓣发育不良，前者无室间隔缺损入口，后者有。中间型为"112"，即 1 个瓣环，1 组瓣，2 个房室孔，存在桥瓣融合。完全型为"111"，即 1 个瓣环，1 组瓣，1 个房室孔。完全型与中间型具有相似的生理特征，房间隔缺损及室间隔缺损同时都具有共同房室瓣环。部分型与过渡型具有相似的生理特征，房间隔缺损，而过渡型具有小的限制型流入道室间隔缺损。中间型、过渡型与部分型间具有相似的房室瓣解剖，均可以区分出左右房室瓣口。

[图注：A. 前瓣（右前外侧瓣）；AB. 前桥瓣；DEC. 背心内膜垫；L. 侧瓣；LA. 左心房；LEC. 侧心内膜垫；LV. 左心室；MV. 二尖瓣；P. 后瓣；PB. 后桥瓣；RA. 右心房；RV. 右心室；S. 隔瓣；TV. 三尖瓣；VEC. 腹心内膜垫]

为 A、B、C 三个亚型。① A 型：前桥瓣在室间隔处分裂为左右两部分，联合的腱索附着于室间隔嵴上；② B 型：前桥瓣中等骑跨，在右心室的部分分裂，右前外侧瓣亦较小，联合的腱索附着在室间隔右心室面的乳头肌上；③ C 型：前桥瓣极度骑跨，通常不分裂，完全游离，腱索附着于右心室游离壁。

Bharati 和 Lev 还根据心室发育情况提出以下分型：①均衡型，左、右房室瓣环与左、右心室上下一致、左右对称；②右心室优势型，共同房室瓣主要开口于右心室，左侧心室变小；③左心室优势型，共同房室瓣主要开口于左心室，右侧心室变小。均衡型手术成功率较高，非均衡型预后不良。

完全型心内膜垫缺损可与圆锥动脉干畸形、肺静脉异位引流、异构综合征等疾病同时存在，成为复杂先天性心脏畸形的组成部分。

本节主要介绍部分型和完全型心内膜垫缺损。

【临床表现】

部分型心内膜垫缺损的血流动力学与房间隔缺损相似，主要是右心室容量负荷加重，肺血增多，临床表现和辅助检查与房间隔缺损相似，早期可无明显症状，听诊肺动脉瓣第二心音亢进伴固定分裂，二尖瓣裂缺致心尖区全收缩期反流杂音。二尖瓣裂缺较大者，可出现左心房、左心室增大，甚至充血性心力衰竭。

完全型心内膜垫缺损引起的血流动力学变化包括房水平分流、室水平分流和两侧房室瓣反流，心内可有各房室腔间的多向分流，易出现肺动脉高压。患儿 1 岁内即出现症状，包括喂养困难、反复呼吸道感染、运动后气促甚至发绀、生长迟缓等，患儿早期即可出现心力衰竭。听诊常只能听到单一的第一心音,胸前区广泛收缩期杂音。心电图表现为电轴左偏、P-R 间期延长、Ⅰ度房室传导阻滞等。X 线表现为全心增大、肺血增多等。

【超声心动图表现】

1. 二维超声

(1) 部分型心内膜垫缺损

1) 直接征象:胸骨旁、剑突下和心尖四腔心切面可以显示原发孔型房间隔缺损,表现为房间隔下部紧邻十字交叉的回声失落,缺损下缘为房室瓣纤维环,上缘的游离端呈球状增厚,形如火柴头,亦称 T 字征(图 5-2-22A);流入道室间隔完整,或可伴有室间隔膜部瘤;二尖瓣水平左心室短轴切面可以显示二尖瓣前叶裂缺,表现为二尖瓣前叶瓣体部分回声失落(图 5-2-22B),其他房室瓣异常可能出现如二尖瓣狭窄、双孔二尖瓣、三尖瓣隔叶裂缺、三尖瓣隔叶发育短小等。

2) 间接征象:原发孔型房间隔缺损导致右心增大、右心室流出道及肺动脉增宽;二尖瓣前叶裂缺较大、反流较重时,可出现左心增大;主动脉瓣口向前、向右移位,左心室流出道狭长呈“鹅颈征”(gooseneck)。

(2) 完全型心内膜垫缺损

1) 直接征象:剑突下和心尖四腔心切面可显示房、室间隔缺损的范围,房室瓣与心室的对称关系,前桥瓣腱索的附着部位等。正常十字交叉结构消失,房间隔下部及室间隔上部连成较大回声失落,1 个房

室环、1 组房室瓣、1 个房室孔,房室共瓣位于两者之间(图 5-2-23A)。剑突下和胸骨旁房室瓣短轴切面,可显示共同房室瓣的形态、数目(图 5-2-23B)。结合四腔心切面和短轴切面,可显示乳头肌数目、位置及附着点等,如前桥瓣在室间隔处分裂为左、右两部分,腱索附着于室间隔嵴上,即 Rastelli A 型(图 5-2-23C);前桥瓣中等骑跨,在右心室的部分分裂,腱索附着于右心腔内乳头肌上,即 Rastelli B 型;前桥瓣极度骑跨、完全游离不分裂,腱索附着于右心室游离壁,悬浮于室隔嵴上,即 Rastelli C 型。通过四腔心切面,判断心室比例,如左、右心室对等,即均衡型(图 5-2-23D);共同房室瓣大部分与右心室连接,右心室增大,左心室发育不良,即右心室优势型(图 5-2-23E);共同房室瓣大部分与左心室连接,左心室增大,右心室发育不良,即左心室优势型;非均衡型心内膜垫缺损常可伴有圆锥动脉干发育异常,如主动脉或肺动脉发育不良。

2) 间接征象:心脏容量负荷过重可引起右心房、右心室或双室增大;主动脉瓣口向前、右移,左心室流出道延长,呈“鹅颈征”,易产生左心室流出道梗阻,尤其 Rastelli A 型前桥瓣腱索紧密连接于室间隔嵴上时,左心室流出道更长,更易出现梗阻。

明确完全型心内膜垫缺损的诊断后,还应进一步明确左、右心室流出道,主动脉瓣和肺动脉瓣,以及主动脉和肺动脉的发育情况。当合并肺动脉高压时,动脉导管未闭容易漏诊,应多切面仔细扫查,必要时行 CTA 等检查。

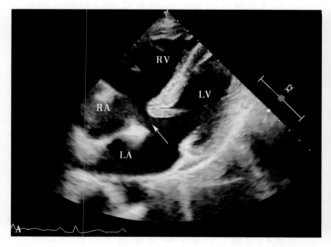
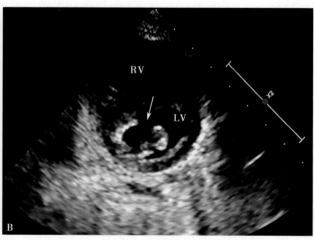

图 5-2-22 部分型心内膜垫缺损二维超声直接征象

A. 胸骨旁四腔心切面,箭头示房间隔下部回声失落,其上方房间隔游离端球形增厚;B. 胸骨旁左心室基底水平短轴切面,箭头示二尖瓣前叶瓣体回声失落。

(图注:LA. 左心房;LV. 左心室;RA. 右心房;RV. 右心室)

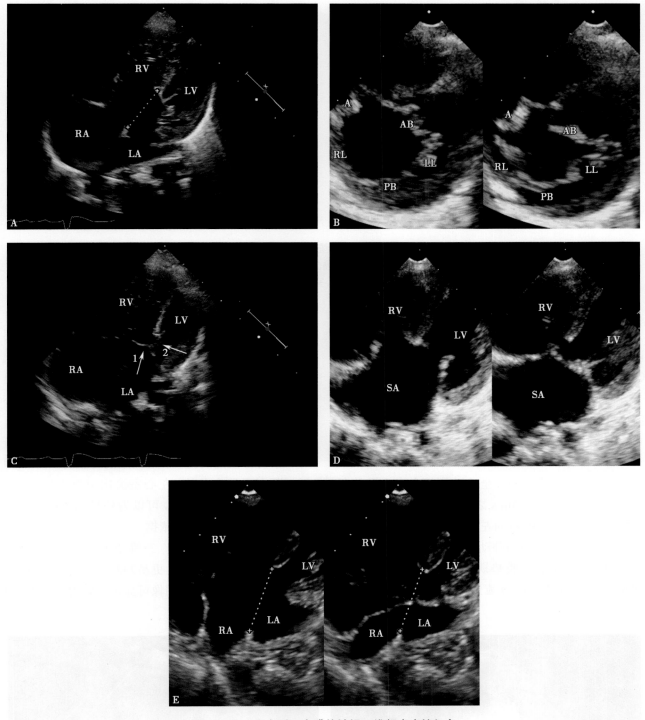

图 5-2-23　完全型心内膜垫缺损二维超声直接征象

A. 胸骨旁四腔心切面,仅见 1 组房室瓣,虚线示房间隔下部至室间隔上部较大回声失落;B. 胸骨旁房室瓣短轴切面,显示 1 个房室环、1 组房室瓣、1 个房室孔;C. 胸骨旁四腔心切面,箭头 1 示前桥瓣分裂为左、右两部分,箭头 2 示前桥瓣腱索连接与室间隔嵴上,为 Rastelli A 型;D. 胸骨旁四腔心切面,左、右心室对等,为均衡型;E. 胸骨旁四腔心切面,共同房室瓣大部分与右心室连接,右心室增大,左心室发育不良,为右心室优势型。

[图注:A. 前瓣(右前外侧瓣);AB. 前桥瓣;LA. 左心房;LL. 左侧瓣;LV. 左心室;PB. 后桥瓣;RA. 右心房;RL. 右侧瓣;RV. 右心室;SA. 单心房]

2. 彩色多普勒超声

(1)部分型心内膜垫缺损:在胸骨旁、剑突下和心尖四腔心切面,原发孔型房间隔缺损的红色分流束紧邻二尖瓣前叶根部,自左向右水平方向经过缺损处进入右心房(图 5-2-24A),合并肺动脉高压时也可出现右向左或双向分流;二尖瓣前叶裂同时显示为收缩期起源于前叶瓣体的二尖瓣反流束(图 5-2-24B);三尖瓣隔叶发育不良可显示三尖瓣反流束。

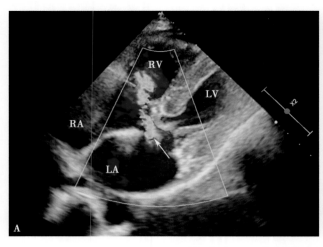
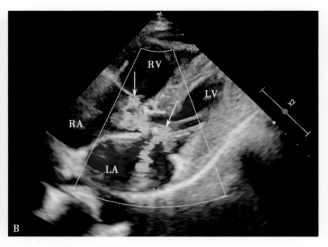

图 5-2-24　部分型心内膜垫缺损彩色多普勒超声图像

A. 胸骨旁四腔心切面，箭头示房间隔下部左向右过隔分流；B. 胸骨旁四腔心切面，箭头示二、三尖瓣反流。

（图注：LA. 左心房；LV. 左心室；RA. 右心房；RV. 右心室）

（2）完全型心内膜垫缺损：彩色多普勒超声可以显示心房、心室水平的分流及心室至心房的反流（图 5-2-25）。当未合并肺动脉高压时，心房、心室水平分流以左向右为主；合并肺动脉高压或明显三尖瓣反流时，心房、心室水平可出现双向或右向左分流。

3. 频谱多普勒超声

（1）部分型心内膜垫缺损：原发孔型房间隔缺损处可探及收缩期为主、全心动周期左向右分流频谱，峰速度在 1.1～1.3m/s 之间；重度肺动脉高压时可探及反向、低速的右向左分流频谱。三尖瓣反流峰速度可用于间接估测肺动脉收缩压。

（2）完全型心内膜垫缺损：频谱多普勒超声可以测量室间隔缺损的分流速度及三尖瓣反流峰速

度，评估是否合并肺动脉高压及高压的程度。需要注意，在合并右心室流出道、肺动脉瓣或肺动脉狭窄时，上述两种方法均不可使用；合并左心室流出道、主动脉瓣或主动脉狭窄时，室间隔缺损分流亦不可用于肺动脉高压的评估。

4. 经食管超声心动图　经食管超声心动图可用于术前方案的制定、术后效果的评估等。术后即刻判断有无残余分流、左心室流出道有无梗阻、房室瓣有无反流或狭窄等，可以为外科医生在关胸前是否重新手术纠正提供依据。

5. 三维超声心动图　三维超声心动图更易获得房室瓣短轴方向的图像，更易判断房室瓣环、瓣叶及房室孔数目，适当调整图像可显示腱索附着位置，对

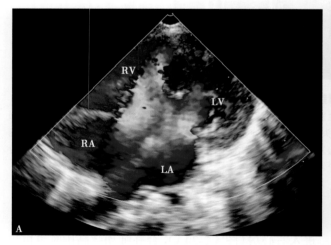
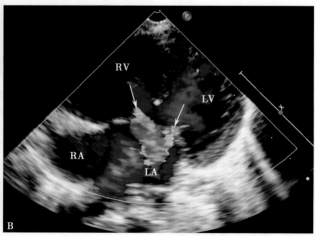

图 5-2-25　完全型心内膜垫缺损彩色多普勒超声图像

A. 胸骨旁四腔心切面，显示心房间、心室间非限制性分流，舒张期心房血流经过共同房室瓣进入心室；B. 胸骨旁四腔心切面，箭头示房室瓣多束反流。

（图注：LA. 左心房；LV. 左心室；RA. 右心房；RV. 右心室）

完全型心内膜垫缺损的诊断和鉴别诊断具有一定的价值。心房向心室观，可判断前桥瓣骑跨情况，心室向心房观，可显示瓣膜的启闭形态（图5-2-26）。

【诊断要点】

1. **部分型心内膜垫缺损**　超声诊断要点包括：①原发孔型房间隔缺损；②室间隔完整；③2个房室环，2组房室瓣，2个房室孔；④房室瓣发育不良，常见二尖瓣前叶裂。除评价房室瓣反流程度外，还要注意是否合并其他畸形。

2. **完全型心内膜垫缺损**　超声诊断要点包括：①原发孔型房间隔缺损＋流入部室间隔非限制性缺损，即房间隔下部至室间隔上部的大范围缺损；②1个房室环，1组房室瓣，1个房室孔；③前桥瓣的骑跨程度和腱索的附着位置是划分Rastelli亚型的指标。同样要注意除外合并其他畸形。

【鉴别诊断】

1. **部分型心内膜垫缺损**　部分型心内膜垫缺损中的原发孔型房间隔缺损应与冠状静脉窦口相鉴别。冠状静脉窦口位于房间隔的后下方，在剑突下、心尖四腔心切面探头稍朝下时可以看到冠状静脉窦壁及其开口，需注意，显示冠状静脉窦的同时，不能显示二尖瓣；而原发孔型房间隔缺损在心尖四腔心切面可同时显示二尖瓣及原发孔型房间隔缺损。

2. **完全型心内膜垫缺损**　完全型心内膜垫缺损与部分型心内膜垫缺损鉴别较容易，关键是判定有无室间隔缺损。但与过渡型和中间型心内膜垫缺损的鉴别有一定难度，过渡型和中间型的房室孔都是2个，而完全型是1个；过渡型的室间隔缺损通常较小，而中间型和完全型的室间隔缺损较大。完全型心内膜垫缺损的共同房室瓣还应与一侧房室瓣闭锁相鉴别，前者在房室瓣短轴切面或利用三维超声心房向心室观，可显示出5个发育程度不同的房室瓣叶，而后者仅显示2个（二尖瓣）或3个（三尖瓣）瓣叶。

【小结】

1. 部分型心内膜垫缺损的诊断主要依靠原发孔型房间隔缺损和二尖瓣前叶裂的检出，除此之外，还应注意除外其他合并畸形。

2. 完全型心内膜垫缺损的主要特点是房间隔下部与室间隔上部连成一体的缺损，同时伴有房室瓣发育异常，1个房室环、1组房室瓣、1个房室孔。检查过程中务必注意是否伴有其他心脏畸形。

3. 中间型和过渡型心内膜垫缺损与完全型的主要鉴别点是2个房室孔，与部分型的主要鉴别点是室间隔缺损的存在，而中间型和过渡型之间的主要鉴别点，前者室间隔缺损较大，后者较小。

（任卫东　乔　伟　孙爱姣）

第三节　室间隔缺损

【概述】

室间隔缺损（ventricular septal defect，VSD）为常见的先天性心脏病之一，其发病率占先天性心脏病的25%～57%。室间隔缺损可单独存在，亦可是

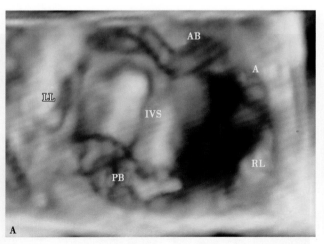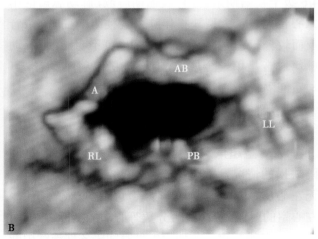

图5-2-26　三维超声心动图显示共同房室瓣

A. 心房向心室观，舒张期共同房室瓣向心室方向开放，可显示室间隔，判断前桥瓣骑跨情况；B. 心室向心房观，舒张期，可见1个房室环，1组房室瓣，1个房室孔，共同瓣由5个发育大小不等的瓣叶组成。

[图注：A. 前瓣（右前外侧瓣）；AB. 前桥瓣；IVS. 室间隔；LL. 左侧瓣；PB. 后桥瓣；RL. 右侧瓣]

心脏复合畸形的一部分（如法洛四联症、大动脉转位等），或者与其他心脏畸形并存。VSD 自然闭合的发生率为 40%～60%，膜部及小梁部 VSD 发生自然闭合的较多，而流出道部、靠近肺动脉瓣及对位不良型的 VSD 很少发生自然闭合。本病无明显性别差异。

室间隔缺损为胚胎发育时室间隔未能完整发育所致。胚胎发育过程中，室间隔由三部分发育融合形成，第一部分是原始心室底壁向上生长出的肌性室间隔，第二部分是漏斗部形成的圆锥间隔，第三部分是心内膜垫形成的膜部间隔。任一部分的发育异常皆可导致单纯的室间隔膜部缺损；如两个部分以上的发育异常则引起较大的室间隔缺损。

室间隔缺损的病理解剖分型有很多种。Van Praagh 等将室间隔缺损分为 4 型，即房室通道型、肌部型、圆锥心室型及圆锥型。本章根据 Anderson 的解剖分型将室间隔缺损的解剖部位分为 3 类（图 5-2-27）。

【临床表现】

临床表现取决于缺损的大小和肺循环的阻力。缺损较小者多无明显症状，生长发育正常。缺损较大者，婴幼儿期可出现喂奶障碍、哭闹等，较大儿童可出现乏力、气喘、心悸、活动后呼吸困难等，常反复呼吸道感染。合并肺动脉高压时出现发绀。缺损较小时，在胸骨左缘第 3～4 肋间闻及粗糙的收缩期杂音，伴局限性收缩期震颤，肺动脉瓣区第二心音正常；缺损接近闭合时杂音变轻，最后消失。缺损较大时，前胸可有隆起畸形，心尖或剑突下可有明显的心脏搏动，胸骨左缘第 3～4 肋间闻及响亮粗糙 4/6 级全收缩期杂音，伴收缩期震颤，肺动脉瓣区第二心音亢进。大型缺损伴肺血管梗阻病变时，杂音反而较轻、变短甚至消失，震颤也可不明显；但肺动脉第二音呈单一金属音，有肺动脉喷射喀喇音，可与室间隔缺损趋于闭合时杂音变轻相鉴别。

【超声心动图表现】

1. **M 型超声**　M 型超声不能直接观察到室间隔缺损的情况，大多用来测量心腔的大小，判断有无左心房、左心室增大等容量负荷过重征象，计算左心室的射血分数、缩短分数等心功能指标。

2. **二维超声**　各切面中见室间隔各部连续中断为诊断室间隔缺损的依据。能在多个切面中见到室间隔中断、断端粗钝且彩色多普勒见分流信号则诊断比较可靠。

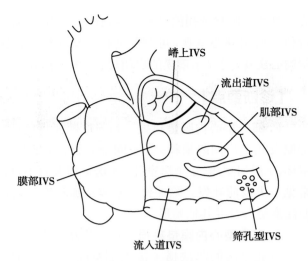

图 5-2-27　室间隔缺损 Anderson 分型
室间隔缺损分为膜周部、肌部、双动脉下。
（图注：IVS. 室间隔）

膜部型缺损最多见，约占 80%。在剑突下四腔心切面、心尖及胸骨旁四腔心切面、五腔心切面（图 5-2-28）、胸骨旁大动脉短轴切面可见。三尖瓣与主动脉瓣、三尖瓣与二尖瓣叶直接连接并作为缺损的部分边缘是膜周型室间隔缺损的诊断标准。主动脉短轴切面，在 9 至 11 点右冠窦的右前方处可见回声断端（图 5-2-29）。当缺损累及肌部室间隔的 2～3 部分时称为膜周融合型室间隔缺损。膜周型室间隔缺损自然闭合率最高，缺损孔四周纤维组织增生与三尖瓣隔瓣及腱索粘连、附着或室间隔肌性肥厚而使缺损孔闭合。若缺损部位组织菲薄，由于左心室压力较高，可使其局部向右侧突出形成假性室间隔瘤（图 5-2-30）。

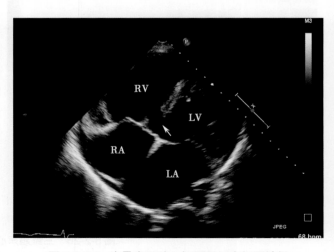

图 5-2-28　胸骨旁四腔心切面显示室间隔缺损
膜周流入道室间隔缺损（箭头所示）。
（图注：LA. 左心房；LV. 左心室；RA. 右心房；RV. 右心室）

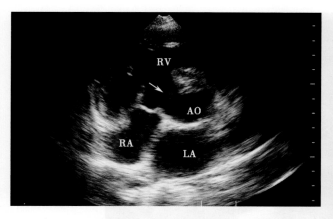

图 5-2-29　胸骨旁大动脉短轴切面显示室间隔缺损
膜周流入道室间隔缺损，缺损位 9 至 11 点（箭头所示）。
（图注：AO. 主动脉；LA. 左心房；RV. 右心室）

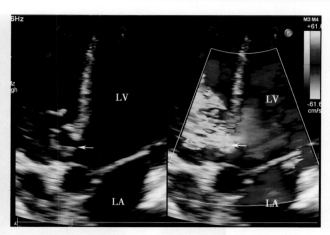

图 5-2-30　低位胸骨旁五腔心切面显示室间隔缺损
膜周流入道室间隔缺损，假性室间隔瘤形成（箭头所示）。
（图注：LA. 左心房；LV. 左心室）

　　肌部流入道室间隔缺损可在四腔心切面中见到，缺损边缘有肌肉组织与房室瓣纤维环分隔（图 5-2-31）。肌部小梁部的室间隔缺损在心尖四腔心能显示但偏向心尖附近（图 5-2-32），胸骨旁左心室短轴切面超声束与室间隔垂直，二维超声分辨率较高，从上向下扫查可以显示不同方位的小梁部室间隔缺损，在二尖瓣口及乳头肌水平短轴切面可以显示后方小梁部、中间小梁部及前方小梁部室间隔缺损。

　　肌部流出道缺损也称为肺动脉下室间隔缺损，其缺损上缘有肌肉组织与肺动脉瓣环分隔（图 5-2-33）；由于漏斗间隔缺损使主动脉瓣失去支持，再加上文丘里（Venturi）效应的抽吸作用，常常造成主动脉右冠瓣脱垂，嵌入室间隔缺损中，部分或全部堵塞室间隔缺损，使分流减少，病情减轻（图 5-2-34）；但随着年龄增长，主动脉瓣变形加重，导致主动脉瓣关闭不

全可加重病情，应尽早手术。双动脉下室间隔缺损的边缘为肺动脉瓣与主动脉瓣的纤维环（图 5-2-35），常较早合并肺动脉高压，应尽早手术。

　　心尖部室间隔缺损多呈海绵状，由于室间隔不紧合，造成心室水平多处分流，形成多发性 VSD，又称为"Swiss cheese"（瑞士干酪）（图 5-2-36）。心尖左心室长轴及四腔心切面、剑突下及胸骨旁左心室短轴切面可显示缺损。由于缺损较小、走行迂曲、右心室面肌小梁粗糙，二维超声容易漏诊，此时彩色多普勒超声可以显示心尖部的穿隔血流，有助于多发性室间隔缺损的检出。

　　3. 彩色多普勒超声　可以显示室间隔缺损分流的部位、方向、分流束的大小等，并为脉冲多普勒超声及连续波取样进行指导。小的膜周或肌部室间隔缺损二维超声难以确定时，彩色血流成像可以显

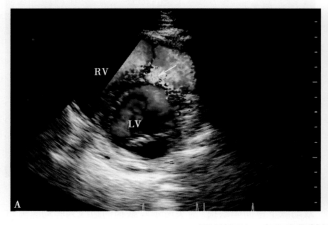
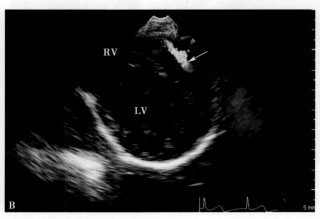

图 5-2-31　左心室短轴切面显示肌部室间隔缺损
A. 肌部室间隔缺损（中央型），箭头示；B. 肌部室间隔缺损（边缘型），箭头示。
（图注：LV. 左心室；RV. 右心室）

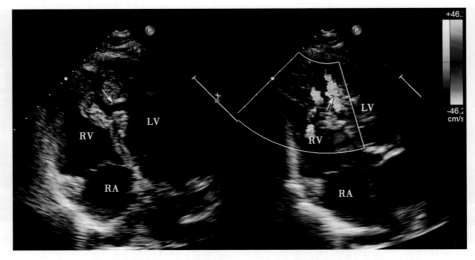

图 5-2-32　心尖四腔心切面显示室间隔缺损

二维超声显示肌部小梁部室间隔缺损，彩色多普勒显示左向右分流（箭头所示）。

（图注：LV. 左心室；RA. 右心房；RV. 右心室）

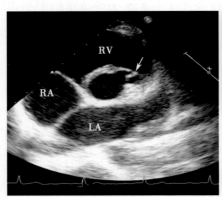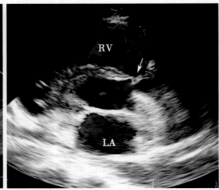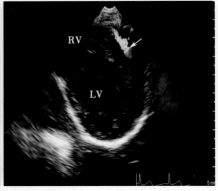

图 5-2-33　肺动脉瓣下干下型室间隔缺损

肺动脉下室间隔缺损（箭头所示）。

（图注：LA. 左心房；RA. 右心房；RV. 右心室）

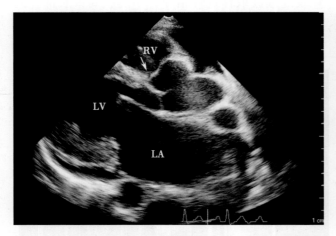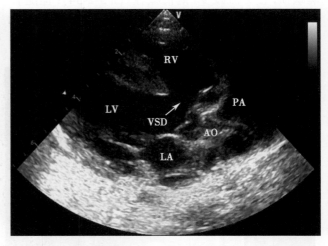

图 5-2-34　胸骨旁左心室长轴切面显示室间隔缺损及右冠窦瘤

肺动脉下室间隔缺损，主动脉右冠瓣脱垂（箭头所示），嵌入缺损中。

（图注：LA. 左心房；LV. 左心室；RV. 右心室）

图 5-2-35　胸骨旁左心室长轴切面显示主、肺动脉纤维环

双动脉下室间隔缺损（箭头所示），缺损的边缘为肺动脉瓣与主动脉瓣的纤维环。

（图注：AO. 主动脉；LA. 左心房；LV. 左心室；PA. 肺动脉；RV. 右心室；VSD. 室间隔缺损）

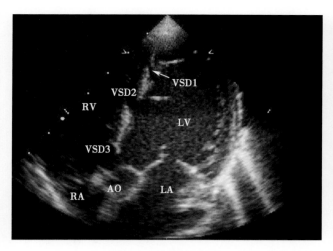

图 5-2-36　心尖五腔心切面显示多发性室间隔缺损（Swiss cheese）
（图注：AO. 主动脉；LA. 左心房；LV. 左心室；RA. 右心房；RV. 右心室；VSD. 室间隔缺损）

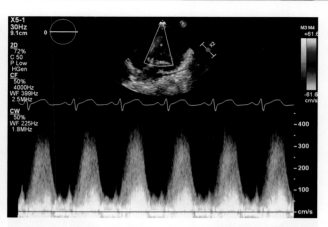

图 5-2-38　连续波多普勒超声检查显示室间隔缺损血流频谱
室间隔缺损最大分流速度为 4m/s，跨室间隔压力阶差为 64mmHg。

示穿过缺损部位的五彩镶嵌血流（图 5-2-37），频谱多普勒超声可测及收缩期高速单向、单峰分流频谱（图 5-2-38）。若存在肺动脉高压，可出现单纯红色分流，左向右分流速度减低；随着肺动脉高压的进展，可出现双向分流甚至右向左分流，分流呈红色或蓝色，频谱多普勒超声可测得单向或双向低速分流频谱。肺动脉高压时肌部小的室间隔缺损容易漏诊，此时仔细多切面探查，降低彩色多普勒的增益以提高检出率。

4. 频谱多普勒超声　频谱多普勒超声可以测量室间隔缺损分流口处左向右分流的最大速度（V）（图 5-2-38），应多切面仔细测量，尽量保持超声束与分流方向平行。膜周部室间隔缺损可选择胸骨旁及剑突下长轴切面测量，肌部室间隔缺损可选择胸骨旁及剑突下短轴切面测量。

5. 三维心脏超声　动物实验及临床应用结果证明，三维超声心动图在显示室间隔缺损部位、大小及形状等方面优于二维超声心动图。三维超声心动图能够从左心室正面显示缺损（图 5-2-39，图 5-2-40），并能模拟外科手术或从右心室切口或从主动脉切口显示缺损及伴随畸形如右心室流出道狭窄、左心室流出道狭窄、主动脉瓣脱垂等，对术前设计手术方案、经导管堵闭室间隔缺损时堵闭装置的选择均有重要意义。

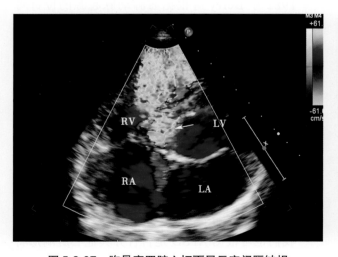

图 5-2-37　胸骨旁四腔心切面显示室间隔缺损
二维超声显示膜周流入道室间隔缺损，彩色多普勒超声检查显示室间隔缺损的左向右分流，呈明亮的五彩镶嵌血流（箭头所示）。
（图注：LA. 左心房；LV. 左心室；RA. 右心房；RV. 右心室）

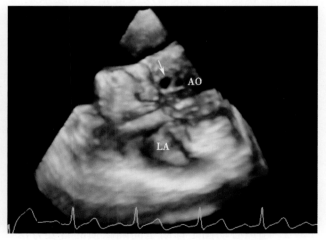

图 5-2-39　实时三维超声心动图示室间隔缺损
显示膜周部室间隔缺损，从左心室面可见缺损位于主动脉下方（箭头所示）。
（图注：AO. 主动脉；LA. 左心房）

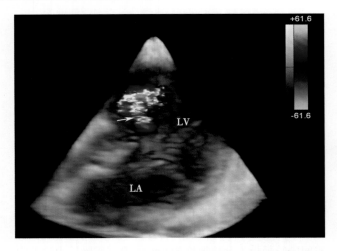

图 5-2-40　实时三维超声心动图彩色多普勒示室间隔缺损分流
显示肌部室间隔缺损，从左心室面可见室水平分流束（箭头所示）。
（图注：LV. 左心室；LA. 左心房）

【诊断要点】

超声心动图检查要点：①是否存在室间隔缺损，室间隔缺损的数目、部位、大小；②室间隔缺损与房室瓣、半月瓣的关系；③室间隔缺损的间接征象；④是否合并肺动脉高压；⑤合并畸形的检出；⑥测量心腔内径，评估心室功能。

【鉴别诊断】

1. **冠状动脉瘘或冠状动脉异常起源于肺动脉**　室间隔内冠状动脉血流信号丰富，易与小型肌部室间隔缺损混淆。室间隔缺损一般为高速收缩期分流，而冠状动脉血流多为收缩期及舒张期低速双期血流，冠状动脉瘘分流多为连续性或舒张期分流频谱。

2. **主动脉窦瘤破裂入右心室**　易与膜周流出道室间隔缺损混淆；前者为连续性血流频谱，后者多为高速收缩期分流。

【小结】

1. VSD 自然闭合的发生率较高，为 40%～60%，膜部及小梁部 VSD 发生自然闭合的较多，而流出道部、靠近肺动脉瓣及对位不良型的 VSD 很少发生自然闭合。

2. 超声心动图是诊断室间隔缺损的首要方法。超声心动图不仅能够明确室间隔缺损的有无，还能够准确判断缺损的大小和部位，发现其他合并的心脏畸形以及并发症；结合频谱多普勒超声能够评估左、右心室之间的压差，并由此推算肺动脉收缩压，

为临床制定合理的治疗方案以及选择手术时机提供了有价值的信息。经食管超声心动图较少应用于室间隔缺损的诊断中，但在室间隔缺损封堵术和修补术中发挥着重要的监测与评估作用。

（任卫东　肖杨杰　谭雪莹）

第四节　主肺动脉间隔缺损

【概述】

主肺动脉间隔缺损（aortopulmonary septal defect，APSD）又称主-肺动脉窗（aortopulmonary window，APW），是一种罕见的先天性心脏病，占所有先天性心脏畸形的 0.2%～0.6%。该病是指在胚胎发育的过程中，由于动脉干内相对而生的纵嵴融合失败，引起圆锥动脉干间隔发育不完整，形成升主动脉与主肺动脉之间遗留的先天性缺损。其特征是升主动脉和主肺动脉之间可见圆形、椭圆形或螺旋状的沟通，并存在两组独立的半月瓣结构。

APSD 的分型方法有多种，常见的有 Mori 分型法、Richardson 分型法和 Ho 分型法等，现将更常用的 Mori 分型法进行介绍。Mori 等根据缺损的部位将 APSD 分为 3 种类型：Ⅰ型（近端缺损型），缺损位于紧邻半月瓣上方的主肺间隔，此型最为常见；Ⅱ型（远端缺损型），缺损位于升主动脉远端与肺动脉分叉之间的主肺间隔；Ⅲ型（混合型），主肺间隔几乎完全缺如，动脉干呈囊状扩张，但仍可见两组半月瓣结构。

1982 年 Berry 等根据右肺动脉起源的位置对 Mori 分型进行了补充，将Ⅱ型分为两个亚型：Ⅱ$_A$型，右肺动脉起源于肺动脉，其内血流主要来自主肺动脉，有时可少部分来自升主动脉，主动脉弓可正常或缩窄；Ⅱ$_B$型，右肺动脉异常起源于升主动脉，其内血流大部分或全部来自升主动脉，左、右肺动脉起始端分开，但后壁仍然相连，易合并主动脉弓离断或发育不良或缩窄。同时，Berry 等提出"Berry 综合征"的概念，该病由多个心脏畸形组合而成，包括 APSD、右肺动脉异常起源于升主动脉、主动脉弓离断或发育不良或缩窄，合并室间隔完整。

我们也可根据 APSD 是否合并其他心脏畸形将其分为单纯型和复杂型：单纯型为不合并其他心脏畸形，或仅合并微小心脏畸形，如卵圆孔未闭、房间隔缺损和动脉导管未闭，约占所有 APSD 的 50%；复杂型为合并其他心脏畸形，如主动脉弓离断或发

育不良或缩窄、法洛四联症、大动脉转位、肺动脉起源异常和冠状动脉起源异常等。

APSD 的主要病理改变为升主动脉与主肺动脉间存在的缺损，分流量的大小和方向取决于缺损的大小和主肺动脉间的压力差。在病变早期，升主动脉压在整个心动周期均高于肺动脉压，大动脉水平可见左向右分流，可引起肺动脉循环血流量增加，形成动力型肺动脉高压。当肺动脉压超过主动脉压时，即可见大动脉水平双向或右向左分流，继续发展可逐渐出现肺小动脉病理增厚性病变，最终形成阻力性肺动脉高压。同时，该病大动脉水平左向右的分流会引起左心室容量负荷过重，导致左心室增大和心力衰竭；肺动脉压力的增加会引起右心室压力负荷过重，导致右心室肥大和右心衰竭。最终，APSD 可形成肺动脉高压和双侧心力衰竭的表现。

【临床表现】

APSD 的临床表现主要取决于缺损的大小，相关的合并畸形和肺动脉高压的演变进程。通常 APSD 的缺损较大，在新生儿期或婴儿早期便可出现肺动脉循环血流量增加和心力衰竭的表现，如呼吸急促、反复的呼吸道感染、多汗（进食时更为明显）、心动过速和营养不良等。当伴有肺动脉高压时可出现全身性发绀。如不及时进行手术治疗，预后较差，约 50% 的患者会在出生后 1 年内死于心力衰竭或肺炎。

【超声心动图表现】

超声心动图在诊断 APSD 方面发挥了重要的作用，可以明确缺损的类型、评估缺损的大小和分流量、了解心脏功能和肺动脉压力、判断是否合并其他心血管畸形，为选择合适的手术方案提供重要的信息。

1. **M 型超声**　该病无特异性 M 型超声表现，仅可见由 APSD 引发的继发性肺动脉压力升高、左心容量负荷过重和右心压力负荷过重的 M 型超声表现。

2. **二维超声**　可直接显示主肺动脉间隔连续中断，以及继发性改变，包括肺动脉压力升高的改变，如主动脉和肺动脉内径均增宽，以肺动脉内径增宽更为显著；左心容量负荷增加的改变，如左心增大、左心室心肌和二尖瓣运动幅度增强、左心室流出道增宽等；当合并肺动脉高压时可见右心压力负荷过重的改变，如右心增大、右心室壁肥厚等。

一般选取大动脉短轴切面、右心室流出道切面和肺动脉长轴切面了解 APSD 的部位和大小，也可选取左侧高位肋间切面（胸骨左缘第 1、2 肋间）、心尖双动脉流出道长轴切面、剑突下大动脉短轴切面和胸骨上窝切面进行补充检查。Ⅰ型缺损紧邻半月瓣上方，不累及肺动脉分叉部，在右心室流出道切面可观察缺损边缘至瓣环的距离。Ⅱ型缺损位置较高，位于升主动脉远端与肺动脉分叉之间，在肺动脉长轴切面可显示缺损邻近肺动脉分叉部，并可明确右肺动脉与主动脉之间的关系。ⅡA 型可见右肺动脉近心端的右侧壁与残存的主肺间隔有良好的延续性，沿残存的主肺间隔做延长线，可将右肺动脉的开口隔于肺动脉侧。ⅡB 型可见右肺动脉近心端骑跨于主肺间隔缺损之上或右肺动脉近心端完全起自升主动脉侧，左、右肺动脉开口处分开，但左、右肺动脉的后壁是连续的。Ⅲ型缺损主肺间隔近乎缺如，升主动脉与主肺动脉融合，形成一扩张的动脉干，在大动脉短轴切面、右心室流出道切面和肺动脉长轴切面均可显示缺损，不易漏诊。

APSD 常合并其他复杂的心血管畸形，如主动脉弓离断或发育不良或缩窄，需要在胸骨上窝切面观察主动脉弓发育情况，声窗好的条件下甚至能显示两条大动脉的全程，并在同一切面上观察到缺损、主动脉弓和肺动脉分支。

3. **多普勒超声**　APSD 的缺损通常较大，利用彩色多普勒可显示分流呈层流状态，分流方向取决于肺动脉压力，可见左向右、双向或右向左分流。频谱多普勒可明确分流的方向和速度等，一般分流速度 <2.5m/s。

【诊断要点】

诊断该病的直接征象为主肺间隔连续中断和异常分流，可见两组独立的半月瓣结构。间接征象为主动脉和肺动脉内径增宽；左心增大、左心室心肌和二尖瓣运动幅度增强、左心室流出道增宽；右心增大、右心室壁肥厚等。超声表现如图 5-2-41。

【鉴别诊断】

1. **Ⅰ型共同动脉干**　Ⅰ型共同动脉干与Ⅲ型 APSD 均可见囊状扩张的动脉干，但Ⅰ型共同动脉干仅可见一组半月瓣结构，而Ⅲ型 APSD 可见两组独立的半月瓣结构。

2. **动脉导管未闭**　动脉导管未闭和 APSD 均表现为大动脉水平分流，但动脉导管未闭的分流束

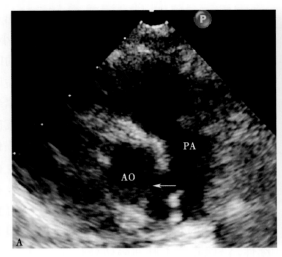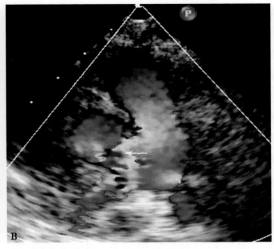

图 5-2-41 主肺动脉缺损的超声表现

A. 二维图像，箭头所示处可见主肺间隔连续中断；B. 彩色多普勒图像，箭头所示处可见主肺间隔缺损处的异常分流。

（图注：AO. 升主动脉；PA. 主肺动脉）

来自降主动脉，起点多位于左肺动脉起始处，多沿主肺动脉外侧壁走行，而 APSD 分流束来自升主动脉，起点位于缺损的主肺动脉内侧壁，两者不难鉴别。但当合并重度肺动脉高压时，两者的分流都不明显，在发现动脉导管未闭后还需继续扫查肺动脉主干，以免漏诊。

3. 干下型室间隔缺损 该病回声失落的部位和分流束的起点位于肺动脉瓣下，而 APSD 的缺损则位于肺动脉瓣上。

4. 回声失落伪像 当正常的主肺动脉间隔位置与超声声束方向近乎平行时，易产生回声失落伪像，而误诊为 APSD。此时需要调整探头进行多角度和多切面的观察，如左侧高位肋间切面、剑突下大动脉短轴切面和胸骨上窝切面等，同时结合多普勒超声进行鉴别。

【小结】

1. APSD 是一种少见的先天性心脏病，指升主动脉与主肺动脉之间遗留的先天性缺损，并伴有两组独立的半月瓣结构。

2. 超声表现为主肺动脉间隔的连续中断和异常分流，以及继发性肺动脉压力升高、左心容量负荷增加和右心压力负荷增加的改变。心脏超声可以明确缺损的类型、评估缺损的大小和分流量、了解心脏功能和肺动脉压力、判断是否合并其他心血管畸形，为选择合适的手术方案提供重要的信息。

3. 该病需要手术治疗，如不及时进行手术，预后较差，约 50% 的患者会在出生后 1 年内死于心力衰竭或肺炎。

（任卫东 毕文静 郑乔今）

第三章　左心室流入道疾病

第一节　先天性二尖瓣畸形

【概述】

先天性二尖瓣畸形（congenital mitral valvular malformation, CMVM）指二尖瓣器（或称"二尖瓣复合体"）的瓣环及紧邻瓣环上区、瓣叶及联合部、腱索和乳头肌等结构存在的先天性结构畸形，进而导致其功能障碍。CMVM 可孤立存在，亦可合并其他的先天性心脏畸形。二尖瓣复合体的任何节段都可能被累及，其中每一种畸形的出现都可以追溯到胚胎起源及发育的异常。为了更为精准地对二尖瓣畸形进行手术矫正或其他治疗，我们应当对病变细节进行科学客观的评估。

近年有研究显示，在 246 507 人次的多中心超声心动图受检者中，CMVM 的检出率约 0.18%，其中既包括暂时仅需要定期随访的轻微先天性二尖瓣结构畸形，也包括建议及时手术纠正的严重畸形。

二尖瓣应被看作是一个由多成分构成的器官或复合体来综合评价。二尖瓣器的每个组成部分既要单独评估，也要考虑到它对二尖瓣器整体功能的影响。本节中，我们将 CMVM 分为四个解剖层次来介绍其相关的先天性畸形。这里推荐将复合体中每个组成部分的解剖特性和动力学状态进行逐层次的评估，便于超声医生针对每个患者的特异性逐步进行科学分析及诊断。

【临床表现】

先天性二尖瓣畸形根据病变性质和类型的不同可造成不同程度的瓣膜狭窄或反流，从而使临床表现有很大的不同。轻者可暂无任何临床症状，仅建议定期随访或者体检；严重者出生后短期内出现明显的症状，如呼吸困难、发绀、喂养困难、发育受限，甚至病情迅速加重进而出现心力衰竭。左心房压力

越高，肺淤血就越早发生。患者常无特异性的体征，部分出现杵状指以及心底区心脏杂音。

【超声心动图表现】

在超声诊断中，建议将二尖瓣理解成一个完整的器官即"二尖瓣器/二尖瓣复合体"，按照其解剖层次，主要包括"瓣环及紧邻瓣环上区、前后瓣叶及瓣叶联合部、腱索和乳头肌"来进行超声描述、分析及诊断（图 5-3-1）。

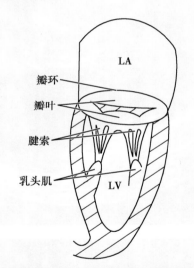

图 5-3-1　二尖瓣器各组成结构示意图
（图注：LA. 左心房；LV. 左心室）

1. **二维超声**　主要用于观察二尖瓣器的切面有：①胸骨旁左心室长轴切面，可观察二尖瓣开闭状态，瓣叶厚度、弹性及回声强度，判断瓣膜有无狭窄、脱垂以及腱索的发育情况；②左心室短轴二尖瓣水平切面，观察二尖瓣口开放面积，瓣叶活动度、完整度，前后叶交界处厚度、回声强度，并可测定瓣口面积进而定量评价狭窄程度，观察腱索病变如增厚、粘连，判定乳头肌数目、大小、回声强度和收缩功能；③心尖四腔心及二腔心切面，进一步评价二尖瓣解剖形态、运动及结构完整性，腱索和乳头肌

发育有无异常，判定房室瓣位置及其与心脏其他结构的关系。其中值得注意的是，二尖瓣短轴序列切面的连续动态扫查对畸形的诊断更有价值。

（1）二尖瓣器的瓣环及紧邻瓣环上区畸形

1）二尖瓣上环形狭窄（supravalvular ring mitral stenosis）：也称二尖瓣上环，表现为紧邻瓣环上区的膜片状组织残留，通常在其上残留一孔样结构，此类畸形常可导致左心室流入的梗阻。二尖瓣叶可发育正常。二尖瓣上环是 Shone 等人描述的 Shone 综合征（包括主动脉缩窄、主动脉瓣下狭窄、二尖瓣脱垂和二尖瓣上环）的其中一个组成部分。本病大多合并其他心内畸形。胸骨旁左心室长轴切面、心尖四腔心、二腔心切面于紧邻二尖瓣瓣环上方左心房侧可探及横跨左心房的膜状异常回声带，该回声带其间常可见一孔隙样回声（图 5-3-2）。此外，可继发左心房和右心室的增大。

2）二尖瓣瓣环畸形（mitral valve annular malformation）：可表现为扩张、骑跨、发育不全等，在极端情况下甚至可出现闭锁或缺如。其中，二尖瓣骑跨是指二尖瓣瓣环骑跨于室间隔缺损的断端之上，二尖瓣瓣环与心室的关系决定了心房与心室的连接类型，即为单心室连接或双心室连接。本病常由于心内膜垫分化成房室管时分隔不均，室间隔与房间隔对位不良所致（图 5-3-3）。

此外，瓣环也可向心尖方向移位，到达与三尖瓣瓣环相同的水平（图 5-3-4）。在罕见情况下，二尖瓣瓣叶之间存在一个连桥 / 索条状附加结构，连接在瓣环上，并可造成显著的血流动力学不良后果（图 5-3-5）。

（2）二尖瓣瓣膜及联合部畸形：这是 CMVM 最常累及的层次，瓣叶可表现为挛缩或发育短小甚至闭锁。前叶或后叶可同时或部分表现出不同程度的发育长大，以前叶多见（图 5-3-6）。二尖瓣瓣叶还可

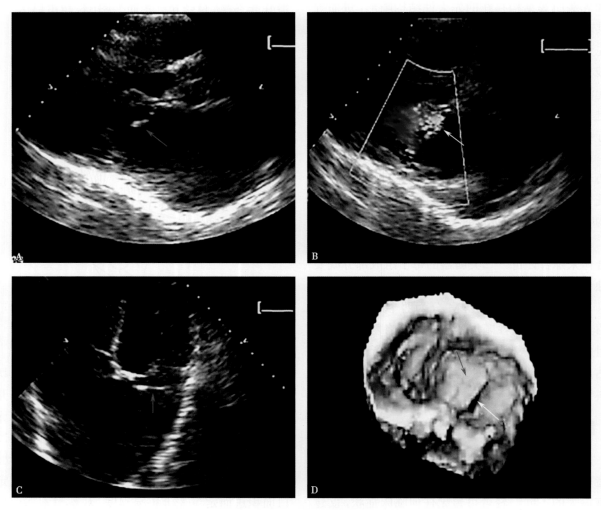

图 5-3-2　二尖瓣上环形狭窄超声表现

A. 左心室长轴切面二尖瓣上方隔膜样结构；B. 该隔膜结构伴回声失落，CDFI 显示回声失落处局部有血流加速，表现为花色湍流样；C. 心尖四腔心切面显示二尖瓣环上方隔膜样结构，左心房显著扩张；D. 三维超声显示隔膜样结构的立体形态及上方缝隙样的血流通道。红箭头指示异常的隔膜样结构，白箭头代表隔膜上的条形血流通道。

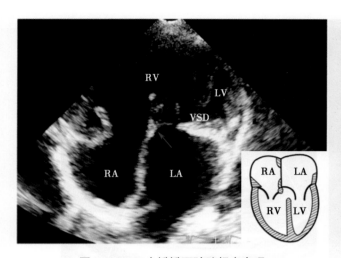

图 5-3-3 二尖瓣瓣环骑跨超声表现

心尖四腔心切面显示二尖瓣瓣环骑跨在室间隔缺损的断端之上，右下角为示意图。

（图注：LA. 左心房；LV. 左心室；RA. 右心房；RV. 右心室；VSD. 室间隔缺损）

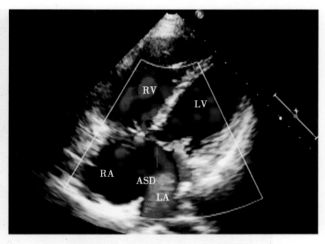

图 5-3-4 二尖瓣瓣环移位超声表现

胸骨旁四腔心切面显示二尖瓣瓣环发生位移，二尖瓣瓣环（箭头）和三尖瓣瓣环位于同一水平，房室间隔结构缺失。二、三尖瓣关闭时分别探及微量反流信号。此患者还合并房间隔缺损。

（图注：LA. 左心房；LV. 左心室；RA. 右心房；RV. 右心室；ASD. 房间隔缺损）

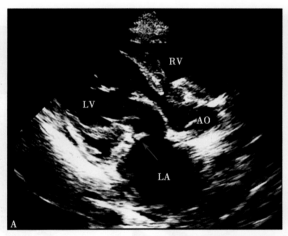

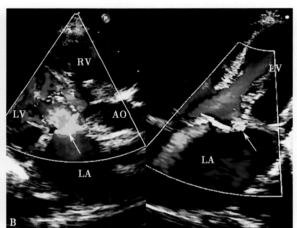

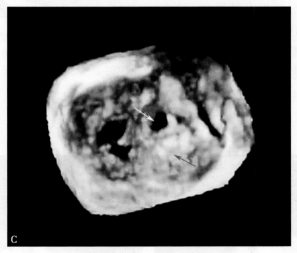

图 5-3-5 二尖瓣瓣叶间附加结构

A. 二维经胸超声可见位于二尖瓣两个瓣叶之间的附加结构，或可称之为瓣内环；B. 彩色多普勒显示二尖瓣开放时左心室流入的血流梗阻；瓣膜关闭时，可探及中度偏心反流信号；C. 三维显示的瓣环内部附加结构立体的形态，为一较厚的膜片样组织，上方残留一个小圆形的狭窄通道。

（图注：RV. 右心室；LV. 左心室；AO. 主动脉；LA. 左心房）

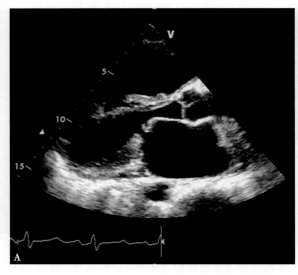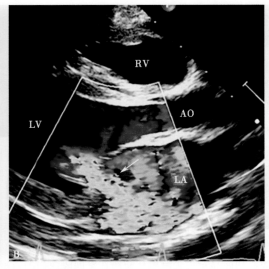

图 5-3-6　二尖瓣瓣叶发育畸形超声表现
A. 左心室长轴切面二尖瓣前叶发育较长大，后叶发育短小近缺失，代之以肌肉束样的结构，后叶处未见活动样的瓣膜回声；B. CDFI 显示二尖瓣关闭时重度偏心反流信号（箭头）。
（图注：AO. 主动脉；LA. 左心房；LV. 左心室；RV. 右心室）

出现单发或多发裂缺，裂缺可发生在前叶和 / 或后叶瓣体（图 5-3-7），三维超声可更直观地单图显示裂缺的部位、程度及形态（图 5-3-8）。此外，瓣叶的异常融合可导致双孔二尖瓣的形成（图 5-3-9，图 5-3-10）。罕见的情况下，瓣叶的局部发育薄弱可导致瓣叶的限局性膨出或夹层形成。在部分患者中，可见瓣叶上存在附加结构（图 5-3-11）。

发育不良的前叶和 / 或后叶可出现特征性短小、挛缩及弹性减低。超声心动图显示回声增强，瓣叶短小，并伴有收缩期的二尖瓣反流。瓣膜的发育不全更容易发生在后叶，甚至导致后叶的缺失，缺失的瓣叶可被肌性或纤维结构替代，即所谓的"单叶二尖瓣"，同时，发育不良的瓣叶相对的另一个瓣叶可表现为短的、正常的或偏长大的，此类异常经常导致偏心的二尖瓣反流（图 4-1-6）。两瓣叶均先天

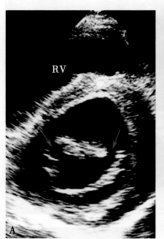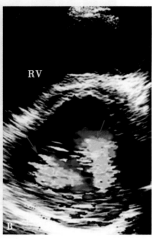

图 5-3-7　经胸超声心动图诊断二尖瓣前叶裂（多发型）
左心室短轴二尖瓣水平切面，二尖瓣前叶 A1 和 A3 区可见回声中断（A），收缩期可于回声中断处探及反流信号（B）。

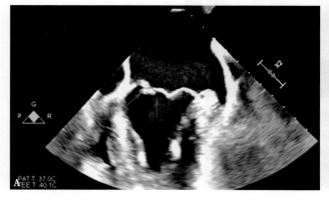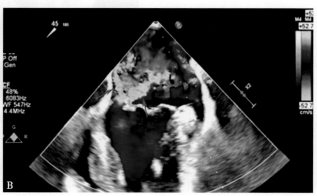

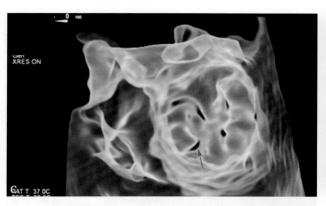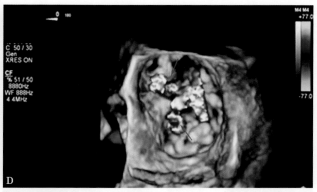

图 5-3-8　经食管超声诊断二尖瓣前叶裂（多发型）

A. 二维超声显示二尖瓣前叶两处细小回声失落；B. 彩色多普勒显示前叶有两处反流进入左心房内；C. 三维超声透视心腔镜成像显示前叶有两处狭长缝隙样回声中断，分别位于 A2 及 A3 区；D. 三维多普勒超声显示来自前叶两个裂缺处两束反流的空间立体形态。

挛缩的表现被认为是罕见的畸形，可造成中或重度二尖瓣反流，超声图像可观察到两个瓣叶均短小增厚，回声增强，弹性减弱。极少数患者中，严重的瓣膜发育不良导致左心房和左心室之间没有沟通，即"闭锁"，原二尖瓣位置代之以厚度和面积各异的致密或菲薄的纤维样组织结构。二尖瓣闭锁常见的两种类型：①整体二尖瓣器缺失；②有瓣环和瓣膜样结构，但膜上无孔，心房与左心室无直接沟通。

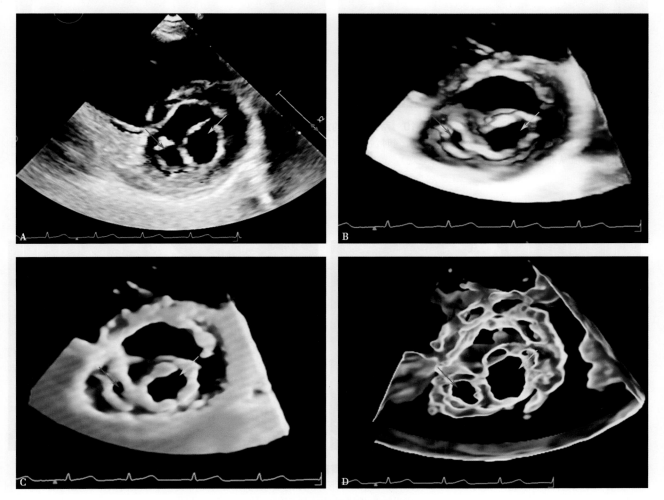

图 5-3-9　双孔二尖瓣的超声表现

A～D. 二维经胸超声、传统三维超声、三维心腔镜和透视心腔镜图像显示在左心室短轴切面（二尖瓣口水平）观察到的二尖瓣口呈双孔样改变，两个孔大小不对称。黄箭头显示孔 1，红箭头显示孔 2。

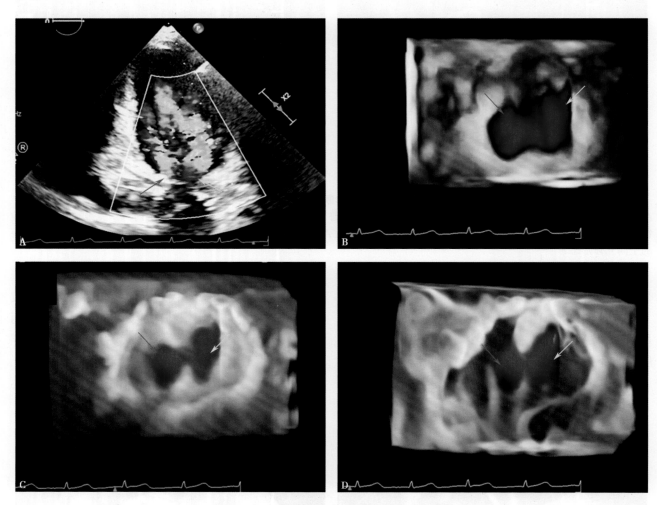

图 5-3-10 两条独立的舒张期二尖瓣流入血流

A. 心尖两腔心切面彩色多普勒显示有两束血流同时流过左侧房室通道；B～D. 传统三维超声、三维心腔镜和透视心腔镜图像显示两束血流从左心房进入左心室（左心室观）。黄箭头显示孔 1 的血流，红箭头显示孔 2 的血流。

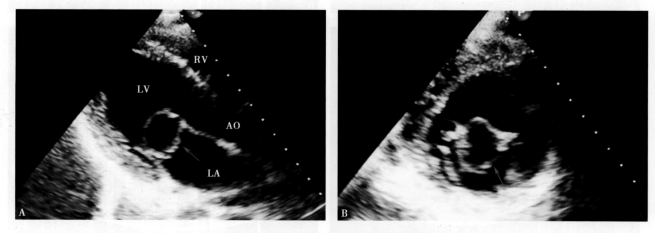

图 5-3-11 二尖瓣前叶附加囊袋样结构

A. 左心室长轴切面二维超声加伪彩显示二尖瓣前叶附加环形结构，随心动周期无明显形变，与心腔内的血流无沟通，为一封闭囊袋样结构；B. 二尖瓣短轴显示二尖瓣前叶附加囊袋样结构。该病例中的二尖瓣前叶附加结构经组织学证实为血囊。（图注：AO. 主动脉；LA. 左心房；LV. 左心室；RV. 右心室）

在二尖瓣裂中，裂缺发生在前叶较后叶更常见（A2区最多见），其程度各异，可表现为完全型（从瓣叶边缘直至瓣膜根部）或部分型三角形样裂缺（从瓣叶边缘到中间部）。瓣膜裂缺在长度和宽度上有多种变异，且随着心动周期有变化。孤立性的二尖瓣后叶裂不常见，其中后叶裂更可能发生在P2（相对于P1或P3）区。二尖瓣前后叶联合裂缺更罕见。二尖瓣叶的异常融合可造成双孔或多孔道，通常表现为等大且平行排列的双孔，偶尔可见双孔处于不同水平面。罕见情况下，在瓣膜根部水平仅可观察到一个孔，而在瓣膜边缘水平有两个开口。更为罕见的是，二尖瓣瓣叶上可见附加组织，可以是膜状、纤维状（带状）或是囊状（例如血囊）。

先天性二尖瓣瓣膜联合处的畸形很少被发现。瓣膜联合处的异常融合可致二尖瓣狭窄（图5-3-12）。此外，二尖瓣瓣膜联合处也是发生裂缺的潜在部位。

（3）二尖瓣器的腱索畸形：可出现以下几种情况，腱索的增厚、融合和/或短缩，甚至可以缺失，又或者可能发育过度导致腱索组织过多。腱索插入乳头肌的位置可发生变异，如主要插入单一优势乳头肌。二尖瓣腱索还可通过室间隔缺损跨越至右心室连接到右心室壁。罕见的情况下，腱索可有膜片状的形态，造成左心室腔相应部位的血流梗阻（图5-3-13）；或腱索上探及附加囊样结构，此种可能是胚胎期的残迹。

（4）二尖瓣器的乳头肌畸形：主要涉及其数量和/或位置的异常。二尖瓣的乳头肌分布可以是不

对称的，表现为有一个主要的优势乳头肌。或者是单个、多个或缺失的乳头肌畸形（图5-3-14，图5-3-15）。其他微小的变异，如附着位置轻微变异和发育稍短

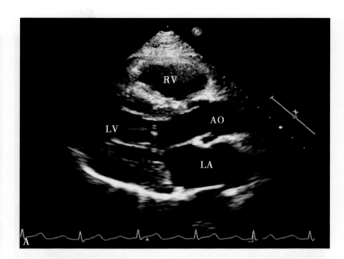
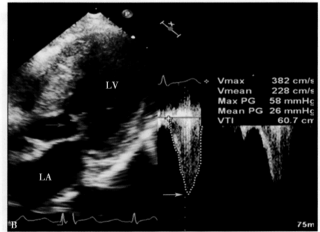
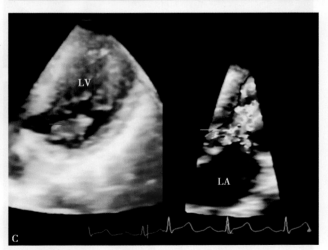

图5-3-13 经胸超声心动图显示腱索先天发育异常
A. 二维经胸超声左心室长轴切面显示左心室流出道内异常附加回声；B. 左心室流出道内受异常附加回声阻挡，导致血流速度明显加快，峰速为3.8m/s；C. 左侧为三维实时超声显示流出道内异常附加回声为先天形态异常的二尖瓣腱索。右侧为三维彩色模式显示梗阻部位湍流的空间特征。
（图注：AO. 主动脉；LA. 左心房；LV. 左心室；RV. 右心室）

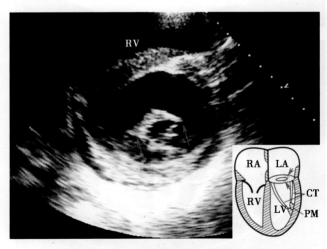

图5-3-12 二尖瓣瓣膜联合部异常融合
左心室短轴二尖瓣水平显示前后叶联合部异常融合导致瓣口开放面积明显减小，箭头所示为二尖瓣的前外（CT）及后内（PM）联合处。右下角为示意图。
（图注：LA. 左心房；LV. 左心室；RA. 右心房；RV. 右心室）

小或稍粗大等情况都可能发生。此外，可见乳头肌致密化不全样的改变。

2. **多普勒超声** 频谱多普勒技术的脉冲和连续多普勒主要用于获得二尖瓣的跨瓣血流频谱，可判断血流性质、测量速度及相关数据。用简化伯努利方程测量跨瓣压差，用连续方程计算或直接描记瓣口面积，计算流量、流率等。根据上述测量数据综合判断二尖瓣病变的性质及程度。

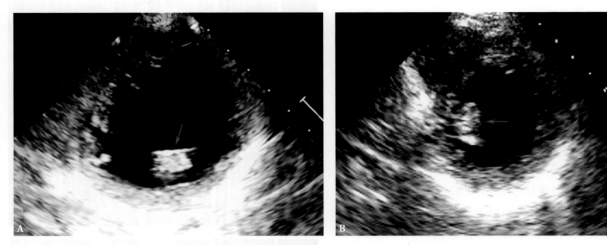

图 5-3-14　左心室短轴切面乳头肌水平显示单组乳头肌畸形
二维经胸超声仅显示一组乳头肌结构：A. 单组乳头肌位于 6 点钟方向；B. 单组乳头肌位于 9 点钟方向。

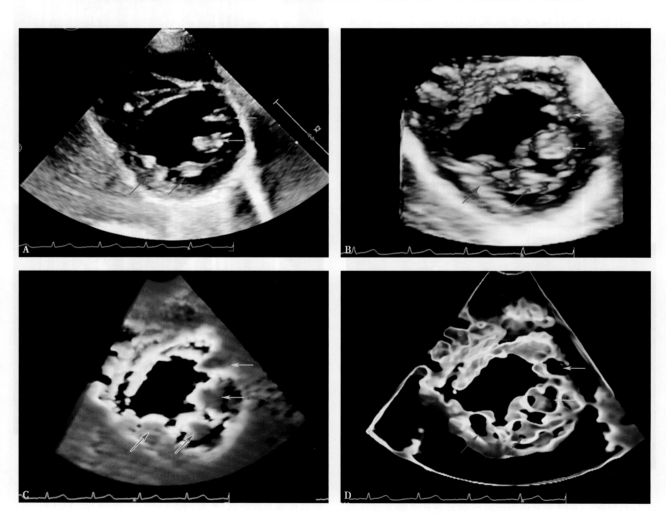

图 5-3-15　左心室短轴切面乳头肌水平显示多组乳头肌畸形
A～D. 二维经胸超声、传统三维超声、三维心腔镜和透视心腔镜超声分别显示左心室短轴切面（乳头肌水平）的 4 个乳头肌。黄箭头表示二尖瓣口前外侧 2 个乳头肌，红箭头表示二尖瓣口后内侧 2 个乳头肌。

彩色多普勒技术可用于观察瓣口狭窄的高速射流、瓣膜关闭不全的反流信号，对各种血流束进行定性诊断，判断起源、走行、时相、粗略判断流量大小，并引导频谱多普勒进行血流速度及相关参数的测量和计算。

3. 三维超声　实时三维超声心动图可显示二尖瓣器的立体形态、与周围结构的空间关系，观察血流状况，对二尖瓣病变诊断具有重要价值。并可模拟手术途径，从左心房向左心室方向观察二尖瓣畸形的形态特征。结合定量分析软件对瓣口的三维结构进行测量。同时可显示出反流束的立体形态、横断面，计算反流束容积，评估反流的严重程度。

实时三维经食管超声具备 M 型、二维、三维、多普勒的所有功能，是三维超声发展进程中的一个里程碑。由于缩短声窗距离，发射频率提高，分辨率明显改善。该技术对二尖瓣器的显示理想，可清晰显示各组成结构的病理解剖细节并动态反映病变全貌。2019 年初国际上发布的三维超声成像新技术"心腔镜成像"和 2020 年面世的"透视心腔镜"技术等带来了新的心脏三维超声图像操作流程、成像模式和视觉体验。心腔镜成像实时将解剖结构以更具组织真实感的颜色和质地呈现出来。透视心腔镜技术使实质性结构透明化，能突出显示原被遮挡的心腔内部结构，或透过纤薄瓣膜同时观察到流入和流出的全程结构。

【诊断要点】

随着近年来对 CMVM 病变的理解和超声诊断技术水平的进步，我们已经认识到一些传统定义中典型的畸形相对罕见，大多数 CMVM 是非典型或不完全型的。既往的一些 CMVM 命名常是由心脏外科医生或解剖学家打开心脏后直视二尖瓣的形态学特征所提出的，缺乏系统性及特异性，已远不能囊括当代超声心动图声像图中所遇到的所有种类畸形情况，从而有时会阻碍心脏外科医生和超声医生之间的沟通和理解。诸如"吊床""拱形"或"降落伞"二尖瓣之类的术语，在超声图像中并不可见相应的形态表象，因此为现阶段复杂病种的诊断带来困惑。因此推荐根据二尖瓣器的解剖特征人为地按照其 4 个主要层次，分别进行超声形态及功能的描述和诊断即可，进而可对 CMVM 的全系病种进行系统和客观的评价。例如直接客观描述二尖瓣器在超声图像中看到的"单乳头肌"或"无腱索"畸形，以建立更加统一规范的诊断报告系统。

存在轻微二尖瓣异常的患者，例如前叶或后叶长度的轻微变异，可能暂时没有明显的临床症状，但随着年龄的增长，瓣膜弹性逐渐下降，可能会比正常人群更早更多地出现二尖瓣功能障碍。因此这一类所谓微小的二尖瓣先天异常并非毫无意义。随着反流或其他血流动力学不稳定性的逐渐加重，他们可能会在中年或老年期有明显的临床症状出现。因此，即使是较小先天缺陷的早期诊断也是有临床意义的，能够促进患者定期随访观察和必要时的合理干预治疗。

通过结合超声心动图研究和统计学证据，CMVM 中累及单层次较累及多层次的畸形更多见，且常常为孤立性二尖瓣畸形，而不是合并一系列的先天性心脏缺陷。

【鉴别诊断】

1. **二尖瓣上环形狭窄与低位三房心的鉴别**　二者均表现为左心房内有异常膜状结构。鉴别的关键点在于，前者的四支肺静脉开口和左心耳均在隔膜上方的大腔内；三房心的肺静脉开口在隔膜上方的副房内，左心耳则连接隔膜下方的真房。

2. **二尖瓣闭锁与左心发育不良综合征的鉴别**　二尖瓣闭锁可以是左心发育不良综合征中的表现之一，但二尖瓣闭锁的患者不一定存在左心发育不良综合征。在左心发育不良综合征中，二尖瓣可以是闭锁也可以是狭窄，此综合征的概念强调的是左心系统的功能缺失，左心流入流出皆发育不良。而二尖瓣闭锁的患者，主动脉瓣及主动脉可发育正常。

3. **二尖瓣裂缺与二尖瓣脱垂的鉴别**　二尖瓣脱垂时可因脱垂瓣叶部分与瓣叶整体不在同一个水平面上，部分切面显示瓣叶有回声中断，彩色多普勒示该处有血流束进入左心房。但多切面综合探查可行鉴别，二维超声可见二尖瓣瓣叶部分于收缩期脱入左心房，经胸超声图像不满意的患者可行经食管超声心动图检查以明确诊断。

4. **二尖瓣裂缺与二尖瓣瓣瘤穿孔的鉴别**　后者亦可见二尖瓣瓣叶回声缺失，类似裂缺。但二尖瓣瓣瘤穿孔常有较为明显的二尖瓣反流和感染性心内膜炎病史。

5. **二尖瓣复合体畸形与风湿性心脏瓣膜病的鉴别**　二尖瓣复合体畸形可合并不同程度的二尖瓣狭窄和 / 或关闭不全，瓣口处长期高速湍流或反流可导致瓣膜增厚，开放受限，与风湿性心脏瓣膜病变导致的二尖瓣增厚图像类似。结合是否有风湿热病史多可鉴别。

6. 先天性双孔二尖瓣畸形与二尖瓣介入成形术后的鉴别　一些针对二尖瓣关闭不全的手术，例如近年来的微创介入二尖瓣钳夹术等，人为将二尖瓣口分成两个血流通道，有时在二尖瓣短轴观亦显示为大小不等的两个瓣口，酷似双孔二尖瓣，但结合病史及手术史可鉴别。

7. 二尖瓣环骑跨及二尖瓣腱索跨越与心内膜垫缺损的鉴别　完全型心内膜垫缺损患者的心内十字结构消失，由原发孔型房间隔缺损、非限制型的流入道室间隔缺损以及共同房室瓣构成，共同房室瓣的前共瓣漂浮在室间隔残端之上，容易与二尖瓣环骑跨或二尖瓣腱索跨越相混淆。

【小结】

1. 推荐根据二尖瓣器的解剖特征，按照 4 个主要层次，分别进行超声形态及功能的描述和诊断。

2. 应强化对二尖瓣胚胎发育过程相关理论的掌握和理解，进而更深刻准确地理解 CMVM 的病理形态差异。

3. 二尖瓣器短轴序列切面的连续动态扫查较心尖四 / 两腔心切面对二尖瓣畸形的诊断更有价值。此外，诊断此类病变时应适当结合三维经胸或经食管超声心动图技术及图像。

（孙菲菲　陈昳馨）

第二节　左侧三房心

【概述】

三房心（cor triatriatum）是指心房由纤维肌性隔膜分隔为两部分的一种先天性心脏畸形，也被称为左心房分隔（division of the left atrium）。它是一种较少见的先天性心脏病，可包括左侧三房心和右侧三房心，但因为右侧三房心极其罕见，所以狭义上的三房心通常指左侧三房心（cor triatriatum sinister），其在先天性心脏病中的发病率为 0.1%～0.5%，男女发病比例约为 1.5:1。目前，超声心动图是诊断三房心的主要手段。1868 年 Church 首次描述了三房心的解剖特征，1905 年 Borst 首次应用了三房心的命名。

关于三房心的胚胎发育机制主要有两种假说：一种是认为在胚胎早期，左心房后壁出现原始肺静脉丛，随着左心房的扩张，从原始肺静脉丛演化出来的肺静脉逐渐并入左心房，使左、右肺静脉与左心房相连通，肺静脉的血管壁因此参与左心房光滑部的形成。当肺静脉与左心房融合相通时，如果连接部位的左心房壁未被吸收或吸收不完全，可残留隔膜样的结构，导致左心房被分为上、下两个腔，即表现为三房心。也有学者认为，左侧三房心的形成可能与胚胎发育时位于左心房侧的房间隔原发隔生长发育过度有关。

在典型的三房心中，左心房被一个纤维隔膜样结构分隔成偏上方和偏下方的两个腔，隔膜常位于左心房中部，起始于卵圆孔的上方，与肺静脉相连的偏上方的心房腔称为"副房"，与左心耳相连的偏下方的心房腔称为"真房"。真房与二尖瓣、左心耳及卵圆孔相连。在副房与真房之间常有相通，即隔膜上可出现孔洞或缝隙样的通道，但此通道可表现为局部血流受限，血流速度加快，造成左心室流入的梗阻样表现，其对心脏的整体血流动力学影响与二尖瓣狭窄相似。

根据副房接受肺静脉回流的程度可将左侧三房心分为两型：①"部分型"，副房接受部分肺静脉回流；②"完全型"，所有肺静脉均回流入副房。另根据真房与副房是否相通可分为 2 个亚型：① A 型，副房与真房相通即"有交通型"；② B 型，副房与真房不相通即"无交通型"，此类型常合并房间隔缺损。

当副房与右心房相通时，其血流动力学类似肺静脉异位引流。典型的三房心中，由于连接副房的肺静脉血流常需通过隔膜上的狭小通道进入真房，可导致肺静脉压力的增高。

与其他先天性心脏病类似，三房心可孤立发生也可合并在其他心脏畸形当中。

【临床表现】

临床表现的严重程度主要取决于副房与真房是否存在交通、通道的大小及其合并的心脏畸形。对于有左心流入梗阻的患者，临床症状类似于二尖瓣狭窄，严重者可出现新生儿期的喂养困难及呼吸困难，并逐渐发生肺淤血及体循环淤血等症状。

【超声心动图表现】

1. 二维超声　超声扫查中可在左心房内观察到异常的隔膜样回声，通常呈后上至前下的走行方向，此隔膜将左心房分为上方的副房与下方的真房。应注意观察隔膜上是否有通道，探查肺静脉开口的位置及引流情况，以进行进一步的分型。应用胸骨旁左心室长轴切面、大动脉短轴切面及四腔心切面综合评估隔膜的位置及走行特征。例如在胸骨旁短轴切面可见主动脉后方的隔膜、连接副房的肺静脉以及连接真房的左心耳。同时应联合剑突下切面及胸骨上窝切面仔细观察各支肺静脉与副房、真房的关系，并观察副房与右心房间的血流相通与否（图5-3-16）。

2. **多普勒超声** 彩色多普勒超声心动图可显示通过隔膜及二尖瓣的血流，进一步明确隔膜上通道的数量、部位及大小。如果隔膜上为狭窄的通道，则可见该处限制性高速射流信号。

心底大动脉短轴、心尖四腔心或二腔心切面中，超声束方向与血流方向较平行，应用连续多普勒测量隔膜上通道处的局部血流速度，并间接估测狭窄处的峰值压差和平均压差，可判断梗阻的程度。

3. **三维超声** 由于二维超声只能显示隔膜的某单一切面，在对隔膜的空间形态及其上的通道显示有一定的局限性。三维超声可以从心房顶部的视角，将心房顶切割开之后，清晰地直视和观察隔膜的完整程度、走行方向，隔膜上通道的形态。尤其对于隔膜上有多个通道的显示，更加快捷、准确、直观。

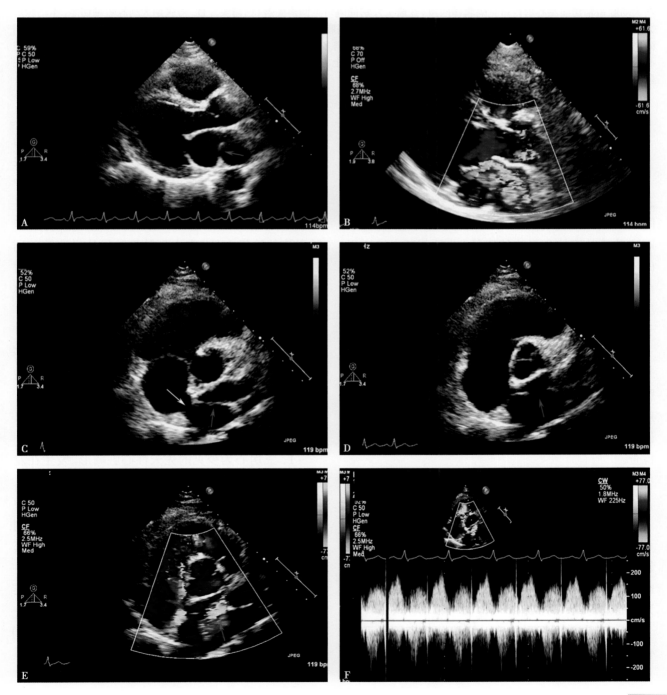

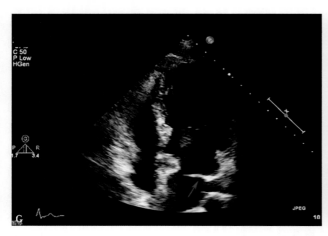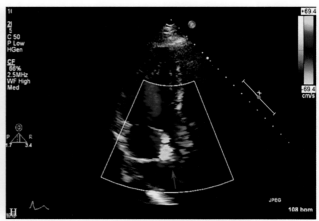

图 5-3-16 左心房三房心的经胸超声心动图表现

A. 左心室长轴切面显示左心房中部隔膜样回声；B. 左心房内隔膜上可见回声中断，该处血流加速，呈花色湍流样；C. 收缩期大动脉短轴切面左心房内可见隔膜样回声（红箭头），房间隔可见回声失落（白箭头）；D. 舒张期大动脉短轴切面，主动脉后方左心房内可见隔膜样回声，隔膜可见回声中断，左心耳与隔膜下方的副房相连，肺静脉与隔膜上方的真房相连；E. 舒张期隔膜上回声中断处可见血流通过，呈花色湍流样改变；F. 频谱多普勒测量隔膜上通道的局部血流速度约 2m/s；G. 心尖四腔心切面左心房内可见隔膜样回声，并可见肺静脉回流入隔膜上方的副房内；H. 左心房内隔膜靠近房间隔的一侧可见回声失落，彩色多普勒探及该处高速花色湍流样血流信号。

【诊断要点】

首先应根据心房内附加隔膜结构的位置、形态及走行特征，明确三房心的诊断，然后进一步探查隔膜上血流通道的位置、数目及大小情况，再逐支观察肺静脉连接和引流的路径，此外判断心房水平的分流情况及其他心内的合并畸形。当隔膜上未见血流通道的时候应仔细探查房间隔缺损的情况。三房心患者的肺静脉大多回流入副房，表现出副房大于真房；若副房小，应怀疑部分型肺静脉异位引流。三房心患者常合并不同程度的肺动脉高压，应结合三尖瓣反流等指标评估肺动脉高压的程度。对于经胸图像质量不好的患者，二维及实时三维经食管超声对进一步明确诊断有优势。对于肺静脉引流路径诊断困难的患者，可进一步结合心脏 CTA 或 MRI 检查。

【鉴别诊断】

1. **左心房内隔膜** 仅超声检查在部分切面显示残留的隔膜，部分切面不能显示隔膜，或者三维超声可见仅为膜条状而非膜片状结构，对心脏整体血流动力学基本无影响时，可诊断左心房内隔膜，为胚胎发育期残留结构。

2. **二尖瓣上环形狭窄** 隔膜位于卵圆孔及左心耳下方，常贴近二尖瓣瓣膜，舒张期彩色湍流出现于二尖瓣附近并延续进入到左心室；三房心的隔膜常位于卵圆孔及左心耳的上方，舒张期突向二尖瓣，通过隔膜上狭小通道的湍流常位于左心房近中部的位置。

3. **肺静脉异位引流** 除了仔细连续追踪肺静脉引流的途径之外，完全型肺静脉异位引流的共同肺静脉腔常位于左心房后上方，常小于左心房。而三房心的副房仍位于左心房内，左心房与降主动脉之间可无多余的血管腔样结构。

4. **冠状静脉窦扩张** 扩张的冠状静脉窦走行于左心房后下方，开口于右心房，在四腔心切面基础上向后下方倾斜探头至二、三尖瓣环消失时可被显示清晰。

【小结】

1. 三房心为少见的先天性心脏畸形，发生在左侧心房更常见。

2. 左心房内的隔膜样结构，常位于左心房近中部的位置，单支或全部肺静脉回流入隔膜上方的副房内，卵圆孔、二尖瓣及左心耳连接隔膜下方的真房内。

3. 心房内的隔膜上常伴有狭窄的血流通道，连通真房和副房的血流。

（孙菲菲 陈昳馨）

第四章 右心室流入道疾病

第一节 右侧三房心

【概述】

三房心是指心房内一异常纤维肌性隔膜、将心房分隔为腹侧与背侧两部分的先天性畸形，占先天性心脏病的 0.1%～0.4%。三房心临床上常见是左心房被分隔，即左侧三房心；而本节所讲的右心房被分隔的三房心较为罕见，仅占三房心的 8%。其发生机制是胚胎时期右静脉窦瓣持续存在形成一隔膜结构，将右心房分隔为真房与副房两部分所致。真房即固有心房靠近三尖瓣口，为低压右心房，副房位于真房的前上方，其接受腔静脉血，为高压右心房。真、副房之间的隔膜结构多有交通口相通，交通口大小直接导致心房隔膜处的血流动力学改变，通常多合并房间隔缺损或卵圆孔未闭，房间隔完整的右侧三房心极为罕见。

【临床表现】

右侧三房心可出现类似于左侧三房心的病理改变，根据右心房隔膜处交通口梗阻情况即隔膜分隔的严重程度不同，右侧三房心临床表现多样。

若右心房被分隔程度轻（即隔膜处无明显血流加速）且未伴随其他心脏畸形时，患者通常无明显临床症状，多在手术或尸检时偶然发现，通常又称为心房内隔膜，临床建议随访观察。

若右心房被分隔严重时（即真房、副房交界隔膜处血流加速），可出现三尖瓣口梗阻、三尖瓣中度或以上反流、肺动脉高压、右心室壁增厚；冠状静脉窦血汇入真房，真房容量负荷进一步增加，若同时合并永存左上腔静脉导致冠状静脉窦明显扩张，且收缩期真房的血流通过隔膜通道反流入副房；副房在接受上、下腔静脉血流基础上又接受来自真房的血流，导致副房压力负荷增加，腔静脉血流回流受阻，肝静脉及下腔静脉扩张，肝淤血等改变。随着年龄增长，右心房隔膜所致体循环淤血的程度所致肺动脉压力日益升高且逐渐加重，进一步加重了右心功能不全的相应症状。从而导致右心扩张、中心静脉压增高等一系列右心衰竭症状，继而出现右心室流出道和下腔静脉梗阻。故分隔严重者一旦发现则需要施行临床干预治疗（图 5-4-1）。

【超声心动图表现】

1. 二维超声 胸骨旁大动脉短轴切面、心尖四腔心切面、剑突下四腔心切面及剑突下双房切面，二维超声就以上切面重点显示右心房腔内膜样结构回声，观察交通口大小；同时测量右心腔内径大小、右心室壁厚度、下腔静脉及肝静脉管腔内径有无扩张。

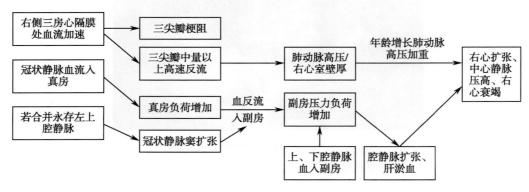

图 5-4-1 右侧三房心隔膜梗阻严重时血流动力学改变示意图

2. M 型超声 二维观察右心腔、下腔静脉管腔同时,M 型超声测量三尖瓣环位移(评估右心收缩功能),以及下腔静脉塌陷率、判断右心房压变化。

3. 多普勒超声 彩色多普勒显示右心房内血流,重点是隔膜处交通口血流有无加速、汇聚花彩现象,收缩期三尖瓣口反流程度;频谱多普勒测量交通口花彩血流流速及压差、三尖瓣口收缩流速及压差(评估有无发生肺动脉高压)。另外还需除外房间隔缺损。

【诊断要点】

右心房隔膜处交通口大小、隔膜处有无血流加速即花彩血流以及峰值流速,出现右心大、右心室壁厚、三尖瓣口高速反流、下腔静脉及肝静脉扩张,则提示隔膜梗阻发生,需警惕肺动脉高压、右心衰竭。

【鉴别诊断】

胚胎时期右静脉窦瓣持续存在形成一隔膜即导致右侧三房心形成。异常的右静脉窦分为两大类:

一类是有丝状或网状连接的右静脉瓣残存物(称为 Chiari 网);另一类是光滑的静脉与右心房小梁部分有隔膜样分隔,即为右侧三房心;故右侧三房心需与 Chiari 网重点区别(表 5-4-1)。

表 5-4-1 超声心动图诊断右心房内异常隔膜结构鉴别要点

常见疾病	超声诊断及观察要点	示意图
右侧三房心	光滑的静脉与右心房小梁间有膜状分隔,瓣活动度较大,呈线状回声	图 5-4-2
Chiari 网	丝状或网状连接的右静脉瓣残存物,线状回声位于冠状静脉窦口下方	图 5-4-3A
欧式瓣	欧式瓣呈线状回声,位于下腔静脉入口前缘	图 5-4-3B

Chiari 网为位于右心房中的网状胚胎残存结构,与欧式瓣一样,也是胚胎发育过程中吸收不完全的下腔静脉瓣和冠状窦瓣退化形成。属于一种生理性变异,患者常无临床症状或体征,正常人群里发生率为 2%。无临床血流动力学意义,但若患者

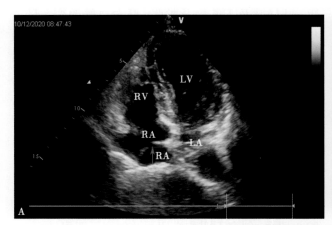
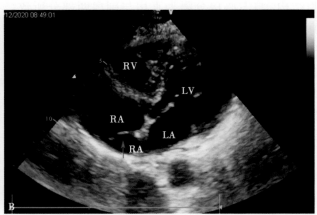
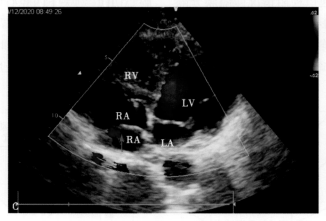

图 5-4-2 右侧三房心的超声心动图表现

A、B. 二维超声切面重点显示右心房腔内膜样结构回声(红色箭头所示);C. 彩色多普勒显示右心房内血流,重点是隔膜处交通口血流有无加速、汇聚花彩现象

(图注:RA. 右心房;RV. 右心室;LA. 左心房;LV. 左心室)

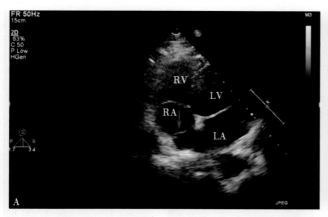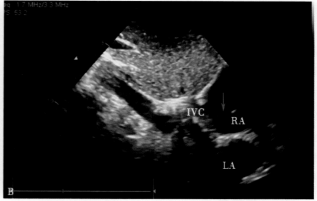

图 5-4-3　Chiari 网及欧式瓣的超声心动图表现
A. 显示 Chiari 网；B. 显示欧式瓣。
（图注：RA. 右心房；RV. 右心室；LA. 左心房；LV. 左心室；IVC. 下腔静脉）

进行右心导管检查时，须引起重视。另外合并房颤患者，须警惕血栓或肺栓塞发生。

【小结】

1. 超声心动图检查在诊断右侧三房心及治疗方面有重要作用，对明确三房心隔膜部位、评估隔膜狭窄梗阻程度，以及选择恰当的治疗方案颇有价值。超声心动图还能对副房、真房大小及真房负荷程度做出准确评估。

2. 出现右心大、右心室壁厚、三尖瓣口高速反流、下腔静脉及肝静脉扩张超声征象中 2 个或以上，则提示隔膜梗阻严重，需警惕肺动脉高压导致的右心衰竭。

3. 右侧三房心隔膜无梗阻或梗阻较轻患儿，一般无临床症状，可正常生长发育，一般不需要治疗。隔膜梗阻严重患儿，一旦发现就需要外科处理，若已继发肺动脉高压或右心衰竭，则需先对临床心衰症状进行治疗，再评估手术。

（田莉莉）

第二节　三尖瓣下移畸形

【概述】

三尖瓣下移畸形即埃布斯坦综合征（Ebstein anomaly, EA）是指部分或整个三尖瓣瓣叶呈螺旋形向下移位，异常附着于右心室壁的一种少见先天性畸形。发病率不到先天性心脏病的 1%。无明显性别差异，少数有家族倾向。预后与患者的畸形程度有关。病变较轻者，寿命可接近正常。病变程度较

重者，预后差。主要死亡原因有：心力衰竭、缺氧、心律失常和猝死。三尖瓣下移畸形可以单独存在，也可以合并其他先天性心脏疾病，如房间隔缺损、室间隔缺损、动脉导管未闭、肺动脉狭窄、二尖瓣脱垂、法洛四联症等。

右心室发育和瓣叶形成的机制复杂，在三尖瓣下移畸形中病理变化多样，确切的病因及胚胎学机制不明。目前认为，这种下移可能是在胚胎发育过程中，原始三尖瓣与发育中的右心室壁分层失败导致的。

【临床表现】

三尖瓣下移畸形病理变异大，合并畸形多样，血流动力学千变万化。临床症状取决于三尖瓣反流的程度，是否有心房内交通、右心室功能损害程度和其他并发的心脏畸形。少数患者可无明显症状。多数患者的症状为渐进性出现和加重。严重者在新生儿期就可因心力衰竭死亡。多数患者有活动后呼吸困难和发绀，因为突发性房性和室性心律失常导致心悸等。体格检查个体差异较大。少数轻症患者没有明显异常。多数患者较消瘦，发育欠佳，可见不同程度的发绀。晚期患者右心衰竭出现腹水和外周水肿。心音和杂音的听诊变化多样。胸骨左缘可闻三尖瓣反流的收缩期杂音。在吸气时杂音有特征性的音调提高。第一和第二心音出现分裂。多数可闻较响亮的第三心音和第四心音。

【超声心动图表现】

超声检查对三尖瓣下移畸形的诊断有决定性作用。通过超声心动图检查可以精确评估三尖瓣瓣叶的解剖，测量瓣叶下移的程度、观察瓣叶活动受限

情况、判断有无发育不良等。判断三尖瓣瓣叶有无下移的常用标准是：经体表面积标化的瓣叶移位距离——下移指数≥8mm/m²。二维超声心动图检查还可以测量右心房大小，房化心室所占心室的比例，左、右心室的大小和功能。彩色多普勒可以判定三尖瓣的反流位置和程度。总之，超声心动图检查是诊断本病的首选方法，可以为临床医生提供关于本病的最重要的信息，通常不必要进行心导管或造影等有创检查。

1. 二维超声

（1）左心室长轴切面：可见右心占优势，右心室前后径增大，室间隔左移（图5-4-4）。

（2）右心室流入道切面：可显示三尖瓣后叶及前叶形态的改变。可清晰显示后叶附着点所在部位，因此通常在此切面测量后叶下移程度。大部分患者三尖瓣前叶仍附着于原瓣环部位，但发育冗长，呈篷帆样改变（图5-4-5）。

（3）心尖四腔心切面：可见右心房扩大、房化右心室增大及功能右心室腔减小。下移的三尖瓣叶将右心室分为近瓣环的房化右心室和近心尖的功能右心室。三尖瓣附着点和原三尖瓣环之间的部分为房化右心室。可显示三尖瓣隔叶及前叶形态的改变。可清晰显示隔叶附着点所在部位，因此通常在此切面测量隔叶下移程度。隔叶同时有不同程度的发育不良，其根部至体部多附着于室间隔右心室面。大部分患者三尖瓣前叶仍附着于原瓣环部位，但发育冗长，呈篷帆样改变（图5-4-6）。

2. 彩色多普勒　可显示三尖瓣的反流位置和程度（图5-4-7）。可探查合并畸形，如房间隔缺损（图5-4-8）。

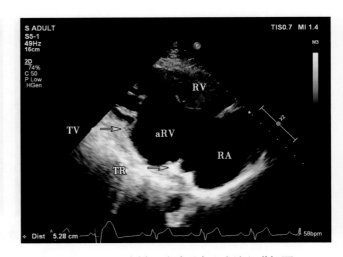

图5-4-5　三尖瓣下移畸形右心室流入道切面

（图注：RA. 右心房；RV. 右心室；TV. 三尖瓣；TR. 三尖瓣环；aRV. 房化右心室）

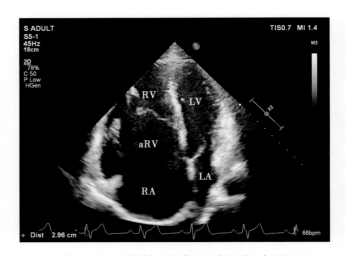

图5-4-6　三尖瓣下移畸形心尖四腔心切面

（图注：LA. 左心房；LV. 左心室；RA. 右心房；RV. 右心室；aRV. 房化右心室）

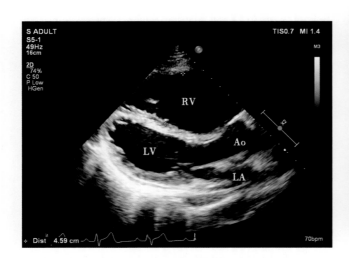

图5-4-4　三尖瓣下移畸形左心室长轴切面

（图注：LA. 左心房；LV. 左心室；RV. 右心室；Ao. 主动脉）

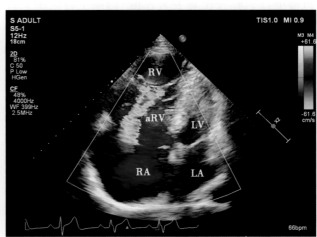

图5-4-7　三尖瓣下移畸形彩色多普勒心尖四腔心切面

（图注：LA. 左心房；LV. 左心室；RA. 右心房；RV. 右心室；aRV. 房化右心室）

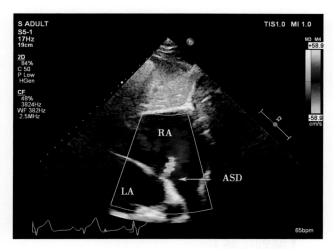

图 5-4-8　剑突下双心房切面显示合并房间隔缺损
（图注：LA. 左心房；RA. 右心房；ASD. 房间隔缺损）

表 5-4-2　超声心动图在三尖瓣下移畸形鉴别诊断中的要点

鉴别点	三尖瓣下移畸形	右心房壁及右心耳瘤	三尖瓣缺如
右心房大小	扩大	扩大	扩大
三尖瓣瓣叶发育	异常	正常	无明确瓣叶结构
三尖瓣瓣叶附着点	下移	正常	无明确瓣叶结构
三尖瓣环位置	正常	正常	无明确房室瓣口
瓣下腱索及乳头肌发育	异常	正常	异常

3. **三维超声心动图**　三尖瓣下移使得原本复杂的右心室结构更加不规则，应用三维超声评价右心室容积变化有助于评估右心室功能。

【相关检查】

1. **心电图**　呈完全性或不完全性右束支传导阻滞和电轴右偏。P 波增大，R 波在 V1 和 V2 导联减小。PR 间期常延长，QRS 波形不清。经常有心律失常。

2. **X 线**　显示心影可正常，但多数有明显扩大，心脏形态呈球形心但心腰窄，类似心包积液的心脏形态。肺血正常或减少。

3. **MRI**　观察解剖结构并测量右心室容积和功能，随访右心大小和功能变化，有助于确定随访期间的心功能恶化情况。

【鉴别诊断】

1. **先天性右心房壁及右心耳瘤**　这类先天性心脏病发病率更低，是由于右心耳或右心房壁发育异常，先天性薄弱并呈瘤样扩张。扩张的右心房及右心耳推挤三尖瓣环向心尖方向，但是三尖瓣叶发育良好，瓣叶附着点位于瓣环水平，以此可以鉴别。

2. **三尖瓣缺如**　三尖瓣瓣叶及瓣下腱索、乳头肌等均未发育。超声多切面探查均未探及明确的房室瓣口或三尖瓣叶活动（表 5-4-2）。

【临床意义】

三尖瓣下移程度轻，反流少，且不合并其他畸形、临床症状不明显者，可以有接近正常人的生活

质量和寿命。在胚胎期就发现本病或新生儿期就出现发绀、心衰且合并其他心脏畸形者，则预后差。大多数患者的情况介于这两种极端情况之间，因此精准诊断和评估对于患者治疗决策的制定至关重要。

1. 进行性的心脏增大、发绀、心律失常和心力衰竭是手术的适应证。

2. 三尖瓣下移畸形的手术方法多样，根据三尖瓣前叶发育情况、可活动前叶面积的大小以及外科医生的个人观点选择相应的术式。手术方式有房化心室折叠术、三尖瓣成形术、生物瓣置换术、单心室方案的 Fontan 手术等。

3. 目前的观点认为，尽早手术有助于保护右心功能，改善患者的长期预后。

（孙　欣）

第三节　三尖瓣缺如

【概述】

三尖瓣缺如（absent tricuspid valve）三尖瓣缺如是一种罕见的先天性心脏病，是指胚胎发育障碍，三尖瓣的三个瓣叶及瓣下装置均未发育，三尖瓣环处无发育正常的瓣叶附着，右心室游离壁侧和室间隔侧仅可见藤条样或树丛样组织附着。本病可单独存在，也可合并其他心血管畸形，如房间隔缺损、室间隔缺损、动脉导管未闭、室间隔完整的肺动脉闭锁等。

【临床表现】

患者可表现为发绀、右心功能不全、心律失常等。发病年龄常与合并畸形有关，如合并室间隔完整的肺动脉闭锁，可在婴幼儿期、儿童时期表现为

发绀和/或右心衰竭,如不及时治疗常可在幼儿期死亡。如患者右心室流出道通畅,患者可存活至成年甚至老年,可表现为严重的右心衰竭和房颤等心律失常。

【超声心动图表现】

超声心动图在三尖瓣缺如的诊断及鉴别诊断以及围手术期诊疗中发挥重要作用。

1. 二维超声　三尖瓣缺如时,采用四腔心切面、大动脉短轴切面、右心室流入道切面观察右心房、右心室连接,直接征象是在正常位置显示一个大的无功能的三尖瓣,无法探及发育正常的三尖瓣瓣叶组织、腱索、乳头肌存在,常仅见藤条样或树丛样结构附着于右房室口水平的右心室游离壁及室间隔。间接征象是继发右心房、右心室扩张,右心室收缩功能较差,房间隔向左偏移。有时可见合并的房间隔缺损、室间隔缺损、动脉导管未闭、肺动脉闭锁。

2. 多普勒超声　彩色多普勒显示右房室口处无瓣口效应,右心房、右心室以及无功能的三尖瓣口的血流呈暗淡的涡流。频谱多普勒显示无功能的三尖瓣口处为低速往返血流(图 5-4-9)。合并房间隔缺损时心房水平可见右向左分流。

【诊断要点】

1. 三尖瓣缺如合并肺动脉闭锁的婴幼儿患者往往不能进行双心室矫治,只能进行单心室姑息手术治疗,即 Fontan 类手术,最理想的治疗是全腔静脉 - 肺动脉连接术。超声评估时需注意肺动脉发育

的情况,准确测量主肺动脉和左右分支内径。如肺动脉发育过细,则不能直接进行腔静脉 - 肺动脉连接术,需要先进行体肺分流术以促进肺动脉发育,之后再次评估,当肺动脉发育情况满足条件后再进行该手术。

2. 对于不合并肺动脉闭锁的三尖瓣缺如患者,超声评估的要点除了准确的病因诊断外,重点要评价患者的右心功能。另外,右心腔内非生理的涡流状态,以及同时合并的房颤使患者存在血栓形成的风险,需要注意观察右心系统内有无血栓形成。

【鉴别诊断】

三尖瓣缺如主要和三尖瓣下移畸形、三尖瓣闭锁相鉴别,鉴别要点如下(表 5-4-3)。

表 5-4-3　超声心动图在三尖瓣缺如鉴别诊断中的要点

鉴别要点	三尖瓣缺如	三尖瓣下移畸形	三尖瓣闭锁
瓣叶结构	藤条样、树丛样	前叶冗长,隔叶、后叶可有发育不良	条带样或隔膜样
瓣叶附着点	正常	部分下移	正常
瓣叶活动	无	明确	无
房室瓣口	无过瓣效应	瓣口下移	无
三尖瓣环	扩大	扩大	发育小
瓣下装置	无	有	发育差
右心房、右心室	均扩大	右心房扩大,部分右心室房化,功能右心室减小	右心室发育小,右心房扩大

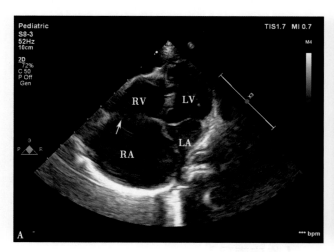

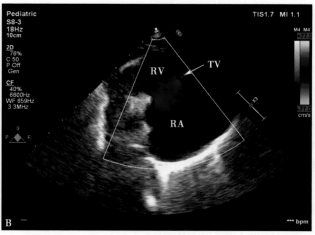

图 5-4-9　三尖瓣缺如超声表现

A. 心尖四腔心切面显示右心房、右心室扩大,右心室壁厚度正常。三尖瓣环扩大,在正常瓣环位置未见明确的三尖瓣瓣叶组织,瓣下未见腱索、乳头肌存在,仅见短小的纤维隔膜样结构附着于右房室口水平的右心室游离壁侧及室间隔侧。B. 胸骨旁右心室流入道切面彩色多普勒显示三尖瓣口无过瓣效应,呈暗淡的层流。

(图注:LA. 左心房,LV. 左心室,RA. 右心房,RV. 右心室,TV. 三尖瓣,白色箭头所指为未发育的纤维隔膜样结构)

【小结】

1. 三尖瓣缺如是罕见的先天性心脏病。有时可见合并的房间隔缺损、室间隔缺损、动脉导管未闭、肺动脉闭锁。

2. 超声表现为无发育正常的三尖瓣瓣叶、腱索、乳头肌，仅见藤条样或树丛样结构附着于三尖瓣环位置。彩色多普勒显示右房室口处无瓣口效应。继发右心房、右心室扩张，右心室收缩功能较差，房间隔向左偏移。超声心动图检查对诊断、鉴别诊断、围手术期诊治有重要作用。

3. 三尖瓣缺如主要和三尖瓣下移畸形、三尖瓣闭锁鉴别。

4. 合并肺动脉闭锁的三尖瓣缺如患者往往在婴幼儿期发病，表现为发绀和/或右心衰竭，需要进行腔静脉 - 肺动脉连接术，如不及时治疗常可在幼儿期死亡。不合并右心室流出道梗阻的患者，往往可存活至成年甚至老年，临床上可表现为发绀、右心衰竭、心房颤动等。

（梁 玉）

第五章 右心室流出道疾病

第一节 肺动脉瓣狭窄

【概述】

肺动脉瓣狭窄（pulmonary stenosis，PS）占先天性心脏病的 5%～8%，可以单独存在，也可以合并其他心脏畸形。肺动脉瓣狭窄是指肺动脉瓣发育异常并引起血流受阻，包括瓣环偏小、瓣叶增厚融合、瓣叶数目异常等，几乎均源于先天性畸形。正常的肺动脉瓣为三叶瓣。先天性肺动脉瓣狭窄可见于三叶瓣、两叶瓣、一叶瓣或瓣叶发育不良者。

肺动脉瓣狭窄可以单独存在，也可以是复杂先天性心脏病的一个组成部分，如完全性心内膜垫缺损、法洛四联症、单心室等。后天获得性肺动脉瓣狭窄极其罕见。在后天获得性肺动脉瓣病变中，类癌综合征是最常见病因，其主要表现为肺动脉瓣狭窄合并关闭不全，而且以肺动脉瓣关闭不全为主。不同类型肿瘤压迫右心室流出道也可能导致功能性肺动脉狭窄。怀孕期间，胎儿可因各种原因导致肺动脉瓣狭窄，最重要的原因有两个，一是环境因素，即胎儿风疹综合征；另一是家族遗传因素。大多数患者的病因尚未证实。

【临床表现】

肺动脉瓣轻度狭窄儿童通常无临床症状，可正常生长发育，有正常生活能力，一般不需要治疗。中度肺动脉瓣狭窄患者，随着年龄的增长会出现右心衰竭症状，从而丧失生活、工作和劳动能力。中到重度肺动脉瓣狭窄需要治疗者，一般没有严格的时间限制。严重肺动脉瓣狭窄患者，常在幼儿期出现明显症状，如不及时治疗常可在幼儿期死亡，需要紧急处理。

【超声心动图表现】

超声心动图在肺动脉瓣狭窄的评估和治疗方面有重要作用，对明确狭窄部位、评估狭窄程度、了解狭窄原因，以及选择恰当的治疗方案颇有价值。超声心动图还可对肺动脉瓣狭窄的伴发改变如有无右心室肥厚及其程度做出评估。

1. **M 型超声** 显示肺动脉瓣活动曲线 a 波加深，开放时间延长；右心室壁增厚。

2. **二维超声** 肺动脉瓣增厚，回声增强，收缩期开放呈圆顶样。肺动脉主干及左右肺动脉可出现狭窄后扩张，继发性右心室壁肥厚。

成人患者，一般选取大动脉短轴切面了解肺动脉瓣的形态结构，小儿患者可采用肺动脉瓣短轴观察肺动脉瓣叶数。肺动脉瓣狭窄时，瓣叶明显增厚，钙化，开放幅度减小，呈穹隆样改变。主肺动脉干呈狭窄后的扩张，亦是肺动脉瓣狭窄的间接证据，但肺动脉扩张程度与狭窄程度多不成比例。合并右心室流出道狭窄多见。二维图像仅能判断肺动脉瓣及右心室形态学改变，但是对于狭窄程度无判断价值，最终需要通过连续多普勒定性诊断。

3. **多普勒超声** 彩色多普勒显示肺动脉瓣口收缩期探及高速射流束，连续多普勒瓣口探及收缩期高速的湍流频谱。由于通常状态下难以获得所需的肺动脉瓣口横切面，二维超声不能直接测定肺动脉瓣口面积。原则上连续方程和近端等速表面积法可用于测定肺动脉瓣口面积，但其可靠性尚未得到证实，因而很少采用。因此，与左侧心脏瓣膜狭窄评估不同，肺动脉瓣狭窄主要采用肺动脉瓣峰值血流速度和瞬间峰值压力阶差作为其严重程度的评估指标。

【诊断要点】

由于难以直接测量肺动脉瓣口面积，与左侧心脏瓣膜狭窄评估不同，肺动脉瓣狭窄主要采用肺动脉瓣峰值血流速度和瞬间峰值压力阶差评估其严重程度。肺动脉瓣峰值血流速度大于 3m/s，峰值压差大于 36mmHg 诊断为肺动脉瓣狭窄。超声心动图检查常用指标及诊断要点见表 5-5-1。肺动脉瓣狭窄程度分级见表 5-5-2。

表 5-5-1 超声心动图评价肺动脉瓣狭窄常用指标及诊断要点

常用指标	诊断要点	示意图
瓣膜结构改变	肺动脉瓣增厚，回声增强，开口减小	图 5-5-1A
多普勒超声异常	肺动脉瓣前向血流增快，呈五彩镶嵌的湍流，肺动脉瓣峰值血流速度增高，大于 3m/s，瞬间峰值压力阶差增高，大于 36mmHg	图 5-5-1B、C

表 5-5-2 肺动脉瓣狭窄程度分级

常用评价指标	轻度	中度	重度
峰值血流流速 /(m/s)	<3	3～4	>4
瞬间峰值压力阶差 /mmHg	<36	36～64	>64

【鉴别诊断】

肺动脉瓣狭窄主要与肺动脉瓣上狭窄和肺动脉瓣闭锁鉴别，鉴别要点见表 5-5-3。

表 5-5-3 超声心动图在肺动脉瓣鉴别诊断中的要点

常见疾病	超声及临床表现
肺动脉瓣上狭窄	肺动脉内见膜性或局限性的狭窄，彩色多普勒显示湍流束始自瓣上，而瓣叶厚度及活动都正常
肺动脉瓣闭锁	肺动脉瓣呈带状强回声，无瓣膜活动，瓣环发育差；无血流信号通过肺动脉瓣

【小结】

1. 肺动脉瓣狭窄几乎均源于先天性畸形，后天获得性肺动脉瓣狭窄极其罕见。

2. 超声表现为肺动脉瓣增厚，回声增强，收缩期开放呈圆顶样。肺动脉主干及左右肺动脉可出现狭窄后扩张，右心室壁肥厚。超声心动图检查对明确狭窄部位、评估狭窄程度、了解狭窄原因，以及选择恰当的治疗方案都颇有价值。

3. 由于常规超声检查难以获得所需要的肺动脉瓣口横切面，所以肺动脉瓣狭窄程度的定量评估主要依赖于跨肺动脉瓣压力阶差。

4. 肺动脉瓣轻度狭窄儿童通常无临床症状，可正常生长发育，有正常生活能力，一般不需要治疗。严重肺动脉瓣狭窄患者，常在幼儿期出现明显症状，需紧急处理，如不及时治疗常可在幼儿期死亡。

（吴伟春 孟庆龙）

第二节 肺动脉狭窄

【概述】

肺动脉狭窄（pulmonary artery stenosis）是指从主肺动脉到各级肺动脉的狭窄性病变，也称为肺动脉瓣上狭窄。肺动脉狭窄的病因可分为先天性及后天性，其中先天性肺动脉狭窄可单发，也可与其他先天性心内畸形合并存在，常见的合并心内畸形包括法洛四联症、主动脉瓣上狭窄、主动脉缩窄、房间

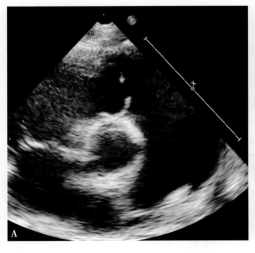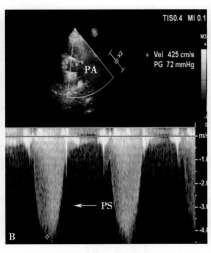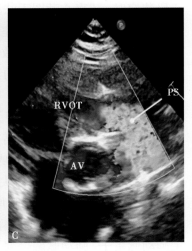

图 5-5-1 肺动脉瓣狭窄超声表现

A. 肺动脉瓣狭窄二维图像，肺动脉瓣开放受限，瓣叶增厚，开口减小，收缩期呈圆顶状。B. 采用 CW 测量肺动脉瓣前向血流速度明显增快，峰值血流速度达 4.25m/s；C. 彩色多普勒显示过肺动脉瓣口血流速度明显增快，呈五彩镶嵌状。

（图注：PA. 肺动脉；PS. 肺动脉瓣狭窄；RVOT. 右心室流出道；AV. 主动脉瓣）

隔缺损等,后天性肺动脉狭窄常见的病因为慢性肺动脉栓塞,少见原因为夹层、大动脉炎、类肉瘤、肺癌、纵隔肿瘤和特发性肺动脉狭窄等。

根据肺动脉狭窄的部位可分为以下5种类型:①Ⅰ型,狭窄部位在主肺动脉,一般在肺动脉瓣上5～10mm处,主肺动脉出现隔膜样组织或发育不良;②Ⅱ型,狭窄病变出现于主肺动脉分叉处,延及左、右肺动脉分支的起始部位;③Ⅲ型,一侧肺动脉的近端出现狭窄病变;④Ⅳ型,肺叶、肺段或其远端的肺动脉狭窄病变,多为多发性狭窄;⑤Ⅴ型,混合型,兼有以上两型或多型的病理改变。

【临床表现】

主肺动脉或近端左、右肺动脉狭窄患者临床症状与肺动脉瓣狭窄患者相似,与肺动脉狭窄的程度及合并其他的心内畸形相关。肺动脉轻度狭窄患者通常无明显临床症状,生长发育不受影响。肺动脉重度狭窄或肺动脉左右分支发育差的患者右心室前负荷重,右心室肥厚,常在婴幼儿期出现明显的呼吸困难、低氧发绀等症状;合并其他分流型心脏病或左心系统梗阻的患者临床症状更加明显,但肺动脉和/或主动脉的发育仍然是决定患者手术指征及手术方式的重要因素。

【超声心动图表现】

超声心动图对主肺动脉及左、右肺动脉狭窄的病变程度判断及术前评估有重要的价值,二维及彩色多普勒超声心动图检查对明确肺动脉狭窄范围、评估狭窄程度等有重要意义,当存在肺叶、段或远心段狭窄时,超声心动图无法直观显示狭窄的肺动脉段,但可以通过评估右心室肥厚、右心室压力负荷增加甚至右心衰竭等继发改变评估远心段肺动脉狭窄的病变程度,并对合并的其他心内畸形进行系统评估。

1. **M型超声**　M型超声无法直接诊断肺动脉狭窄,可发现右心室壁增厚等间接征象,也可通过测量TAPSE评估右心室收缩功能。

2. **二维超声**　剑突下心尖四腔心切面及胸骨旁切面探及继发性右心室壁肥厚。胸骨旁大动脉短轴切面及肺动脉长轴切面了解右心室流出道内径、主肺动脉主干、肺动脉融合部及左右肺动脉狭窄的位置及内径,狭窄处主肺动脉或左、右肺动脉管腔纤细,管壁增厚或向腔内凹陷,有效管腔狭小,狭窄以远段管腔扩张;二维超声无法精确估测肺动脉狭

窄的程度,儿童可通过Z值计算肺动脉发育程度,但均需要结合彩色多普勒及频谱多普勒进行定性诊断。

3. **多普勒超声**　彩色多普勒显示肺动脉狭窄处收缩期高速五彩镶嵌的射流束,频谱多普勒肺动脉峰值血流速度增高,连续多普勒肺动脉内探及收缩期高速的湍流频谱,描记血流频谱可得到峰值压差及平均压差,如肺动脉狭窄段为左右肺动脉中远段,经胸及经食管超声心动图检查无法明确显示以判断其狭窄程度,而右心室流出道及肺动脉瓣口通畅时,可通过三尖瓣反流频谱峰值流速间接体现远心端肺动脉狭窄的程度。

【诊断要点】

肺动脉狭窄主要采用肺动脉峰值血流速度和瞬间峰值压力阶差评估其严重程度。超声心动图检查常用指标及诊断要点见表5-5-4。

表5-5-4　超声心动图评价肺动脉狭窄常用指标及诊断要点

常用指标	诊断要点	示意图
肺动脉结构改变	主肺动脉或左、右肺动脉管腔纤细,管壁增厚或向腔内凹陷,有效管腔狭小,狭窄以远段管腔扩张	图5-5-2A、B
多普勒超声异常	肺动脉狭窄处前向血流增快,彩色多普勒呈五彩镶嵌的湍流,频谱多普勒肺动脉峰值血流速度增高,连续多普勒超声为收缩期高速频谱,描记血流频谱可得到峰值压差及平均压差	图5-5-2C、D

【鉴别诊断】

肺动脉狭窄主要与肺动脉瓣狭窄和肺动脉闭锁鉴别,鉴别要点见表5-5-5。

表5-5-5　超声心动图在肺动脉鉴别诊断中的要点

常见疾病	超声及临床表现
肺动脉瓣狭窄	肺动脉瓣可呈单叶、二叶或三叶,瓣叶增厚、粘连,开放受限,彩色多普勒显示湍流束始自瓣口,主肺动脉及左右肺动脉呈狭窄后扩张
肺动脉瓣闭锁	肺动脉瓣呈带状强回声,无瓣膜活动,瓣环发育差;无血流信号通过肺动脉瓣

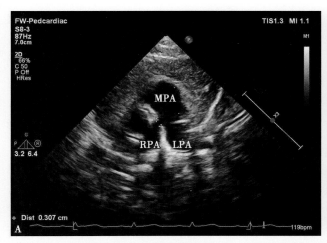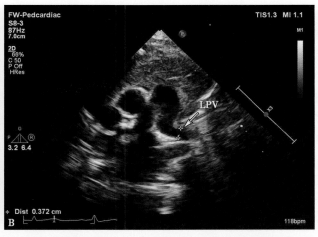
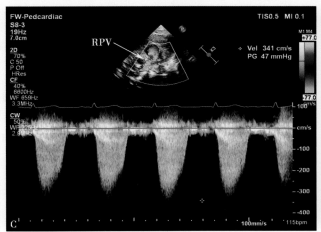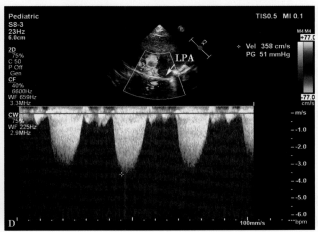

图 5-5-2 肺动脉狭窄超声表现

A、B. 肺动脉狭窄二维图像，主肺动脉发育尚可，右肺动脉开口处内径较细，约 3.1mm，近段发育较好，中段内径局部变细，远段内径尚可。左肺动脉开口内径正常，中远段内径变细，约 3.7mm。C、D. 彩色多普勒显示左右肺动脉血流速度明显增快，呈五彩镶嵌状。采用 CW 测量肺动脉前向血流速度明显增快，右肺动脉峰值血流速度约 3.4m/s，左肺动脉峰值血流速度约 3.6m/s。（图注：MPA. 主肺动脉；LPA. 左肺动脉；LPV. 左肺静脉；RPA. 右肺动脉；RPV. 右肺动脉）

【小结】

1. 肺动脉狭窄可单发，也可与其他先天性心内畸形合并存在。

2. 肺动脉狭窄时主肺动脉或左、右肺动脉管腔纤细，管壁增厚或向腔内凹陷，有效管腔狭小，狭窄以远段管腔扩张。

3. 肺动脉狭窄段为左、右肺动脉中远段且右心室流出道及肺动脉瓣口通畅，可通过三尖瓣反流频谱峰值流速间接体现远心端肺动脉狭窄的程度。

4. 肺叶、段或远心段狭窄，可通过评估右心室肥厚、右心室压力负荷增加甚至右心衰竭等继发改变评估远心段肺动脉狭窄的病变程度，并对合并的其他心内畸形进行系统评估。

（齐红霞）

第三节 右室双腔心

【概述】

右室双腔心（或双腔右心室）（double chamber of right ventricle，DCRV）又称为被分隔的右心室或三室心，其特征是右心室存在异常或肥大的肌束导致右心室腔梗阻，从而将右心室分为近端的高压腔和远端的低压腔。阻塞的机制可能是异常的肌束或调节束，以及增生肥大的小梁组织。本病的胚胎学发生机制尚不明确，一般认为系胚胎发育过程中原始心球并入右心室时出现畸形，造成小梁间隔部分异常的肌束将右心室分隔成两个腔室，两者之间有孔道相通。

本病发生率占先天性心脏病的 0.5%～2%，少数为孤立性 DCRV，多数与室间隔缺损、主动脉瓣下狭窄合并存在，其他合并畸形还包括肺动脉瓣狭窄、房间隔缺损、右心室双出口、主动脉瓣脱垂等。也有学者认为所有 DCRV 患者均合并室间隔缺损，术中发现室间隔完整者可能是室间隔缺损自然闭合所致。

【临床表现】

患者的临床表现通常取决于右心室梗阻的程度以及合并的畸形。部分梗阻较轻者可无明显症状，明显梗阻者可出现心悸、乏力、呼吸困难等表现，婴幼儿可出现生长受限。体格检查部分患者可出现心前区隆起，听诊可于胸骨左缘第 3～4 肋间闻及收缩期喷射性杂音，可伴有震颤。心电图可出现电轴右偏、右心室肥厚的表现。胸部 X 线检查显示右心室肥厚、扩大，以及肺血减少的表现。

【超声心动图表现】

1. **二维超声** 胸骨旁大动脉短轴切面、左心室短轴切面及剑突下右心室流出道切面为诊断本病的最佳切面，可显示右心室腔内的异常粗大肌束，使右心室腔分隔为 2 个腔室，其间形成交通口；也可表现为右心室流出道隔束及壁束明显增厚，致局部右心室管腔狭窄，分隔为 2 个腔室，即流入腔（高压腔）和流出腔（低压腔）。可清晰显示流入腔及流出腔所占腔室大小、狭窄交通口部位和大小、肌性间隔厚度及隔膜样组织等。

2. **多普勒超声** 从上述切面观察，流入腔内为高速血流，尤其通过交通口时，速度加快，呈五彩镶嵌的射流，而血流进入低压的流出腔时，则呈低速的蓝色血流。伴室间隔缺损的患者，因流入腔内压力较高，室水平的左向右分流可能不明显，甚至出现双向分流，此时应注意观察避免漏诊，尤其是在室间隔缺损较小时。无室间隔缺损时，血流动力性改变同肺动脉瓣狭窄类似，但血流加速的部位位于右心室体部或右心室流出道。将连续多普勒的取样点置于狭窄处，可探及位于零线以下的高速血流频谱，根据简化的伯努利方程可估测高压腔与低压腔之间的压力阶差。获取该频谱的最佳切面为剑突下右心室流出道切面，此时声束角度与频谱角度平行，往往能获得完整的频谱，测得的血流速度也更接近实际。

3. **合并畸形的诊断** 应当注意的是，本病的大部分患者均伴有室间隔缺损，且通常为膜周型，位于室上嵴以下近端高压腔内，被三尖瓣隔叶覆盖，经过室间隔缺损的分流可以不明显，容易漏诊。此时应降低彩色速度刻度，仔细观察分流情况，并注意观察膜周部形态，如膜周组织粗糙或呈瘤状突起，应高度怀疑合并室间隔缺损，必要时行心血管造影检查（图 5-5-3）。部分患者合并主动脉瓣下狭窄。

此外，DCRV 患者由于右心室流出道的高速血流冲击肺动脉瓣，可造成肺动脉内血流速度增快，此时应根据肺动脉瓣的二维形态判断瓣膜有无开发受限，而不能单纯根据血流速度判断肺动脉瓣是否狭窄。长期的高速血流冲击可造成肺动脉瓣增厚，出现继发性肺动脉瓣狭窄。

【诊断要点】

1. 明确梗阻的原因、部位、程度，测量梗阻交通口大小、流速和压差。

2. 判断是否合并室间隔缺损，确定缺损部位和大小。

3. 判断是否合并肺动脉瓣狭窄以及其他畸形。

【鉴别诊断】

1. **右心室流出道梗阻** DCRV 属于右心室流出道梗阻的特殊类型，梗阻部位一般位于室上嵴处，胸骨旁大动脉短轴切面观察位于 11 到 12 点处，狭窄比较局限，将右心室分隔为高压腔和低压腔两部分。而右心室流出道梗阻一般是右心室流出道弥漫性肌性肥厚造成，无明显的高压腔与低压腔之分，梗阻一般位于肺动脉瓣下，胸骨旁大动脉短轴切面观察位于 12 到 2 点处。

2. **法洛四联症** 由圆锥间隔前移造成，合并肺动脉瓣及瓣下狭窄，通常有肺动脉干及分支肺动脉发育不良；室间隔缺损为对位不良型，主动脉骑跨于室间隔缺损上。DCRV 患者为右心室流出道梗阻，肺动脉瓣多无明显狭窄，肺动脉干及分支发育良好，室间隔缺损多为膜周型，多有三尖瓣组织附着，分流口较小，无明显的主动脉骑跨。

【小结】

1. 右室双腔心是由于右心室存在异常或增生的肌束导致右心室腔梗阻，使右心室腔分隔为高压的流入腔和低压的流出腔，大部分病例合并室间隔缺损。

2. 超声表现为右心室腔内异常肌束或右心室

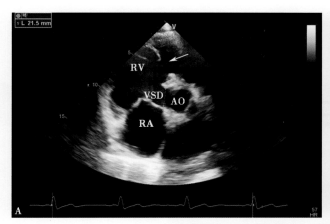
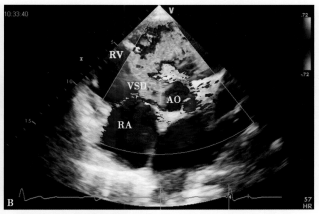
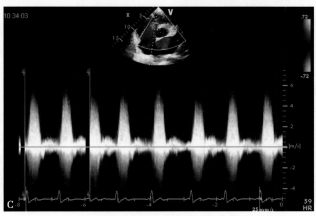

图 5-5-3 右室双腔心超声表现

A. 右心室腔室上嵴部位探及异常肌束，致局部管腔狭窄（箭头所示），形成交通口。膜周部较大的室间隔缺损。B. 彩色多普勒显示室间隔缺损处左向右高速分流，血流到达狭窄口附近时再次加速，右心室腔分隔为高压腔和低压腔。C. 连续多普勒频谱显示交通口处高速血流，流速约 5.8m/s。

（图注：AO. 主动脉；RV. 右心室；RA. 右心房；VSD. 室间隔缺损）

流出道局部肌束增厚（多为室上嵴部位），使右心室腔分隔为两个腔室，其间形成交通口，彩色多普勒于交通口处探及高速射流；合并室间隔缺损者室水平可探及左向右或双向分流，部分室间隔缺损较小者分流可不明显。

3. 对明确诊断为右室双腔心的患者，一般认为，当跨狭窄处的最大压差达到 40mmHg，或合并室间隔缺损伴有心力衰竭的症状时，应进行外科手术治疗。如不合并其他畸形，跨狭窄处的最大压差小于 40mmHg，且梗阻非进行性加重时，可考虑长期随诊观察。手术矫正后可获得良好的功能和血流动力学的结果。

（张婷婷）

第六章　左心室流出道疾病

第一节　主动脉窦瘤破裂

【概述】

主动脉窦瘤亦称瓦氏窦瘤，发生率占先天性心脏病的 0.1%~3.5%，它是指一个或多个瓦氏窦向外呈瘤样扩张突出所致的病变。主动脉窦瘤原因可分为两类，包括主动脉窦壁结缔组织缺乏的先天性原因，也包括感染性心内膜炎、梅毒、马方综合征、主动脉夹层和白塞病等获得性原因。薄弱的主动脉窦壁在主动脉内压力持续作用下逐渐变薄并呈瘤样膨凸，当窦壁出现破口时，则称为主动脉窦瘤破裂。主动脉窦瘤破裂好发于 20~40 岁，老年人少见，发生于婴儿期或儿童期罕见。

主动脉窦瘤最常见的是右冠窦，其次是无冠窦，左冠窦较罕见。起源于右冠窦的窦瘤主要破裂入右心室，其次是右心房，破裂入室间隔形成夹层的较少见。无冠窦瘤最常破裂入右心房，极少数破入左心房、左心室。左冠窦瘤罕见，可破入左心房、左心室、房间隔、二尖瓣前叶，也可破入心包腔或胸腔。1962 年 Sakakibara 提出用于主动脉窦瘤破裂的分型系统：Ⅰ型，窦瘤发自右冠窦左侧部，紧邻肺动脉左、右瓣交界下方破裂入右心室流出道上部，此类型的窦瘤破裂常合并高位室间隔缺损，且突出的瘤体可阻塞右心室流出道造成漏斗部狭窄；Ⅱ型，窦瘤发自右冠窦中部，凸入室上嵴破入右心室流出道；Ⅲ型，窦瘤发自右冠窦后部，突破膜部间隔或右心房；Ⅳ型，窦瘤发自无冠窦右侧部，在靠近三尖瓣隔叶处破入右心房。

关于主动脉窦瘤合并畸形方面，中国医学科学院阜外医院统计 1996—2006 年主动脉窦瘤患者 257例，其中合并室间隔缺损 143 例（55.64%），主动脉瓣关闭不全 111 例（43.19%），三尖瓣关闭不全 31 例（12.06%），二尖瓣关闭不全 17 例（6.61%），右心室流出道狭窄 11 例（4.28%），其他的畸形包括主动脉瓣下隔膜、永存左上腔静脉、动脉导管未闭、房间隔缺损、主动脉缩窄、心内膜垫缺损等。

【临床表现】

在外科手术或介入治疗前，患者可表现为肺血流量增加、窦瘤压迫冠状动脉而引起冠状动脉缺血、心脏传导异常或主动脉瓣反流等症状。主动脉窦瘤可在剧烈活动、情绪变化等诱因下发生急性破裂，患者表现突发胸痛或上腹痛，甚至发生急性左心衰竭、右心衰竭。部分患者表现为慢性发病，表现为心悸、呼吸困难、发热、晕厥和充血性心力衰竭相关症状等。少部分患者无症状或较轻的自觉症状，仅表现为无症状性心脏杂音，主动脉窦瘤破裂的主要治疗为介入封堵和外科手术修补。

【超声心动图表现】

超声心动图在主动脉窦瘤破裂的评估和治疗方面有重要作用，对明确窦瘤破裂的部位和大小、破入的位置、心腔大小、合并畸形以及选择恰当的治疗方案颇有价值。

1. **M 型超声**　主动脉短轴显示主动脉增宽，主动脉窦瘤壁连续中断。

2. **二维超声**　主动脉短轴显示主动脉增宽，瘤体位于主动脉瓣瓣环水平以上，窦瘤大小随心动周期变化，舒张期较大，收缩期变小，少数情况还能探查到瘤体内的血栓形成。主动脉窦瘤破裂后可见瘤壁连续中断，根据破口位置分为不同类型，另外，可为单发破口，也可为多发破口。常合并畸形包括室间隔缺损和主动脉瓣脱垂伴关闭不全。室间隔缺损常为干下型室间隔缺损，主动脉瓣脱垂主要因为主动脉根部的空间结构变化，影响主动脉瓣对合。

Ⅰ型窦瘤发自右冠窦左侧部，二维超声显示窦瘤壁中断，破入右心室流出道上部，常合并干下型室间隔缺损，可见右心增大和肺动脉高压等；Ⅱ型窦瘤发自右冠窦中部，凸入室上嵴破入右心室流出道，可见主动脉短轴窦瘤壁室上嵴方向回声中断，伴右心增大和肺动脉高压；Ⅲ型窦瘤发自右冠窦后部，破入膜部间隔或右心房，可见窦瘤壁回声中断；Ⅳ型窦瘤起自无冠窦右侧部，在靠近三尖瓣隔叶处破入右心房，表现为右心容量负荷增加。另外，左冠窦破裂入左心房或左心室，表现为窦瘤壁中断，同时可出现左心房和左心室增大等容量负荷增加的表现。

3. 多普勒超声 因主动脉内收缩期及舒张期压力均高于其他心腔，主动脉窦瘤破裂常表现为向其他心腔分流的双期连续频谱，M 型彩色多普勒可表现为双期连续性分流，连续多普勒表现为类似动脉导管的双期连续性分流，通过测量分流流速，结合动脉血压可估测右心室收缩压和舒张压。少部分主动脉窦瘤破裂入左心室的多普勒超声表现为舒张期的分流。合并室间隔缺损的，表现为主动脉瓣下室水平分流；合并主动脉关闭不全的，表现为舒张期主动脉瓣反流。

【诊断要点】

主动脉窦瘤破裂二维超声上表现为主动脉增宽，主动脉窦壁回声中断，二维超声可显示破口，根据破口位置和破入心腔分为不同类型；多普勒检查常表现为双期连续性分流，常合并室间隔缺损和主动脉瓣反流。超声心动图检查常用指标及诊断要点见表 5-6-1。

表 5-6-1 超声心动图评价主动脉窦瘤破裂常用指标及诊断要点

常用指标	诊断要点	示意图
主动脉窦结构改变	主动脉增宽，主动脉窦壁回声中断，可伴主动脉瓣脱垂	图 5-6-1A
多普勒超声异常	常表现向不同心腔的双期连续性分流，破入左心室表现为舒张期分流。合并室间隔缺损表现为主动脉瓣下室水平分流；合并主动脉关闭不全表现为舒张期主动脉瓣反流	图 5-6-1B、C

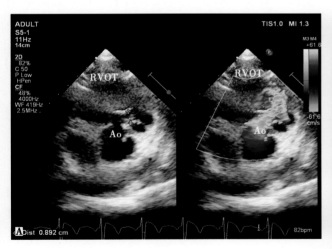

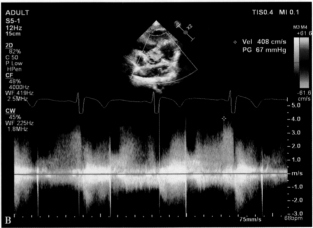

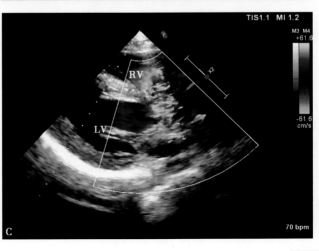

图 5-6-1 主动脉窦瘤破裂的超声表现
A. 二维超声显示主动脉增宽，窦瘤发自右冠窦左侧部（Ⅰ型），主动脉窦壁回声中断；彩色多普勒显示血流由主动脉窦瘤破入右心室流出道上部；B. 采用 CW 测量，主动脉窦瘤破裂入右心室流出道分流表现为双期连续性血流频谱；C. 彩色多普勒提示主动脉瓣下水平分流，室间隔缺损。
（图注：Ao. 主动脉；LV. 左心室；RV. 右心室；RVOT. 右心室流出道）

【鉴别诊断】

主动脉窦瘤破裂和室间隔缺损及其他疾病鉴别，鉴别要点见表5-6-2。

表5-6-2 超声心动图在主动脉窦瘤破裂鉴别诊断中的要点

常见疾病	超声及临床表现
室间隔缺损	主动脉瓣下室间隔回声中断，多普勒超声表现为主动脉瓣下室水平分流。较大流出道室间隔缺损合并主动脉瓣脱垂和主动脉瓣反流时，多普勒超声也可表现为双期分流，但主动脉窦壁完整，且分流位置不同
右冠状动脉瘘	表现为右冠状动脉扩张，多普勒超声表现为主动脉瓣环水平以上双期分流。但右冠状动脉的扩张常表现为管样扩张

【小结】

1. 主动脉窦瘤破裂好发于20～40岁，可表现为无症状、肺血流量增加、冠状动脉缺血、心脏传导异常或主动脉瓣反流等症状，主要依靠超声心动图诊断。

2. 超声表现为主动脉增宽，主动脉窦壁回声中断，根据破口位置和破入心腔分为不同类型，多普勒检查常表现为双期连续性分流，常合并室间隔缺损和主动脉瓣反流。

3. 主动脉窦瘤破裂的主要治疗为介入封堵和外科手术修补。

（王婧金）

第二节　左心室流出道狭窄

【概述】

自左心室流出道至主动脉弓近端的左心血流梗阻均属左心室流出道狭窄。这部分的解剖结构可以分为三段。第一段为左心室流出道，由二尖瓣前瓣、左心室前壁和室间隔前部（即漏斗部间隔）环绕而成。第二段为主动脉瓣，由于瓣环系波浪式不在一个平面上，所以这段组织包括主动脉瓣环、瓣叶和主动脉窦部。第三段为升主动脉，由主动脉窦上缘至无名动脉的起始部。这三段的解剖学梗阻分类如下。

1. 主动脉瓣下狭窄

（1）局限性狭窄：包括膜样狭窄或纤维肌性狭窄。

（2）肌肥厚性狭窄。

（3）弥漫型主动脉瓣下狭窄。

（4）二尖瓣梗阻。

2. 主动脉瓣狭窄

（1）单瓣化狭窄。

（2）二瓣化狭窄。

（3）三个交界粘连的圆顶形狭窄。

（4）其他：包括瓣环狭窄等。

3. 主动脉瓣上狭窄

（1）局限性狭窄：包括膜样或壶腹样。

（2）广泛性瓣上狭窄，实际为升主动脉发育不全。

先天性主动脉弓异常是指主动脉弓长度、大小和连续性的异常，主要包括主动脉弓缩窄、主动脉弓离断和先天性血管环畸形。

【临床表现】

主要临床症状为活动后心慌、气短、乏力，严重者导致心绞痛、昏厥。狭窄部位和狭窄程度决定患者临床症状的严重程度，且影响手术方式。

【超声心动图表现】

左心室流出狭窄，后负荷增加，会造成不同程度的左心室壁增厚。但根据狭窄位置和性质的不同，超声表现差异很大，后续的文章会针对相关具体疾病的超声表现进行详尽介绍。

（曲冉　王浩）

第三节　主动脉瓣二瓣化畸形

【概述】

主动脉瓣二瓣化畸形即二叶主动脉瓣（bicuspid aortic valve，BAV）指主动脉瓣异常发育，导致瓣膜仅有2片工作瓣叶且瓣叶间的对合缘小于3个，具体表型存在变异。主动脉瓣二瓣化畸形是一种常见的先天性心脏瓣膜畸形，国外人群发病率为0.5%～2.0%，男女比例约为3∶1。我国尚缺乏主动脉瓣二瓣化畸形的流行病学及长期随访资料。

目前最常用的主动脉瓣二瓣化畸形分型方式为Sievers分型，根据融合嵴的数量分为0型（无嵴）、Ⅰ型（1个嵴，融合方式可为左-右冠瓣融合、右-无冠瓣融合、左-无冠瓣融合）和Ⅱ型（2个嵴，左-右冠瓣融合，同时右-无冠瓣融合）（图5-6-2）。Sievers分型存在不足之处，对瓣膜形态进行分类时存在"功能性二叶瓣"的概念归类于Ⅰ型主动脉瓣二瓣化畸形还是三叶瓣存在争议。"功能性二叶瓣"，即主动脉瓣具有 3 个大小相仿的瓣窦，其中 2 个瓣叶粘连、融合导致瓣叶的开放类似于主动脉瓣二瓣化畸形，融合部分（嵴）可能为纤维化或钙化病变，不同患者融合嵴长短不一。虽有研究提出过新的分型方法，即具有 3 个对合缘且 3 个瓣窦等大的功能性二叶瓣、具有 2 个对合缘单个融合嵴的二叶瓣和具有 2 个对合缘无融合嵴的二叶瓣，但仍有待验证与完善。

【临床表现】

主动脉瓣二瓣化畸形患者瓣环往往较大，更易呈椭圆形，瓣叶、瓣环及瓣下常伴严重且不规则分布的钙化，瓣叶较为冗长。患病人群临床表现差异大，既可终生不伴心血管损害，也可出现程度不一的继发心血管损害，如主动脉瓣狭窄或反流、主动脉瘤、主动脉夹层、心内膜炎、慢性心力衰竭等。主动脉瓣二瓣化畸形合并轻度主动脉瓣狭窄和 / 或关闭不全通常无临床症状，可正常生长发育，有正常生活能力，多在体检时发现，一般不需要治疗。中度以上狭窄和 / 或关闭不全患者，常见活动后呼吸困难、胸闷、心悸，少数可出现晕厥、心绞痛及心力

衰竭。查体：多数患儿生长发育正常。主动脉瓣狭窄时第一心音正常，第二心音常呈单一性，收缩期可在胸骨左缘 2、3 肋间闻及喷射性杂音，向颈部传导，常伴震颤。流行病学资料显示，首次确诊主动脉瓣二瓣化畸形的成年患者约半数合并了中度及重度主动脉瓣狭窄或反流，且相较三叶瓣，主动脉瓣二瓣化畸形患者出现主动脉瓣膜受损的时间更早。而在主动脉瓣二瓣化畸形的自然史中，患者升主动脉扩张则是第二常见的合并症，在首次确诊主动脉瓣二瓣化畸形后 25 年中有约 1/4 的患者发生明显扩张（直径≥45mm）。

【超声心动图表现】

经胸超声心动图是评估主动脉瓣二瓣化畸形患者主动脉瓣和胸主动脉的首选成像方式，对明确瓣叶数目、评估狭窄和 / 或关闭不全程度、主动脉扩张情况、选择恰当的治疗方案颇有价值。超声心动图还可对是否合并其他心脏畸形做出评估。

1. 二维超声 胸骨旁左心室长轴可观察到主动脉窦部形态异常，升主动脉常呈狭窄后扩张，左心室壁可能增厚，运动幅度可能增强或减弱。

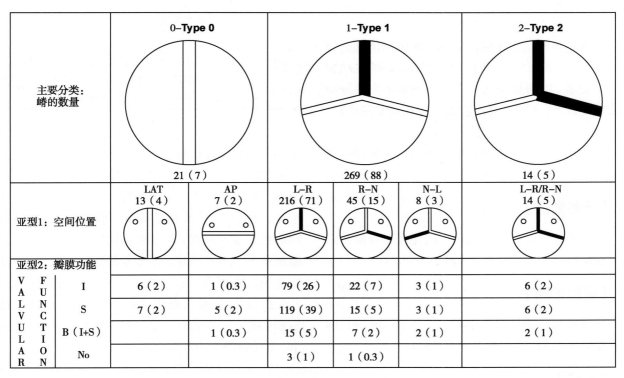

图 5-6-2 主动脉瓣二瓣化畸形 Sievers 分型

Sievers 的 BAV 分型从外科医生一侧观察，左冠状动脉位于左侧。其给出了样本的数量，并在括号中显示了百分比。黑色线条代表融合嵴。主要分类是基于融合嵴的数量，第一个亚型是基于空间位置的，第二个亚型是反映瓣膜功能的。
（图注：LAT. 侧排列；AP. 前后排列；I. 关闭不全；S. 狭窄；B. 关闭不全和狭窄并存；L. 左冠窦；N. 无冠窦；R. 右冠窦；No. 功能正常）

胸骨旁大动脉短轴可显示主动脉瓣叶关闭时失去"Y"形态，呈"一"字形，开放时失去"三角形"形态，呈"鱼嘴"样。

主动脉瓣二瓣化畸形瓣叶明显增厚，钙化时，开放幅度减小。二维图像仅能显示主动脉瓣及左心室形态学改变，对于狭窄和/或反流程度无判断价值，需要通过彩色多普勒、连续多普勒定性和/或定量诊断。

经胸超声心动图应对整个胸主动脉（主动脉窦部，窦管交界，升主动脉近端、中端、远端，主动脉弓和降主动脉）进行测量，以毫米单独报告每个主动脉段。主动脉根部和升主动脉测量在胸骨旁左心室长轴切面，胸骨旁左心室-升主动脉切面和胸骨右缘切面是补充切面。无论主动脉的最大直径在何位置，都应该在报告中说明。

如果经胸超声心动图无法显示主动脉节段或任何节段测量≥45mm，或主动脉缩窄不能排除，推荐使用心电门控心脏 MRA 或 CTA 评估整个胸主动脉。

2. **多普勒超声**　胸骨旁左心室长轴或心尖五腔心切面，彩色多普勒显示主动脉瓣口收缩期探及高速射流束，连续多普勒瓣口探及收缩期高速的湍流频谱。部分患者可伴有主动脉瓣偏心性反流。评估主动脉瓣狭窄和/或关闭不全的严重程度方法参照主动脉瓣狭窄、主动脉瓣关闭不全。

经胸超声心动图通常已对主动脉瓣功能进行评估，但是对于难以用经胸超声心动图量化的主动脉瓣反流患者，特别是经胸超声心动图显示主动脉瓣反流重度以下，无法解释左心室扩张或功能障碍时，应该进行经食管超声心动图检查。

降主动脉和腹主动脉的多普勒评估应该排除主动脉缩窄。

【诊断要点】

超声心动图评价主动脉瓣二瓣化畸形诊断要点见表5-6-3。

【鉴别诊断】

主动脉瓣二瓣化畸形主要与三叶主动脉瓣和四叶主动脉瓣鉴别，鉴别要点见表5-6-4。

【小结】

1. 主动脉瓣二瓣化畸形时，胸骨旁左心室长轴可观察到主动脉窦部形态异常，升主动脉常呈狭窄后扩张，左心室壁可能增厚，运动幅度可能增强或

表5-6-3　超声心动图评价主动脉瓣二瓣化畸形诊断要点

常用指标	诊断要点	示意图
瓣膜结构改变	主动脉瓣只有 2 个瓣叶，关闭时失去"Y"形态，呈"一"字形，开放时失去"三角形"形态，呈"鱼嘴"样	图 5-6-3A
多普勒超声异常	彩色多普勒显示主动脉瓣口收缩期探及高速射流束，连续多普勒瓣口探及收缩期高速的湍流频谱。部分患者可伴有主动脉瓣反流	图 5-6-3B 图 5-6-3C
主动脉情况	经胸超声心动图应对整个胸主动脉（主动脉窦部，窦管交界，升主动脉近端、中端、远端，主动脉弓和降主动脉）进行测量，以毫米单独报告每个主动脉段，无论主动脉的最大直径在何位置，都应该在报告中说明	图 5-6-3D

表5-6-4　超声心动图在主动脉瓣二瓣化畸形鉴别诊断中的要点

常见疾病	超声及临床表现
三叶主动脉瓣	主动脉瓣仍由 3 个瓣叶组成，瓣叶等大或不等大，瓣叶增厚，交界处粘连，活动受限
四叶主动脉瓣	主动脉瓣由 4 个瓣叶组成，收缩期开放时瓣口呈四边形，关闭时呈"十"字形或"X"形，常伴主动脉瓣反流

减弱。胸骨旁大动脉短轴可显示主动脉瓣叶关闭时失去"Y"形态，呈"一"字形，开放时失去"三角形"形态，呈"鱼嘴"样。主动脉瓣二瓣化畸形瓣叶明显增厚，钙化时，开放幅度减小。胸骨旁左心室长轴或心尖五腔心切面，彩色多普勒显示主动脉瓣口收缩期探及高速射流束，连续多普勒瓣口探及收缩期高速的湍流频谱。部分患者可伴有主动脉瓣反流。

2. 主动脉瓣二瓣化畸形患者评估主动脉瓣狭窄和/或关闭不全的严重程度方法参照主动脉瓣狭窄、主动脉瓣关闭不全。

3. 主动脉瓣二瓣化畸形时，经胸超声心动图应对整个胸主动脉（主动脉窦部，窦管交界，升主动脉近端、中端、远端，主动脉弓和降主动脉）进行测量，以毫米单独报告每个主动脉段，无论主动脉的最大直径在何位置，都应该在报告中说明。

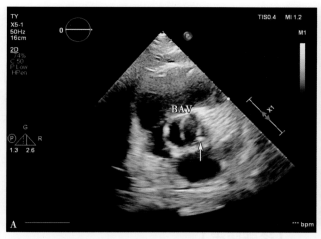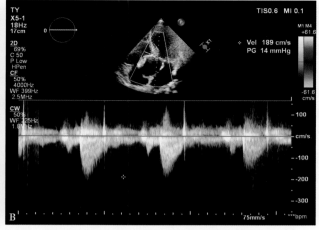
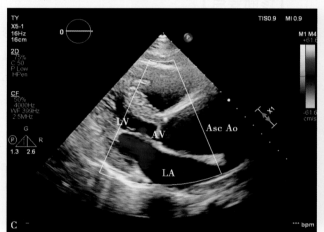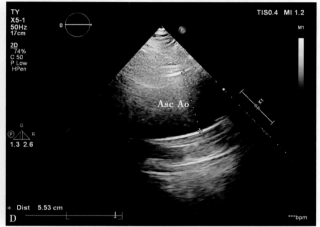

图 5-6-3　主动脉瓣二瓣化畸形超声表现

A. 二维图像，主动脉瓣为 2 个瓣叶，白色箭头所指部分为融合嵴；B. 采用 CW 测量主动脉瓣前向血流速度轻度增快，峰值血流速度约 1.89m/s；C. 彩色多普勒显示舒张期主动脉瓣口无明显反流；D. 升主动脉扩张，大小为 5.53cm。

（图注：BAV. 主动脉瓣二瓣化畸形；LV. 左心室；LA. 左心房；AV. 主动脉瓣；Asc Ao. 升主动脉）

（牛丽莉　王　浩）

第四节　主动脉瓣上狭窄

【概述】

主动脉瓣上狭窄（supravalvular aortic stenosis，SVAS）较为少见，占主动脉口狭窄的 2%～11%，是由于主动脉瓣上方的主动脉壁局限性或弥漫性狭窄造成血流梗阻，主动脉瓣和瓣环一般正常，但有 25%～45% 的患者可合并主动脉瓣畸形，瓣膜增厚、粘连、变形，与主动脉瓣上血管组织可有不同程度的附着粘连，有时畸形的瓣膜可遮盖冠状动脉开口。

主动脉瓣上狭窄预后主要取决于狭窄的程度以及是否合并其他畸形，狭窄程度重者可出现明显的左心室肥厚、心内膜下纤维化等，导致顽固性左心衰竭。

1961 年 Williams 首先描述了部分主动脉瓣上狭窄患者存在特殊面容、智力障碍和高钙血症等，称为 Williams 综合征，可有家族史。但在其他一些综合征，也可出现类似的主动脉瓣上狭窄表现，少数散发病例患者的面容和智力可正常。

主动脉瓣上狭窄根据狭窄形态可分为三型，有时可合并存在。

1. 沙漏型　也称环形狭窄，最常见，占 66% 左右，病变部位升主动脉中层和内膜明显增厚、变形，局部管壁向腔内突出形成环形狭窄，常伴有一段升主动脉狭窄。局限性狭窄近端的主动脉窦多数扩张，狭窄远端主动脉一般无明显狭窄后扩张，使正常与狭窄处的主动脉外观呈漏斗形。升主动脉的外径可正常或接近正常，亦可见局限性缩窄，主动脉弓和降主动脉内径一般正常。

2. 隔膜型　即瓣上隔膜样狭窄，隔膜为纤维性或纤维肌性,半圆形或环形,中央部位有交通口,其大小、形状不一,隔膜通常紧靠主动脉瓣的上方。该型升主动脉外观正常。

3. 弥漫型 又称发育不全型,即主动脉瓣上缩窄,较少见,狭窄部位长度不等,可累及整条升主动脉,有时还可累及头臂干或冠状动脉开口。主动脉发育不全,管壁内、中膜异常增厚,局部胶原组织增多,受累部位主动脉外径通常变细。弥漫型狭窄者,常合并周围肺动脉狭窄、冠状动脉畸形等。

【临床表现】

狭窄较轻者可没有症状,狭窄较重者常见症状有心悸、气短、胸痛、阵发性呼吸困难等,有时可发生晕厥、猝死。某些患者可伴有合并畸形如肺动脉瓣狭窄、周围肺动脉狭窄、二尖瓣关闭不全等相应临床表现。

合并 Williams 综合征的主动脉瓣上狭窄患者,智力发育迟缓,面容特殊,如前额宽、眼距大、眼角皱纹明显、鼻翼上翻、鼻孔朝天、唇厚等,并伴有特发性婴儿期高钙血症。还可合并听觉过敏、斜视、腹股沟疝、体循环和肺循环周围动脉狭窄等多系统病变。

主动脉瓣上狭窄患者体征与主动脉瓣狭窄相似,主要区别在于第二心音的主动脉瓣成分增强。于胸骨右上缘可闻及收缩期杂音并触及震颤,杂音向胸骨上窝及沿颈动脉传导。合并周围肺动脉狭窄者,在相应狭窄部位可闻及收缩晚期或连续性杂音。部分患者存在右上肢血压比左上肢高,上肢血压比下肢高的表现。

【超声心动图表现】

超声心动图在主动脉瓣上狭窄的诊断中有重要作用,对明确狭窄部位、评估狭窄程度、了解狭窄类型,以及选择恰当的治疗方案颇有价值。超声心动图还可对主动脉瓣上狭窄的合并改变如主动脉瓣病变等做出评估。

1. 二维超声

(1) 沙漏型狭窄:一般为主动脉窦部上方局限性环形狭窄,同时有一段升主动脉变细,主动脉内膜增厚。主动脉窦部上方的环形狭窄在左心室长轴、心尖五腔心等切面可清晰显示,但其他部位的环形狭窄往往不易观察。

(2) 隔膜型狭窄:可单独存在,也可与瓣上缩窄并存。在左心室长轴及心尖五腔心切面,可清晰显

示主动脉窦上缘线状回声,中间可见交通口。隔膜多呈半环形,常位于主动脉后壁。与缩窄并存者,缩窄区域常位于隔膜上方。

(3) 弥漫型狭窄:升主动脉均匀性狭窄,病变可累及主动脉弓。左心室长轴切面或胸骨上窝主动脉弓长轴切面,均可显示狭窄部位,累及范围长短不一,同时可出现左心室壁肥厚。

2. 多普勒超声 彩色多普勒显示收缩期源于主动脉瓣上的五彩镶嵌血流信号;连续多普勒在主动脉瓣上探及高速湍流频谱。

【诊断要点】

升主动脉呈沙漏样、隔膜性或弥漫样狭窄;彩色和连续多普勒在主动脉瓣上探及收缩期高速血流信号。超声心动图检查常用指标及诊断要点见表5-6-5。

表5-6-5 超声心动图评价主动脉瓣上狭窄常用指标及诊断要点

常用指标	诊断要点	示意图
主动脉瓣上结构改变	升主动脉呈沙漏样、隔膜样或弥漫样狭窄	图5-6-4A
多普勒超声异常	升主动脉内五彩镶嵌血流信号,连续多普勒可探及升主动脉内高速血流频谱	图5-6-4B、C

【鉴别诊断】

主动脉瓣上狭窄主要与主动脉瓣狭窄、主动脉瓣下狭窄、主动脉缩窄等鉴别,鉴别要点见表5-6-6。

表5-6-6 超声心动图在主动脉瓣上狭窄鉴别诊断中的要点

常见疾病	超声及临床表现
主动脉瓣狭窄	主动脉瓣病变,数目异常或结构改变,彩色多普勒显示高速射流束起自主动脉瓣,而升主动脉未见沙漏样、隔膜样或弥漫样狭窄
主动脉瓣下狭窄	主动脉瓣下出现纤维隔膜样结构或肥厚的心肌纤维束,导致左心室流出道狭窄,彩色多普勒显示收缩期左心室流出道内高速紊乱的血流信号
主动脉缩窄	表现为主动脉峡部或其以下的降主动脉局限性缩窄,彩色多普勒显示升主动脉内无高速湍流信号,五彩血流起自主动脉峡部或降主动脉

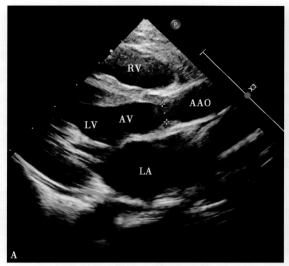
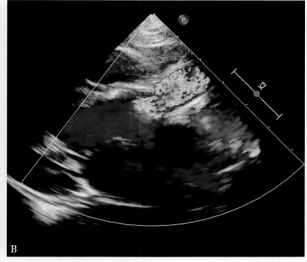
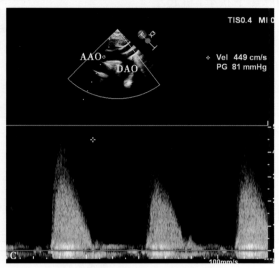

图 5-6-4　主动脉瓣上狭窄超声表现

A. 二维图像，主动脉瓣上窦管交界处内膜增厚，管腔内径狭窄；B. 彩色多普勒显示主动脉瓣上血流速度明显增快，呈五彩镶嵌样；C. 连续多普勒测量升主动脉前向血流显示其速度明显增快，峰值速度达 4.49m/s，峰值压差达 81mmHg。
（图注：LA. 左心房；LV. 左心室；AV. 主动脉瓣；RV. 右心室；AAO. 升主动脉；DAO. 降主动脉）

【小结】

1. 主动脉瓣上狭窄根据形态分为三种类型。沙漏型、隔膜型、弥漫型。

2. 不同类型主动脉瓣上狭窄超声表现不同。沙漏型表现为主动脉窦上方环形狭窄，同时有一段升主动脉变细；隔膜型表现为主动脉窦上缘线状回声，中间可见交通口；弥漫型狭窄表现为升主动脉均匀性狭窄，累及范围长短不一。

3. 超声心动图对明确主动脉瓣上狭窄部位、类型、程度、累及范围等都颇具价值。

（张　冰）

第五节　主动脉瓣下狭窄

【概述】

主动脉瓣下狭窄（subvalvular aortic stenosis，SAS），Chevers 早在 1842 年就对这一畸形进行了报道，根据病因分为先天性及后天两大类。孤立性先天性主动脉瓣下狭窄占先天性心脏病的 1%，占左心室流出道梗阻性病变的 8%～20%。男性比女性多见，发病比例约 2:1。由于主动脉纤维隔膜和纤维肌性结构造成左心室流出道局部梗阻，分为隔膜型、纤维肌型；主动脉瓣下左心室流出道有较长肌性结构，导致主动脉流出道较长的狭窄为则为管型。该病可以单独存在,也可以合并其他心脏畸形,最为常见的是室间隔缺损、动脉导管未闭、肺动脉瓣狭窄、主动脉缩窄等,其中 10%～14% 患儿同时合并主动脉瓣狭窄。由于高速湍流长期冲击主动脉瓣,引起主动脉瓣的增厚、变形,约 60% 的患者合并轻、中度主动脉瓣反流。

【临床表现】

主动脉瓣下狭窄的临床症状与主动脉瓣狭窄相似,在心底部听诊可闻及收缩期喷射性杂音。可以无明显临床症状。当左心室流出道明显梗阻时,部分患者可以表现为活动后呼吸困难、心绞痛、劳力性晕厥或晕厥前兆。由于主动脉瓣下狭窄,引起左心室舒张顺应性下降,左心室充盈压增高,从而导致肺静脉压力增高,因此多数有症状的患者,表现为劳力性呼吸困难。狭窄严重的患者可能发展成心力衰竭。当严重的主动脉瓣下狭窄引起明显的血流动力学改变时,需要进行外科手术干预。部分患者即使进行完全的手术切除,在术后几年仍旧存在复发的风险。

【超声心动图表现】

超声心动图是主动脉瓣下狭窄评估的重要影像学方法,能够明确狭窄部位、程度以及治疗效果。同时,超声心动图还能够评估主动脉瓣下狭窄所导致的继发性结构、功能以及血流动力学的改变。

1. **M 型超声** M 型超声主要评估主动脉瓣下狭窄引起的左心室继发性改变,如左心室壁增厚、左心室腔内径变化、左心室射血分数减低等。

2. **二维超声** 左心室长轴、心尖三腔心、心尖五腔心,甚至部分图像较为清晰的剑突下切面,均能够显示左心室流出道形态,是评估主动脉瓣下狭窄的主要切面。二维超声可判断隔膜或局限性狭窄的位置、隔膜长度、累及范围、残余左心室流出道的内径、左心室壁厚度、是否合并主动脉瓣功能异常、升主动脉解剖结构等。

3. **多普勒超声** 多普勒检查可以协助明确诊断主动脉瓣下狭窄,包括狭窄的类型和程度,比如较短的隔膜,可能引起左心室流出道局部血流加速,但是并不产生有明显血流动力学意义的压力阶差。对于比较严重的瓣下狭窄,彩色多普勒和脉冲波多普勒成像可见高速血流经主动脉瓣下狭窄孔道进入主动脉,结合连续波多普勒可以测量主动脉瓣下的峰值流速、峰值压差和平均压差。

【诊断要点】

主动脉瓣下狭窄程度随着年龄增长有加重的可能。在显示左心室流出道的长轴切面,测量主动脉瓣下狭窄与主动脉环之间的距离,部分患者可能存在多个狭窄,需要通过彩色多普勒明确狭窄部位。与心脏瓣膜狭窄不同,主动脉瓣下狭窄无程度分级。超声心动图诊断常用指标及诊断要点见表 5-6-7。

表 5-6-7 超声心动图评价肺动脉瓣狭窄常用指标及诊断要点

常用指标	诊断要点	示意图
狭窄部位	二维超声明确主动脉瓣下狭窄的类型、狭窄部位、隔膜长度、最窄处内径、与主动脉瓣之间的距离,主动脉瓣的形态和功能,左心室壁厚度,左心室内径及收缩功能	图 5-6-5A
多普勒超声异常	收缩期主动脉瓣下收缩期血流汇聚位置、峰值流速、峰值压差	图 5-6-5B

【鉴别诊断】

主动脉瓣下狭窄主要与主动脉瓣狭窄、梗阻性肥厚型心肌病相鉴别,鉴别要点见表 5-6-8。

表 5-6-8 超声心动图在主动脉瓣下狭窄鉴别诊断中的要点

常见疾病	超声及临床表现
主动脉瓣狭窄	主动脉瓣叶增厚,或瓣叶数目异常,瓣膜活动度减低,开放受限,彩色多普勒显示湍流始自主动脉瓣口
梗阻性肥厚型心肌病	左心室壁对称性或非对称性增厚,室壁回声粗糙,M 型及二维超声可见收缩期二尖瓣前叶 SAM(收缩期前向运动)现象,可能同时合并继发性二尖瓣关闭不全,二尖瓣反流束方向朝向左心房后侧壁

【小结】

1. 主动脉瓣下狭窄多为先天性,可能合并其他畸形,如室间隔缺损等。

2. 主动脉瓣下狭窄可以分为隔膜型、纤维肌型和管型。

3. 较短的纤维隔膜或纤维肌性结构,可能不会引起明显血流动力学改变,但随着年龄增长,主动脉瓣下狭窄有加重的可能。当主动脉瓣下严重狭窄时,患者会出现活动后呼吸困难、心绞痛、劳力性晕厥或晕厥前兆等相关症状。

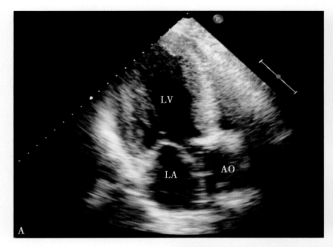
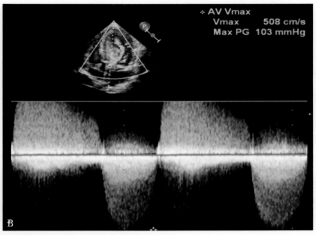
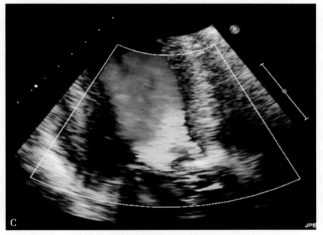

图 5-6-5 主动脉瓣下狭窄超声表现

A. 主动脉瓣下狭窄二维图像，主动脉瓣下探及隔膜样强回声，致左心室流出道内径局部狭窄；B. CW 测量主动脉瓣下前向血流速度明显增快，峰值血流速度达 5.08m/s；C. 彩色多普勒显示过主动脉瓣下局部血流速度明显增快，呈五彩镶嵌状。
（图注：LA. 左心房；LV. 主动脉瓣；AO. 主动脉）

4. 需要与梗阻性肥厚型心肌病、主动脉瓣狭窄进行鉴别。

（权　欣）

第六节　主动脉缩窄

【概述】

主动脉缩窄（coarctation of aorta，CoA）被认为是脉管系统的一种复杂疾病，是全身性动脉疾病的一部分，不仅限于主动脉内径的变窄。CoA 表现为主动脉管腔局限性束腰状缩窄或长管状缩窄，大部分发生于动脉导管或动脉韧带区域，即主动脉峡部，位于动脉导管开口之前称为导管前型（婴儿型，较少见，缩窄范围较广泛，侧支循环不丰富），动脉导管开口之后称为导管后型（成人型，较常见，缩窄范围较局限，侧支循环丰富），仅在极少数情况下发生在升、降或腹主动脉。

CoA 占先天性心脏病的 5%～8%，发病率男性高于女性，比例为（2～5）:1。本病可单独存在，但多合并其他心血管畸形或作为复杂畸形的组成部分存在。常见的合并畸形有动脉导管未闭，主动脉瓣畸形（二瓣化畸形超过 85%），主动脉瓣上、瓣下狭窄，二尖瓣狭窄（瓣上环或降落伞型二尖瓣）或室间隔缺损等复杂的先天性心脏缺损。CoA 可出现在以下疾病中：Shone 综合征、Turner 综合征、Williams-Beuren 综合征、先天性风疹综合征、神经纤维瘤病、Takayasu 动脉炎或创伤等。根据解剖和血流动力学变化分为单纯型（成人型较多，动脉导管已关闭，多不合并其他心内畸形）和复杂型（婴儿型较多，动脉导管常未闭，多合并其他心内畸形）。

【临床表现】

临床症状和体征取决于主动脉缩窄的严重程度。严重 CoA 患者在早期即可表现出症状和体征，而狭窄程度较轻的患者可能要到成年后症状体征才变得明显。主要症状包括头痛、鼻衄、头晕、耳鸣、呼吸急促、腹绞痛、跛行、腿抽筋、小腿劳累和脚冷等，严重 CoA 随着时间延长会出现左心衰竭症状。临床特征包括上肢高血压、下肢低血压、上下肢脉压增大（>20mmHg 提示存在严重 CoA）、闻及血管杂音或连续性杂音。

【超声心动图表现】

超声心动图可以评估 CoA 的部位、范围、主动脉内径、狭窄周围结构，还可以评估左心室功能、左心室肥厚、相关的心脏异常。

1. 二维超声　通常在胸骨上窝主动脉弓长轴切面显示左锁骨下动脉开口处远端主动脉管腔内径变窄（图 7-6-1A），管壁增厚、回声增强；缩窄近端主动脉及其分支扩张，搏动增强；缩窄远端降主动脉可有狭窄后扩张，搏动减弱。左心室壁代偿性肥厚，心脏搏动增强。合并动脉导管未闭者可见肺动脉分叉处至左肺动脉起始部与降主动脉之间有异常管道相通。合并主动脉瓣畸形者在大动脉短轴切面观察主动脉瓣叶数。

2. 多普勒超声　彩色多普勒超声心动图显示缩窄区血流束变细，收缩期狭窄处呈现五彩的喷射状血流（图 7-6-1B）。导管前型 CoA 如果狭窄程度较轻，狭窄远端主动脉压力仍高于肺动脉时，动脉导管内以左向右分流为主，如果狭窄程度严重，狭窄远端主动脉压力明显降低时，动脉导管内分流方向可以右向左分流为主。连续多普勒测量缩窄处峰值流速和峰值压差，可以反映主动脉缩窄程度（图 7-6-1C）。狭窄以远腹主动脉频谱呈现峰值血流速度下降、加速时间延长、负相波消失等。

3. 经食管超声　经食管超声心动图于降主动脉长轴切面显示狭窄起始部位、狭窄处内径、范围，并显示胸降主动脉有无其他部位狭窄或狭窄后扩张。此外，经食管超声可在介入术前、术中、术后监测动脉扩张的程度、效果，有无并发症，随访远期疗效等。

【诊断要点】

心血管造影被广泛认为是手术或介入治疗前后进行 CoA 评估的"金标准"。心导管测量主动脉狭窄处峰值压差 >20mmHg 提示严重 CoA（缺乏良好侧支循环）。临床特征上肢高血压、下肢低血压、上下肢脉压 >20mmHg 提示存在严重 CoA。超声心动图评估 CoA 常用指标及诊断要点见表 5-6-9。

表 5-6-9　超声心动图评估 CoA 常用指标及诊断要点

常用指标	诊断要点	示意图
主动脉内径	主动脉内径局限性或长管状缩窄，管壁增厚、回声增强	图 5-6-6A
多普勒超声异常	缩窄区血流束变细，收缩期狭窄处呈现五彩的喷射状血流；连续多普勒测量缩窄处峰值流速和峰值压差显著升高	图 5-6-6B 图 5-6-6C

【鉴别诊断】

主动脉缩窄主要与主动脉弓离断和主动脉瘤及瘤样扩张鉴别，鉴别要点见表 5-6-10。

表 5-6-10　超声心动图在主动脉缩窄鉴别诊断中的要点

常见疾病	超声及临床表现
主动脉弓离断	主动脉弓与降主动脉间连续性中断，彩色多普勒显示主动脉中断处无血流信号
主动脉瘤及瘤样扩张	扩张的主动脉近端内径无明显缩窄，彩色多普勒显示主动脉内无五彩高速湍流信号

【小结】

1. 主动脉缩窄表现为主动脉管腔局限性束腰状缩窄或长管状缩窄，常见于主动脉峡部，缩窄两端压差 >20mmHg 提示存在严重缩窄，根据缩窄位置分为导管前型和导管后型，根据是否合并其他心脏畸形分为单纯型和复杂型。

2. 临床症状和体征取决于主动脉缩窄的严重程度。

3. 多普勒超声显示缩窄部位出现五彩高速湍流信号。

4. 主动脉缩窄患者可同时伴有升主动脉扩张或降主动脉狭窄后扩张、左心室代偿性肥厚，严重时可发生左心衰竭。

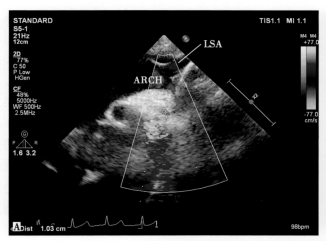
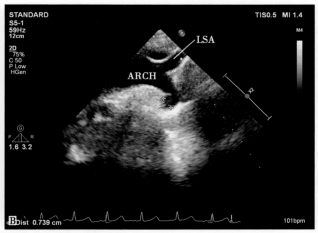
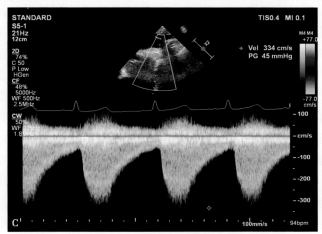

图 5-6-6　主动脉缩窄超声表现

A. 主动脉缩窄二维图像，主动脉峡部内径局限性缩窄，管壁回声增强；B. 彩色多普勒显示主动脉峡部缩窄区血流束变细，收缩期狭窄处呈现五彩的喷射状血流；C. 采用连续性多普勒测量缩窄处峰值流速 3.34m/s，峰值压差约为 45mmHg。

（图注：LSA. 左锁骨下动脉；ARCH. 主动脉弓）

（林静茹）

第七节　主动脉弓中断

【概述】

主动脉弓中断（interruption of aortic arch，IAA）是较为罕见的先天性畸形，自然预后差，如未及时治疗约 75% 的患儿于出生后 1 周内死亡，90% 患儿于出生后 1 年内死亡，因此需要早期甚至急诊手术治疗。IAA 是指升主动脉与降主动脉之间管腔的连续性中断，约占所有先天性心脏病的 1.5%。由 Celoria 和 Patton 首先提出的经典分型方法已被先天性心脏手术命名和数据库项目所录用，该分型方法基于主动脉弓中断的部位将其分为 3 型。A 型，为左锁骨下动脉与主动脉峡部之间中断；B 型，为左颈总动脉和左锁骨下动脉之间中断；C 型，为无名动脉和

左颈总动脉之间中断。国外文献报道以 B 型最常见，占 50%～60%；A 型为次，占 30%～40%；C 型最为罕见。而国内 A 型患儿约占 2/3 以上。几乎所有患者均合并 PDA，超过 95% 的 IAA 合并 VSD。IAA、PDA、VSD 往往同时存在，故常被称为主动脉弓中断三联征。主动脉弓中断可合并主动脉各分支血管畸形，还可合并其他复杂心内畸形，包括：主 - 肺动脉窗、右心室双出口、心内膜垫缺损、大动脉转位、永存动脉干、左心发育不良综合征、单心室等。

【临床表现】

IAA 的患儿出生后几天内通常无明显表现，由于肺动脉阻力下降，心内的左向右分流量增加，易在出生后早期出现肺动脉高压和心力衰竭。若动脉导管闭合，则可出现下半身血流灌注不足，患儿可出现代谢性酸中毒和肾功能不全。此外，由于降主

动脉的血液都来自未闭的 PDA，中断前近心端血压和血氧含量高，而远端血压和血氧含量低，因而可使患儿出现四肢血压、脉搏不一致和差异性发绀。此外，患儿同时合并主动脉分支血管畸形或其他心内畸形时，还可出现相应的症状和体征。

【超声心动图表现】

超声心动图对 IAA 的评估和治疗有重要作用，可以明确主动脉弓中断的部位、病变累及的长度、左心室流出道的内径、主动脉瓣发育情况、升主动脉内径以及是否合并其他心血管畸形等详细信息，同时可为手术方案的选择提供重要依据。

1. **M 型超声**　M 型超声心动图对本病无特异性诊断意义，但可用于评估患者心腔大小，容量状态，并可对心脏收缩及舒张功能进行评估。

2. **二维超声心动图**　二维超声心动图是本病诊断的主要检查方法，可直接显示主动脉弓中断的病理解剖部位及合并的其他心内畸形。此外，还可显示各心腔容量状态、室壁厚度及运动幅度，观察各瓣膜形态及功能改变等。

二维超声心动图在胸骨上窝主动脉弓长轴切面及胸骨左缘高位主动脉弓长轴切面，常可完整显示主动脉弓降部的病理解剖改变。

孤立性 IAA 极罕见，几乎所有患者均合并 PDA，超过 95% 的 IAA 合并 VSD。主动脉弓中断远端的降主动脉通过 PDA 与主肺动脉连接，如 PDA 较粗

大，其直径与降主动脉直径接近时，较难界定 PDA 与降主动脉之间的边界。同时，如果 VSD 较大，由于左向右分流量较大，升主动脉内径可较正常偏小，而肺动脉由于流量增大、肺动脉压增高而显著扩张，此时需避免将扩张的肺动脉 -PDA- 降主动脉连接误认为是主动脉弓降部。

3. **多普勒超声心动图**　在二维超声心动图的基础上同时结合彩色多普勒超声，可显示心内血流动力学的变化。通过彩色多普勒超声可观察到主动脉弓中断的部位及中断前主动脉弓、中断后降主动脉内的血流状况。在 B 型或 C 型弓中断者，可探及降主动脉逆行充盈至左颈总动脉和 / 或左锁骨下动脉的内血流信号（图 5-6-7）。

IAA 合并的 PDA 通常较粗大，彩色多普勒可显示主肺动脉内的血流通过 PDA 进入降主动脉，即动脉水平右向左分流，根据分流口径的大小和肺动脉压增高程度的不同，连续多普勒可显示不同流速的连续性血流频谱。如 PDA 粗大，同时合并重度肺动脉高压，腹主动脉血流频谱可呈正常形态及流速。如 PDA 较细小，或无 PDA 而仅由侧支循环为降主动脉供血，则降主动脉、腹主动脉可因血流灌注减少而发育不良，管腔内血流速度减低，血流频谱形态可呈单向连续性改变。

对于合并的 VSD，彩色多普勒可探及室水平分流，以左向右为主，重度肺动脉高压时呈双向低速分流。当 VSD 大小与肺动脉高压不匹配时，应注意

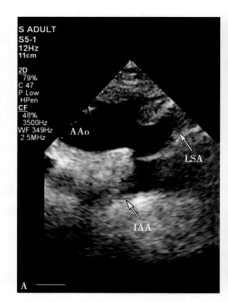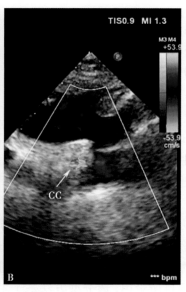

图 5-6-7　主动脉弓中断超声表现

A. 主动脉弓中断二维图像，显示左锁骨下动脉开口远端与降主动脉连接中断；B. 彩色多普勒显示主动脉弓部血流于左锁骨下动脉远端中断，探及侧支循环血流信号。

（图注：IAA. 主动脉弓离断；AAo. 升主动脉；LSA. 左锁骨下动脉；CC. 侧支循环）

扫查主动脉弓降部。

4. IAA 外科术后超声 IAA 外科手术方法包括扩大端端或端侧吻合、人工管道植入术或左锁骨下动脉 - 降主动脉搭桥术,目的都在于恢复主动脉弓降部的正常血流。外科术后超声心动图观察的要点在于:观察主动脉弓降部的管腔内径及血流通畅程度、其他心内畸形的矫治情况、心腔内径、心功能及肺动脉压的评估。

【诊断要点】

利用二维及彩色多普勒超声明确主动脉弓中断发生的部位、中断前后主动脉弓部及降主动脉的形态、内部血流状态。明确合并的其他心内畸形。准确评估左、右心功能及肺动脉压。

【鉴别诊断】

主动脉弓中断主要与主动脉弓缩窄、先天性血管环相鉴别,鉴别要点见表 5-6-11。

表 5-6-11 超声心动图在主动脉弓中断鉴别诊断中的要点

常见疾病	超声及临床表现
主动脉弓缩窄	主动脉弓降部局部管腔内径减小,彩色多普勒显示狭窄处高速血流信号,腹主动脉血流频谱多呈单向低速连续性改变
先天性血管环	多为双主动脉弓,可包绕食管和 / 或气管引起相应的压迫症状

【小结】

1. 主动脉弓中断是较为罕见的先天性畸形,易在出生后早期出现肺动脉高压和心力衰竭。

2. 主动脉弓中断分为 3 型,超声心动图检查可明确中断部位、了解中断前后主动脉弓、降部形态,并可评估可能存在的其他心内畸形,为选择恰当的治疗方案提供依据,并在外科术后评估手术疗效。

3. 由于气道和肺组织遮挡,超声有时无法充分显示整个主动脉弓降部解剖结构,需结合 CT 或 MRI。

(施怡声)

第八节 主动脉 - 左心室隧道

【概述】

主动脉 - 左心室隧道(aorto-left ventricular tunnel,ALVT)是主动脉与左心室之间存在于主动脉瓣旁侧的异常通道,是一种极为罕见的先天性心脏畸形,仅占先天性心脏病的 0.1%,男女比例为 2∶1。1961 年 Edwards 等首先报道,1963 年 Levy 等建议将其称为主动脉 - 左心室隧道。临床表现为左心室容量负荷加重,常合并主动脉瓣反流及左心功能不全,一旦发现需尽早手术。

主动脉 - 左心室隧道的基本病理改变为升主动脉于左心室间位于主动脉瓣旁侧的异常隧道,大多起自动脉右冠窦与升主动脉连接处,少部分发自主动脉左冠窦与升主动脉连接处。1988 年,Hovaguimian 等根据局部解剖提出分型:①Ⅰ型,单一窦道,在主动脉根部呈裂隙样开口,主动脉瓣无损害;②Ⅱ型,通道在室间隔处呈瘤样扩张,在主动脉根部呈卵圆形开口,伴或不伴主动脉瓣的损害;③Ⅲ型,通道在室间隔处呈瘤样扩张,伴或不伴右心室流出道梗阻;④Ⅳ型,为Ⅱ和Ⅲ型的混合。

【临床表现】

主动脉 - 左心室隧道的临床表现与主动脉瓣关闭不全类似,由于主动脉与左心室之间存在没有瓣膜的直接通道,心室舒张期有血液从升主动脉反流入左心室,使左心室的容量增加,临床表现为左心室容量负荷过重,常合并主动脉瓣反流及心功能不全。主动脉 - 左心室隧道在婴幼儿时期发生主动脉瓣关闭不全极少见,如具有典型的主动脉瓣关闭不全体征,应考虑该病可能性。同时发生主动脉瓣病变多为继发改变,可能由于左心室内高压及异常交通的双期血流形成涡流,使主动脉窦部扩张,导致主动脉瓣环异常及瓣叶脱垂。

【超声心动图表现】

超声心动图能较为准确地诊断主动脉 - 左心室隧道,对病变的部位、大小、其他心内结构异常、整体心脏功能以及手术治疗方案颇有价值。多普勒超声心动图具有无创、快速,方便、经济、可重复性等优点,可作为该病的首选检查方法。

1. M 型超声 M 型超声心动图通常难以发现该病,表现与主动脉瓣关闭不全相似,二尖瓣前叶可出现舒张期震颤等(图 5-6-8)。

2. 二维超声 二维超声心动图对诊断有明确的帮助。通常采用胸骨旁长轴、短轴、心尖及剑突下切面,显示左心室流出道部位,可见异常通道自主动脉壁向下走行,开口于左心室流出道。胸骨旁左心室长轴切面可见左心室内径增大,在主动脉前壁前方或后

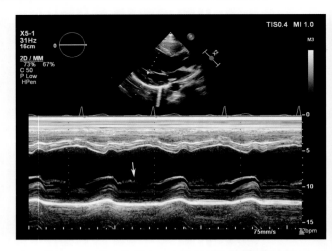

图 5-6-8　箭头处所示二尖瓣前叶出现舒张期震颤

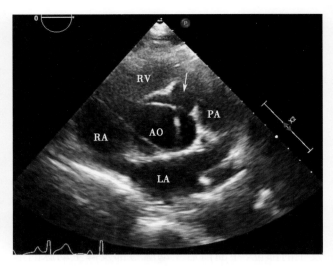

图 5-6-10　主动脉 - 左心室隧道的二维超声心动图
胸骨旁大动脉短轴切面，二维超声清晰显示主动脉瓣时，可见主动脉瓣右冠瓣与主动脉壁之间存在半圆形隧道样结构。
（图注：AO. 主动脉；LA. 左心房；LV. 左心室；RV. 右心室；PA. 肺动脉）

壁后方有一异常管道，其主动脉端开口多位于窦部水平上方，病变相应部位主动脉窦部的根部回声脱失或出现裂隙样改变（图 5-6-9）。在胸骨旁大动脉短轴切面可见隧道的主动脉端开口（图 5-6-10）。

3. 彩色多普勒超声　彩色多普勒超声可显示隧道内的双期血流信号，即收缩期经隧道从左心室向主动脉血流，舒张期经隧道从主动脉反流入左心室血流信号（图 5-6-11）。胸骨上窝主动脉长轴切面彩色多普勒超声可显示降主动脉内舒张期逆向血流（图 5-6-12）。

【诊断要点】

主动脉 - 左心室隧道为一主动脉旁异常交通，病变起始端起自主动脉窦管交界处，贯穿主动脉窦

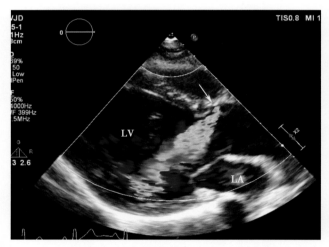

图 5-6-11　主动脉 - 左心室隧道的彩色多普勒图像
胸骨旁左心室长轴切面，彩色多普勒看见舒张期经隧道反流入左心室血流信号。
（图注：LA. 左心房；LV. 左心室）

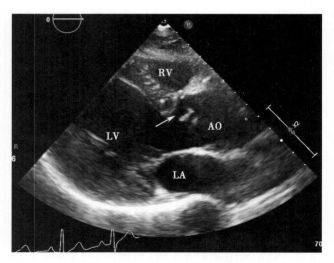

图 5-6-9　主动脉 - 左心室隧道的二维超声心动图
胸骨旁左心室长轴切面显示主动脉右冠瓣前方存在隧道样结构，连接升主动脉与左心室流出道。
（图注：AO. 主动脉；LA. 左心房；LV. 左心室；RV. 右心室）

部、室间隔基部，大部分终止于左心室流出道。绝大多数自幼发病，临床多因主动脉瓣关闭不全、左心衰发现此病。早期诊断及早期治疗是超声心动图检查的关键。由于本病病理分型不同，超声图像表现也不尽相同，但主动脉与左心室流出道之间存在一无回声腔相通这一点是本病共同的超声图像特征表现，只不过因每个患者的病理分型不同，主动脉与左心室流出道之间的无回声腔位置、大小、形态及有无存在合并症等不同而已。

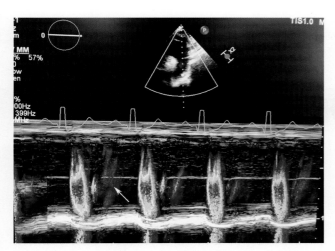

图 5-6-12　主动脉 - 左心室隧道的彩色多普勒图像
胸骨上窝切面彩色多普勒超声可显示降主动脉内舒张期逆向血流（箭头处所示红色血流信号）。

【鉴别诊断】

1. **主动脉夹层动脉瘤**　二维超声显示主动脉壁某一段双层回声分离，双层回声仅局限于主动脉，不与左心室流出道相通。

2. **主动脉窦瘤破裂**　二维图像显示主动脉某个窦局限性膨出，多见右冠窦，窦瘤呈"风袋"样改变，右冠窦向下囊袋脱入室间隔，如有完整窦壁时，

与心腔之间无分流，由于牵拉主动脉瓣环会继发主动脉瓣关闭不全。当窦瘤破入室间隔再破入左心室，此时的血流动力学改变是主动脉根部向左心室双期分流及主动脉瓣关闭不全，在二维图像上有窦瘤壁的中断，彩色多普勒显示血流束经此开口入左心室，而无隧道样结构。

3. **主动脉瓣反流**　该病从二维解剖形态到血流动力学与主动脉瓣关闭不全有本质区别。彩色多普勒能鉴别来源于隧道的双期异常血流信号和起源于主动脉瓣口的舒张期反流信号。

【小结】

1. 主动脉 - 左心室隧道患者多在儿童期被发现患病，临床症状出现的时间与病理形态密切相关。当儿童、青少年或较小的婴幼儿以主动脉瓣关闭不全为主要表现时，应警惕主动脉 - 左心室隧道的存在。

2. 超声心动图对该病的诊断及鉴别诊断具有重要价值，可以清晰地显示隧道的开口、走行及血流方向，彩色多普勒异常血流信号的起源和时相至关重要，特别是在左心室侧收缩期为主的双期血流信号。

（田　月）

第七章 复杂畸形

第一节 法洛四联症

【概述】

法洛四联症（tetralogy of Fallot，TOF）是发绀型先天性心脏病中最常见的一种类型，每万次分娩中患此病的新生儿为3～6例，占先天性心脏病的5%～7%。这类疾病具有共同的病理解剖学特点，即对位不良型室间隔缺损、主动脉骑跨、继发于漏斗部和／或肺动脉瓣狭窄造成的右心室流出道梗阻、右心室肥厚。四种异常均源于圆锥动脉干发育异常的胚胎学基础，由圆锥间隔发育不良、向左向前移位造成室间隔对位不良而形成。这种情况最早于1672年被Stensen描述，1888年Fallot医生阐述了其临床表现与病理学的关联，并将其命名为发绀病。Kirklin和Barratt-Boyes报道本病非手术治疗自然预后差，1岁以内25%死亡，3岁时40%死亡，10岁时70%死亡，40岁时约95%患者死亡，患者往往死于缺氧或心力衰竭，因此法洛四联症患者应尽早接受手术治疗。

【临床表现】

发绀是法洛四联症的主要临床表现，其严重程度取决于右心室流出道梗阻的形态和程度。新生儿期即出现青紫的患儿往往右心室流出道呈弥漫性狭窄，或漏斗部与肺动脉瓣环瓣叶均存在严重狭窄，其发绀持续存在并逐渐加重，预后最差。部分婴儿可合并肺动脉瓣缺如，常有呼吸困难急促的症状。大部分患儿右心室流出道梗阻位置以漏斗部为主，往往在出生后3～6个月出现发绀，哭闹后加重，平静时减轻。患儿生长发育缓慢，哭闹和劳累后容易出现气喘和呼吸困难，患儿可因体循环阻力降低诱发漏斗部痉挛发生缺氧发作，即右心室流出道完全闭塞、肺部血流中断、心搏骤停，如不及时抢救可突

然死亡，随年龄增长，患儿缺氧发作次数可逐渐减少。少数右心室流出道梗阻较轻的患儿室水平分流可以左向右为主，其血流动力学改变类似大的室间隔缺损合并肺动脉高压，不出现青紫，被称为"粉红法洛四联症"，可发生左心扩大、心力衰竭。当患儿学走路后往往喜蹲踞，患儿蹲踞时可使发绀和呼吸困难症状减轻。少数情况下当室间隔缺损受三尖瓣隔叶遮挡并与周围纤维组织粘连，或缺损周围为异常肥厚的肌性组织时分流受限导致右心室压力过高易造成右心衰竭。成年的法洛四联症患者由于肾脏缺氧容易并发高血压，双心室压力升高容易引发心力衰竭。成年患者肺部侧支循环血管破裂时可发生严重咯血。在严重发绀及红细胞显著增多的患者中，患者易发生脑血栓，偏瘫，容易合并矛盾栓塞和脑脓肿，并发急性或亚急性感染性心内膜炎。

【超声心动图表现】

1. **M型超声** 右心室前壁增厚，右心室流出道狭窄，右心室扩大，左心室缩小，主动脉增宽前移。

2. **二维超声**

（1）左心室长轴切面显示：右心比例增大，左心比例正常或减小。主动脉增宽前移，与室间隔连续性中断，骑跨于室间隔缺损之上，可观察主动脉向前骑跨程度；主动脉瓣与二尖瓣之间存在正常的纤维连续性（图5-7-1A）。

（2）大动脉短轴切面：较大的错位型室间隔缺损，大部分位于膜周至嵴下，少数可位于双动脉瓣下或嵴内。右心室壁肥厚，右心室流出道肌性狭窄。肺动脉瓣环狭小，瓣叶增厚粘连、开放受限。本切面还可显示冠状动脉开口和近端走行，需警惕冠脉分支向左前跨越右心室流出道走行（图5-7-1C）。

（3）高位胸骨旁短轴或肺动脉长轴切面：左右肺动脉分支均可出现不同程度狭窄，可显示并存的未闭合动脉导管。少数病例可合并左肺动脉缺如。

（4）心尖四腔心切面：右心比例增大，右心室壁肥厚，需警惕是否合并肌部室间隔缺损。

（5）心尖五腔心切面：显示主动脉骑跨于室间隔之上，可观察主动脉向右骑跨程度（图5-7-1B）。

（6）胸骨上窝切面：多合并右位主动脉弓，部分病例可合并无名静脉弓下走行。

3. 多普勒超声

（1）彩色多普勒可显示室水平分流的方向和速度：室水平多呈低速双向分流，少数病例可为右向左为主分流或左向右分流。

（2）根据梗阻的部位不同，右心室流出道-肺动脉瓣口-主肺动脉-左右肺动脉可出现一处或多处五彩镶嵌的高速血流，可相互叠加。连续波多普勒可测量狭窄处湍流的频谱，根据峰值流速和压差评价狭窄程度（图5-7-1D）。

（3）三尖瓣可出现不同程度高速反流。肺动脉发育较差的病例中，有时可发现降主动脉的分支与肺血管床之间连续性的低速分流，为侧支循环血流信号。

【诊断要点】

1. 室间隔缺损 明确室间隔缺损的位置、大小、分流的方向和速度、有无肌部多发室间隔缺损。

2. 主动脉骑跨 主动脉向前、向右骑跨的程度，主动脉与二尖瓣前叶之间是否具有纤维连续性。

3. 右心室流出道狭窄 可表现为：①漏斗间隔前移，合并右心室流出道弥漫性肌性狭窄或漏斗部局限性狭窄（局限性重度狭窄时可在漏斗部与肺动脉瓣之间形成第三心室）；②肺动脉瓣叶粘连开放受限伴或不伴肺动脉瓣环狭小；③前两项基础上伴或不伴主肺动脉和/或左右肺动脉细窄。

4. 左心室容积 重症法洛四联症伴严重发绀

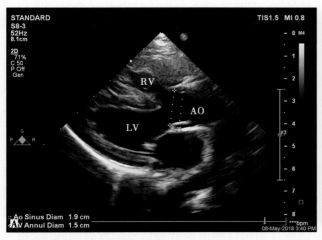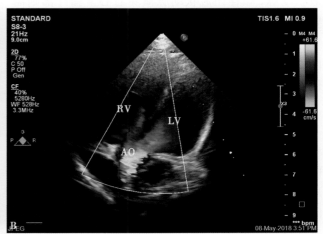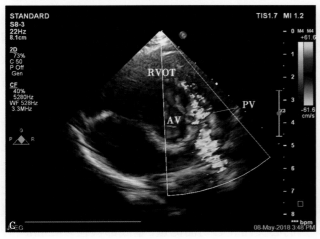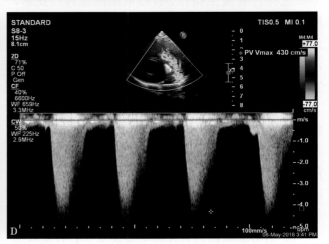

图5-7-1 法洛四联症超声表现

A. 胸骨旁左心室长轴切面主动脉增宽前移，骑跨于室间隔缺损之上，骑跨率约50%；B. 心尖五腔心切面加彩色血流多普勒显示主动脉骑跨，收缩期左心室及部分右心室血液均射入主动脉内；C. 大动脉短轴切面彩色血流多普勒提示右心室流出道至肺动脉瓣口血流加速；D. 连续波多普勒提示右心室流出道前向血流加速，频谱呈匕首型，峰值流速4.3m/s。
（图注：RV. 右心室；LV. 左心室；RVOT. 右心室流出道；AO. 主动脉根部；AV. 主动脉瓣；PV. 肺动脉瓣）

患者，左心室舒张末期容积正常或略小，但室壁厚度保持正常，合并左心室和二尖瓣发育不良的情况罕见。如果左心室舒张末期容积 $<30\text{mL/m}^2$，则提示无法一期根治，需要分期矫治。

5. 肺动脉发育　精准测量主肺动脉及左右肺动脉近端的内径，评估肺动脉发育情况是选择手术方案的关键，在婴幼儿患者可选择胸骨左缘高位肋间隙及胸骨上窝切面。

6. 侧支循环　在肺动脉严重狭窄的患者中，降主动脉分支可发出侧支供应远端肺血管，以支气管动脉供应肺血管床较为常见。

7. 冠状动脉　须警惕起源于右冠状动脉的前降支，横跨右心室漏斗部。单支右冠状动脉或左冠状动脉畸形时，存在以主要分支向前跨越右心室流出道走行。右冠状动脉发出较大的圆锥支，穿过肺动脉瓣下的右心室漏斗部。因法洛四联症手术常需要切开并加宽右心室流出道，容易损伤异常走行的冠状动脉，如存在冠状动脉横穿右心室漏斗部则需要改变手术方式。

8. 肺静脉　法洛四联症患者因肺血少，肺静脉回流量减少，本身右心增大，若合并部分型肺静脉异位引流或肺静脉狭窄时非常容易漏诊，需引起警惕。

【鉴别诊断】

1. 室间隔缺损合并肺动脉瓣狭窄　较大的室间隔缺损往往位于膜周部，且肺动脉瓣有增厚、回声增强、交界粘连、开放受限的表现。但此时漏斗间隔没有向前向左移位，主动脉前缘与室间隔缺损下缘之间没有发生错位，右心室流出道内径正常，肺动脉瓣环内径多为正常范围。而法洛四联症的室间隔缺损呈对位不良型，右心室流出道往往存在弥漫或局限于漏斗部的狭窄，肺动脉瓣叶粘连的同时其瓣环发育往往狭小。

2. 肺动脉闭锁合并室间隔缺损　为法洛四联症相关圆锥动脉干畸形中肺动脉发育差的一个特殊类型，右心室流出道与肺动脉间无血流信号连续性，两者之间可为肌性组织分隔也可为膜性闭锁。法洛四联症即使是重症患者右心室流出道与肺动脉之间依然存在细小的血流交通口。

3. 右心室双出口合并肺动脉狭窄　右心室双出口多为双动脉下圆锥，主动脉瓣与二尖瓣之间无纤维连续性，主动脉骑跨率≥75%，两条大动脉多呈平行关系。而法洛四联症两大动脉关系多正常，主动脉下无肌性圆锥，二尖瓣前叶与主动脉的纤维连续性存在。

【术后评估】

1. 右心室流出道　大动脉短轴切面及剑突下右心室流出道长轴切面，二维图像结合彩色血流多普勒，注意观察右心室流出道有无残余狭窄，流出道末端是否运动消失，出现向外膨凸呈瘤样扩张。

2. 残余分流　仔细观察室间隔补片及周围组织的连续性是否完整，肌部室间隔有无连续性中断，结合彩色血流多普勒和频谱多普勒确认是否存在过隔血流信号。

3. 肺动脉瓣反流　部分肺动脉瓣环发育差的患者经过跨环补片术式疏通右心室流出道后，易出现肺动脉瓣慢性重度反流。可以通过彩色血流多普勒及频谱多普勒观察肺动脉瓣口反流束的宽度占肺动脉瓣环内径宽度的比例（如大于70%则为重度反流），反流频谱的形态［形态致密，于舒张早期结束的频谱提示为重度反流；反流频谱压差降半时间（PHT）$<100\text{ms}$ 提示为重度反流］，分支肺动脉内是否出现舒张期逆流信号（如出现提示为重度肺动脉瓣反流），是否伴有着右心室扩大。

4. 三尖瓣反流（TR）　TOF 修复术后易发，大部分是由于室间隔缺损补片破坏了三尖瓣隔叶与前叶交界的完整性。其他机制包括继发于右心室扩大的三尖瓣瓣环扩张和游离壁乳头肌的移位导致瓣叶对合不良。当图像质量和时间分辨率足够时，从右心房和右心室看到瓣膜正面观的三维成像对诊断更有价值。TR 定量需要从多个超声切面评估反流束的形态，以最大限度减少低估反流的误差。根据彩色多普勒结合频谱多普勒信号的轮廓和强度，测量反流束缩流颈的宽度、近端等速面的直径，在实际应用中，缩流颈的宽度是量化 TR 最可靠的参数，缩流颈的宽度 $>0.7\text{cm}$ 为重度 TR。还可参考下腔静脉（IVC）大小、右心房大小和肝静脉血流反转来评估 TR 的严重程度。

5. 右心室形态及功能评估　由于在相当数量的患者中通过三维超声心动图对整个右心室进行成像的困难，右心室大小一般由二维超声心动图从多个声窗确定。乳头肌水平短轴切面的右心室前后径大于左心室，则认为右心室严重增大。从右心室聚焦的心尖四腔心切面测量，基底部横径 $>42\text{mm}$ 和/或右心室中部横径 $>35\text{mm}$，提示右心室扩张。尽管有成人右心室大小和功能的评估指南可用，但这些超声心动图指标在术后的 TOF 患者中的准确性、可重复性和预后价值十分有限。

TOF 术后患者的右心室扩张和功能障碍引起容量和压力超负荷会导致室间隔变平或向左移位，这会导致左心室呈 D 形，从而干扰左心室舒张期充盈。RV 面积变化分数（FAC）是衡量 RV 收缩功能的指标，其定义为（舒张末期面积 − 收缩末期面积）/舒张末期面积 × 100%。正常右心室收缩功能的下限参考值为 35%。在 TOF 根治术后的患者中，研究表明右心室面积变化与 CMR（心脏磁共振成像）测量获得的 RV EF（右心室射血分数）之间存在低到中度的相关性。三尖瓣瓣环平面收缩期位移（tricuspid annular plane systolic excursion，TAPSE）是测量纵向 RV 功能的另一种方法，这个参数的基础假设是其反映了整体 RV 功能，而修复 TOF 的患者可能不是这样。评价右心室功能的非几何学方法包括右心室压力上升率（dp/dt）、等容收缩期心肌加速度和 Tei 指数，然而这些参数在修复 TOF 患者中的临床应用尚不清楚。

多普勒评价右心室舒张功能易受不同负荷条件和年龄的影响。因此，三尖瓣口的血流频谱参数不能作为评价右心室舒张功能的可靠指标。需要将其结合主肺动脉中的多普勒频谱（包括舒张期晚期顺行血流）、右心房扩张、肝静脉血流逆转以及下腔静脉管径随呼吸周期的变化而进行综合判断。TOF 根治术后患者舒张功能障碍的含义尚不完全清楚。三尖瓣 E/A 比值 <0.8 提示舒张功能受损，三尖瓣 E/A 比值 >2.1 且减速时间 <120ms 提示充盈受限（特别是当伴有舒张晚期前向血流进入主肺动脉时）。然而，在修复 TOF 的患者中还没有确定类似的阈值。

6. 主动脉瓣叶、根部及升主动脉 在成人患者以及接受手术治疗较晚，或曾接受体肺分流术进行分期矫治的患者中，主动脉根部及升主动脉扩张较为常见，容易合并主动脉瓣反流，应在左心室长轴切面收缩中期测量主动脉根部及升主动脉的最大径，对于部分声窗困难患者于胸骨右缘肋间隙测量。

【小结】

1. 超声心动图在法洛四联症的诊断、术前评估及术中监测方面可发挥巨大优势，可实时无创评估病理解剖结构、心室功能、检出合并畸形，为制定合理的手术治疗方案奠定重要基础。

2. 对于肺动脉发育差、经胸声窗差，经胸超声观察困难的患儿，术前需要结合心血管造影或增强心脏 CT 来进一步评估远端肺血管发育、体肺侧支循环情况、冠状动脉开口的位置和走行情况。

3. 围手术期应用经食管超声心动图及床旁超声心动图可及时检出室水平残余分流、右心室流出道残余狭窄、体肺分流管道再狭窄等并发症。

（徐 楠）

第二节 肺动脉闭锁

【概述】

肺动脉闭锁是指右心室与肺动脉之间没有交通的一组复杂先天性心脏畸形，其基本病变是肺动脉瓣、肺动脉干或其分支闭锁。根据有无室间隔缺损可分为室间隔完整的肺动脉闭锁和肺动脉闭锁合并室间隔缺损两类。两者之间的血流动力学有着显著差异。

室间隔完整的肺动脉闭锁（pulmonary atresia with intact ventricular septum，PA/IVS）是一种少见的发绀型先天性心脏病，占先天性心脏病的 1%～3%。解剖变异大，病理改变涉及肺动脉瓣、右心室、三尖瓣及冠状动脉。肺动脉瓣多表现为隔膜样闭锁，少部分为肌性闭锁；右心室多数发育不良，结构变异很大。三尖瓣除了瓣叶、腱索和乳头肌有一定的解剖畸形，其瓣环常常有不同程度的发育不良。PA/IVS 常合并冠状动脉畸形，多为右心室冠状动脉瘘，约 10% 的患者合并冠状动脉的狭窄或闭塞，依靠右心室冠状动脉瘘供应冠状动脉血流，即称为右心室依赖性冠状动脉循环（right ventricle dependent coronary circulation，RVDCC）。该病自然病死率极高，如果不进行药物治疗和手术干预，患儿 2 周内死亡率达 50%，6 个月内死亡率为 85%。

肺动脉闭锁合并室间隔缺损（pulmonary atresia with ventricular septal defect，PA/VSD）也是一类较为复杂的先天性心脏畸形。据报道 1 000 位活产婴儿中有 7 例患有 PA/VSD，占先天性心脏病患儿的 1%～2%。本章节主要讨论房室连接一致的 PA/VSD，合并较大的室间隔缺损，主动脉骑跨于室间隔之上，或主要起自左心室或右心室，肺动脉的发育千差万别，肺血供情况复杂多变。预后主要取决于肺动脉的发育和肺的血供情况。

【临床表现】

肺动脉闭锁患儿，由于肺血流量的减少，出生后均出现不同程度的发绀。

室间隔完整的肺动脉闭锁（PA/IVS）往往不合

并较大的体肺侧支,患儿的肺血流主要依赖未闭合的动脉导管,因此患儿出生后,一旦动脉导管闭合,会出现严重缺氧。

肺动脉闭锁合并室间隔缺损(PA/VSD),其肺血流可能主要源自未闭动脉导管,也可能主要来自粗大体肺侧支血管(major aortopulmonary collateral arteries,MAPCAs),如主要源自动脉导管,则导管的闭合也会引起患儿严重缺氧。如果患儿存在粗大体肺侧支,则缺氧相对不严重,但可能出现心力衰竭。

【超声心动图表现】

1. **M型超声** M型超声可以观察心室壁的运动情况。对于室间隔完整的肺动脉闭锁,右心房压往往升高,M型超声可以用于评估下腔静脉随呼吸运动的变化情况。

2. **二维超声** 室间隔完整的肺动脉闭锁(PA/IVS),二维超声可以观察肺动脉瓣多为膜性闭锁,肺动脉干的发育往往良好,靠动脉导管未闭供血。右心室的发育情况则千差万别,通常根据右心室腔的大小、室壁的厚度来判断,右心室可以发育良好,但多为不同程度的发育不良,变异很大,从有可辨认的右心室三部分到仅有流入部的原始右心室。同时三尖瓣的发育往往和右心室的发育呈现一致性,如果右心室发育良好,三尖瓣往往也发育较好,如果右心室严重发育不良,则三尖瓣往往瓣环小、瓣叶增厚、瓣下腱索及乳头肌发育异常、瓣叶开放明显受限。

肺动脉闭锁合并室间隔缺损(PA/VSD)主要包括两个解剖畸形,一是非限制性对位不良室间隔缺损,二是肺动脉瓣或肺动脉干闭锁。二维超声可见较大的室间隔缺损,多位于膜周部,也可以位于干下部。主动脉增宽,多骑跨于室间隔缺损之上,或主要起自左心室或右心室。右心室与肺动脉之间无连续性。肺动脉可以发育良好,但往往发育较差,靠动脉导管未闭或体肺侧支供血。

3. **多普勒超声** 室间隔完整的肺动脉闭锁(PA/IVS),彩色多普勒观察到右心室流出道与肺动脉之间血流的连续性中断,肺动脉内可见来自动脉导管未闭的连续性血流信号。卵圆孔开放,房水平右向左分流。三尖瓣可以出现不同程度的反流。严重发育不良的右心室腔内还可见多发冠状动脉瘘血流信号。超声心动图对右心室依赖性冠状动脉循环(RVDCC)的诊断有局限,必要时需结合造影。

肺动脉闭锁合并室间隔缺损(PA/VSD),可见室水平双向低速分流,右心室与肺动脉间无血流延续。

肺动脉内血流可能来自未闭动脉导管或体肺侧支。

【诊断要点】

室间隔完整的肺动脉闭锁(PA/IVS)通常依据Bull等提出的病理解剖形态分类和先天性心脏病外科医师协会(CHSS)提出的三尖瓣Z值大小分类,推荐可将右心室发育分为三种类型:①右心室发育良好或轻度发育不良,右心室流入道、小梁部和流出道均存在,三尖瓣Z值≥-2;②右心室中度发育不良,右心室小梁部因心肌增生肥厚被闭塞或缺如,仅有流入道、流出道两部分,三尖瓣Z值在-4~-2;③右心室重度发育不良,右心室仅有流入道,三尖瓣Z值≤-4;对于合并RVDCC的PA/IVS应单独讨论。

超声测定的三尖瓣与二尖瓣直径的比值,该指标可作为参考指标提供一些右心室发育程度的证据。新生儿三尖瓣与二尖瓣直径的比值<0.7,提示右心室发育不良。

肺动脉闭锁合并室间隔缺损(PA/VSD)根据肺血来源和肺动脉发育情况分型。对于有粗大体肺侧支血管(major aortopulmonary collateral arteries,MAPCAs)者命名为肺动脉闭锁/室间隔缺损/粗大体肺侧支血管(PA/VSD/MAPCAs)。

Tchervenkov、Barbero-Marcial、Castaneda等均报道了PA/VSD的分型方法。后两者是常用的命名方法。国内较常用Castaneda命名方法:Ⅰ型,单纯肺动脉瓣闭锁或漏斗部闭锁,肺循环依赖动脉导管;Ⅱ型,主肺动脉闭锁,左右肺动脉有汇合部,肺循环依赖动脉导管;Ⅲ型,固有肺动脉发育不良或发育尚可,存在多发体肺动脉侧支血管,肺循环不依赖动脉导管;Ⅳ型,固有肺动脉缺如,肺循环全部血供来源于体肺侧支血管。因为Ⅰ型和Ⅱ型PA/VSD在治疗策略上基本相同,国际上使用Tchervenkov分型较为普遍。本共识亦采用该分型方法。其分型如下:A型,包括上述的Ⅰ和Ⅱ型,肺循环依赖动脉导管,有固有肺动脉,无大的体肺侧支血管;B型,同Ⅲ型,固有肺动脉发育不良,存在粗大体肺侧支血管;C型,同Ⅳ型,固有肺动脉缺如,肺循环全部血供来源于体肺侧支血管。

【鉴别诊断】

1. **室间隔完整的肺动脉闭锁(PA/IVS)需与重度肺动脉瓣狭窄鉴别** 重度肺动脉瓣狭窄与PA/IVS的血流动力学类似,鉴别点主要是PA/IVS的肺动脉瓣呈膜性闭锁,无前向血流;重度肺动脉瓣狭窄其肺动脉瓣瓣叶明显增厚、粘连，开放受限，仍可见细束前向血流信号。

2. 肺动脉闭锁合并室间隔缺损（PA/VSD）需与重症法洛四联症鉴别 重症法洛四联症与PA/VSD血流动力学类似，鉴别点主要是PA/VSD右心室流出道及肺动脉瓣闭锁，无前向血流，而重症法洛四联症右心室流出道重度肌性狭窄，肺动脉瓣环发育差，瓣叶明显开放受限，但仍可见细束前向血流信号。

3. 肺动脉闭锁合并室间隔缺损（PA/VSD）需与共同动脉干鉴别 共同动脉干仅有一组半月瓣，肺动脉主干或分支由主动脉发出，往往肺动脉无发育不良。PA/VSD的肺动脉瓣或主肺动脉呈条索样闭锁，分支肺动脉往往发育不良，靠动脉导管或体肺侧支供血。

【小结】

1. 肺动脉闭锁根据有无室间隔缺损可分为室间隔完整的肺动脉闭锁和肺动脉闭锁合并室间隔缺损两类。

2. 室间隔完整的肺动脉闭锁（PA/IVS）通常根据右心室发育情况，分为三型：①右心室发育良好或轻度发育不良，右心室流入道、小梁部和流出道均存在，三尖瓣 Z 值≥-2；②右心室中度发育不良，右心室小梁部因心肌增生肥厚被闭塞或缺如，仅有流入道、流出道两部分，三尖瓣 Z 值在 -4～-2；③右心室重度发育不良，右心室仅有流入道，三尖瓣 Z 值≤-4。

3. 肺动脉闭锁合并室间隔缺损（PA/VSD）通常分为四型：Ⅰ型，单纯肺动脉瓣闭锁或漏斗部闭锁，肺循环依赖动脉导管；Ⅱ型，主肺动脉闭锁，左右肺动脉有汇合部，肺循环依赖动脉导管；Ⅲ型，固有肺动脉发育不良或发育尚可，存在多发体肺动脉侧支血管，肺循环不依赖动脉导管；Ⅳ型，固有肺动脉缺如，肺循环全部血供来源于体肺侧支血管。

（高一鸣）

第三节　共同动脉干

【概述】

共同动脉干（truncus arteriosus，TA）也称永存动脉干（persistent truncus arteriosus，PTA），是指自心底部仅发出一根单独的大动脉干，此大动脉干下仅有一组半月瓣，所有的冠状动脉、肺动脉和周围动脉均由此唯一的大动脉干发出，多合并高位的室间隔缺损。TA 是一种罕见的发绀型先天性心脏畸形，占先天性心脏病的 1%～4%。TA 也可合并其他心内畸形，包括右位主动脉弓、主动脉弓缩窄、主动脉弓离断、双主动脉弓、单支冠状动脉、动脉导管未闭、房间隔缺损、永存左上腔静脉及心内膜垫缺损等。部分 TA 患儿患有迪格奥尔格（DiGeorge）综合征，可合并相关心脏外畸形，如腭裂、面部畸形、胸腺和甲状旁腺发育不全。

根据肺动脉起源位置和肺血来源的不同，共同动脉干可被分为不同的类型，具体的分型方法见表5-7-1、图5-7-2。

表 5-7-1　共同动脉干的病理分型

Collett 和 Edwards 分型			Van Praagh 分型		
分型	比例	描述	分型	比例	描述
Ⅰ型	48%	主肺动脉起自共同动脉干窦部上方的左后侧壁（部分起自后壁或前侧壁），共同动脉干和主肺动脉均较短	A1 型	50%	室间隔缺损 + 主肺动脉起源于共同动脉干
Ⅱ型	29%	左、右肺动脉分别起自共同动脉干起始部的后壁，两者的开口接近，没有主肺动脉	A2 型	30%	室间隔缺损 + 左、右肺动脉直接起源于共同动脉干
Ⅲ型	13%	左、右肺动脉分别起自共同动脉干起始部的侧壁，极少数患者可合并左、右肺动脉交叉发出或一侧肺动脉缺如	A3 型	8%	室间隔缺损 + 左或右肺动脉缺如
Ⅳ型	10%	主肺动脉缺如，左、右肺动脉起自降主动脉，或主动脉和左、右肺动脉均缺如，肺循环血液由起自降主动脉的支气管动脉等供应（目前认为实际为肺动脉闭锁而不是共同动脉干）	A4 型	12%	室间隔缺损 + 肺动脉缺如，肺血流由动脉弓降部等供应。常合并主动脉弓降部缩窄、发育不全或离断

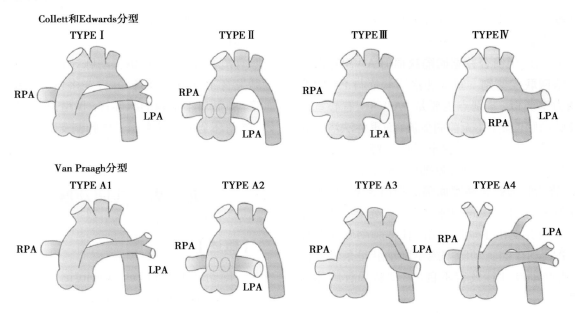

Collett和Edwards分型

TYPE Ⅰ　　　　TYPE Ⅱ　　　　TYPE Ⅲ　　　　TYPE Ⅳ

Van Praagh分型

TYPE A1　　　　TYPE A2　　　　TYPE A3　　　　TYPE A4

图 5-7-2　共同动脉干的病理分型

（图注：LPA. 左肺动脉；RPA. 右肺动脉）

【临床表现】

共同动脉干的主要病理生理特征是单一大动脉干同时接受左心室的动脉血和右心室的静脉血，从而造成体循环动脉系统的血氧饱和度降低、肺血流量增加、肺动脉压增高。在新生儿期或婴儿早期确诊的患儿往往只有轻度发绀和由于肺血流量随肺血管阻力下降增加所致的充血性心力衰竭症状。在肺血管阻力持续升高或肺动脉分支狭窄的患儿可出现更明显的发绀。在充血性心力衰竭的患儿可出现心动过速、呼吸过速、过度坐位、喂养困难和体重增加缓慢等表现。当存在明显的共同动脉瓣反流时患儿脉压增大，可出现冠脉缺血、心室收缩功能下降、肠系膜缺血，病情进展可能加速。患儿可出现肺血流量增加、心力衰竭的体征，听诊第一心音正常，第二心音增强，可有第二心音分裂，胸骨左缘可闻及收缩期杂音，共同动脉瓣反流者可有舒张早期高频杂音。

【超声心动图表现】

超声心动图在共同动脉干的评估和治疗方面有重要作用，对明确诊断、分型、评估室间隔缺损、肺动脉发育、其他合并畸形、心脏大小及心功能情况，以及治疗方案的选择有着重要的作用。

1. M型超声　M型超声主动脉波群可显示增宽的大动脉及一组半月瓣，大动脉的前壁前移，与室间隔连续性中断，大动脉骑跨于室间隔缺损上。二尖瓣波群可显示全心增大。肺动脉波群无法显示肺动脉及肺动脉瓣。

2. 二维超声　二维超声心动图可以清晰显示该病的主要畸形情况，包括共同动脉干的内径、共同动脉瓣的瓣叶数目、肺动脉自共同动脉干发出的部位、肺动脉发育情况、室间隔缺损的大小及部位。

胸骨旁左心室长轴切面可显示大动脉干内径增宽、前移，与室间隔之间回声不连续，大动脉骑跨于室间隔上。Ⅰ型或Ⅱ型共同动脉干可在此切面显示主动脉窦以上的后壁发出分支血管，为主肺动脉或左/右肺动脉分支。该切面也可显示左心增大、室间隔缺损。胸骨旁大动脉短轴切面显示仅有一个动脉干和一组半月瓣，共同动脉瓣瓣叶数目可正常或异常，60%～70% 为三叶，25% 为四叶，5% 为二叶，瓣叶可狭窄或关闭不全；同时可显示右心室流出道为盲端，肺动脉包绕主动脉的征象消失，无肺动脉瓣结构。冠状动脉起源和走行大多正常，也可出现单冠畸形等冠脉畸形。心尖四腔心切面可显示室间隔缺损和心腔大小变化。病变早期左心扩大，右心不大，随着病情进展、肺循环阻力的增高，进展为全心增大，甚至右心增大而左心内径正常。心尖及剑突下五腔心切面可显示大动脉干骑跨于室间隔缺损上，Ⅰ～Ⅲ型者可显示大动脉干上方主肺动脉或左/右肺动脉发出。胸骨上窝主动脉弓长轴切面显示无正常的主肺动脉及左右肺动脉结构，调整探头角度可显示自升主动脉、横弓部、弓降部或降主动脉探及异常发出的肺动脉分支。此切面也可探查主动脉弓的走行、有无缩窄和离断等情况。

3. 多普勒超声 彩色多普勒显示室间隔处室水平双向分流信号，大动脉干同时接受左、右心室的血流，伴有共同动脉瓣狭窄或反流者，可探及瓣口前向五彩镶嵌湍流血流信号或者源自瓣口的五彩镶嵌反流性血流信号。

【诊断要点】

共同动脉干的超声心动图诊断要点主要有以下几点：仅有一个大动脉干和一组半月瓣，大动脉干下室间隔缺损，无右心室流出道和肺动脉瓣，肺动脉和/或分支从大动脉干发出。超声心动图检查中需关注心室大小和功能，室间隔缺损的大小、位置，肺动脉解剖及发育情况，半月瓣形态及功能，冠状动脉起源及走行，主动脉弓的解剖及发育，动脉导管及体肺侧支，以及合并畸形的情况。共同动脉干超声诊断要点和典型的表现见表5-7-2。

【鉴别诊断】

共同动脉干需要与假性动脉干、半动脉干、主-肺动脉窗、法洛四联症相鉴别，鉴别要点见表5-7-3。

【小结】

1. 共同动脉干是一种罕见的发绀型先天性心脏畸形，其主要病理生理特征是单一大动脉干同时接受左心室的动脉血和右心室的静脉血，造成血氧饱和度降低、肺血流量增加、肺动脉压增高。

2. 超声典型表现为仅有一个大动脉干和一组半月瓣，大动脉干下室间隔缺损，无右心室流出道和肺动脉瓣，肺动脉和/或分支从大动脉干发出。超声心动图对明确诊断、分型、评估室间隔缺损、肺动脉发育、其他合并畸形、心脏大小及心功能情况，以及治疗方案的选择有着重要的作用。

3. 超声心动图检查中需关注心室大小和功能，室间隔缺损的大小、位置，肺动脉解剖及发育情况，半月瓣形态及功能，冠状动脉起源及走行，主动脉弓的解剖及发育，动脉导管及体肺侧支，以及合并畸形的情况。

4. 共同动脉干需要与假性动脉干、半动脉干、主-肺动脉窗、法洛四联症相鉴别。

表 5-7-2　共同动脉干的超声心动图诊断要点和典型表现

诊断要点	切面	典型表现
仅有一个大动脉干和一组半月瓣	胸骨旁左心室长轴切面 胸骨旁大动脉短轴切面	心底仅探及一条大动脉干和一组半月瓣，大动脉干前移骑跨在室间隔缺损上 半月瓣与二尖瓣间往往为纤维连接，与三尖瓣间可见肌性圆锥，瓣叶可为三叶、四叶或二叶
大动脉干下室间隔缺损	胸骨旁左心室长轴切面 心尖/剑突下四腔心切面 心尖/剑突下五腔心切面	室间隔连续中断，其中干下漏斗部的缺损前缘为共同动脉瓣，后缘为漏斗部肌肉，膜周漏斗部的缺损后缘为三尖瓣前叶 彩色多普勒探及室水平双向低速分流
无右心室流出道和肺动脉瓣	胸骨旁大动脉短轴切面	右心室流出道呈盲端，正常肺动脉包绕主动脉的征象消失，无法探查到肺动脉瓣结构
肺动脉和/或分支从大动脉干发出	胸骨旁左心室长轴切面 心尖/剑突下五腔心切面 胸骨上窝切面	Ⅰ型：主肺动脉自大动脉干近端后侧壁发出 Ⅱ型：左、右肺动脉分别自大动脉干近端后壁发出 Ⅲ型：左、右肺动脉分别自大动脉干近端两侧壁发出 Ⅳ型：左、右肺动脉自降主动脉发出，或主肺动脉及左右肺动脉完全缺如

表 5-7-3　共同动脉干的鉴别诊断

疾病	超声鉴别诊断要点
假性动脉干	肺动脉闭锁合并室间隔缺损和动脉导管未闭，肺动脉根部有残迹
半动脉干	肺动脉起源异常，一支肺动脉起自升主动脉，另一支肺动脉仍起自右心室，肺动脉瓣存在
主-肺动脉窗	心底部有两组半月瓣
法洛四联症	可探及右心室流出道、肺动脉瓣、肺动脉主干及分支，重症法洛四联症者肺动脉瓣存在但开放明显受限，主肺动脉发育细小

（万琳媛）

第四节　右肺动脉异位起源于主动脉

【概述】

右肺动脉异位起源于主动脉（anomalous origin of right pulmonary artery from ascending aorta, AORPA）是指右肺动脉未从主肺动脉发出，而是异常起源于主动脉，而左肺动脉仍与主肺动脉延续，且具有肺动脉瓣和主动脉瓣结构的心脏畸形。本病是一种非常罕见的先天性心脏病，发病率低于0.1%，常合并其他心脏畸形，包括动脉导管未闭、主 - 肺动脉窗、主动脉缩窄、主动脉弓离断、室间隔缺损、法洛四联症等。

根据其起源部位不同分为3种类型：起源于升主动脉、主动脉弓及其主要分支、降主动脉。根据异常起源的肺动脉与主动脉瓣的距离分为近端、远端两种类型，起始部靠近主动脉根部的后壁、侧壁为近端型，起始部位于主动脉远端或无名动脉为远端型，其中病例大部分为近端型。近端型目前认为是由于胚胎期第6对弓发育障碍，使右肺动脉向左侧迁移延迟，而与主动脉囊相连，导致右肺动脉连于升主动脉。远端型的发生有3种机制，都主要与胚胎期弓发育异常相关。

AORPA 的血流动力学改变相当于大量的左向右分流，整个右心室的输出血流全部进入左侧肺循环，导致左侧肺血增多，容易产生左侧肺动脉高压，成为"肺循环肺"；而左心室的输出血流进入主动脉后，一部分血液供应体循环，另一部分血液进入右侧肺动脉，右肺动脉也很容易早期出现梗阻性肺动脉高压，成为"体循环肺"。

【临床表现】

孤立性 AOPRA 自然预后差，患者可表现为生后早期明显的呼吸困难、心动过速、反复呼吸道感染、肺炎、发育迟缓等，进而出现充血性心力衰竭。同时由于肺动脉高压发生时间早，肺循环阻力高，如不及时手术治疗，病死率高、预后差。

【超声心动图表现】

超声心动图在 AROPA 早期明确诊断和及时手术治疗方面发挥重要作用，发现异位起源部位，明确血流动力学情况，评估伴发其他心脏畸形，对肺动脉高压程度做出评估。

1. **二维超声**　胸骨旁大动脉短轴切面显示肺动脉瓣及主动脉瓣均可见，肺动脉长轴切面显示主肺动脉无分叉结构，主干延续成为左肺动脉。左心室长轴切面及胸骨左缘高位升主动脉长轴切面显示升主动脉近端左后壁有异常血管发出，与肺动脉主干无延续，或于胸骨上窝主动脉弓切面显示升主动脉或无名动脉分出异常血管，向右肺门走行（图5-7-3）。

2. **多普勒超声**　彩色多普勒显示升主动脉近端或远端、无名动脉发出异常血流信号，多可探及三尖瓣反流信号；频谱多普勒显示右肺动脉血流频谱与升主动脉相似，而左肺动脉血流频谱与主肺动脉相似，同时可测量三尖瓣反流速度，估测肺动脉收缩压。

【诊断要点】

AORPA 的诊断要点是多切面探查明确主动脉与肺动脉的空间关系、主动脉瓣与肺动脉瓣的位置关系、肺动脉主干与分支的延续情况、肺动脉分支的走行、数目及肺动脉分支之间的相互关系。同时评估患者血流动力学状态，肺动脉高压程度，指导外科手术方式。

注意以下可能出现漏诊的情况，当合并复杂畸形如法洛四联症等，患儿肺动脉发育不良合并粗大侧支时易将其误诊为右肺动脉；合并肺动脉高压时肺动脉内血流以双向或右向左分流为主，彩色多普勒容易显示不清，必要时应降低脉冲重复频率，提高增益；患儿常合并肺感染、胸腔内气窗过强，肺动脉显示不清，需经剑突下切面探查主肺动脉及左、右肺动脉。AORPA 多合并其他心脏畸形，如动脉导管未闭、肺动脉瓣狭窄、室间隔缺损、主动脉缩窄等，超声检查应多切面详细探查。

【鉴别诊断】

右肺动脉异位起源于主动脉需要与共同动脉干、完全型大动脉转位、主 - 肺动脉窗、单支肺动脉缺如鉴别。鉴别要点见表5-7-4。

【小结】

1. 右肺动脉异位起源于主动脉几乎均源于先天性畸形，发病罕见，常合并其他心脏畸形。

2. 超声表现为主肺动脉无分叉结构，仅发出左肺动脉，升主动脉或无名动脉发出右肺动脉，多伴有三尖瓣反流及肺动脉高压。超声心动图检查对明确右肺动脉发出部位，评估肺动脉高压程度，探查合并畸形，以及选择恰当的治疗方案有重要价值。

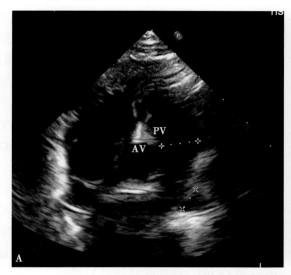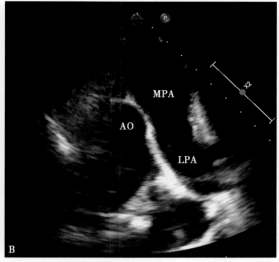

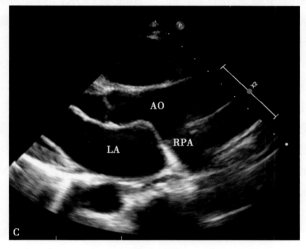

图 5-7-3　右肺动脉异位起源于主动脉超声表现

A. 胸骨旁大动脉短轴切面二维图像,主动脉瓣及肺动脉瓣存在;B. 胸骨旁大动脉短轴二维图像,主肺动脉无分叉结构,主干延续成为左肺动脉;C. 左心室长轴切面二维图像,升主动脉近端左后壁发出右肺动脉。

(图注:PV. 肺动脉瓣;AV. 主动脉瓣;AO. 主动脉;MPA. 主肺动脉;LA. 左心房;LPA. 左肺动脉;RPA. 右肺动脉)

表 5-7-4　右肺动脉异位起源于主动脉鉴别诊断中的要点

常见疾病	超声及临床表现
共同动脉干	无法探及正常肺动脉瓣回声,无法显示肺动脉与右心室的正常连接
完全型大动脉转位	主动脉异常发自右心室,肺动脉异常发自左心室,且肺动脉正常分叉结构存在
主 - 肺动脉窗	升主动脉与肺动脉主干之间回声缺失,可同时显示左、右肺动脉分支
单支肺动脉缺如	仅一侧肺动脉与主动脉延续,另一侧肺动脉未显示,探及发自主动脉的侧支循环

3. 右肺动脉异位起源于主动脉应与共同动脉干、完全型大动脉转位、主 - 肺动脉窗、单支肺动脉缺如等畸形鉴别。

4. 右肺动脉异位起源于主动脉多合并三尖瓣反流,早期易发生肺动脉高压,此时肺内血流以双向分流或右向左分流为主,彩色血流不易分辨,应仔细探查减少漏诊及误诊。

（李　慧）

第五节　右心室双出口

【概述】

右心室双出口(double outlet of right ventricle,DORV)是一组复杂的先天性心脏病,变化繁多,主要表现为心室 - 大动脉连接关系异常,主动脉和肺动脉主要起自右心室。目前,对于 DORV 的诊断标准,存在诸多争议,"50%"或"90%"即主动脉 / 肺动脉骑跨率大于 50% 或 90%。DORV 的病理生理学特点各异，主要是发绀和心室容量负荷过重。根据室间隔缺损（ventricular septal defect，VSD）的位置不同，可将 DORV 分为 4 种类型：①主动脉下 VSD；②肺动脉下 VSD；③双动脉下 VSD；④远离型 VSD。外科手术治疗主要分为单心室姑息术和双心室矫治术。双心室矫治分为一期矫治和分期矫治。对于心内畸形较复杂的患者（心室发育不良、复杂的房室瓣畸形、复杂的流出道情况等），可先行单心室姑息治疗，再行分期双心室矫治。研究表明，一期双心室矫治主要依据以下条件：心内畸形的复杂程度、患者年龄、心室大小和功能、房室瓣发育情况等。复杂的房室瓣畸形包括伞型二尖瓣和房室瓣关闭不全。外科手术治疗的原则是解剖矫正的同时，左、右心室血流动力学达到均衡。随着外科技术的进步，大多数患者可实现双心室矫正。术前的肺动脉高压，是术后早期死亡的独立危险因素。不同类型的 DORV 患者，行双心室矫正后，近期和远期结果均较满意。远离型 DORV 虽手术难度更大，但远期结果良好。术后再手术的主要原因是迟发的左心室流出道梗阻，但是，可通过改良的 Konno 术矫正。过于复杂的心内畸形患者，可行 Fontan 或 1.5 个心室矫治。

【临床表现】

新生儿 DORV 患者，可无特异性临床表现，不同分型患者，临床表现不一，主要是发绀和心室容量负荷过重。

【超声心动图表现】

超声心动图是 DORV 的首选影像学诊断方法，在疾病诊断和指导治疗方面具有重要作用。明确的超声心动图检查可以为手术方式的选择提供重要依据。

根据超声心动图表现，要注意观察以下 3 个因素：①大动脉之间的相对关系（正常或异常）；②大动脉与 VSD 之间的相对关系（动脉下或远离）；③右心室流出道梗阻（right ventricular outflow tract obstruction，RVOTO）（无梗阻或梗阻）。根据 STS-EACTS 数据库（国际胸外科医师协会 - 欧洲胸心外科协会数据库）分类将 DORV 分为 4 型：① VSD 型；②法洛四联症（tetralogy of Fallot，TOF）型；③大动脉转位（transposition of great arteries，TGA）型；④远离大动脉型。国内专家将 DORV 分为 8 型：① I A 型，大动脉关系正常 + 动脉下 VSD + 无 RVOTO；② I B 型，大

动脉关系正常 + 动脉下 VSD+RVOTO；③ II A 型，大动脉关系正常 + 远离型 VSD+ 无 RVOTO；④ II B 型，大动脉关系正常 + 远离型 VSD+RVOTO；⑤ III A 型，大动脉关系异常 + 动脉下 VSD+ 无 RVOTO；⑥ III B 型，大动脉关系异常 + 动脉下 VSD+RVOTO；⑦ IV A 型，大动脉关系异常 + 远离型 VSD+ 无 RVOTO；⑧ IV B 型，大动脉关系异常 + 远离型 VSD+RVOTO。

【诊断要点】

1. **骑跨率的诊断** 国内专家认为，DORV 的诊断应当遵从“90%”的原则：一支大血管 100% 起自 RV，另一支大血管骑跨率大于 90%。对于 Taussig-Bing 型 DORV，肺动脉骑跨率为 50%。

2. **动脉下或者远离型 VSD 的诊断依据** VSD 上缘距动脉瓣中心的距离。距离小于等于主动脉瓣环直径，为动脉下型 VSD；距离大于主动脉瓣环直径，为远离型 VSD，远离型多位于室间隔流入道部分，少数位于小梁部。

3. **RVOTO** 可以是肌性狭窄，也可是单纯瓣膜狭窄，合并或者不合并较小的肺动脉瓣环和肺动脉发育不良。诊断标准为 RVOT 峰值压差大于 30mmHg。

【鉴别诊断】

1. **较大的室间隔缺损伴肺动脉高压** 主动脉仍位于左心室内，主动脉骑跨率往往 <50%。二尖瓣前叶与主动脉后壁呈纤维连接（图 5-7-4）。

2. **法洛四联症** 与 I B 型亦需要仔细鉴别，主动脉骑跨率 >90% 为 DORV。

3. **大动脉转位** 与 III B 型 DORV 相鉴别，肺动脉大部分起自 RV，骑跨率大于 90%，同时，肺动脉与二尖瓣间存在较长的纤维连接或者肌性连接；III A 型和 IV A 型，大动脉大部起自 RV，且大动脉下多有圆锥心肌。

【小结】

DORV 是一组复杂的先天性心脏病，超声心动图是 DORV 诊断和分型的首选影像学检查，超声心动图可以为临床提供患者解剖学资料，为外科医生治疗方式的选择提供依据。随着外科技术的进步，大多数患者可实现双心室矫正，术前的肺动脉高压，是术后早期死亡的独立危险因素，不同类型的 DORV 患者，行双心室矫正后，近期和远期结果均较满意。远离型 DORV 虽手术难度更大，但外科根治术后远期结果良好。

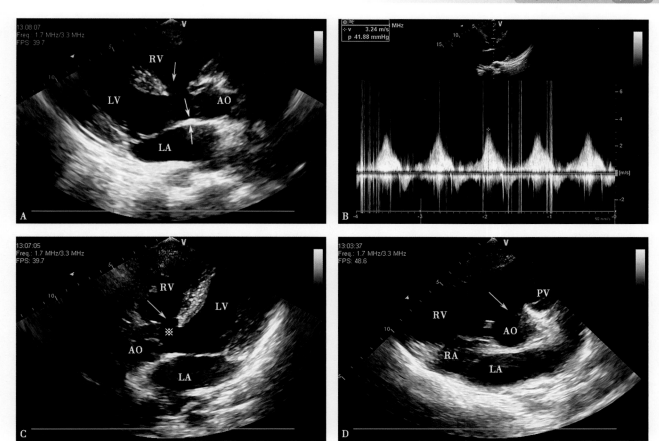

图 5-7-4　右心室双出口ⅠA型：大动脉关系正常＋双动脉下室间隔缺损＋主动脉骑跨大于50%＋无右心室流出道梗阻
A. 左心室长轴切面，主动脉骑跨，室间隔缺损＝23mm，大于主动脉瓣环内径（黄色箭头），主动脉与二尖瓣肌性连接（双白色箭头）；B. 室水平左向右分流峰值压差，约41mmHg；C. 五腔心切面，主动脉骑跨（※），室间隔缺损（黄色箭头），骑跨率大于50%；D. 大动脉短轴切面，室间隔缺损位于肺动脉和主动脉下（黄色箭头）。
（图注：LV. 左心室；RV. 右心室；AO. 主动脉；LA. 左心房；RA. 右心房；PV. 肺动脉瓣）

（肖明虎）

第六节　大动脉转位

关于大动脉转位的概念曾经比较混乱，目前大动脉转位定义为主动脉和肺动脉均跨过室间隔，形成位置互换，导致心室和大动脉连接不一致。大动脉转位根据房室连接关系可分为两个类型，房室连接一致时为完全型大动脉转位；当房室连接不一致时，血流动力学得到矫正，称矫正型大动脉转位，完全型大动脉转位通常为D-转位，矫正型大动脉转位通常为L-转位。

完全型大动脉转位

【概述】

完全型大动脉转位（complete transposition of great arteries，cTGA）也称为D型大动脉转位（D-TGA），

是新生儿期最常见的发绀型先天性心脏病，约占先天性心脏病的5%。通常是散发，无家族遗传性，男女患病之比为2:1。

完全型大动脉转位是一种圆锥动脉干畸形，指两大动脉失去交叉、呈平行关系，房室连接一致，而心室-动脉连接不一致的复杂性先天性心脏畸形。解剖左心室发出肺动脉，解剖右心室发出主动脉。多数主动脉位于肺动脉右前方，少见位于后部或左后。不合并其他心内畸形的cTGA称为简单完全型大动脉转位。复杂cTGA伴有心内异常，包括室间隔缺损（高达45%的病例）、左心室流出道梗阻（约25%）和主动脉弓缩窄（约5%）。cTGA常伴发冠状动脉走行变异，包括左旋支发自右冠、单冠畸形、冠状动脉壁内走行。

【临床表现】

男性婴幼儿多见，成人罕见。发绀出现早，半

数患儿出生时即存在发绀，绝大多数于 1 个月内出现。生后 3～4 周婴儿出现喂养困难、多汗、气促、肝大和肺部细湿啰音等进行性充血性心力衰竭等症状。自然死亡率较高，1 个月内 50% 以上，1 年 90% 以上，室间隔缺损和严重的肺动脉狭窄是其可能存活到成人的重要因素。

【超声心动图表现】

超声心动图为完全型大动脉转位首选检查，超声心动图可诊断 cTGA 并可判断心内其他畸形及血流动力学变化。

1. **二维超声**　表现为两大动脉关系异常，失去正常交叉关系，主动脉常位于右前，房室连接一致，心室与大动脉连接不一致，主动脉起自右心室，肺动脉起自左心室，可合并 VSD。非标准左心室长轴切面可见两大动脉平行发出。心尖四腔心切面和心尖长轴切面均可显示房室连接正常，二尖瓣前叶与肺动脉后壁连续。

2. **多普勒超声**　彩色多普勒可直接显示室水平、房水平和动脉水平的分流，辅助诊断有无 ASD、VSD、PDA。由于左、右心室之间的压差较小，分流流速一般较低，多数为双向分流。脉冲多普勒可测

量分流的流速，若存在流出道狭窄时频谱多普勒可评估狭窄程度及压差。

【诊断要点】

对于 cTGA 的诊断，识别肺动脉十分关键。诊断要点见表 5-7-5。

表 5-7-5　超声心动图诊断完全型大动脉转位常用指标及诊断要点

常用指标	诊断要点	示意图
房室连接	房室连接一致	图 5-7-5A
大动脉关系及方位	主动脉位于右前，肺动脉位于左后，两大动脉平行排列	图 5-7-5B
心室 - 大动脉连接	解剖右心室 - 主动脉，解剖左心室 - 肺动脉	图 5-7-5C
是否存在其他畸形	VSD、ASD、PDA、左心室流出道 / 右心室流出道狭窄、房室瓣发育异常、冠状动脉畸形	图 5-7-5D 图 5-7-5E
估测左心室功能及压力	室水平、动脉水平分流速度，二尖瓣反流速度	图 5-7-5F

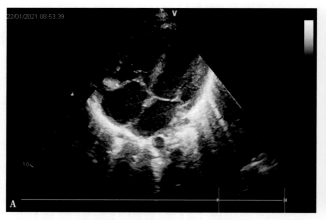

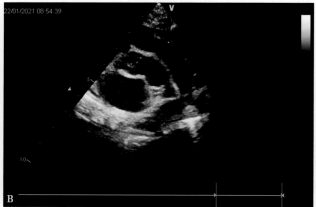

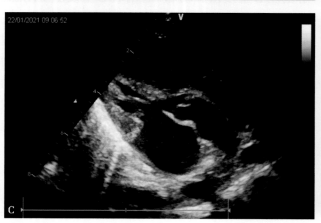

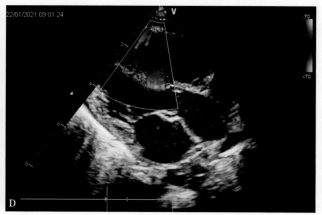

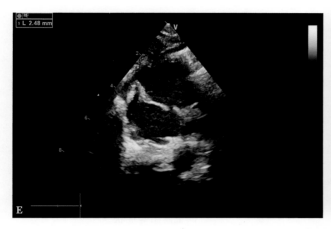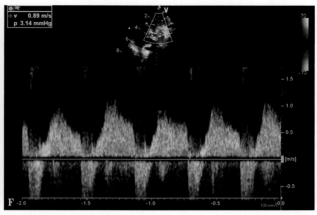

图 5-7-5　完全型大动脉转位的超声心动图诊断

【鉴别诊断】

完全型大动脉转位主要与矫正型大动脉转位、陶 - 宾综合征（Taussig-Bing syndrome）进行鉴别，见表 5-7-7。

【小结】

1. **完全型大动脉转位（cTGA）的诊断要点**　房室连接一致，两大动脉空间关系异常，呈平行排列，主动脉位于前，发自右心室，肺动脉位于后，发自左心室。

2. **室间隔完整的 cTGA**　需要早期诊断和手术干预，应该关注 ASD 和 PDA，并关注左心室功能是否发生退化。

3. **cTGA 常见合并畸形**　最常见为 VSD，其次为左心室流出道梗阻，以及主动脉弓缩窄。

矫正型大动脉转位

【概述】

矫正型大动脉转位（congenitally corrected trans-position of great arteries，ccTGA）是少见的先天性心脏畸形，发病率在所有先天性心脏病中 <1%。不合并其他心内结构异常时，患者血流动力学可完全正常，是否需要手术存在争议。

矫正型大动脉转位的特征是房室连接不一致且心室与大动脉连接也不一致，解剖连接为左心房 - 三尖瓣 - 解剖右心室 - 主动脉连接、右心房 - 二尖瓣 - 解剖左心室 - 肺动脉连接。解剖右心室承担体循环泵功能，而解剖左心室承担肺循环泵功能，同时冠状动脉的解剖分布也与正常相反。ccTGA

常合并其他畸形（80%～90%），包括室间隔缺损（70%）、肺动脉（瓣）狭窄（40%）和三尖瓣下移畸形、房间隔缺损等。ccTGA 时，房室结和房室束可能位置异常，从而导致传导异常。

【临床表现】

ccTGA 的自然病程及临床表现取决于合并的心脏畸形。存在较大 VSD 时，婴儿期可出现充血性心力衰竭，当 VSD 和 PS 并存时，发绀进行性加重。孤立性 ccTGA 在儿童时期至青年时期可无症状，常常由于胸片或心电图异常而发现。对于年幼的患儿，在左心室未发生退化时，可行双调转手术。未行手术的孤立性 ccTGA 患者，最容易出现的是三尖瓣反流。大部分患者在 40～50 岁出现解剖右心室功能不全和 / 或严重的三尖瓣反流，引起呼吸困难和运动耐量下降，易被误诊为扩张型心肌病。房室传导异常是逐步发展的（每年完全性房室传导阻滞的发生率增加 2%），房室传导阻滞在室间隔修补或三尖瓣置换术后更常见。由室上性心律失常引起的心悸可在患者 50～60 岁出现。

【超声心动图表现】

1. **二维超声**　心房正位时，心室反位，大动脉关系正常，解剖右心室位于左侧，主动脉发自解剖右心室，解剖左心室位于右侧，肺动脉发自解剖左心室，呈左心房 - 三尖瓣 - 解剖右心室 - 主动脉连接、右心房 - 二尖瓣 - 解剖左心室 - 肺动脉连接。左心室长轴切面可显示主动脉位于前方，完全起自右心室。四腔心切面可以显示房室连接异常，五腔心切面可显示心室大动脉连接异常。主动脉瓣下有圆锥结构，与三尖瓣不直接连接，肺动脉瓣下无圆锥结构,与二尖瓣直接连接。合并 VSD、ASD、肺动脉瓣及瓣下狭窄、三尖瓣下移畸形时可见相应表现。

2. 多普勒超声 彩色多普勒可观察到房室水平及动脉水平的分流信号。若存在肺动脉(瓣)狭窄,主肺动脉内可见高速花彩血流信号。频谱多普勒可用于定量分析室水平分流流速及肺动脉瓣狭窄程度。

【诊断要点】

对于 ccTGA 的诊断,准确识别左、右心室及主动脉、肺动脉是关键。临床常用的解剖标志是节制索及二、三尖瓣。节制索(隔缘肉柱)存在于解剖右心室,绝大部分二尖瓣与左心室相连,绝大部分三尖瓣与右心室相连。ccTGA 的诊断要点见表 5-7-6。

表 5-7-6 超声心动图诊断矫正型大动脉转位
常用指标及诊断要点

常用指标	诊断要点	示意图
房室连接	房室连接不一致	图 5-7-6A
大动脉关系及方位	主动脉与肺动脉存在交叉	图 5-7-6B
心室 - 大动脉连接	解剖右心室 - 主动脉,解剖左心室 - 肺动脉	图 5-7-6C
是否存在其他畸形	VSD、肺动脉(瓣)狭窄、三尖瓣下移畸形、ASD 等	图 5-7-6D
三尖瓣反流	常见,反流量随年龄增长右心功能下降而明显增多	图 5-7-6E
估测左、右心室功能及压力	室间隔及右心室壁运动,室水平分流速度,二尖瓣反流速度	

【鉴别诊断】

矫正型大动脉转位主要与完全型大动脉转位、陶 - 宾综合征(Taussig-Bing syndrome)进行鉴别,鉴别要点见表 5-7-7。

表 5-7-7 超声心动图在大动脉转位鉴别诊断中的要点

鉴别疾病	超声及临床表现
完全型大动脉转位	心室正位,房室连接一致,心室大动脉连接不一致,出生早期可出现严重发绀等症状
矫正型大动脉转位	心室反位,房室连接不一致,心室大动脉连接不一致,易出现三尖瓣反流,不合并其他畸形时患者发病年龄较晚,成年以后才出现症状
陶 - 宾综合征	心室正位,房室连接一致,存在室间隔缺损,主动脉完全发自右心室,肺动脉大部分发自右心室
孤立性心室反位	心室反位,房室连接不一致,心室大动脉连接一致,临床表现与完全型大动脉转位相似

【小结】

1. 矫正型大动脉转位(ccTGA)房室连接不一致,心室大动脉连接不一致,即左心房 - 三尖瓣 - 解剖右心室 - 主动脉连接,右心房 - 二尖瓣 - 解剖左心室 - 肺动脉连接,血流动力学在功能上得到自我矫正。

2. 对于不合并其他畸形的矫正型大动脉转位患者,血流动力学正常且左心室功能尚未退化时,是否进行手术有待商榷。对于年长患者,解剖右心室承担着体循环,容易出现右心功能减低,三尖瓣大量反流,需要手术干预。

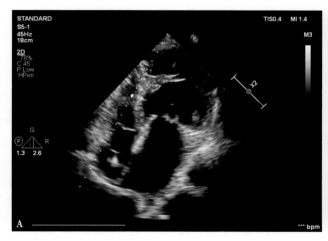

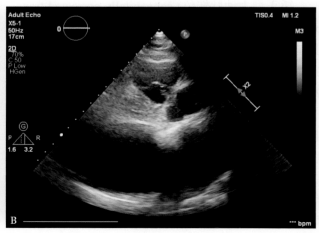

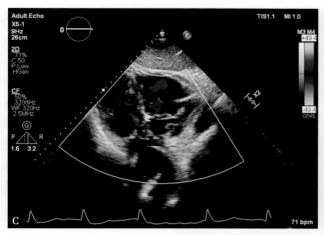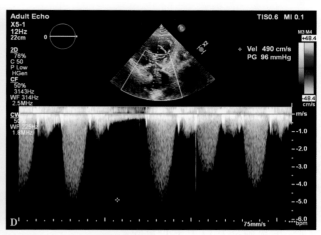
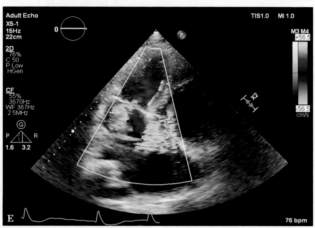

图 5-7-6　矫正型大动脉转位的超声心动图诊断

（卫　青）

第七节　单　心　室

【概述】

单心室（single ventricle，SV）的定义涵盖了一系列心脏结构的异常，表现为一侧心室的严重发育不良或室间隔的形成不良。在新生儿的发病率约万分之四。可分为"真性"单心室和"功能性"单心室。真性单心室患儿心房仅与一个大的主心室相连，而功能性单心室患儿有两个室腔，但其中一个无法支持外科的双心室修复。因此，单心室在外科上的定义为：当无法建立两个具备独立循环功能的心室时，即可定义为单心室。形成单心室的原因可以是，心室发育的大小和功能不良，缺乏流入道或无法建立合适的流出道。具体畸形包括左心室双入口、三尖瓣闭锁、左心室发育不良综合征、不均衡型房室间隔缺损、远离型右心室双出口、室间隔完整的肺动脉闭锁等。

【临床表现】

患者的常见临床表现为发绀以及进展快速的心功能失代偿。如不经治疗，患儿的预后很差，多数患者无法存活至青少年。

根据单心室的解剖特点，两个心室功能呈"平行"关系，而不相互独立，故而会造成氧合血液的混合以及独立心室的容量负荷过大。而患者合并的各种血流交通口，如动脉导管未闭（patent ductus arteriosus，PDA）、室间隔缺损（ventricular septal defect，VSD）、房间隔缺损（atrial septal defect，ASD）和体肺动脉交通支则可能成为其体循环或肺循环维持所必需的通道。对于新生儿，维持动脉导管开放是动脉导管依赖型的体或肺循环患儿进一步生存的关键。此外，随着出生后肺血管阻力的下降，保证合适的肺血流灌注也是早期外科干预的评估要点。对于单心室的患儿，Fontan 手术是改善患者预后和生活质量的姑息性外科手术方法。

【超声心动图表现】

超声心动图是单心室的主要检查方法。随着胎儿超声心动图的普及,更多的患儿在孕期即可确诊。

1. 二维超声

(1)单心室的诊断:通常能清晰显示一个大的主心室腔,可观察其呈左或右心室解剖形态或呈不定型,室间隔部分、大部或完全缺失。室壁运动幅度可正常或减低。房室瓣的数量为两组、一组或为共同房室瓣,瓣叶启闭运动良好、关闭不良或开放受限,房室瓣均开口于主心室腔。

(2)合并畸形的诊断:需要重点明确患儿肺循环的解剖特点。肺动脉起源于主心室、发育不良的残腔或异常起源,肺动脉主干及分支发育细小或正常,与主动脉排列关系正常或异位;合并有或无流出道的梗阻、肺动脉瓣的狭窄及闭锁;合并动脉导管未闭的大小、室间隔缺损的大小;合并体肺侧支血管的大小;以及是否存在肺静脉的回流受阻(具体合并畸形的超声表现可参考相关章节,诊断分析流程参考表 8-7-1)。

此外,为外科手术的术前评估,超声还需探查下腔静脉有无中断、是否存在奇静脉并向下延续、是否为双侧上腔静脉。

2. 多普勒超声　可以观察到两侧房室瓣血流均汇入主心室腔。可以看到异常的交通血流信号,包括 VSD、ASD 的分流血流、PDA 以及体肺侧支的连续血流频谱。当存在狭窄时,房室瓣、肺动脉瓣及流出道的狭窄处可见高速血流信号。同理,当动脉导管、室间隔缺损、主动脉瓣狭窄及主动脉缩窄处的血流受限时,亦可探及高速血流信号(图 5-7-7)。

【诊断要点】

单心室涵盖了广泛的复杂先天性心脏病,诊断分析可依据节段分析法(表 5-7-8)。

1. 根据是否为单一室腔,或主心室 + 发育不良室腔的超声表现可明确单心室的诊断,确认为无法行外科根治的单心室解剖结构。

2. 确定患者主心室腔形态学呈左心室型、右心室型或不定型,评估心室的收缩功能正常或减低。按 Van Praagh 分型,可分为 A 型,约 78%,主心室腔

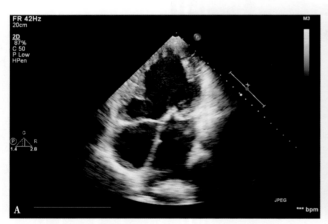
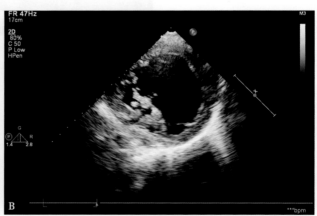
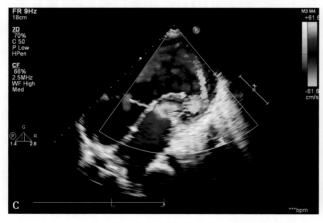
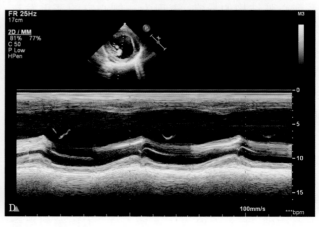

图 5-7-7　单心室的超声心动图表现
A. 心尖切面仅见一个主心室腔,可见两个房室瓣均开口于主心室腔;B. 短轴切面仍仅见一个主心室腔,未见明显室间隔,心室呈不定型(C 型);C. 彩色多普勒显示二尖瓣口狭窄;D. M 型超声显示主心室腔收缩功能尚可。

为形态学左心室，残腔（右心室）位于前上方；B 型，约 5%，主心室腔为形态学右心室，残腔（左心室）位于后下方；C 型，约 7%，左、右心室肌各半，组成共同心室腔，无室间隔或仅有残迹；D 型，约 10%，心室形态学不能分辨左、右。

3. 合并畸形的诊断　在胎儿及新生儿期需重点评估动脉导管通路的作用，是否为动脉导管依赖型体循环（如主动脉瓣闭锁、主动脉发育不良、缩窄或离断）或动脉导管依赖型肺循环（如肺动脉闭锁）的患者。此外，还需明确合并畸形对肺血流灌注及肺动脉发育的影响，评估外科干预的指征及方式。

4. 病理生理分型与早期外科术式的选择　根据患者肺血流变化的趋势，患者的自然预后会有明显差异，按病理生理可分为肺血过多、肺血过少、平衡型和体血过少型（表 5-7-9）。以三尖瓣闭锁为例，如果室间隔缺损足够大，肺动脉亦无明显狭窄

时，肺循环灌注的血流会过多而导致肺水肿，此时需要行肺动脉环缩（"Banding"）手术；而如果三尖瓣闭锁而室间隔缺损较小或肺动脉闭锁时，一旦动脉导管闭合则会导致肺动脉灌注不足，此时需要行体 - 肺分流术（"Blalock-Taussig"分流、中心分流或"Sano"分流）；对于平衡型，由于存在肺动脉的狭窄，恰好满足了肺血流供应的同时也防止了肺的过度灌注，因而在新生儿期并不需 1 期外科干预。在体血过少患者，如主动脉或二尖瓣闭锁，由于左心室和主动脉均发育不良，在保证合适肺灌注的同时还需促进主动脉的发育和改善体循环灌注，因而需要行"Norwood"手术或"Damus-Kaye-Stansel"术式，将肺动脉和主动脉侧面切开吻合，并行体 - 肺分流术供应肺循环。

【鉴别诊断】

单心室在超声上可鉴别心室构型为：左心室型、右心室型或不定型。

需要注意的是，即便为形态学左或右心室，此单心室的形态与正常的左心室或右心室形态仍然不同，并且不同单心室患者的形态学左心室与左心室或右心室与右心室之间相互比较也各不相同（表 5-7-10）。

表 5-7-8　超声心动图评价单心室诊断流程

节段分析	诊断要点
心房	可正位、反位或不定位
房室连接	①为心室双入口，可探及两个房室瓣与主心室腔相连 ②为一侧房室连接缺失或闭锁，另一侧与主心室腔连接 ③为共同房室连接，多有不同程度房室瓣反流
心室	①仅存在单一心室 ②有两个心室腔，一个主心室腔，一个残腔（无心室功能）
心室动脉连接	可一致，也可不一致，如大动脉转位、心室双出口、心室单出口等

表 5-7-10　单心室主心室腔形态学左、右心室鉴别

解剖分型	形态学左心室	形态学右心室
瓣叶特点	二尖瓣位置高	三尖瓣位置低
瓣叶连接	二尖瓣与主动脉瓣间为纤维连接	三尖瓣与肺动脉瓣间为肌性连接
心肌特点	肌小梁相对较少，无调节束	肌小梁粗大，心尖部存在调节束
主腔空间位置	靠后靠下	靠前靠上
典型病理改变	三尖瓣闭锁	左心室发育不良综合征

表 5-7-9　单心室病理生理分型

分型	肺血过多	肺血过少	平衡型	体血过少型
血流灌注	（肺）过多	（肺）过少	（肺）平衡	（主）过少
血流梗阻	（肺）无或轻	（肺）重或闭锁	（肺）适中	（主）重或闭锁
病变举例	三尖瓣闭锁 + 大室间隔缺损	肺动脉闭锁	三尖瓣闭锁 + 肺动脉狭窄	左心室发育不良综合征
1 期手术方式	肺动脉环缩术	体 - 肺分流术	无需	"Norwood"手术

（肺）代表肺动脉；（主）代表主动脉。

【小结】

1. 单心室涵盖了一系列心脏畸形的种类，其核心定义为：无法建立两个独立循环功能心室的心脏畸形统称为单心室。每个患者需节段分析具体的畸形情况。

2. 超声观察主心室，可为形态学左心室、右心室或不定型，同时可评估室壁收缩运动正常或减低。

3. 按 Van Praagh 分型，可分为 A 型（形态学左心室）、B 型（形态学右心室）、C 型（左、右心室肌各

半，共同心室腔）和 D 型（不能分辨）。

4. 对单心室患者，因合并畸形导致的病理生理不同而需采用不同的 1 期手术策略，可大致分为肺血过多（"Banding"手术）、肺血过少（"B-T"分流）、平衡型（无需 1 期手术过渡）和体血过少型（"Norwood"手术）。因此超声需对单心室及合并畸形进行详细诊断，以评估手术的方式。

（卢宏泉）

第八节　三尖瓣闭锁

【概述】

三尖瓣闭锁（tricuspid atresia）是一种少见的发绀型先天性心脏病，发病率占先天性心脏病的 1%～5%。三尖瓣闭锁的定义为三尖瓣包括瓣下结构发育不全，右侧房室瓣闭锁，右心房与右心室之间无直接交通。主要病理改变是三尖瓣闭锁，卵圆孔未闭或房间隔缺损，左心房室扩大，右心室发育不良，多合并室间隔缺损。

三尖瓣闭锁在发绀型先天性心脏病中继法洛四联症和大动脉转位后位居第三，男女发病率相近。三尖瓣闭锁的发病机制目前还不清楚，部分患者可合并心外畸形，如中枢神经系统和骨骼肌肉系统，可与无脾综合征并存。本病的预后与血流量有关，一般预后差，如不进行手术，多于早期死亡，只有 10% 能存活到 10 岁以上。

【临床表现】

三尖瓣闭锁患者的症状与肺血流量密切相关。肺血流量接近正常者，发绀程度较轻，生存期较长，可达二三十岁；肺血流量多者，发绀程度减轻，但常有气急、呼吸快速，易发生肺部感染，出现充血性心力衰竭，出生后一般仅能生存 3 个月；肺血流少于正常者大多数病例从新生儿期起即可呈现发绀、蹲踞体位或缺氧发作，2 岁以上患者常出现杵状指（趾）。房间隔交通口小的病例，临床上呈现右心梗死的体循环静脉充血、颈静脉怒张、肝大和水肿。胸骨左缘常可听到肺动脉瓣狭窄或室间隔缺损产生的收缩期杂音。

【超声心动图表现】

经胸超声心动图是诊断三尖瓣闭锁最重要的方法，超声心动图在三尖瓣闭锁的评估和治疗方面有重要作用，可以清晰显示三尖瓣闭锁的位置、形态和其伴随畸形，在选择手术时机，治疗方案和术中监测中起重要作用。

1. M 型超声　有特异性表现，在右侧房室口相当于三尖瓣的部位，探查不到瓣膜回声，多显示为较粗的带状或膜样回声，有时右心室发育差，室间隔紧贴右心室前壁。二尖瓣叶开放幅度增大，开放时间延长。

2. 二维超声　二维超声心动图是诊断本病的主要方法，能清晰显示主要的病理解剖改变。

心尖四腔心切面是最重要的检查切面，在原三尖瓣叶部位未能探及瓣叶及其启闭活动，仅见纤维性隔膜样或粗带状回声，无三尖瓣口和瓣叶活动。左心室增大，左心房和右心房通常较大，右心室多数发育不良，部分患者右心室内径可在正常范围，可观察到房间隔缺损、卵圆孔未闭和室间隔回声脱失。还可观察到二尖瓣叶增大、右心室壁增厚等结构改变。左心室长轴切面显示右心室小，室间隔贴近右心室前壁，左心室增大，大动脉关系正常者，主动脉与左心室相连接。如肺动脉瓣狭窄，可显示肺动脉瓣增厚，交界粘连，开放受限，或呈二瓣化畸形。

3. 多普勒超声

（1）彩色多普勒：三尖瓣闭锁为发绀型先天性心脏病，右心房分流入左心房的血流为蓝色，左心室进入右心室的血流为红色，也有部分患者室水平为双向分流。可显示出房水平右向左分流是右心房血流的唯一出口，二尖瓣口流量增大，血流宽度及亮度可大于正常人。合并肺动脉口狭窄者，于大动脉短轴切面可探及室水平出现双向分流，血流进入狭窄的肺动脉后呈五彩镶嵌色。

（2）多普勒频谱：如合并肺动脉瓣狭窄，应用连续多普勒，可探及肺动脉瓣位于零线下收缩期的高速血流频谱；如合并右心室流出道狭窄，则可探及收缩期呈倒匕首形的血流频谱。

【诊断要点】

1. 心尖四腔心切面在原三尖瓣叶部位未能探及瓣叶及其启闭活动，仅见纤维性隔膜样或粗带状回声，无三尖瓣口和瓣叶活动。

2. 剑突下双心房切面常可探及卵圆孔未闭或房间隔缺损，多普勒有助于明确房水平的分流方向。

3. 心尖四腔心及大动脉短轴切面可明确室间隔缺损，室水平分流方向，右心室发育情况。

【鉴别诊断】

三尖瓣闭锁需与单心室、严重三尖瓣狭窄伴室间隔缺损、室间隔完整的肺动脉闭锁等鉴别。

1. 左心室型单心室如为1组房室瓣，应注意此组瓣膜的所在部位，如位于心腔中部，房室瓣开放时朝向整个心腔，而其原右侧房室瓣部位无瓣叶活动，又无隔膜样回声，应考虑到单心室的可能性。单心室的病理解剖及形态学改变类似于三尖瓣闭锁，超声心动图可见到单心室为2组房室瓣开口于主心腔或1组共同房室瓣开口于1个心室。房室瓣位于左心房与左心室之间，而右心房、室之间无交通口，但有纤维隔膜样回声，则应考虑为三尖瓣闭锁的可能性。

2. 严重三尖瓣狭窄伴室间隔缺损者舒张期有三尖瓣的开放活动，虽然开口很小，可能有血流速度增快或者反流，但仍有血流信号通过，且通常不合并房间隔缺损，可以此鉴别。

3. 室间隔完整的肺动脉闭锁通常也有右心室发育不良等表现，但是关键点是三尖瓣结构处还有瓣膜回声及启闭活动。

4. 在少数心室左袢的患者，三尖瓣闭锁易误诊为二尖瓣闭锁，应用左心室短轴切面，可见正常开放的房室瓣呈鱼口状的二叶式，与之相连的左心室心内膜较光滑，且有2组乳头肌，从而可将三尖瓣闭锁与二尖瓣闭锁区别开来。

【小结】

1. 三尖瓣闭锁是一种少见的发绀型先天性心脏畸形。

2. 超声表现为原三尖瓣叶部位未能探及瓣叶及其启闭活动，仅见纤维性隔膜样或粗带状回声，无三尖瓣口和瓣叶活动，均合并有房水平的交通口。超声心动图检查可以直接明确诊断。

3. 超声心动图对明确三尖瓣闭锁合并的房水平交通口位置及大小，室间隔缺损的大小，肺动脉瓣狭窄的有无，肺动脉发育情况，以及选择恰当的治疗方案都颇有价值。

4. 三尖瓣闭锁患者的症状与肺血流量密切相关，三尖瓣闭锁的预后较差，应根据三尖瓣闭锁的病理改变和患者年龄行不同的手术治疗，超声检查可对手术方式和疗效进行无创评价，具有重要的作用。

（王　燕）

第九节　左心发育不良综合征

【概述】

左心发育不良综合征（hypoplastic left heart syndrome，HLHS）是以左心室发育不良为共同特点的先天性心脏畸形，病变包括左心室发育不良、主动脉瓣和/或二尖瓣口重度狭窄或闭锁、升主动脉和主动脉弓发育不良等。1958年Noonan和Nadas等将其命名为左心发育不良综合征。流行病学调查显示本病发生率占先天性心脏病的1.4%～3.8%，男女比例为2∶1。本病病因不明，Lev等推测与卵圆孔狭窄或闭合有关，也有学者推测是因为宫内严重的左心室流出道发育不良致主动脉瓣闭锁，进一步导致心脏发育及血流动力学异常。可有家族史，部分患者有遗传基因异常或心外畸形，但目前多因素致病仍被认为是主要病因。HLHS预后凶险，如不及时治疗，几乎所有患儿在新生儿期死亡，其治疗方案主要包括分期重建和心脏移植。

【临床表现】

患儿出生后24～48小时内出现呼吸困难和轻度发绀。卵圆孔左向右分流受限时患儿会出现严重发绀。出生后数小时或数天内，如果动脉导管关闭，体循环灌注减少，患儿出现面色苍白、昏睡和脉搏减弱，体温及血压下降，会迅速出现心力衰竭、代谢性酸中毒、高钾血症等导致死亡。查体听诊显示响亮而单一的第二心音，胸骨左缘柔和的收缩期杂音或无心脏杂音。可有肝大、奔马律。胸片示心影中度或重度增大，肺静脉淤血和肺水肿。心电图表现为电轴右偏，心房肥大及右心室肥厚。

【超声心动图表现】

超声心动图可明确诊断，常不需要心导管和造影检查。

1. M型超声

（1）主动脉波群：主动脉内径细小，主动脉瓣开放受限或闭锁。

（2）二尖瓣波群：左心室内径极小，右心室增大。

2. 二维超声

（1）左心室长轴切面：左心室不同程度发育不良，通常狭小呈裂隙状，左心房可增大或发育不良，左心房、左心室内膜可增厚、回声增强，左心室壁增厚、僵硬。右心室明显扩大,室壁增厚。主动脉瓣开放受限或闭锁,升主动脉发育不良、细小。二尖瓣环、瓣器发育不良,瓣叶增厚、开放受限或闭锁状。

(2)大动脉短轴切面:主动脉瓣环缩小,瓣叶活动受限或无活动。肺动脉增宽,肺动脉血流量大。粗大的动脉导管。

(3)心尖四腔心切面:右心房、右心室明显扩大。左心房增大,房间隔向右心房侧膨出,左心室腔极小,左心房及左心室心内膜可增厚、回声增强。二尖瓣可闭锁、狭窄或发育不良。二尖瓣狭窄时瓣环小,瓣叶活动受限。二尖瓣闭锁时二尖瓣活动消失。

(4)心尖五腔心切面:主动脉腔极细,主动脉瓣开放幅度减小或闭锁。

(5)合并房间隔和/或室间隔缺损时,可见房间隔和/或室间隔部分回声脱失。

(6)当二尖瓣闭锁且房间隔完整时,可见肺静脉异常回流途径,如可见左垂直静脉、扩张的冠状静脉窦。

3. 多普勒超声

(1)彩色多普勒显示左心房经二尖瓣进入左心室的血流束细窄,或没有通过二尖瓣的前向血流。

(2)左心室进入主动脉的血流呈五彩镶嵌色高速血流,或血流纤细,主动脉瓣闭锁时,没有左心室进入主动脉内的前向血流。

(3)肺动脉血流经粗大的动脉导管进入降主动脉,另外可见升主动脉及主动脉弓内可见源自动脉导管的逆向血流灌注。

(4)存在房间隔缺损或卵圆孔未闭时房水平出现左向右分流。合并室间隔缺损时,室水平可出现右向左分流或双向分流。

(5)当二尖瓣闭锁且房间隔完整时,彩色多普

勒有助于显示肺静脉回流途径,如肺静脉通过垂直静脉回流入无名静脉、冠状静脉窦等。

(6)部分患者二尖瓣闭锁,还可显示左心室心肌窦状隙与冠状动脉相通的侧支循环血流。

【诊断要点】

根据病理变化 HLHS 可分为以下几个亚型:①主动脉瓣及二尖瓣狭窄型;②主动脉瓣及二尖瓣闭锁型;③主动脉瓣闭锁及二尖瓣狭窄型;④主动脉瓣狭窄及二尖瓣闭锁型。超声心动图检查诊断要点见表 5-7-11。

表 5-7-11　超声心动图评价左心发育不全综合征的诊断要点

观察项目	诊断要点	示意图
左心室	左心室狭小呈裂隙状,室壁增厚,心内膜可增厚、回声增强	图 5-7-8A、B
二尖瓣	二尖瓣环狭小,瓣器发育不良,瓣叶增厚开放受限或闭锁	图 5-7-8A、B
主动脉	主动脉根部细小,瓣膜可融合闭锁,或严重狭窄,升主动脉发育不良,多伴有主动脉缩窄或主动脉弓离断。升主动脉及主动脉弓可见自动脉导管的逆向灌注血流	图 5-7-8C、D

【鉴别诊断】

左心发育不良综合征主要与单心室、重度主动脉瓣狭窄相鉴别,鉴别要点见表 5-7-12。

【小结】

1. 左心发育不良综合征为危重型先天性心脏病,病程凶险,出生前或生后经超声心动图即可诊断。

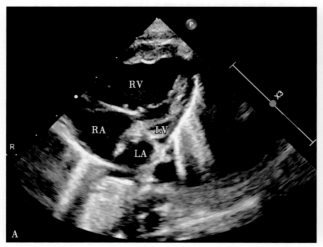

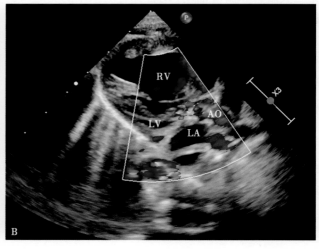

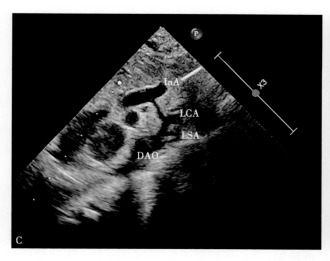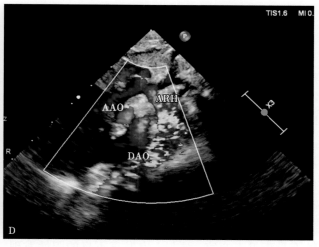

图 5-7-8　左心发育不良综合征的超声表现

A. HLHS 患儿四腔心切面显示左心室腔呈裂隙状,右心房、室扩大,二尖瓣环窄小;B. 左心室长轴切面显示左心室腔狭小,升主动脉细小;C. 主动脉弓长轴切面显示主动脉弓及升主动脉发育不良;D. 彩色多普勒显示主动脉弓及升主动脉内可见源自动脉导管的逆向灌注血流。

(图注:RV. 右心室;RA. 右心房;LV. 左心室;LA. 左心房;AO. 主动脉;InA. 无名动脉;LCA. 左颈总动脉;LSA. 左锁骨下动脉;DAO. 降主动脉;ARH. 主动脉弓)

表 5-7-12　超声心动图在左心发育不良综合征鉴别诊断中的要点

常见疾病	超声及临床表现
单心室	单心室合并左侧残余腔,残余腔没有流入道,两大动脉位置关系异常;左心发育不良综合征可见双心室流入道,大动脉关系正常
重度主动脉瓣狭窄	左心室腔内径及二尖瓣结构通常正常,升主动脉及主动脉弓发育正常;左心发育不良综合征左心室腔狭小,二尖瓣狭窄或闭锁,主动脉发育不良

2. 超声表现为左心室腔狭小呈裂隙状,二尖瓣及主动脉瓣重度狭窄或闭锁,升主动脉及主动脉弓不同程度的发育不良或主动脉弓离断。

3. 超声心动图检查可明确诊断,对于左心室及主动脉的发育程度进行定量评价,评估二尖瓣及主动脉瓣结构及功能等。

(李慕子)

第十节　右心发育不良综合征

【概述】

右心发育不良综合征(hypoplastic right heart syndrome,HRHS)是一组较少见的先天性心血管复合畸形,占先天性心脏病的 1%~3%,其包括多种心脏畸形,是一系列伴随心室流入道和流出道发育不良的先天性心脏病,主要病因分类包括室间隔完整的肺动脉闭锁、三尖瓣闭锁、三尖瓣狭窄或三尖瓣严重下移畸形等。1783 年 Hunter 首次报道肺动脉闭锁伴室间隔完整病例。1963 年 Williams 等认为这是一组预后较差的发绀型先天性心脏病,建议命名为右心发育不良综合征。东方国家多于西方国家,男孩多于女孩。

HRHS 的主要特点则为右心室发育不良及肺动脉瓣和 / 或三尖瓣的发育不良(闭锁或重度狭窄),根据肺动脉瓣和三尖瓣是否闭锁和狭窄也可将 HRHS 分为 3 型:Ⅰ型为肺动脉瓣闭锁而三尖瓣狭窄;Ⅱ型为三尖瓣闭锁而肺动脉瓣闭锁、狭窄或正常;Ⅲ型为三尖瓣狭窄而肺动脉瓣正常或狭窄。以Ⅱ型最为常见,其中以三尖瓣闭锁和肺动脉瓣闭锁伴室间隔完整最为常见。

【临床表现】

青紫和心脏杂音是本病的主要临床表现,出现早且呈进行性发展。大多数患儿中发绀常为其首发症状。患儿多于生后 24~48 小时内出现面颊、口唇及肢端发绀,吃奶或哭闹时加重,很快发展至全身,吸氧无明显改善。部分患儿出现气促、呼吸困难等低氧血症及心力衰竭的表现。右心发育不良常合并多种心脏畸形和心脏血流动力学改变,大部分病例可在胸骨左缘 2~4 肋间听到 2/6 至 4/6 级收缩期杂音,部分病例也可听不到心脏杂音。

【超声心动图表现】

超声心动图在右心发育不良综合征的评估和治疗方面有重要作用，超声心动图不仅可以明确诊断心室发育不良，而且对其分型也具有极为重要的诊断价值，并且在选择恰当的治疗方案颇有价值。

1. **M型超声** 仅有辅助诊断作用。表现与法洛四联症相似，主动脉波群显示主动脉内径增宽，前壁前移，连续扫查可见其与室间隔连续中断，并有骑跨现象。右心室流出道狭窄呈闭塞状。

2. **二维超声** 探头于常规的胸骨旁长轴和短轴不易查见右心室，对右心室发育不良的阳性发现常于肋缘下探及。探头于肋缘下，于二维超声心动图上可显示一个微小的右心室腔。部分病例可见发育不良的三尖瓣，三尖瓣增厚，开闭功能差或未见开闭；肺动脉瓣增厚或呈膜状。四腔心切面左、右心室比例失常是诊断右心室发育不良的重要线索之

一，因此仔细观察四腔心切面上各解剖结构可以避免漏诊右心发育不良。

3. **多普勒超声** 三尖瓣和／或肺动脉瓣未探及明确血流信号通过（图5-7-9）。

【诊断要点】

右心发育不良综合征的重要病理表现即是右心室腔的减小。右心室大小变化悬殊，从典型的极小右心室腔到外形大小基本正常的心脏。几乎所有的右心室发育不良都合并有右心房心室环的发育不良。三尖瓣发育不良或闭锁，右心室窦部发育不良或缺如；右心房肥厚增大，左心房、左心室代偿性肥厚变大。且多存在心房间交通，如卵圆孔未闭或房间隔缺损。绝大多数病例有三尖瓣功能异常。在大多数先天性右心室发育不良的病例中有肺动脉流出道的闭锁和右心室特征性肌小梁结构的缺如，肺动脉干发育不良、肺动脉瓣闭锁、严重的肺动脉狭窄

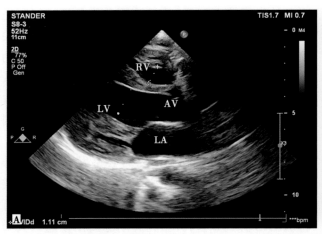
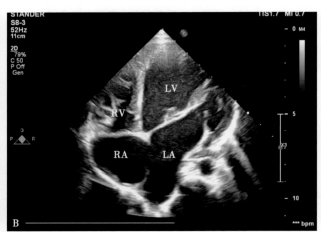
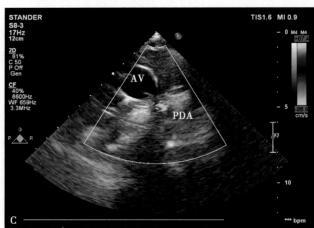
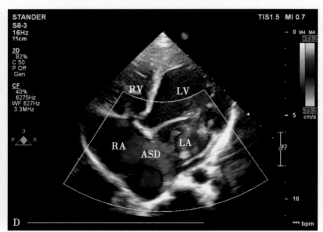

图5-7-9 右心发育不良综合征超声表现

A. 心尖四腔心切面显示右心室腔发育不良，房间隔中部回声中断，三尖瓣呈粗带样回声，未探及瓣叶结构；B. 左心室长轴切面显示右心室腔发育不良；C. 彩色多普勒显示肺动脉瓣无前向血流信号，降主动脉与主肺动脉间探及动脉导管；D. 心尖四腔心切面显示三尖瓣未探及前向血流信号，房间隔探及回声中断。

（图注：LA. 左心房；LV. 左心室；RA. 右心房；RV. 右心室；AV. 主动脉瓣；PDA. 动脉导管未闭；ASD. 房间隔缺损）

或肺动脉瓣发育不良亦是右心发育不良常见的伴发畸形。

【鉴别诊断】

右心发育不良综合征与三尖瓣闭锁鉴别，鉴别要点见表 5-7-13。

表 5-7-13　右心发育不良综合征与三尖瓣闭锁鉴别诊断中的要点

右心发育不良综合征	三尖瓣闭锁
两组房室瓣	两组房室瓣，右侧闭锁
两组流入道	两组流入道，右侧闭锁
可无室间隔缺损	存在室间隔缺损
两个心室腔，右侧发育不良	两个心室腔，右侧可发育不良
可有房间隔缺损	存在房间隔缺损

【小结】

1. 超声心动图是确诊右心发育不良综合征最主要的无创性检查。探头于二维超声心动图上可显示一个微小的右心室腔。部分病例可见发育不良的三尖瓣，三尖瓣增厚，开闭功能差或未见开闭；肺动脉瓣增厚或呈膜状。心血管造影必不可少，可了解肺血管和右心室发育情况，了解是否存在冠状动脉与右心室窦状间隙的交通，这对确定适应证和预估十分重要。

2. 评价右心室结构和功能的指标包括右心室三部分形态的分类、三尖瓣环的直径和 Z 值、右心室舒张末期容量等。

三尖瓣环 Z 值 =（三尖瓣实测值 − 正常平均值）/正常平均直径的标准差。

三尖瓣 Z 值大于 −2，往往提示右心发育好，可考虑两个心室矫治术。

三尖瓣 Z 值小于 −5，则说明右心室发育差，适宜一个心室矫治术。

三尖瓣 Z 值在 −2 和 −5 之间，可进行一个半心室矫治术。

3. 右心发育不良综合征患者内科治疗无效，一般行心脏矫治手术方可挽救患儿生命。根据右心发育不良的程度及合并的心脏畸形选择不同的手术方式。一期可行肺动脉瓣导管球囊扩张成形术、Blalock-Taussig 分流术等姑息手术，以促进右心室发育；二期多选用改良 Fontan 手术或 Fontan 手术，可减轻右心室压力，矫正畸形。未能及时治疗者常早期死亡，直接死因是进行性低氧血症和心力衰竭。故早期应使用前列腺素 E 以维持动脉导管的暂时开放，保证入肺血流，提高体循环血氧饱和度，改善全身情况，以争取手术时间，降低手术死亡率。

（李叶丹）

第六篇

瓣膜性心脏病

第一章　风湿性心瓣膜病

第一节　二尖瓣狭窄

【概述】

二尖瓣狭窄（mitral stenosis，MS）是风湿热最常见的并发症，在所有风湿性心瓣膜病中，累及二尖瓣的占95%～98%，其中单纯二尖瓣病变占70%～80%，二尖瓣合并主动脉瓣病变占20%～30%。二尖瓣狭窄的主要病理改变是前后叶交界区的粘连，其次为瓣下腱索融合、缩短以及瓣叶增厚，在病程晚期，瓣膜发生钙化可进一步限制瓣膜的运动。

二尖瓣狭窄可以单独存在，也可以是风湿性心瓣膜病的一个组成部分，如合并二尖瓣反流、主动脉瓣狭窄、主动脉瓣反流、三尖瓣反流等。先天性二尖瓣狭窄主要由瓣下装置的异常所致，其他后天获得性二尖瓣狭窄的原因主要为退行性变，多见于老年人，且常与高血压、动脉粥样硬化并存，主要表现为瓣环的钙化；炎症性疾病（如系统性红斑狼疮），浸润性病变（如心肌淀粉样变），类癌样心脏病以及药物所致的瓣膜病。

【临床表现】

二尖瓣狭窄呈渐进式发展，轻度狭窄的患者可以数年无明显临床症状，病程晚期进展迅速，一旦出现症状而不及时治疗，10年左右即可丧失活动能力。临床表现主要为：

1. 呼吸困难　早期可出现活动后呼吸困难，晚期在静息状态下即可出现明显的呼吸困难。

2. 咯血　可表现为痰中带血，粉红色泡沫痰，甚至可以发生大咯血。

3. 咳嗽、声嘶　多在夜间睡眠时及劳动后出现，多为干咳，并发支气管炎或肺部感染时，咳黏液样或脓痰。

4. 体循环栓塞、心力衰竭及心房颤动出现相应临床症状。

【超声心动图表现】

超声心动图在二尖瓣狭窄的评估和治疗方面有重要作用，对明确狭窄的有无、定量评估狭窄的程度、了解预后及治疗后随访颇有价值。超声心动图还可对二尖瓣瓣下组织如腱索、乳头肌等解剖结构做出评估。

1. M型超声　显示二尖瓣前叶活动曲线EF斜率减低，双峰消失，呈特征性的"城墙"样改变。后叶与前叶呈同向运动。

2. 二维超声

（1）左心室长轴及心尖四腔心切面可见二尖瓣增厚，回声增强，以瓣尖为甚，前叶舒张期开放呈圆顶状。同时还可以显示腱索增粗、挛缩，左心房增大等征象。

（2）胸骨旁左心室短轴切面，可以清楚地显示瓣膜增厚钙化的程度，交界粘连的状况。瓣口开放呈鱼口样。

（3）瓣下结构如腱索、乳头肌等也可以出现明显的增厚、挛缩和钙化。

3. 多普勒超声　彩色多普勒显示二尖瓣瓣口舒张期探及高速射流束，连续多普勒瓣口探及舒张期高速的湍流频谱。应用压差降半时间法、连续方程和近端等速表面积法可测定二尖瓣瓣口面积。

4. 经食管超声心动图　进一步观察瓣叶结构，评价左心房血流淤滞情况，鉴别有无血栓及瓣叶赘生物。

5. 三维超声　实时三维超声心动图对二尖瓣结构的显示更立体，对瓣口面积的测量更精准。

【诊断要点】

1. 超声心动图检查常用指标及诊断要点见表6-1-1

表 6-1-1　超声心动图评价二尖瓣狭窄常用指标及诊断要点

常用指标	诊断要点	示意图
M 型超声改变	二尖瓣前叶活动呈特征性的"城墙"样改变	图 6-1-1B
瓣膜结构改变	二尖瓣瓣增厚,回声增强,前叶开放呈圆顶状	图 6-1-1A
多普勒超声异常	二尖瓣瓣前向血流增快,呈五彩镶嵌的湍流,峰值压力阶差增高	图 6-1-1D

2. 二尖瓣狭窄的评估方法

（1）二维超声测量法：胸骨旁左心室短轴切面,扫查平面须与二尖瓣口横切面平行,且为瓣尖水平,此时二尖瓣口呈椭圆形鱼口状。应用二维超声描记法直接得出瓣口面积（图 6-1-1C）。该方法不受心率及呼吸影响,较为准确,但依赖于操作者的水平。实时三维超声心动图以及三维指导下的双平面成像有助于选取理想的检测平面,进而改善了检测结果的可重复性（图 6-1-1F）。

（2）压差降半时间法：压差降半时间（$T_{1/2}$）的定义是二尖瓣舒张早期最大压力阶差自峰值开始下降到达该压力阶差值一半所用的时间,以毫秒（ms）为单位。舒张期跨二尖瓣血流速度的下降与二尖瓣口面积（MVA,cm²）成反比。二尖瓣口面积可由以下经验公式求出：$MVA = 220/T_{1/2}$。通过描记跨二尖瓣血流频谱 E 峰下降支斜率得到压差降半时间,并由机器自带的软件根据上述公式自动算出二尖瓣口面积（图 6-1-1E）。二尖瓣狭窄时,频谱的曲线呈非线性斜率,测量时应以舒张中期的斜率为准。该方法重复性好,但是受心率及左心室顺应性等因素影响。

（3）压力阶差：采用简化的伯努利方程$\triangle P = 4V^2$。取心尖四腔心切面,采用连续多普勒成像,通过描记舒张期跨二尖瓣血流频谱,即可得到跨瓣压力阶差,从而评价二尖瓣狭窄程度。测算跨瓣压差时应同时报告相关心率。本参数受其心率、心输出量以及是否伴有二尖瓣反流等影响,因此并非评价瓣膜狭窄程度的最佳参数（图 6-1-2）。

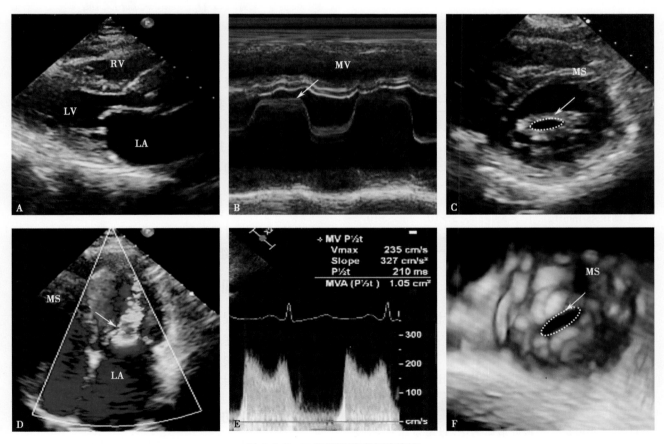

图 6-1-1　二尖瓣瓣狭窄超声表现

A. 胸骨旁左心室长轴切面,二尖瓣瓣叶增厚,前叶开放呈圆顶状;B. 二尖瓣 M 型,前叶呈"城墙样"改变;C. 胸骨旁左心室短轴切面,二尖瓣增厚,交界粘连,瓣叶开放呈鱼口状;D. 彩色多普勒显示过二尖瓣口血流速度明显增快,呈五彩镶嵌状;E. 采用连续多普勒测量二尖瓣前向血流速度明显增快,峰值血流速度达 2.35m/s,压差降半时间法估测瓣口面积约 1.05cm²;F. 二尖瓣狭窄三维图像。

（图注：MV. 二尖瓣；MS. 二尖瓣狭窄；LA. 左心房；LV. 左心室；RV. 右心室）

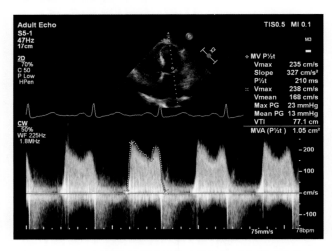

图 6-1-2　二尖瓣狭窄跨瓣压力阶差评价二尖瓣狭窄程度

（4）其他：如近端等速表面积法（PISA 法）、连续方程法等均可评价瓣膜狭窄程度，但不作为一线推荐。

3. 二尖瓣狭窄程度的分级　常规评估应该联合应用二维超声法测定瓣口面积、压力减半时间和平均压差等方法。当上述检查结果之间不一致时，除非声窗很差，一般用二维超声测定的瓣口面积作参照（表 6-1-2）。

表 6-1-2　二尖瓣狭窄程度分级

常用评价指标	轻度	中度	重度
特征表现：			
瓣口面积 /cm²	>1.5	1.0～1.5	<1.0
辅助性指标：			
平均压差 /mmHg	<5	5～10	>10
肺动脉压 /mmHg	<30	30～50	>50

【鉴别诊断】

风湿性二尖瓣狭窄主要和退行性和先天性二尖瓣狭窄鉴别，鉴别要点见表 6-1-3。

表 6-1-3　超声心动图在二尖瓣鉴别诊断中的要点

常见疾病	超声及临床表现
退行性二尖瓣狭窄	瓣叶增厚钙化，以瓣根部为主，交界无粘连，常伴瓣环钙化
先天性二尖瓣狭窄	包括二尖瓣瓣上、瓣环、瓣叶、腱索和乳头肌等一个或多个部位发育异常导致二尖瓣狭窄，常合并其他心内畸形

【小结】

1. 二尖瓣狭窄最常见的原因是风湿热，先天性二尖瓣狭窄十分少见。

2. M 型超声可见二尖瓣前叶运动呈特征性的"城墙样"改变。二维超声表现为二尖瓣增厚，回声增强，舒张期开放呈圆顶样。超声心动图检查对定量评估狭窄程度、了解狭窄原因，以及选择恰当的治疗方案都颇有价值。

3. 评价二尖瓣狭窄有多种不同的方法可选择，根据患者的透声情况、合并病变选择合适的评价方法。

4. 二尖瓣轻度狭窄患者通常无临床症状，不影响正常生活，可以临床随访。严重二尖瓣狭窄患者，常需要球囊扩张或瓣膜置换，因此超声准确评估瓣膜狭窄程度十分重要。

（姚豪华）

第二节　二尖瓣反流

【概述】

二尖瓣反流（mitral regurgitation，MR）是风湿热常见的并发症，多与二尖瓣狭窄并发。风湿性二尖瓣反流的主要病理改变是瓣叶增厚、交界粘连融合，瓣叶活动受限，病程晚期，瓣膜发生钙化可进一步限制瓣膜的运动，加重瓣膜反流。

根据二尖瓣反流 Carpentier 分型，风湿性二尖瓣反流属于Ⅲa 类，指一个或多个瓣叶的运动在瓣叶开放或关闭时受到限制导致不同程度的狭窄或反流（瓣膜及瓣下组织增厚或钙化）。

【临床表现】

按照严重程度，风湿性二尖瓣反流的临床表现差别很大。轻度反流可以在很长时间内不出现临床症状。重度二尖瓣反流可导致肺动脉高压、心房颤动、心力衰竭，甚至死亡。

【超声心动图表现】

超声心动图在二尖瓣反流的评估和治疗方面有重要作用。术前，超声心动图可以了解二尖瓣反流的有无、定量评估反流程度、分析二尖瓣解剖情况，选择合适的手术方式。术后，超声心动图则可评估有无残余二尖瓣反流及程度、跨瓣压差、器械的稳定性、并发症,以及心脏形态及功能变化等。

1. **二维超声** 可见二尖瓣瓣叶增厚,回声增强,以瓣尖为甚,瓣叶开放及关闭时均受限,严重者关闭时可见缝隙。

2. **多普勒超声** 彩色多普勒显示收缩期左心房侧探及来源于二尖瓣口的蓝色五彩镶嵌反流束,连续多普勒可探及位于零线以下的收缩期高速湍流频谱。

3. **经食管超声** 经食管超声对左心房、左心耳及二尖瓣的观察较经胸超声更清晰。对二尖瓣反流的程度判断更准确。

【诊断要点】

1. 超声心动图检查常用指标及诊断要点见表 6-1-4。

表 6-1-4 超声心动图评价二尖瓣反流常用指标及诊断要点

常用指标	诊断要点	示意图
瓣膜结构改变	二尖瓣瓣叶增厚,回声增强,以瓣尖为甚,瓣叶开放及关闭时均受限,严重者关闭时可见缝隙	图 6-1-3A、C
多普勒超声异常	收缩期左心房侧探及来源于二尖瓣口的蓝色五彩镶嵌反流束,连续多普勒可探及位于零线以下的收缩期高速湍流频谱	图 6-1-3A~C

2. 二尖瓣反流的评估方法

(1)反流束最窄部位宽度(vena contracta width,VCW):建议在经胸二维超声心动图胸骨旁左心室长轴切面和经食管超声心动图食管中段左心室长轴切面,或者反流最多的标准切面测量 VCW。

(2)反流面积分数(regurgitant fraction,RF):建议在经胸二维超声心动图心尖四腔心切面和经食管超声心动图食管中段四腔心切面,或者反流最多的标准切面测量反流面积和相应的左心房面积,RF(%)=(左心房面积 - 二尖瓣反流面积)/ 左心房面积 ×100%。

(3)反流容积(regurgitant volume,RVol)和有效反流口面积(effective regurgitant orifice area,EROA):在无主动脉瓣反流时,建议用多普勒连续方程法(SVMV-SVLVOT)测算,条件不符合时考虑近端等速表面积法(PISA)。

3. 二尖瓣反流程度的分级 目前各个指南及文献标准并不完全一致,一般分为轻度、中度、重度。2019 年《二尖瓣反流介入治疗的超声心动图评价中国专家共识》将二尖瓣反流分为无(0+),轻度(1+),中度(2+),中重度(3+),重度(4+),极重度(5+)(表 6-1-5)。

【鉴别诊断】

风湿性二尖瓣反流主要和二尖瓣脱垂和继发性二尖瓣反流相鉴别,鉴别要点见表 6-1-6。

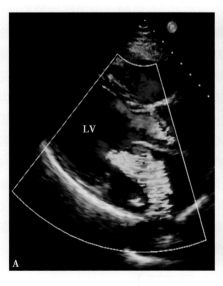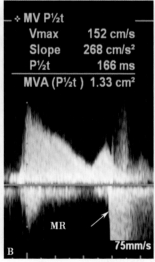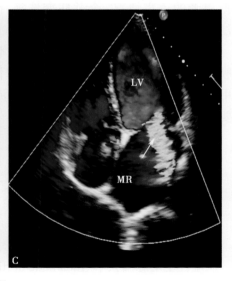

图 6-1-3 二尖瓣反流超声表现

A. 胸骨旁左心室长轴切面,彩色多普勒于收缩期左心房侧探及来源于二尖瓣口的蓝色五彩镶嵌反流束;B. 压差降半时间法可测量二尖瓣狭窄程度,连续多普勒可探及位于零线以下的收缩期高速湍流频谱;C. 心尖四腔心切面,彩色多普勒于收缩期左心房侧探及来源于二尖瓣口的蓝色五彩镶嵌反流束。

(图注:MR. 二尖瓣反流;LV. 左心室)

表 6-1-5　二尖瓣反流程度分级

常用评价指标	轻度（1+）	中度（2+）	中重度（3+）	重度（4+）		极重度（5+）
VCW/mm	<3	3～7	3～7	3～7	>7	>7
RF/%		<30	30～39	40～49	≥50	≥75
Rvol/mL		<30	30～44	45～59	≥60	≥80
EROA/cm²		<0.20	0.20～0.29	0.30～0.39	≥0.40	且折返的血流束超过左心房中段

注：VCW，反流束最窄部位宽度；RF，反流面积分数；RVol，反流容积；EROA，有效反流口面积。

表 6-1-6　超声心动图在风湿性二尖瓣反流鉴别诊断中的要点

常见疾病	超声及临床表现
二尖瓣脱垂	瓣叶开放不受限，关闭时部分瓣叶脱向左心房，且低于瓣环水平，可合并腱索断裂
继发性二尖瓣反流	瓣膜本身没有器质性病变，继发于缺血性心肌病、扩张型心肌病、肥厚型心肌病、房性瓣环扩张等

【小结】

1. 风湿性二尖瓣反流常合并不同程度的二尖瓣狭窄，单纯风湿性二尖瓣反流十分少见。

2. 超声表现为二尖瓣瓣叶增厚，回声增强，以瓣尖为甚，严重者关闭时可见缝隙。彩色多普勒显示收缩期左心房侧探及来源于二尖瓣口的蓝色五彩镶嵌反流束。

3. 评价二尖瓣反流有多种不同的方法可选择，根据患者的透声情况、合并病变选择合适的评价方法。

4. 风湿性二尖瓣反流的治疗方案，不仅取决于瓣膜反流程度，同时需要评估瓣膜狭窄情况，因此选用合适的方法准确评估瓣膜狭窄及反流程度具有重要的临床意义。

（姚豪华）

第三节　主动脉瓣狭窄

【概述】

风湿性主动脉瓣狭窄（rheumatic aortic stenosis）是由于链球菌感染后引发风湿性病变侵犯主动脉瓣，使瓣叶纤维增生出现瓣叶增厚、僵硬、瓣尖挛缩等变形，及瓣叶交界处粘连融合导致瓣口面积缩小，使血流通过主动脉瓣口受阻的一种后天获得性心脏瓣膜疾病。在经济状况欠佳的发展中国家发病率仍较高，而在发达国家和地区已十分少见。慢性风湿性瓣膜病以累及二尖瓣为主，累及主动脉瓣者约为49%，且多合并二尖瓣病变，而主动脉瓣狭窄又往往合并关闭不全。

【临床表现】

风湿性主动脉瓣狭窄的发展过程通常比较缓慢，左心室压力负荷逐渐增加，导致左心室向心性肥厚，肥厚程度多数与主动脉狭窄程度相一致。正常主动脉瓣口面积为 2.6～3.5cm²。轻度狭窄对血流动力学影响较小，左心室功能通常正常，一般没有明显的症状。狭窄较重者则出现左心室收缩末期和舒张末期容积增加，静息时多数患者的左心室每搏输出量可以无明显变化，但心排血量常常不能随机体活动而增加，代偿性心率加快使左心室舒张期缩短，充盈反而受影响，可使心排血量和血压降低。长期左心室肥厚，心肌间质出现纤维组织增生，室壁僵硬、顺应性降低，心室腔变小，舒张期充盈减少，随后可影响左心室的舒张和收缩功能，出现左心扩大，心排血量降低，导致左心衰竭，继而出现肺淤血、肺动脉高压，后期出现右心扩大和右心功能不全。临床上表现呼吸急促、心绞痛及晕厥，甚至出现充血性心力衰竭的症状。查体于胸骨右缘第二肋间可触及收缩期震颤，可闻及收缩期喷射性杂音。

风湿性瓣膜病较少表现为单独的主动脉瓣狭窄，合并关闭不全时左心出现容量负荷增加，较早出现左心室扩大。多瓣膜联合病变更多见，其临床表现与主要受累瓣膜、病变程度、并发症等有关。

【超声心动图表现】

超声心动图在主动脉瓣狭窄的评估和治疗方面有重要作用，包括明确狭窄部位、评估狭窄程度、鉴别狭窄原因，指导选择恰当的治疗方案等。超声心动图还可对主动脉瓣狭窄的伴发改变如有无左心室肥厚及其程度、左心室功能等做出评估。

1. M 型超声

（1）主动脉根部波群：主动脉壁前后壁曲线柔顺性减低，重搏波低平。

（2）主动脉瓣波群：主动脉瓣增厚，回声增强，收缩期开放幅度减小。

2. 二维超声 二维超声心动图可从多切面（长轴、短轴、五腔心及三腔心切面）了解瓣叶数量、形态及开放情况。左心室长轴切面可显示主动脉瓣右冠瓣及无冠瓣增厚、钙化的部位和程度，瓣叶开放受限的程度。大动脉短轴切面可显示风湿性主动脉瓣狭窄的最突出特点，即半月瓣交界粘连融合，沿瓣膜边缘增厚、钙化融合，形成一个三角形收缩期瓣口，但二维超声较难精准获取通过瓣口最狭窄处的断面图像，故难以直接描测瓣口面积，对于狭窄程度需要通过连续多普勒检查来判定。左心室壁及室间隔可有不同程度的增厚，晚期出现不同程度的左心室扩大（图 6-1-4）。

3. 多普勒超声 彩色多普勒超声在多切面可见收缩期左心室流出道血流在主动脉瓣口近端加速形成五彩镶嵌的射流束，狭窄程度越重，射流束越细。利用连续多普勒技术，在心尖五腔心切面可于狭窄的主动脉瓣口记录到收缩期位于基线下的高速射流频谱，狭窄程度越重，流速越高。利用跨瓣压差法和连续方程法可测定主动脉瓣狭窄程度（图 6-1-5）。

【诊断要点】

临床上用于评估主动脉瓣狭窄严重程度的参数是主动脉瓣收缩期峰值流速、主动脉瓣平均跨瓣压差、主动脉瓣口面积（连续方程法）。主动脉瓣狭窄程度分级见表 6-1-7。评估主动脉瓣狭窄的相关参数及获取见表 6-1-8。

表 6-1-7 主动脉瓣狭窄程度分级

	轻度	中度	重度
收缩期峰值流速 /(m/s)	2.6～2.9	3.0～4.0	>4.0
平均跨瓣压差 /mmHg	<20	20～40	>40
有效瓣口面积 /cm²	>1.5	1.0～1.5	<1.0

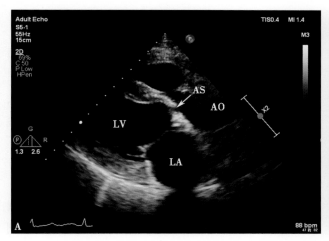

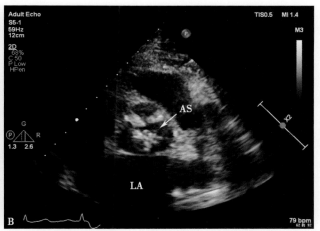

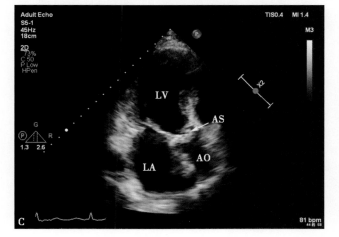

图 6-1-4　风湿性主动脉瓣狭窄的超声表现

A. 主动脉瓣狭窄二维胸骨旁长轴图像，主动脉瓣增厚钙化，开口减小；B. 主动脉瓣狭窄二维主动脉瓣短轴图像，主动脉瓣弥漫增厚钙化；C. 主动脉瓣狭窄二维经心尖长轴图像，主动脉瓣弥漫增厚钙化，瓣叶开放受限。

（图注：AO. 主动脉；AS. 主动脉瓣狭窄；LV. 左心室；LA. 左心房）

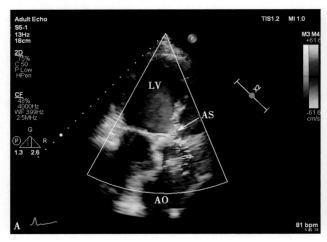
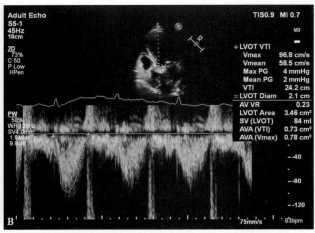
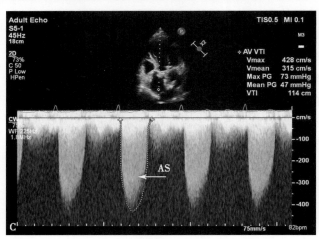

图 6-1-5　主动脉瓣狭窄超声表现

A. 主动脉瓣狭窄心尖长轴彩色多普勒图像，血流通过狭窄瓣口；B. 心尖五腔心切面左心室流出道脉冲多普勒频谱图像，描测左心室流出道血流速度时间积分，用以连续方程计算瓣口面积；C. 心尖五腔心切面经主动脉瓣的连续多普勒频谱图像，描测主动脉瓣血流速度时间积分。

（图注：AO. 主动脉；AS. 主动脉瓣狭窄；LV. 左心室；LA. 左心房；LVOT. 左心室流出道；VTI. 速度时间积分；AVA. 主动脉瓣口面积）

表 6-1-8　评估主动脉瓣狭窄的相关参数及获取

内容	方法	测量
左心室流出道直径	二维胸骨旁长轴切面 主动脉瓣环下 0.5～1.0cm 处 用于计算有效横截面积	从内缘到内缘 收缩中期 垂直于左心室流出道长轴
左心室流出道速度	采用脉冲多普勒 心尖长轴或五腔心切面 速度曲线光滑，峰值清晰，峰值范围较窄	最大速度来自速度曲线峰值 通过描记曲线边缘得到速度时间积分
主动脉瓣狭窄的射流速度	连续多普勒 降低增益，调整基线与标度以获得最佳信号	最大速度来自速度曲线峰值 通过描记曲线边缘得到速度时间积分
瓣膜形态	胸骨旁长轴和短轴切面	瓣膜数量 是否有结合部位融合 是否有钙化

【鉴别诊断】

风湿性主动脉瓣狭窄需要与先天性主动脉瓣、主动脉瓣上和瓣下狭窄以及梗阻性肥厚型心肌病鉴别，鉴别要点见表 6-1-9。

【小结】

1. 超声检查可提示主动脉瓣瓣叶增厚，回声增强，瓣膜钙化，交界粘连，收缩期开放幅度小或呈圆顶样。明确狭窄部位、评估狭窄程度、了解狭窄原因，评估室壁厚度和心室功能。

2. 需要结合主动脉瓣峰值流速和平均跨瓣压差，还可通过连续方程计算瓣口面积来判断主动脉瓣狭窄程度。

3. 主动脉瓣狭窄程度的评估除了上述各项指标，还需要综合考虑以下几个因素：患者身高、体重、左心室射血分数及每搏输出量、左心室壁增厚情况、主动脉瓣反流程度及二尖瓣情况、患者基础疾病（高血压、贫血、主动脉瓣瘘或其他一些高流量的状态）等。

表 6-1-9 超声心动图在主动脉瓣鉴别诊断中的要点

常见疾病	超声及临床表现
先天性主动脉瓣狭窄	风湿性主动脉瓣狭窄瓣叶数目为正常三叶,瓣膜出现增厚、钙化、交界处粘连,瓣膜回声增强,且多同时合并二尖瓣病变,或有明确的急性风湿热病史;而先天性狭窄多为二叶式或单叶式畸形,短轴切面仔细观察瓣叶数目不同,瓣叶多纤细,合并退行性病变的狭窄也表现为增厚、钙化、交界粘连
先天性主动脉瓣上狭窄	狭窄病变位于冠状动脉开口的上方。局限型狭窄多见,最常见为冠状动脉瓣窦上方隔膜样狭窄。彩色多普勒显示湍流束始自瓣上,而瓣叶厚度及活动都正常
先天性主动脉瓣下狭窄	局限型动脉瓣下狭窄包括隔膜样瓣下狭窄,是主动脉瓣下纤维隔膜造成狭窄,和纤维肌隔样瓣下狭窄(纤维性隔膜合并纤维肌性增厚造成的局限型狭窄)。弥漫型主动脉瓣下狭窄是左心室流出道肌肉弥漫增厚造成的管状狭窄,又称为隧道性瓣下狭窄。左心室长轴切面显示主动脉下方有条状回声带,或室间隔上部二尖瓣前瓣有隆起嵴构成流出道狭窄
梗阻性肥厚型心肌病	左心室壁显著增厚,心室间隔较心室后壁更为肥厚,左心室腔小,左心室二尖瓣前叶收缩期前移导致流出道狭窄

(赵维鹏)

第四节 主动脉瓣反流

【概述】

主动脉瓣反流或关闭不全(aortic regurgitation,AR)是因主动脉瓣叶病变或主动脉根部扩张影响瓣叶正常对合所致,可由先天性或后天性病变引起。最常见的原因是风湿性心瓣膜病、老年性退行性瓣膜病变、先天性二叶式主动脉瓣畸形、感染性心内膜炎等。风湿性主动脉瓣反流为瓣叶增厚、瘢痕及钙化形成,瓣叶挛缩、变形、变硬,致不能完全闭合的慢性病变过程。常伴有瓣叶交界处的粘连,因此风湿性主动脉瓣反流常伴有狭窄。

【临床表现】

风湿性主动脉瓣反流的发展过程缓慢,主要血流动力学改变是左心室容量负荷增加,病程初期左心室舒张末期容积代偿性增加以防止左心室舒张末压力升高,后期随着左心室失代偿,左心室间质纤维增加,顺应性降低,左心室舒张末期容积进行性扩大,左心室舒张末压力逐渐升高,心功能不全逐渐加重。在失代偿的严重阶段,左心房压、肺动脉楔压、肺动脉压、右心室压、右心房压升高,有效心排血量下降,首先见于运动时,之后见于静息状态下。过程中患者可长时间没有明显症状。早期为活动后心悸,心尖搏动强烈。心功能储备降低和心肌缺血症状通常在 30~40 岁时出现,病情加重出现心

绞痛或心力衰竭症状。最常见为劳力性呼吸困难逐步为端坐呼吸和夜间阵发性呼吸困难,常伴有多汗,多见于心动过缓或动脉舒张压显著降低时。体征为脉压增大,外周血管出现水冲脉、枪击音,甲床下毛细血管搏动,心尖搏动向左下移位。胸骨左缘第三肋间可闻及舒张期吹风样杂音。主动脉瓣反流冲击二尖瓣前叶影响其舒张期开放时,可产生二尖瓣相对狭窄的心尖部舒张期杂音(Austin-Flint 杂音)。

【超声心动图表现】

超声心动图有助于识别主动脉瓣反流的病因,显示瓣膜增厚或其他先天异常。除了观察瓣膜的形态结构,还可以评价主动脉根部情况。对伴发改变如左心室腔径、容积和质量。多普勒超声和彩色血流多普勒成像是诊断和评价主动脉瓣反流最敏感最精确的无创性技术。推荐定量测量主动脉瓣反流口大小和反流量来对反流程度进行划分。

1. M 型超声 主动脉瓣反流致左心室每搏输出量增加,主动脉根部搏动曲线上主波增高,幅度多在 15mm 以上。主动脉瓣开放幅度增大,速度增快。当心室舒张时,反流血液通过关闭不全的主动脉瓣口进入左心室,主动脉瓣关闭线可出现快速扑动现象,主动脉壁活动曲线降支速度明显增快,重搏波往往显示不清。左心室流出道增宽,左心室扩大。

2. 二维超声 重点观察主动脉根部和主动脉瓣叶的改变,评价左心室大小和功能。基于二维图像特征对瓣膜病变做出病因诊断。胸骨旁左心室长轴切面可以观察到单纯性关闭不全患者心输出量增

多，主动脉增宽且搏动明显。舒张期关闭时主动脉瓣闭合处可见一裂隙，显示右冠瓣与无冠瓣对合不良。瓣膜关闭不全多合并狭窄此时可见瓣膜增厚回声增强，瓣口开放幅度减小。在此切面观察并测量左心室、左心室流出道、主动脉瓣环、主动脉窦和窦管交界的尺寸。心底短轴切面观察到三个瓣叶的形态和活动情况。风湿性主动脉瓣关闭不全时，可见瓣叶边缘增厚变形，闭合线失去正常"Y"字形态。严重关闭不全时可见闭合处存在明显裂隙。

3. **多普勒超声**　二维彩色多普勒选用左心长轴切面及五腔心切面可见左心室流出道内舒张期反流信号，反流束起自主动脉瓣尖，向左心室流出道内延伸。视反流程度不同，反流束的大小和形态有明显不同，根据反流束在左心室腔内形态及其所占范围的大小，可以对主动脉瓣反流程度进行半定量分析。在心底短轴切面上二维彩色多普勒可清楚显示反流束于瓣叶闭合线上的起源位置（图6-1-6）。

【诊断要点】

明确主动脉瓣反流病因诊断，结合彩色多普勒和频谱多普勒成像技术通过定性观察、半定量及定量的方法对主动脉瓣反流程度进行分级。定性及定量分级详见表6-1-10。其中有效反流口面积通过近端等速表面积法（proximal isovelocity surface area, PISA）计算，反流量可以通过有效反流口面积与反流的速度时间积分两项相乘获得，或者由左心室每搏输出量减去右心室每搏输出量获得。反流量与左心室全部每搏输出量之比即为反流分数。

【鉴别诊断】

主动脉瓣反流需要进行生理性和病理性反流的鉴别，另外需要与先天性或老年退行性瓣膜病变相鉴别。鉴别要点见表6-1-11。

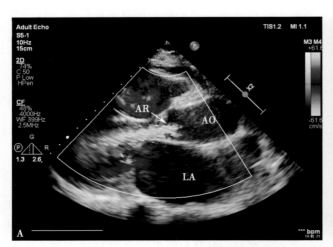
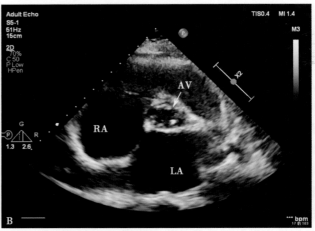
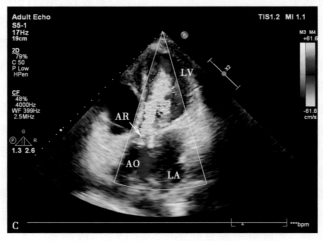

图6-1-6　风湿性主动脉瓣反流的超声表现

A. 主动脉瓣反流二维胸骨旁长轴彩色多普勒图像，大量蓝色血流信号在舒张期从主动脉进入左心室；B. 二维主动脉瓣短轴图像，主动脉瓣钙化；C. 主动脉瓣反流二维心尖五腔心彩色多普勒图像，大量红色血流信号在舒张期从主动脉进入左心室。（图注：AO. 主动脉；AV. 主动脉瓣；AR. 主动脉瓣反流；LV. 左心室；LA. 左心房；RA. 右心室）

表 6-1-10　主动脉瓣反流程度分级

	轻度	中度	重度
结构性参数			
左心室大小	正常	正常或扩大	扩大
瓣叶情况	正常或异常	正常或异常	异常/连枷或宽大的对合缝隙
多普勒参数			
左心室流出道内反流束大小	反流束很小	反流束中等	中心型很大,偏心型多样化
反流频谱信号致密度	微弱	较致密	致密
反流频谱压差降半时间/ms	>500	200~500	<200
降主动脉舒张期倒流频谱信号	短促的倒流信号	中等倒流信号	明显的全舒张期的倒流信号
定量参数			
缩流颈宽度/cm	<0.3	0.3~0.6	>0.6
反流束与左心室流出道宽度比值/%	<25	25~45/46~64(中度/中重度)	≥65
反流束与左心室流出道截面积比值/%	<5	5~20/21~59(中度/中重度)	≥60
反流量/(mL/beat)	<30	30~44/45~59(中度/中重度)	≥60
反流分数/%	<30	30~39/40~49(中度/中重度)	≥50
有效反流口面积	<0.1	0.1~0.19/0.2~0.29(中度/中重度)	≥0.3

表 6-1-11　超声心动图在主动脉瓣反流鉴别诊断中的要点

常见疾病	超声及临床表现
生理性主动脉瓣反流	反流范围局限于主动脉瓣下,流速较低,时间短促仅出现于舒张早期,瓣膜形态无明显增厚,而瓣叶活动度正常
退行性主动脉瓣反流	老年钙化性心瓣膜病,是指原来正常的瓣膜或在轻度瓣膜异常的基础上随着年龄的增长,心脏瓣膜结缔组织发生退行性变化及纤维化,使瓣膜增厚、变硬、变形及钙盐沉积,导致瓣膜狭窄和/或闭锁不全。无风湿热病史,无风湿性二尖瓣增厚粘连的形态改变
先天性主动脉瓣反流	先天性反流多为二叶式、四叶式或单叶式畸形,短轴切面仔细观察瓣叶数目不同,瓣叶多纤细,合并退行性病变的狭窄也表现为增厚、钙化、交界粘连

【小结】

1. 风湿性主动脉瓣反流为慢性病变过程,瓣叶增厚、挛缩致使瓣膜不能完全对合常伴有瓣叶交界处的粘连,因此风湿性主动脉瓣反流常伴有狭窄。

2. 超声心动图有助于识别主动脉瓣反流的病因,显示瓣膜形态改变,对反流程度进行判定,并评价心脏功能。

3. 应注意的是主动脉瓣反流程度的评估应结合多个指标综合分析。偏心型的主动脉瓣反流彩色多普勒易低估其反流程度。

（赵维鹏）

第五节　三尖瓣反流

【概述】

风湿性心脏病累及二尖瓣最为多见,主动脉瓣其次,较少累及三尖瓣和肺动脉瓣。风湿性瓣膜病伴发的三尖瓣反流(tricuspid regurgitation,TR)病因可为风湿累及三尖瓣,导致瓣叶增厚融合,或为继发于肺动脉高压,瓣环扩大导致三尖瓣收缩期闭合不严,致使右心室内部分血流反流入右心房,右心房容量增加,下腔静脉回流受阻,进一步加重肺动脉高压和右心负荷,严重者可导致右心充血性心力衰竭。

【临床表现】

轻微至轻度的风湿性心脏病伴发的三尖瓣反流无明显血流动力学改变,患者的临床症状与风湿性二尖瓣及主动脉瓣病变程度相关。长期中度以上的三尖瓣反流或合并风湿性三尖瓣狭窄，右心功能失代偿期将产生体循环静脉淤血，出现肝大、颈静脉充盈、周围水肿和腹水。长期周围静脉淤血可导致肝硬化。

【超声心动图表现】

超声心动图在风湿性三尖瓣反流的诊断和评估方面有重要作用，可用于定量评估反流程度及选择恰当的治疗方案颇有价值。超声心动图还通过三尖瓣反流估测肺动脉压力，三尖瓣反流量可通过下腔静脉增宽、右心房室的大小及右心室的功能做出评估。

1. **M型超声** 常用于四腔心切面测量右心室侧壁三尖瓣瓣环平面收缩期位移（TAPSE）定量右心室的收缩功能，正常值为大于19mm。

2. **二维超声** 采用胸骨旁右心室流入道切面、心尖四腔心切面，剑突下切面等观察三尖瓣的形态及启闭活动，三尖瓣瓣环扩张程度，右心室大小和功能。风湿累及三尖瓣时可见三尖瓣增厚、钙化，瓣叶开放呈圆隆状，腱索、乳头肌不同程度增厚，伴有二尖瓣及主动脉瓣膜狭窄或关闭不全。伴发于肺动脉高压和三尖瓣瓣环扩大的三尖瓣反流，可见三尖瓣叶形态正常，开放不受限，关闭时瓣叶对合缘见缝隙。另外可观察到三尖瓣反流伴发的下腔静脉近心端增宽，右心房和右心室的扩大及肺动脉主干扩张。三尖瓣瓣环扩张定义为四腔心切面舒张末期直径≥40mm 或 >21mm/m²。

3. **多普勒超声** 彩色多普勒显示三尖瓣口收缩期探及自右心室回流入右心房的彩色湍流，可采用彩色多普勒多切面观察反流束的形态、方向和大小评估三尖瓣反流程度。反流程度的评估方法同二尖瓣，反流束面积 >10cm² 定义为重度反流。反流束最窄部位宽度（VCW）宽度 >0.7cm 提示重度三尖瓣反流，并且提示预后不良。

连续多普勒可通过测量三尖瓣反流流速估测肺动脉压力。同其他瓣膜反流一样，三尖瓣反流的流速与反流量并不相关，并且重度三尖瓣反流的流速常常是偏低。连续波多普勒频谱的前向频谱与反向频谱呈镜像（类似正弦波）可见于严重的瓣口不闭"正向-反向"的血流。

4. **经食管超声心动图** 与二尖瓣相比，三尖瓣更贴近胸壁，理论上经胸超声心动图可以充分评估三尖瓣反流。当经胸超声心动图图像质量不理想时，经食管超声心动图可能会有所帮助。可以在食

管中段的四腔心切面、短轴切面，经胃底的四腔心切面、右心室流入道切面上观察三尖瓣形态及彩色多普勒血流。经食管超声还可以在三尖瓣反流心外科手术前及术后作为监测手段。

【诊断要点】

风湿性瓣膜病伴发的三尖瓣反流，常伴随二尖瓣及主动脉瓣的病变，临床症状容易被左心瓣膜病变掩盖，术前容易漏诊，所以需要提高诊断意识。风湿累及三尖瓣病变非常少见，与功能性三尖瓣反流相比，风湿性三尖瓣病变多伴随狭窄，反流程度重，与瓣环直径、肺动脉压力不匹配，而瓣叶挛缩导致闭合高度增大（表6-1-12）。三尖瓣成形或置换术可以有效改善三尖瓣功能。因与外科手术术式选择密切相关，诊断时需要明确是否存在风湿病变累及三尖瓣还是单纯的肺动脉高压及瓣环扩大引起的三尖瓣反流。另外三尖瓣反流量的定量评估也是诊断的要点（表6-1-13）。

表 6-1-12　风湿性心脏病三尖瓣反流的病因诊断

病因	诊断要点	示意图
非风湿性三尖瓣反流	三尖瓣瓣环扩大（大于40mm），瓣叶形态正常，开放不受限，关闭时对合见缝隙，多伴随肺动脉压力的升高	图6-1-7A
风湿性三尖瓣反流	三尖瓣瓣叶增厚、钙化，开放呈圆隆状，伴瓣下结构如腱索、乳头肌不同程度增厚、挛缩	图6-1-7B

【鉴别诊断】

风湿性瓣膜病三尖瓣反流主要与感染性心内膜炎、右心功能不全等导致的三尖瓣反流鉴别，需注意其合并的左心瓣膜情况。

【三尖瓣反流处理流程】

三尖瓣反流的处理需要结合反流量、右心大小和功能、是否需要同时行左侧心腔瓣膜手术和临床症状等综合考虑，具体处理流程如图6-1-8。

【小结】

1. 三尖瓣反流可分为原发性和功能性两类，功能性最多见，约占90%，原发性少见约占10%。

2. 原发性三尖瓣反流，常见病因为黏液退行性变，超声心动图检查时，胸骨旁大血管短轴切面上，

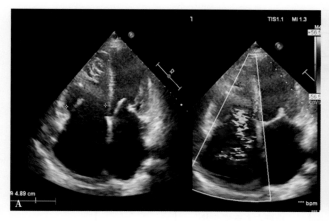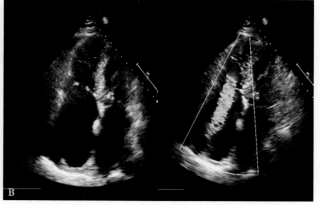

图 6-1-7　不同病因的三尖瓣反流

A. 三尖瓣环扩大导致反流；B. 风湿性三尖瓣导致反流。

表 6-1-13　三尖瓣反流的定量评估

分级	定义	瓣膜解剖	血流动力学	血流动力学结果	症状
A	存在三尖瓣反流风险	原发性 ● 轻度风湿样改变 ● 轻度脱垂 功能性 ● 正常 ● 早期瓣环扩张	无或极少量	无	无/与左心、肺血管疾病相关
B	进展型三尖瓣反流	原发性 ● 进展的瓣叶损伤 ● 中重度脱垂，腱索断裂 功能性 ● 早期瓣环扩张 ● 中度瓣叶栓系	轻度 ● 中心射流面积<5.0cm² ● VCW 未定义 ● CW 血流：信号密度低，抛物线状 肝静脉血流：收缩期主导 中度 ● 中心射流面积 5～10cm² ● VCW<0.70cm ● CW 血流：浓密，轮廓多变 ● 肝静脉血流：收缩期，圆钝	轻度 ● 右心房/右心室/IVC 大小正常 中度 ● 无右心室增大 ● 无或轻度右心房增大 ● 无或轻度 IVC 扩张，随呼吸变异度正常 ● 右心房压力正常	无/与左心、肺血管疾病相关
C	无症状的重度三尖瓣反流	原发性 ● 连枷或严重变形的瓣叶 功能性 ● 严重的瓣环扩张（>40mm 或 21mm/m²） ● 显著的瓣叶栓系	● 中心射流面积>10.0cm² ● VCW>0.7cm ● CW 血流：浓密，倒三角形，峰值前移 肝静脉血流：收缩期反流	● 右心室/右心房/IVC 增大，IVC 随呼吸变异度下降 ● 右心房压力升高，呈"c-V"波形 ● 舒张期室间隔平坦	无/与左心、肺血管疾病相关
D	重度三尖瓣反流	原发性 ● 连枷或严重变形的瓣叶 功能 ● 严重的瓣环扩张（>40mm 或 21mm/m²） ● 显著的瓣叶栓系	● 中心射流面积>10.0cm² ● VCW>0.7cm ● CW 血流：浓密，倒三角形，峰值前移 ● 肝静脉血流：收缩期反流	● 右心室/右心房/IVC 增大，IVC 随呼吸变异度下降 ● 右细房压力升高，呈"c-V"波形 ● 舒张期室间隔平坦 ● 右心室收缩功能减退（晚期）	乏力、心悸、呼吸困难、腹胀、厌食、水肿

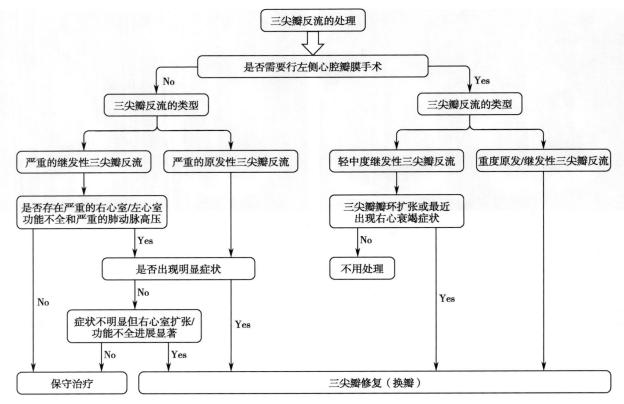

图 6-1-8 三尖瓣反流的处理流程

三尖瓣脱垂诊断标准为右心房侧瓣叶与三尖瓣环连线的距离＞2mm。

3. 功能性三尖瓣反流，超声心动图表现为三尖瓣环扩大，瓣叶拴系，导致前叶、隔叶、后叶对合不良。

4. 目前，我国三尖瓣反流的介入治疗已逐步开展，为促进国内对三尖瓣反流患者的及时干预，并为未来三尖瓣介入治疗提供全面、客观、实用的评价依据，精准评估三尖瓣反流程度非常重要。

（孙敏敏）

第二章　感染性心内膜炎

【概述】

感染性心内膜炎（infective endocarditis，IE）是指发生在心内膜任何部位的局部感染，包括心腔壁、大血管和先天性缺损等部位，赘生物是其特征性病变，心脏瓣膜最常受累，累及左心系统多于右心系统，以二尖瓣、主动脉瓣受累多见，常伴有各种心脏结构的破坏，如腱索断裂、瓣膜脓肿、瓣膜穿孔、瓣膜瘤、瓣周脓肿等。感染也可以发生于任何植入的或人工的装置，如人工瓣膜、导线、起搏器电极以及心导管。感染性心内膜炎分为急性和亚急性。前者大多数发生于正常心脏，后者更多发于原有心瓣膜病或心血管畸形的基础上。最常见的致病菌类型为葡萄球菌和链球菌。临床表现最常见的是发热，多伴寒战、食欲减退和消瘦等，其次为心脏杂音，其他表现包括血管和免疫学异常，脑、肺或脾栓塞等。超声心动图和血培养是诊断 IE 的基础。

随着我国人口老龄化，老年退行性心瓣膜病患者增加，人工心瓣膜置换术、植入器械以及各种血管内检查操作的增加，IE 呈显著上升趋势。静脉用药等又导致右心 IE 患病率增加。感染常导致人工生物瓣破损、缝合线脱裂、瘘管和瓣周脓肿，机械瓣脱位、瓣周漏；导线赘生物及新的瓣膜反流形成。本病死亡率高、预后差，早期正确诊断和及时治疗对降低其死亡率和减少并发症具有重要的临床意义。

【临床表现】

临床表现差异很大，主要表现为菌血症、血管栓塞、心脏疾病等多种临床症状，包括：发热（高龄、抗生素治疗后、免疫抑制状态、病原体毒力弱或不典型可无发热），新出现的反流性心脏杂音，不明来源的栓塞；不明原因的脓毒症（特别是可导致 IE 的病原体）等。

【超声心动图表现】

经胸超声心动图（TTE）及经食管超声心动图（TEE）对 IE 诊断的敏感性分别为 40%～63% 和 90%～100%，主要诊断依据为赘生物、脓肿及新出现的人工瓣膜瓣周漏。

1. **M 型超声**　M 型超声主要观察各个心脏瓣膜的赘生物，且对赘生物与钙化性组织之间的鉴别有较好的敏感性。

M 型超声显示瓣膜运动曲线上反射增强、绒毛状或蓬松的块状赘生物回声，且常伴有收缩期或舒张期微小的颤动。

2. **二维超声**　二维超声主要显示赘生物的附着部位、形态及大小，以及附着处组织结构的改变。

二维超声显示心脏瓣膜的上游面或其他心内结构，或心腔内植入材料上附着振动或非振动、有蒂或无蒂的心腔内不规则状低回声或中等回声的赘生物（图 6-2-1，图 6-2-2）。瓣膜脱垂、连枷样运动；瓣膜组织出现囊袋状无回声区，心内膜组织的连续性中断；瓣周区域出现增厚的、非均匀回声或无回声区，瓣周出现搏动的无回声区（图 6-2-3～图 6-2-5）。

3. **多普勒超声**　彩色多普勒可测及由于 IE 导致的心脏结构破坏，从而形成的血流动力学改变，尤其是瓣膜关闭不全、瘘管形成等病变所引起的血流异常。

彩色多普勒显示受累及的瓣膜出现反流，瓣膜穿孔处穿梭血流；探及瓣周无回声区内血流，显示两个邻近无回声区间管孔血流沟通；出现瓣周漏（图 6-2-6，图 6-2-7）。

【诊断要点】

超声心动图评价 IE 最关键的步骤是发现感染的依据。心内膜感染的依据主要表现为赘生物、脓肿、假性动脉瘤、穿孔、瘘管、瓣膜瘤和人工瓣膜瓣

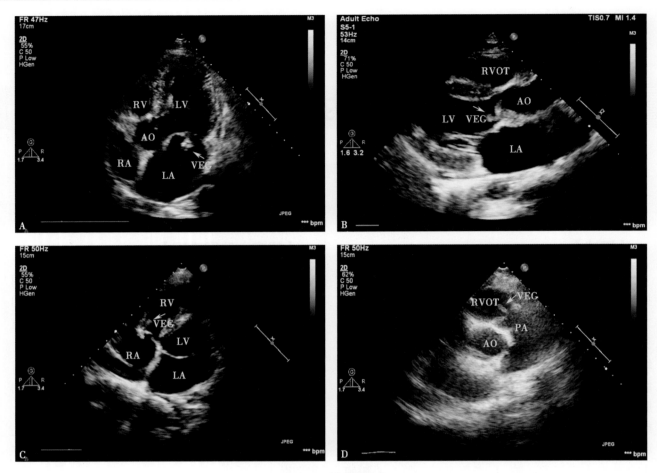

图 6-2-1　瓣膜赘生物

A. 箭头示二尖瓣后瓣 P1 团絮状中等回声赘生物形成；B. 箭头示主动脉瓣无冠瓣条絮状中等回声赘生物形成；C. 箭头示三尖瓣前瓣不规则状中等回声赘生物形成；D. 箭头示肺动脉瓣前瓣条状中等回声赘生物形成。

（图注：RV. 右心室；RVOT. 右心室流出道；RA. 右心房；LV. 左心室；AO. 主动脉；PA. 肺动脉；LA. 左心房；VEG. 赘生物）

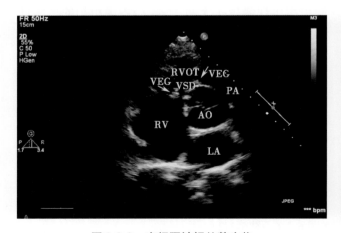

图 6-2-2　室间隔缺损处赘生物

箭头示室间隔膜周和三尖瓣隔瓣瓣粟粒状中等回声赘生物形成。

（图注：VSD. 室间隔缺；RVOT. 右心室流出道；RV. 右心室；PA. 肺动脉；AO. 主动脉；LA. 左心房；VEG. 赘生物）

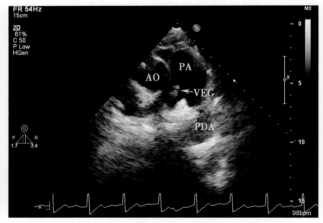

图 6-2-3　动脉导管未闭，肺动脉赘生物

箭头示肺动脉主干近右肺动脉分叉处内侧条块状中等回声赘生物形成。

（图注：PA. 肺动脉；AO. 主动脉；PDA. 动脉导管未闭；VEG. 赘生物）

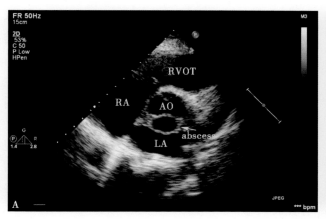 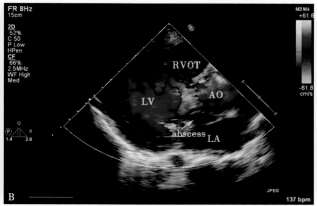

图 6-2-4　主动脉瓣周脓肿
A. 箭头示主动脉根部后方无冠瓣与左心房之间扁圆形低 - 无回声区；B. CDFI 未测及其内血流信号。
（图注：RVOT. 右心室流出道；RA. 右心房；AO. 主动脉；LA. 左心房；abscess. 瓣周脓肿）

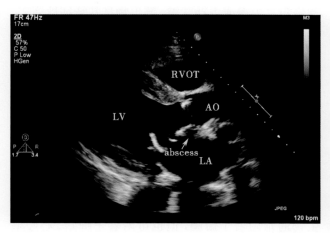

图 6-2-5　人工生物主动脉瓣和二尖瓣置换术后瓣周脓肿
箭头示主动脉根部后方无冠瓣与左心房之间类圆形低 - 无回声区。
（图注：RVOT. 右心室流出道；LV. 左心室；AO. 主动脉；LA. 左心房；abscess. 瓣周脓肿）

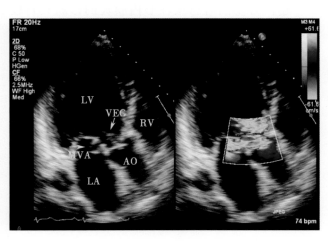

图 6-2-6　二尖瓣瓣瘤并穿孔
箭头示主动脉瓣赘生物形成及二尖瓣前叶 A2 体部瓣膜瘤形成，且瘤体底部穿孔破入左心房；CDFI 示收缩期五彩血流经瓣膜瘤穿孔处流入左心房。
（图注：RV. 右心室；LV. 左心室；VEG. 赘生物；AO. 主动脉；LA. 左心房；MVA. 二尖瓣瓣膜瘤）

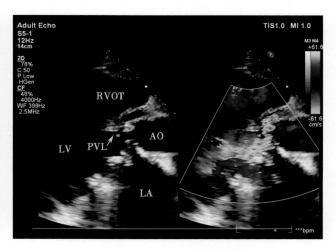

图 6-2-7　人工机械主动脉瓣瓣周漏
箭头示主动脉前侧瓣环与人工瓣架之间存在回声缺失，该处连续性中断；CDFI 可见该处五彩血流信号穿梭，沟通主动脉根部与左心室流出道。
（图注：RVOT. 右心室流出道；PA. 肺动脉；AO. 主动脉；LA. 左心房；LV. 左心室；PVL. 瓣周漏）

周漏等多种形式，但最常见的直接证据是赘生物的检出（表 6-2-1，表 6-2-2）。

和自体瓣膜一样，人工瓣膜 IE 的特征亦为赘生物形成，赘生物最常发生于人工瓣膜基底部与缝合环部位。除人工瓣膜以外，心脏或血管内的其他人工材料感染，TTE 或 TEE 显示导线赘生物及新的瓣膜反流及脓肿形成。

【鉴别诊断】

1. **风湿性心脏病**　风湿性病变的瓣膜僵硬，活动受限，伴有纤维化和钙化，大多高回声、不活动；而 IE 其瓣膜的活动性多保持正常，赘生物活动幅度大。

表 6-2-1　赘生物的超声心动图诊断标准

赘生物	阳性特征	阴性特征
分布	附着于瓣膜上游	与瓣膜无关
回声	低回声	高回声
形态	形态不规则、无定形	表面光滑或呈纤维状
活动度	活动、振动	不活动
周围组织改变	伴有周围组织改变、瓣膜反流	无瓣膜反流

表 6-2-2　超声心动图评价 IE 心内膜感染的依据

	解剖形态	超声心动图特征
赘生物	附着于心内结构或心腔内植入材料上的感染性团块	瓣膜或其他心内结构，或心腔内植入材料上振动或非振动的心腔内团块
脓肿	瓣周包裹化脓性物质与心血管腔不相通的坏死性空腔	瓣周区域增厚的、非均匀的回声或无回声区表现
假性动脉瘤	瓣周与心血管腔相通的空腔	瓣周搏动的无回声区，彩色多普勒可探及血流
穿孔	心内膜组织的连续性中断	心内膜组织的连续性中断伴有彩色多普勒血流
瘘管	两个邻近空腔之间相通的管孔	彩色多普勒血流显示两个邻近无回声区通过一个管孔沟通
瓣膜瘤	瓣膜组织的囊袋状凸起	瓣膜组织囊袋状无回声区
人工瓣膜瓣周漏	人工瓣膜瓣周裂隙	瓣周反流，伴或不伴人工瓣的摆动

2. **老年退行性心瓣膜病**　老年退行性瓣膜本身结构的回声增强，纤维化和钙化常位于主动脉瓣和二尖瓣瓣环处，多数无活动性，不同于 IE 赘生物。

3. **黏液瘤**　黏液瘤多附着在房间隔上，而赘生物多附着在瓣膜上；黏液瘤在短期内大小不会有明显变化，而赘生物在治疗过程中大小可发生变化。

4. **二尖瓣脱垂**　二尖瓣脱垂只在收缩期出现瓣膜组织呈吊床样脱入左心房，而 IE 二尖瓣瓣膜瘤形成的囊袋样结构收缩期和舒张期在左心房侧始终存在。

【小结】

感染性心内膜炎是一种严重的感染性疾病，最常侵犯二尖瓣或主动脉瓣，赘生物是其特征性病变。感染也可以发生于任何植入的或人工的装置，常伴有各种心脏结构的破坏。

检出赘生物是诊断 IE 的关键。超声心动图显示赘生物一般发生于瓣膜的上游，即主动脉瓣心室侧和二尖瓣心房侧，可以有蒂或无蒂，但其运动通常与瓣膜活动无关。活动度较大或振动是大多数赘生物的典型特征，团块不活动时应该考虑可能为其他疾病。赘生物的形状和大小多变，可以随疾病发展而增大，也可经治疗或脱落发生栓塞而缩小。赘生物通常附着于瓣膜，但也可附着于腱索、心腔壁或任何外源性装置。感染可以破坏瓣膜结构和功能，导致多数 IE 均伴有不同程度瓣膜反流。感染常导致生物瓣破损、缝合线脱裂、瘘管和瓣周脓肿，也可导致机械瓣脱位，产生严重瓣周漏。

超声心动图对感染性心内膜炎的诊断具有较高的特异性及敏感性，已成为临床首选的无创检查方法。

（李　伟）

第三章　退行性钙化性心瓣膜病

【概述】

退行性钙化性心瓣膜病又称老年心脏钙化综合征，是一种随年龄增长而增加的心脏瓣膜老化、退行性变和钙质沉积所致的老年性疾病。轻者无症状，严重者可导致心功能不全、心律失常、晕厥甚至猝死。由于其临床表现不典型，且老年患者多合并其他心脏疾病，故往往被漏诊或误诊。

退行性钙化性心瓣膜病以侵犯左心系统瓣膜为主，三尖瓣及肺动脉瓣极少累及。而左心瓣膜中，主动脉瓣受累远多于二尖瓣，两者可单独发生也可并存。这是因为主动脉瓣在血液循环中承受冲击力大，左心室压力高，机械性应力大，易致胶原纤维断裂，其间隙有钙离子沉积，从而引起退行性变。主动脉瓣的 3 个瓣叶中，又以无冠瓣与右冠瓣受累常见，可能与机械应力的长期作用有关，特别是无冠瓣因无冠状动脉引流血液冲击应力，容易形成血流漩涡而损伤。右冠瓣因缺少致密牢固的组织依托，受血流冲击较大而易受损。二尖瓣的钙化先从瓣环开始，由瓣膜根部向体部发展，瓣膜回声增强、增粗，病变严重时可导致瓣叶呈斑块状改变。退行性钙化性心瓣膜病的危险因素包括：高龄，吸烟，动脉粥样硬化，高血压，钙磷代谢、脂代谢紊乱和糖尿病。

【临床表现】

退行性钙化性心瓣膜病进展缓慢，引起瓣膜狭窄和 / 或关闭不全多不严重，对血流动力学影响较小，无症状的亚临床期可长达几十年，既往检出率较低，多在健康体检或合并其他疾病检查时被检出。而出现临床症状则提示病变比较严重。

主动脉瓣退行性钙化可造成瓣膜的狭窄与严重关闭不全，引起左心室增大及室壁增厚，终末期可导致心功能减低出现左心衰症状。主动脉瓣钙化可

向主动脉窦浸润，造成冠状动脉阻塞，心肌缺血；向下延伸至纤维三角及膜部室间隔时，可压迫心脏传导系统，导致束支和房室传导阻滞；二尖瓣的退行性变易于造成反流，狭窄少见，造成左心房、左心室的扩大、心房颤动和室上性心律失常，严重时可并发左心房血栓与感染性心内膜炎。

【超声心动图表现】

超声心动图在退行性钙化性心瓣膜病的诊断和评估方面有重要作用，对明确诊断，评估瓣膜狭窄与反流程度，以及伴发改变如有无左心腔的增大，左心室壁的肥厚及心功能做出评估（图 6-3-1）。

1. **M 型超声**　胸骨旁左心室长轴切面 M 型超声测量左心腔的内径及左心室壁厚度，显示左心腔扩大及左心室壁增厚。

2. **二维超声**　累及的瓣膜增厚，回声增强，收缩期开放呈圆顶样。升主动脉可出现主动脉瓣狭窄后扩张，继发性左心腔扩大及左心室壁肥厚。

（1）主动脉瓣病变：一般选取大动脉短轴切面了解主动脉瓣的形态结构，主动脉瓣环及瓣叶明显增厚，钙化，开放幅度减小，呈穹隆样改变。升主动脉呈狭窄后的扩张，左心室呈压力或容量负荷增大后的继发性扩大和室壁增厚，失代偿期合并射血功能的下降。

（2）二尖瓣病变：可采用胸骨旁左心室长轴切面，心尖四腔心、三腔心及两腔心切面观察二尖瓣的形态和结构，二尖瓣后叶瓣环出现结节样钙化团块，瓣叶增厚活动度受限。可观察到左心房和左心室的扩大，失代偿期也可出现射血功能的下降。

3. **多普勒超声**　退行性钙化性病变造成瓣膜狭窄时，彩色多普勒显示主动脉瓣及二尖瓣收缩期探及前向血流，连续多普勒于瓣口探及高速的湍流频谱。而合并瓣膜反流时，彩色多普勒可于瓣口探及花色反流，连续多普勒可测及高速反流频谱。主

动脉瓣及二尖瓣狭窄和反流程度的测定和其他病因导致的瓣膜病变测定方法一致。

4. 经食管超声心动图　经胸透声条件差，切面清晰度不理想时可考虑经食管超声心动检查，可进一步观察主动脉瓣及二尖瓣的瓣叶及累及情况，进行鉴别诊断。同时可明确左心房及左心耳内的血流情况和是否合并血栓。

【诊断要点】

退行性钙化性心瓣膜病是老年人心力衰竭的原因之一，但起病隐匿、进展缓慢，缺乏特征性的临床表现，检出率较低。随着社会老龄化和医疗技术的发展，此病的检出率逐年提高。超声心动图能清晰显示有无瓣膜钙化，观察钙化部位、范围、程度及功能，以及合并的其他心脏改变，为早期治疗提供依据。诊断要点在于：①排除其他如风湿性瓣膜病、先天性瓣膜畸形、感染性心内膜炎等导致的瓣膜增厚、钙化及功能不全；②准确评估瓣膜狭窄及反流

的程度以及心腔大小、室壁厚度和心功能改变，为临床治疗决策提供依据。

【鉴别诊断】

退行性钙化性心瓣膜病主要与风湿性病变导致的主动脉瓣及二尖瓣的瓣膜增厚、钙化，狭窄和关闭不全鉴别。鉴别要点见表6-3-1。

表6-3-1　超声心动图在退行性钙化性心瓣膜病
鉴别诊断中的要点

常见疾病	超声及临床表现
风湿性瓣膜病	瓣膜以增厚、交界粘连为主要表现，多累及二尖瓣，可合并腱索增粗挛缩，二尖瓣病变可呈典型的"鱼口"征。发病年龄较年轻，有既往链球菌感染病史
退行性钙化性心瓣膜病	瓣膜以增厚钙化为主要表现，多累及主动脉瓣，二尖瓣病变时多累及后叶和瓣环。发病年龄较大，多合并动脉粥样硬化、高血压等病史

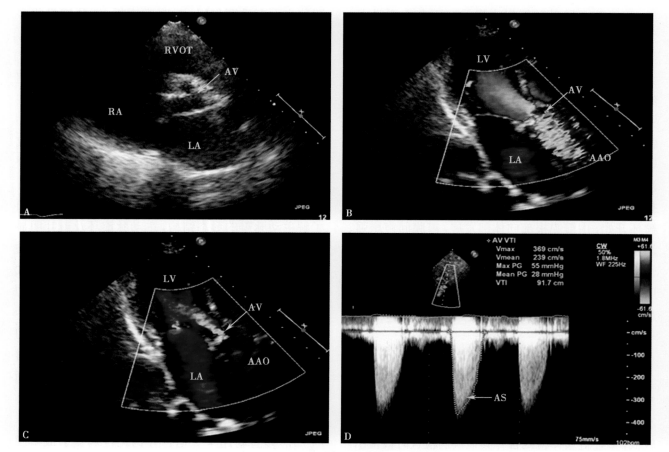

图6-3-1　退行性钙化性主动脉瓣病变超声表现

A. 胸骨旁大动脉短轴二维图像显示主动脉瓣瓣叶及瓣环增厚钙化，回声增强；B. 心尖三腔心切面彩色多普勒示收缩期主动脉瓣口前向狭窄湍流；C. 心尖三腔心切面彩色多普勒示舒张期主动脉瓣口反流；D. 采用CW测量主动脉瓣口前向血流速度明显增快，峰值血流速度达3.7m/s。

（图注：LA. 左心房；LV. 左心室；RA. 右心房；RVOT. 右心室流出道；AV. 主动脉瓣；AAO. 升主动脉；AS. 主动脉瓣狭窄）

【小结】

1. 退行性钙化性心瓣膜病好发于老年人，与高血压、高血脂、吸烟等危险因素相关。

2. 超声表现为瓣膜增厚，回声增强，可见钙化结节和团块，好发于左心瓣膜，最多见于主动脉瓣。升主动脉可出现狭窄后扩张，左心腔的扩大和左心室壁肥厚，晚期出现左心收缩功能减退。超声心动图检查对明确病变部位、评估狭窄及关闭不全程度以及选择恰当的治疗方案和治疗时机都颇有价值。

3. 退行性瓣膜病起病隐匿，可长期无症状，一旦出现临床症状，则进展迅速，药物治疗效果较差，手术治疗因高龄患者手术耐受差，故预后不佳。近年来发展的微创介入技术，包括经皮主动脉瓣置换术、经皮二尖瓣置换术等在这类人群中有着很好的应用前景，大大改善了患者的预后。术前需要通过超声心动图结合 CT、MRI 等技术全面评估瓣膜及毗邻结构情况，同时心脏超声还承担了术中导引、即时评价和术后随访的功能（详见相关章节）。

（孙敏敏）

第四章　二尖瓣脱垂及二尖瓣瓣下腱索断裂

【概述】

二尖瓣脱垂（mitral valve prolapse，MVP）是指在左心室收缩期二尖瓣瓣叶全部或部分超过二尖瓣瓣环水平并脱入左心房，常伴有二尖瓣关闭不全。二尖瓣脱垂的发病率为2%～4%，根据病因可分为原发性和继发性。原发性二尖瓣脱垂多见于黏液样变性；继发性二尖瓣脱垂常继发于冠脉病变、感染性心内膜炎、心肌病、结缔组织病和外伤等。

正常二尖瓣功能取决于瓣环、瓣叶、腱索、乳头肌和心室壁的功能协调。其中，腱索功能异常是导致二尖瓣脱垂最常见的原因。在原发性二尖瓣脱垂中，不仅瓣叶因黏液样变性而松软，腱索亦松弛、扭曲。此外，心肌缺血、炎症、外伤等直接或间接因素导致腱索断裂引起继发性二尖瓣脱垂。

【临床表现】

二尖瓣脱垂的临床表现取决于基础病变、病程进展快慢、脱垂范围及二尖瓣反流程度。轻度二尖瓣脱垂及慢性脱垂病程早期，患者可无明显症状或仅有胸痛、乏力、气短等非特异性表现。随着病程进展出现左心房压升高、左心室前负荷增加，继之出现右心功能不全。临床表现为劳力性呼吸困难、胸闷气促、肝脏淤血和下肢水肿等。若二尖瓣脱垂迅速进展，患者短期内就可出现急性左心功能不全的表现，如咳嗽、咳粉红色泡沫痰、阵发性呼吸困难、端坐呼吸等。

【超声心动图表现】

超声心动图在二尖瓣脱垂的诊断及治疗方面具有重要作用。超声心动图对明确二尖瓣脱垂的部位、范围、程度，有无合并腱索断裂，评价二尖瓣反流程度以及引导心内科介入治疗和心外科术后评价中具有重要价值。

1. **二维超声**　可观察到二尖瓣前叶与后叶关闭时不能完全对合，部分瓣叶向左心房脱垂且低于二尖瓣瓣环水平。合并有二尖瓣腱索断裂者可见条索状回声附着于二尖瓣并随心动周期甩动。

通过胸骨旁左心室长轴切面，显示A2、P2；通过二尖瓣水平短轴切面，显示整个二尖瓣前后叶；通过心尖四腔心切面，显示A2、P2；通过心尖长轴切面，显示A2、P2；通过心尖二腔心切面，显示A1、P3；通过心尖二尖瓣交界处长轴切面，显示P1、A2、P3。经胸超声心动图可通过上述切面观察二尖瓣脱垂的部位、程度及有无合并腱索断裂（图6-4-1，图6-4-2）。

2. **多普勒超声**　观察有无二尖瓣反流及定量二尖瓣反流程度的重要方法。收缩期血流自左心室经二尖瓣口反流入左心房，呈蓝色为主的五彩镶嵌血流。如为二尖瓣前叶脱垂，则反流束偏心沿后叶（图6-4-1）；如为二尖瓣后叶脱垂，则反流束偏心沿前叶。

3. **经食管超声心动图**　经食管超声心动图较经胸超声心动图图像更为清晰，主要用于进一步评价

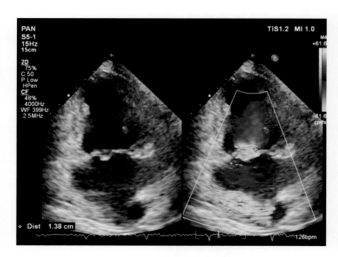

图6-4-1　心尖二腔心切面

二维超声心动图示收缩期二尖瓣前叶（A2处）低于二尖瓣瓣环水平，彩色多普勒示重度二尖瓣反流，反流宽度约13mm

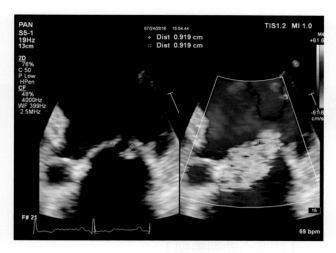

图 6-4-2 心尖五腔心切面
二维超声心动图显示二尖瓣后叶脱垂合并腱索断裂，呈连枷样改变，彩色多普勒示重度二尖瓣反流，缩流颈宽度约 9mm

瓣膜脱垂部位、瓣膜反流程度及识别腱索断裂。通过食管中段的四腔心切面，显示 A2、A3 和 P1；通过食管中段的二尖瓣交界处切面，显示 A2、P1 和 P3；通过食管中段的二腔心切面，显示 A1、A2 和 P3；通过食管中段的长轴三腔心切面，显示 A2 和 P2。

【诊断要点】

诊断二尖瓣脱垂的部位及有无合并腱索断裂需结合上述不同切面。除此之外，定量二尖瓣反流程度对指导进一步治疗具有重要意义。关于二尖瓣反流的定量评估需要采集多个切面综合评价。国内最新专家共识结合我国国情，将反流程度分为无、轻度、中度、中重度、重度和极重度。简化二尖瓣反流程度评价方法，以反流束最窄部位宽度（VCW）为主要评价指标，以反流面积分数（RF）为第二参考指标，必要时结合反流容积（RVol）和有效反流口面积（EROA）。具体判断方法详见本篇表 6-1-5。

【鉴别诊断】

1. **感染性心内膜炎二尖瓣赘生物附着** 二尖瓣上赘生物通常回声欠均匀，且随心脏舒缩活动而不规则摆动，瓣叶通常无异常运动。

2. **二尖瓣瓣膜瘤** 二尖瓣瓣膜上囊袋样结构，不论收缩期或舒张期，均始终存在于二尖瓣瓣膜左心房侧。

【小结】

1. 二尖瓣脱垂的临床表现取决于基础病变、病程进展快慢、脱垂范围及二尖瓣反流程度。

2. 超声心动图对明确二尖瓣脱垂的部位、范围、程度，有无合并腱索断裂，评价二尖瓣反流程度以及引导心内科介入治疗和心外科术后评价中具有重要价值。

3. 定量二尖瓣反流程度对指导进一步治疗具有重要意义。二尖瓣反流的定量评估需要采集多个切面综合评价。

（陈永乐）

第五章　主动脉瓣脱垂

【概述】

主动脉瓣脱垂（aortic valve prolapse，AVP）是指各种原因造成左心室舒张期主动脉瓣瓣叶全部或部分超过主动脉瓣环水平并脱入左心室流出道，从而导致主动脉瓣关闭不全。主动脉瓣脱垂的病因涉及主动脉瓣、主动脉瓣环、主动脉根部结构、主动脉瓣下病变等多种因素。

根据病理改变将主动脉瓣脱垂病因分为四类。①瓣叶发育异常，如先天性二叶式主动脉瓣畸形等由于瓣叶增厚扭曲，因而易于发生主动脉瓣脱垂；②外伤、感染性心内膜炎等直接导致瓣膜破裂，引起破损的瓣叶在舒张期脱入左心室流出道；③主动脉根部支撑结构的损失，如主动脉夹层、马方综合征和高位室间隔缺损，常导致受累瓣叶缺乏足够支撑力而引起脱垂；④黏液样变性、结缔组织病等病变可引起主动脉瓣瓣叶松弛、冗长，从而导致主动脉瓣脱垂。

【临床表现】

主动脉瓣脱垂的临床表现严重程度取决于基础病变、病程进展快慢和主动脉瓣反流严重程度。轻度主动脉瓣反流患者早期可无明显临床症状，或仅有心悸等不适。随着病情加重，舒张期血流从主动脉反流入左心室逐渐增多，左心室容量负荷逐渐增加，引起左心室舒张压升高，进而左心室发生重构。若左心容量负荷进一步加大，左心室逐渐扩大并引起左心功能不全。临床上可出现乏力、胸闷胸痛、劳力性呼吸困难、端坐呼吸、晕厥等表现。如果患者主动脉瓣反流进展迅速，则短期内就可出现急性左心功能不全的表现，如咳嗽、咳粉红色泡沫痰、阵发性呼吸困难、端坐呼吸等。

【超声心动图表现】

超声心动图在主动脉瓣脱垂的诊断及治疗方面具有重要作用。超声心动图在明确主动脉瓣脱垂病因和主动脉瓣反流程度评价中至关重要。同时，超声心动图能够便捷地评价手术治疗后主动脉瓣狭窄和反流程度。

1. **M型超声**　可观察到二尖瓣前叶或腱索在舒张期出现高频颤动、二尖瓣舒张期提前关闭等表现。

2. **二维超声**　主动脉瓣脱垂时，脱垂的瓣叶低于主动脉瓣环水平，且主动脉瓣关闭线偏向对侧（图6-5-1）。胸骨旁长轴切面可观察主动脉瓣环、主动脉瓣膜形态、主动脉窦、窦管交界和升主动脉内径。通过二维超声的相应图像可观察引起主动脉瓣脱垂的病因，如主动脉夹层、室间隔缺损、感染性心内膜炎等。

3. **多普勒超声**　是观察有无主动脉瓣反流及定量主动脉瓣反流程度的重要方法。主动脉瓣脱垂时，彩色多普勒显示偏心主动脉瓣反流（图6-5-2）。

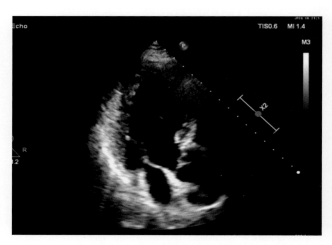

图6-5-1　心尖长轴切面，二维超声心动图显示主动脉右冠瓣脱垂

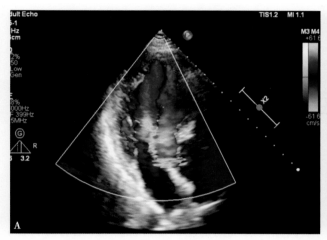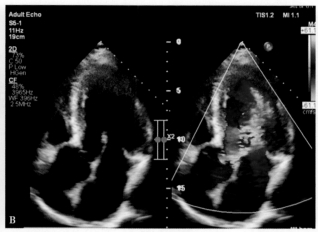

图 6-5-2　主动脉瓣脱垂的彩色多普勒图像

A. 心尖长轴切面,彩色多普勒示主动脉瓣反流偏心,沿二尖瓣前叶;B. 心尖五腔心切面,二维超声心动图显示右冠瓣脱垂,彩色多普勒显示主动脉瓣反流偏心,沿二尖瓣前叶。

【诊断要点】

诊断主动脉瓣脱垂需要观察到主动脉瓣部分或者全部低于主动脉瓣环水平。通过二维超声、频谱多普勒和彩色多普勒综合评价主动脉瓣反流的程度并通过超声仔细观察引起主动脉瓣脱垂的病因,指导进一步的治疗方案和术后效果的评价,慢性主动脉瓣反流程度分级详见本篇表 6-1-10。

【鉴别诊断】

1. **主动脉瓣穿孔**　常见于感染性心内膜炎导致主动脉瓣瓣叶穿孔。在二维超声图像上可观察到主动脉瓣连续性中断,并且彩色多普勒提示主动脉瓣反流经由穿孔处回流入左心室。

2. **风湿性主动脉瓣病变**　主动脉瓣增厚钙化,开放常常受限,可合并有主动脉瓣关闭不全。主动脉瓣反流通常呈中心性。通常可见二尖瓣风湿样病变。

【小结】

1. 主动脉瓣脱垂的临床表现取决于基础病变、病程进展快慢及主动脉瓣反流程度。

2. 超声心动图对明确有无主动脉瓣脱垂、定量主动脉瓣反流程度、观察引起主动脉瓣脱垂的病因、指导进一步治疗及心外科术后评估中具有重要价值。

(陈永乐)

第六章　人工瓣置换术后

第一节　机械瓣置换术后

【概述】

人工心脏瓣膜（prosthetic heart valve，PHV）置换手术是大多数严重心脏瓣膜病患者的最终治疗手段。人工瓣膜根据制备材料可以分为生物瓣及机械瓣两种。机械瓣主要包括双叶瓣、单叶瓣及球形瓣，其中双叶瓣最为常见，单叶瓣次之，而球形瓣目前已较为罕见。

由于设计的原因，几乎所有的人工瓣膜相对于自体瓣膜均存在一定的梗阻。人工瓣膜的"生理性"梗阻程度与瓣膜的型号和尺寸有关。大多数人工瓣膜都存在轻微或轻度反流。这种"生理性"反流的特点也与人工瓣膜的设计工艺有关。

【临床表现】

人工机械瓣心脏听诊为清脆的金属瓣膜音。当人工机械瓣置换术后患者突然出现胸闷、心悸、气促、呼吸困难、口唇发绀等，心脏瓣膜听诊各相应瓣膜区金属瓣膜音不清脆或消失，尤其在出现心源性休克、急性左心衰竭、肺水肿等体征时，应高度怀疑人工机械瓣功能障碍。轻度瓣周漏可无症状，中重度瓣周漏可导致心力衰竭、溶血性贫血等不良事件。

【正常人工机械瓣超声心动图表现】

二维超声心动图是评价 PHV 首选的影像学检查。PHV 的超声检测与自然心脏瓣膜的检测原则相同，但 PHV 的测量更具挑战性。

1. **M 型超声**　显示瓣叶开放形成多向放射的强回声。

2. **二维超声**　二维超声评价包括瓣叶的活动度，瓣环和瓣架的稳定性，有无异常回声。正常人工机械瓣表现为清晰的碟片回声带，后方伴声影，瓣环与周围自然组织结合紧密无缝隙，瓣架稳定。二尖瓣位双叶瓣显示为两片独立的碟瓣，二者几乎同步开放和关闭。瓣叶相对于瓣环的开放角度在 $75°\sim90°$，开放的瓣膜包括三个瓣孔：一个较小的两瓣叶间狭缝样的中央孔和两个较大的呈半圆形的侧孔。二尖瓣位单叶瓣表现为单一回声在心室面呈前后运动。

3. **多普勒超声**　彩色多普勒评价包括：①人工瓣前向血流类型，可分为周围型、半中心型或中心型；②人工瓣口反流及其程度；③瓣周漏及其程度。正常人工机械瓣均存在少量反流，持续时间短，血流速度低。频谱多普勒观察血流频谱形态，测量各瓣位人工瓣的前向血流参数：最大流速、平均压差、压差降半时间（PHT），二尖瓣位及主动脉瓣位的多普勒速度指数（DVI）及有效瓣口面积（effective orifice area，EOA），主动脉瓣位的加速时间（AT）及射血时间（ET）。

（1）二尖瓣位 DVI 的计算公式：

DVI＝VTIPrMV/VTILVO

VTIPrMV 为二尖瓣口血流速度时间积分，VTILVO 为左心室流出道血流速度时间积分。

（2）主动脉瓣位 DVI 的计算公式：

DVI＝VLVO/VPrAV

VLVO 为左心室流出道血流速度，VPrAV 为主动脉瓣口血流速度。

（3）二尖瓣位 EOA 的计算公式：

EOAPrMV＝（CSALVO×VTILVO）/VTIPrMV

（4）主动脉瓣位 EOA 的计算公式：

EOAPrAV＝（CSALVO×VTILVO）/VTIPrAV

CSALVO 为流出道截面积，假设左心室流出道横截面为圆形，可通过胸骨旁切面主动脉瓣下左心室流出道直径算出。VTILVO 为邻近瓣叶/阀体处记录的 VTI，在心尖五腔心或长轴切面用 PW 多普勒记录。VTIPrMV 为跨人工二尖瓣的 VTI,用 CW 多普勒测量。VTIPrAV 为跨人工主动脉瓣的 VTI,用 CW 多普勒测量。

4. **诊断要点** 二维超声显示人工瓣膜支架固定,瓣膜启闭运动未见异常,瓣膜及瓣周无异常回声,彩色多普勒显示轻微或轻度反流,无异常血流信号,多普勒测量指标正常。

【人工机械瓣狭窄超声心动图表现】

1. **二维超声** 双叶机械性瓣膜其中一个瓣叶的活动明显低于另一瓣叶时,可能存在明显的部分梗阻。机械瓣膜狭窄常由于赘生物、血栓和血管翳导致。人工机械主动脉瓣的二维图像往往只能清晰显示最为靠前的部分,后面的瓣膜、支架乃至其他心脏结构都会被瓣膜声影所掩盖。清晰地显示瓣膜的形态及活动是诊断人工瓣膜正常与否的最可靠依据。支架或人工瓣上异常回声附着有助于明确赘生物、血栓、血管翳等并发症。

2. **多普勒超声** 经胸超声可以利用彩色多普勒清晰显示人工瓣膜射流,射流宽度和亮度都有助于狭窄的判断。射流束细而高速也提示存在人工瓣膜的狭窄。频谱多普勒是评价人工二尖瓣狭窄最简单易行的手段,当人工二尖瓣出现狭窄时,E 峰速度和跨瓣压差增大、压差降半时间延长,并可能伴随 VTIPrMV/VTILVO 升高。频谱多普勒参数是评价人工主动脉瓣狭窄时最为常用的指标,包括收缩期峰值跨瓣流速、跨瓣压差、DVI、EOA、血流频谱形态及加速时间 AT 等多个指标。

3. **诊断要点** 人工瓣膜尤其是机械瓣的显示远比多普勒参数的测量困难,因此可以先进行多普勒参数的评价,当出现异常时再对瓣膜的二维图像进行更为仔细的观察。如果清晰观察到瓣叶的形态及活动,则有利于进一步证实是否存在人工瓣膜狭窄。支架或人工瓣上异常回声的附着有助于赘生物、血栓、血管翳等并发症的明确。图 6-6-1 为人工机械二尖瓣狭窄超声表现。人工瓣膜狭窄程度评价:二尖瓣位见表 6-6-1,主动脉瓣位见表 6-6-2。

4. **鉴别诊断**

(1)高血流动力状态:心脏高动力状态(如甲状腺功能亢进、贫血、妊娠等)可引起左心室流出道口及人工瓣膜流速增快,EOA 指数及 DVI 有助于鉴别。

(2)人工瓣膜-患者不匹配(PPM):相对于患者的体表面积而言,人工瓣膜的有效开口面积太小,从而导致过高的术后跨瓣压差。评估参数主要是

表 6-6-1 评价人工二尖瓣功能的多普勒参数

	正常	可能狭窄	提示显著狭窄
峰值 /(m/s)	<1.9	1.9~2.5	≥2.5
平均压差 /mmHg	≤5	6~10	>10
VTIPrMV/VTILVO	<2.2	2.2~2.5	>2.5
EOA/cm²	>2.0	1~2	<1
PHT/ms	<130	130~200	>200

PrMV:人工二尖瓣;LVO:左心室流出道;VTI:速度时间积分;EOA:有效瓣口面积;PHT:压差降半时间。

表 6-6-2 评价人工主动脉瓣功能的多普勒参数

参数	正常	可疑狭窄	明显狭窄
峰值速度 /(m/s)	<3	3~4	>4
平均压差 /mmHg	<20	20~35	>35
DVI	≥0.30	0.29~0.25	<0.25
EOA/cm²	>1.2	1.2~0.8	<0.8
瓣口前向射流频谱形态	三角形,早期达峰	三角形至中间形	圆钝、对称
AT/ms	<80	80~100	>100

DVI:左心室流出道血流速度与主动脉瓣口血流速度的比值;EOA:有效瓣口面积;AT:加速时间。

有效面积指数(人工瓣 EOA/ 体表面积)。主动脉瓣位的有效面积指数正常值 >0.9cm²/m²,轻度 PPM≥0.85cm²/m²;中度 PPM 为 0.65~0.85cm²/m²;重度 PPM<0.65cm²/m²。二尖瓣位的有效面积指数正常值不小于 1.2cm²/m²。

【人工机械瓣病理性反流超声心动图表现】

1. **二维超声** 人工瓣膜病理性反流多伴有瓣叶结构及活动异常,常见于以下情况:①瓣周漏,缝合开裂所引起的缝合环和周围自然瓣组织之间的病理性反流,较大的瓣周裂隙可直接显示;②械瓣血栓或肉芽组织增生、瓣环开裂、瓣片脱位、卡瓣等,二维超声显示瓣环与其附着处裂隙是瓣环撕裂的特征,并有摆动征象。

2. **多普勒超声** 生理性反流束的色彩均匀而单一,病理性反流为多彩的湍流,瓣周漏的反流束起自人工瓣瓣环外。一般而言,反流频谱的信号强度越大,反流程度越重,反流频谱的减速度越快,反流程度越重。二尖瓣瓣口舒张早期 E 峰速度及平均压差升高(机械瓣早期峰值速度≥1.9m/s,平均压差≥6mmHg)是提示反流的筛查指标,若二尖瓣口

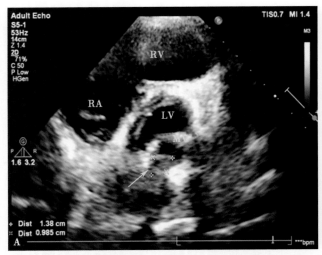

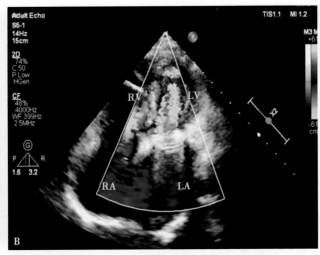

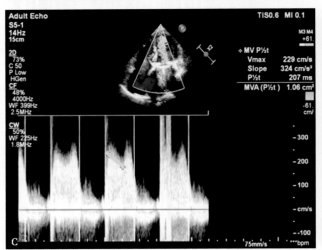

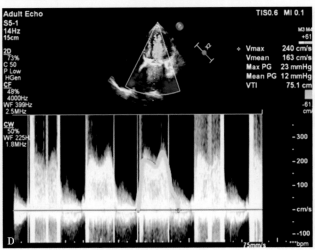

图 6-6-1　人工机械二尖瓣狭窄超声表现

A. 二尖瓣短轴观显示人工二尖瓣右侧瓣口见一 14mm×10mm 的低回声块阻塞；B. 为心尖四腔心观彩色多普勒显示人工瓣膜口的彩色血流信号明亮；C. 为连续多普勒估测压差降半时间；D. 显示勾勒人工二尖瓣瓣口血流频谱可获得跨人工瓣膜的最大流速，最大压差和平均压差。

（图注：LV. 左心室；RV. 右心室；LA. 左心房；RA. 右心房；MV. 二尖瓣）

血流速度增快伴随左心室流出道内血流速度降低（VTIPrMV/VTI LVO＞2.2）则高度提示存在病理性人工瓣膜反流。降主动脉内出现全舒张期的反向血流提示人工主动脉瓣中度以上反流；腹主动脉内出现全舒张期反向血流提示人工主动脉瓣重度反流。二尖瓣位瓣周反流的起源和空间分布可以从心尖四腔心和心尖左心室长轴等切面来判定。在心尖四腔心切面，反流束沿房间隔走行时瓣周漏位于内侧象限；反流束沿左心房游离壁走行时瓣周漏位于外侧象限（图 6-6-2）。在心尖左心室长轴切面，反流束沿主动脉根部走行时瓣周漏位于前象限；反流束沿左心房后壁走行时瓣周漏位于后象限。有学者将主动脉瓣位反流束宽度与 LVO 内径比值小于 25% 的细束反流确定为轻度反流，对于反流束较宽的反

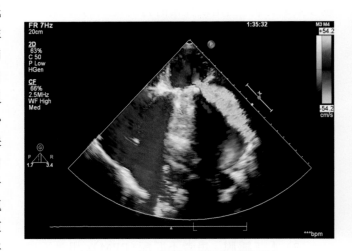

图 6-6-2　人工机械二尖瓣病理性反流

心尖四腔心观显示人工二尖瓣瓣周反流束沿左心房游离壁走行，提示瓣周漏位于外侧象限。

流,根据压差降半时间,以及降主动脉内是否存在全舒张期逆向血流等其他指标进一步划分为中度反流和重度反流。主动脉瓣位的瓣周漏,可在人工瓣环水平短轴切面仔细显示反流颈判断圆周范围的反流程度(图6-6-3),瓣周漏<10%瓣环周长为轻度,10%～20%为中度,>20%为重度。如人工瓣环出现摆动现象,则表明>40%的瓣环出现撕裂。

3. **诊断要点** 二尖瓣位反流程度评价见表6-6-3,主动脉瓣位反流程度评价见表6-6-4。

4. **鉴别诊断**

(1)人工瓣膜生理性反流:反流束色彩均匀而单一,反流束源于缝合环内。

(2)人工机械瓣启闭失灵:二维超声显示瓣叶固定,收缩期瓣口探及源于瓣环与瓣叶之间的异常血流信号,舒张期前向血流和收缩期反流血流束宽度相似。

【小结】

1. 询问病史,了解手术和置换瓣膜类型。

2. 机械瓣表现为强回声,瓣叶后方可伴有多重反射声影。

3. 二维超声切面观察瓣叶活动度,瓣叶及瓣周有无异常回声;彩色和频谱多普勒判断是否存在异常血流。正常人工机械瓣可存在少量反流。

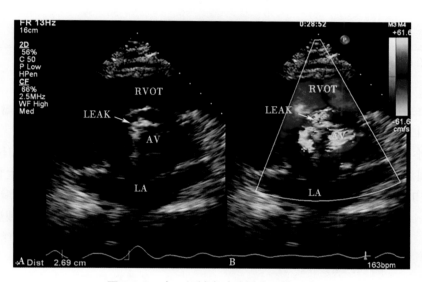

图6-6-3 人工机械主动脉瓣病理性反流

大动脉短轴观人工机械主动脉瓣瓣周漏:A. 二维图像示支架外侧8至12点方向半月形瓣周漏(白色箭头);B. 彩色多普勒图像示舒张期瓣周漏处花色反流横截面(白色箭头)。
(图注:RVOT. 右心室流出道;LA. 左心房;AV. 主动脉瓣;LEAK. 瓣周漏)

表6-6-3 用TTE和TEE检查评价人工二尖瓣反流严重程度的参数

参数	轻度	中度	重度
左心室大小	正常	正常或增大	通常增大
人工瓣膜	通常正常	异常	异常
多普勒参数(定性或半定量)			
血流面积:彩色	少量,向心性(<4cm² 或<20%左心房面积)	介于两者之间	大量,向心性(>8cm² 或>40%左心房面积)或左心房内大小不定的触壁涡流
血流汇聚:彩色	无或轻度	中量	大量
反流束强度:CW	信号显示不全或模糊	高密度信号	高密度信号
反流束形状:CW	抛物线形	多为抛物线	早期达峰,三角形
肺静脉血流:PW	收缩期明显	收缩期波峰变钝	收缩期逆向血流

CW:连续多普勒;PW:脉冲多普勒。

表 6-6-4　评价人工主动脉瓣反流严重程度的参数

参数	轻度	中度	重度
瓣膜结构和活动	通常正常	异常	异常
左心室内径	正常	正常或轻度扩大	扩大
多普勒参数（定性或半定量）			
主要反流束宽度（%LVO 内径）：彩色	窄小（≤25%）	26%～64%	宽大（≥65%）
反流束回声密度：CW	不完整或弱	密	密
反流束减速率（PHT/ms）：CW	缓（>500）	200～500	陡（<200）
LVO 血流与肺动脉血流比：PW	略有增加	介于两者之间	显著增加
降主动脉舒张期反向血流：PW	无或仅出现在舒张早期	介于两者之间	明显，全舒张期
多普勒参数（定量）			
反流容积 /mL	<30	30～59	>60
反流分数 /%	<30	30～50	>50

LVO：左心室流出道；CW：连续多普勒；PHT：压差降半时间；PW：脉冲多普勒。

4. 机械瓣狭窄表现为瓣叶启闭活动受限，有效瓣口面积减小，瓣口前向血流速度加快，跨瓣压差升高，相应心腔大小的改变。

5. 机械瓣瓣周漏的反流束起自人工瓣瓣环外。TEE 探测瓣周漏较 TTE 敏感。

（方晓燕）

第二节　生物瓣置换术后

【概述】

生物瓣以生物组织制成，可分为异种、同种异体、自体生物瓣膜。最常见的生物瓣膜是异种生物瓣膜（包括猪主动脉瓣膜、牛心包瓣膜等）。生物瓣膜较机械瓣膜形成血栓栓塞的风险低，不需要长期抗凝。机械瓣膜使用寿命为 50 年左右，生物瓣膜的瓣叶因为组织退化等原因，使用寿命较短，为 15 年左右。ASE 2017 年指南推荐 50 岁以下无抗凝禁忌患者选择机械瓣，70 岁以上患者选择生物瓣，50～70 岁之间的患者可以选择生物瓣或机械瓣。

【临床表现】

生物瓣膜置换后接近正常的血流动力学，一旦发生瓣膜功能障碍，症状与体征同自体瓣膜病变。

【正常人工生物瓣超声心动图表现】

1. **M 型超声**　异种生物瓣膜瓣架为强回声，运动幅度较低。瓣膜回声与自体瓣膜相似，运动幅度较大。

2. **二维超声**　带架二尖瓣位生物瓣可显示强回声的两个瓣架，主动脉瓣位生物瓣可在大动脉短轴见圆形瓣环或瓣架。和机械瓣架相比，生物瓣架虽然也有金属声影，但不如机械瓣明显。生物瓣膜回声与自体瓣膜回声相似，回声纤细，柔韧性好，瓣膜启闭活动正常。

3. **多普勒超声**　几乎所有的机械瓣都有轻微或轻度瓣膜反流，生物瓣没有明显反流或仅有轻微反流。机械瓣膜的跨瓣流速频谱两边会有机械干扰线，而生物瓣则没有。多普勒评价指标参见第一节。

4. **诊断要点**　询问病史，了解手术和置换瓣膜类型。二维超声观察人工瓣膜支架是否固定，瓣膜启闭运动有无异常，瓣膜及瓣周有无异常回声，利用彩色多普勒和连续多普勒判断瓣膜是否存在异常。

【人工生物瓣狭窄超声心动图表现】

1. **二维超声**　生物瓣膜常由瓣膜钙化、粘连引起。二维超声可观察瓣膜形态和活动，瓣膜及瓣周有无异常回声，明确瓣膜狭窄的病因。

2. **多普勒超声**　参见第一节。

3. **诊断要点**　参见第一节。

4. **鉴别诊断**　血栓与血管翳是引起人工瓣膜梗阻的常见原因。机械瓣膜较生物瓣膜更易形成血栓，通常与抗凝治疗不充分有关。机械瓣和生物瓣都会发生血管翳。二者的鉴别见表 6-6-5。

表 6-6-5　血栓与血管翳

	血栓	血管翳
形态	较大	较小
回声	较低,类似心肌	较强
抗凝治疗	有效	无效
病史	抗凝不足,房颤	儿童多见
易受累瓣膜	人工三尖瓣	人工主动脉瓣
梗阻症状	出现早	出现晚

【人工生物瓣病理性反流超声心动图表现】

1. **二维超声**　人工生物瓣病理性反流多见于生物瓣叶增厚和钙化、穿孔、脱垂、赘生物形成。二维超声可观察瓣膜形态和活动,瓣膜及瓣周有无异常回声,明确瓣膜反流的病因。

2. **多普勒超声**　反流束的起源和反流程度评价参见第一节。

3. **诊断要点**　几乎所有的机械瓣都有轻微或轻度瓣膜反流,生物瓣没有明显反流或仅有轻微反流。反流程度评价参见第一节。

4. **鉴别诊断**

（1）人工瓣膜生理性反流:反流束色彩均匀而单一,反流束源于缝合环内。

（2）赘生物形成:瓣环及瓣叶上异常条形或絮状回声,形态不规则,随血流摆动。

（3）瓣周脓肿:瓣周脓腔壁回声增强,腔内无回声区。

【小结】

1. 询问病史,了解手术和置换瓣膜类型。

2. 生物瓣架表现为强回声,瓣膜回声与自体瓣膜回声相似,回声纤细,柔韧性好。二维超声切面观察瓣叶活动度,瓣叶及瓣周有无异常回声;彩色和频谱多普勒判断是否存在异常血流。

3. 人工生物瓣膜狭窄及反流评价参照机械瓣膜。

（方晓燕）

第七章　与心脏瓣膜病相关的疾病

第一节　特发性心内膜弹力纤维增生症

【概述】

特发性心内膜弹力纤维增生症（endocardial fibroelastosis，EFE）是一类以心内膜中胶原纤维和弹力纤维增生而导致心内膜增厚的临床综合征，以左心心内膜受累病变为主，少见累及右心室或双心室，病变的左心室常见心腔扩大、收缩和舒张功能减退，可伴有其他畸形。也可继发于先天性心脏病，尤其是左心发育不良综合征或左心室梗阻性病变。该病多见于婴幼儿，70%～80% 的 EFE 为 1 岁以内首次发病，无明显性别差异，成年人罕见。EFE 首次报道于 1740 年，1995 年世界卫生组织和国际心脏病学会（WHO/ISFC）将其归类为未分类型心肌病，2006 年美国心脏病学会（American Heart Association，AHA）按病因将其归类为获得型心肌病中的炎性反应性心肌病。近年来主要以国内报道为主，国外报道案例数明显减少，可能与产前筛查及相关疫苗的普及有关，国外亦有学者将 EFE 归类于广义的心肌致密化不全。

EFE 的发病机制尚未完全阐明，目前的主流研究主要集中于病毒感染、基因异常和免疫反应方面。Lurie 等学者认为 EFE 是一组反应性心肌病的统称，并没有单一确切的病因，而是由于不同病因作用于某些先天性心肌损害而导致的具有相似症状及病理表现的综合征。

【临床表现】

EFE 多见于婴幼儿，罕见于成人。典型临床表现为健康的患儿突发左心衰竭，心衰呈进行性加重，常合并有肺炎，常见由呼吸困难、哭闹或烦躁不安及发绀首诊。检查可见左心室功能障碍和充血性心力衰竭，常合并各种心律失常，包括心房传导阻滞、心房纤颤、心动过速、频发室性早搏等。严重时表现为明显的心室扩张、功能障碍和不间断的室性心动过速。持续的难治性室性心动过速可能是终末期的表现，需要机械支持和心脏移植。该病有心源性猝死的可能，应早诊早治。由于临床表现形式各异，对于通过临床表现来诊断存在一定的困难。

【超声心动图表现】

超声心动图可直接观察心腔增大的程度，了解心内膜厚度、室壁运动、心功能情况，探查合并的其他心脏畸形，对 EFE 具有非常重要的诊断意义。

1. **M 型超声**　胸骨旁长轴切面显示室壁厚度及心内膜厚度、左心室运动曲线、心腔大小及心功能情况，可见心内膜增厚，左心室运动曲线平直，心功能减低。

2. **二维超声**　多个切面可直接观察到左心室呈球形增大以及心内膜增厚、回声增强，推荐在心尖四腔心和两腔心切面用双平面 Simpson 方法或三维超声测量左心室射血分数。

EFE 的典型特征表现：①心内膜明显增厚，厚度多 > 2～3mm，回声增强，类似瓣膜回声强度，与心肌分界清晰，多位于左心室下壁、下侧壁、下间隔部。短轴可见病变范围超过 1/3 或 1/2 的圆周径。从心底到心尖，病变范围较广。②左心室扩大，左心房亦可增大；室间隔呈弧形明显凸向右心室侧，可伴有不同程度的心室壁运动减弱及不协调。左心室收缩及舒张功能降低，以收缩减退为主，射血分数常 <45%。③二尖瓣增厚并回声增强，活动幅度降低，可伴有对合缝隙。

3. **多普勒超声**　可见二尖瓣口不同程度的瓣膜反流。组织多普勒可见心肌局部收缩峰值普遍下降，提示心肌收缩功能减退。

【诊断要点】

对于临床诊断心力衰竭的患儿，超声心动图对 EFE 的诊断主要包括以下几点：①房室腔大小，常见左心室腔扩大，甚至呈球形扩张，少见左心室腔缩小或不变，其次为左心房扩大，部分患儿右心可增大；②心内膜厚度与回声强度，心内膜厚度 >2～3mm，增厚的心内膜回声增强，强度接近瓣膜反射；③心功能，左心收缩及舒张功能减低，左心室舒张末期内径增大，常见射血分数 <45%；④其他，二尖瓣及腱索、乳头肌可增厚、回声增强，扩大的左心室可致二尖瓣相对关闭不全；另可观察其他心脏畸形，如主动脉缩窄、冠状动脉起源异常等。收缩不好的心内膜面偶可见附壁血栓形成，左心室较为多见（图 6-7-1）。

【鉴别诊断】

EFE 主要与左心功能下降的其他疾病鉴别，鉴别要点见表 6-7-1。

【小结】

1. EFE 多见于婴幼儿，为一类以心内膜增厚、心室扩张伴收缩功能减退为主要表现的临床综合征，病因非单一。

2. EFE 的临床症状缺乏特异性表现，超声心动图典型表现为心内膜增厚及心室扩张伴收缩功能减退。

3. EFE 可合并其他先天畸形。临床上应早诊早治。

表 6-7-1　超声心动图在特发性心内膜弹力纤维增生症鉴别诊断中的要点

常见疾病	超声及临床表现
扩张型心肌病	可见左心房室扩张、左心室收缩及舒张功能减退，伴有不同程度的二尖瓣反流；但心内膜不增厚，回声未见明显增强
限制型心肌病	可见多浆膜腔积液，ECG 示肢导联低电压；TTE 可见双心房扩张，心室扩张常不明显，以舒张功能减退为主，收缩功能正常或略下降，心肌弥漫回声呈毛玻璃样，未见心内膜增厚
病毒性心肌炎	急性期常有病毒感染病史和心肌酶标志物的升高；TTE 可见左心房室扩张、左心室收缩及舒张功能减退，伴有不同程度的二尖瓣反流；急性水肿期可见心肌弥漫增厚、回声减低，慢性期可见心肌不增厚或略薄，未见心内膜增厚
左冠状动脉异常起源于肺动脉	可见左心房室扩张、左心室收缩及舒张功能减退，伴有不同程度的二尖瓣反流，常见二尖瓣腱索钙化，探查可见左冠状动脉开口于肺动脉，彩色多普勒示冠状动脉内舒张期为主分流入肺动脉，右冠状动脉内径常增宽

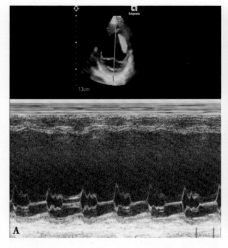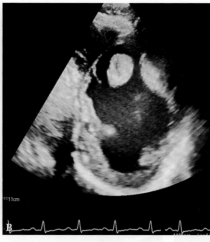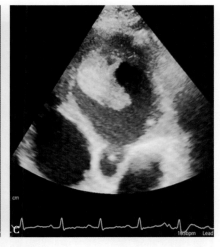

图 6-7-1　特发性心内膜弹力纤维增生症伴左心室血栓形成

A. 左心室短轴的 M 型超声显示左心室扩大，室间隔与左心室后壁运动弥漫减弱，二尖瓣开放呈低流量改变，可见"大心腔、小瓣口"；B. 左心室短轴切面，可见心内膜回声稍增强，室间隔与左心室前壁心内膜面可见多处强回声的附壁血栓形成；C. 心尖五腔心切面，可见心内膜回声稍增强，心尖部见大团强回声的附壁血栓。

（董丽莉　于佳慧　舒先红　任卫东）

第二节　Libman-Sacks 心内膜炎

【概述】

Libman-Sacks 心内膜炎（Libman-Sacks endo-carditis）是一种以心内膜上的多发性非细菌性疣状赘生物为特征的心内膜炎，由 Libman 和 Sacks 于 1924 年首次描述，是系统性红斑狼疮患者心脏瓣膜损害的重要表现，可侵犯心脏各瓣膜，以二尖瓣和主动脉瓣多见。文献报道系统性红斑狼疮患者中 Libman-Sacks 心内膜炎的超声检出率可高达 11%。

Libman-Sacks 心内膜炎的疣状赘生物好发于瓣膜对合缘，并常沿着瓣体向瓣环处进展甚至同时累及瓣膜两面，造成心脏瓣膜弥漫性增厚。根据组织病理学表现，目前认为其发病机制很可能与自身免疫介导的炎症以及血栓形成有关。

【临床表现】

大多数 Libman-Sacks 心内膜炎患者无临床症状，多在心脏听诊、超声心动图检查或者尸检时被发现。但如果合并感染性心内膜炎引起复合性瓣膜损害，瓣膜增厚纤维化或者大的疣状赘生物导致瓣膜关闭不全或瓣口狭窄，随着瓣膜功能障碍的进展，可继发血流动力学的改变和心功能恶化，导致充血性心力衰竭；如果 Libman-Sacks 心内膜炎的疣状赘生物发生脱落，导致脑血管或周围血管的栓塞，也将增加患者的死亡率，因此这一疾病的早期检出对改善患者预后具有重要的意义。

【超声心动图表现】

超声心动图为 Libman-Sacks 心内膜炎的临床诊断与治疗评估提供重要依据，经食管超声心动图是目前发现 Libman-Sacks 心内膜炎最敏感的方法，可用于明确赘生物的部位、观察心脏瓣膜的形态和功能，也可对血流动力学和心功能的变化做出定量评估。

1. **M 型超声**　显示二尖瓣或主动脉瓣曲线上颗粒状的团块回声。

2. **二维超声**　Libman-Sacks 心内膜炎可侵犯心脏各瓣膜，以二尖瓣最为常见，其次是主动脉瓣，其赘生物形态不规则、内部回声不均匀、无蒂、单个或聚集呈桑葚状附着于心内膜，基底较宽、活动度小，好发于瓣膜对合缘、二尖瓣后叶、二尖瓣与心室壁移行处，亦可多发于瓣膜的任何位置或累及多个瓣膜，受累瓣膜可弥漫性增厚、活动度减弱。如果赘生物较大，也可导致瓣口梗阻。

3. **多普勒超声**　彩色多普勒多用于判断 Libman-Sacks 心内膜炎合并瓣膜反流的程度。少数患者发生瓣口狭窄，连续多普勒于瓣口处可探及高速血流频谱。

4. **经食管超声心动图**　经食管超声心动图能更清晰地显示二尖瓣和主动脉瓣的结构，发现赘生物和瓣膜的器质性改变（图 6-7-2）。

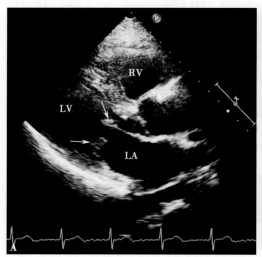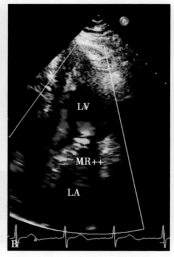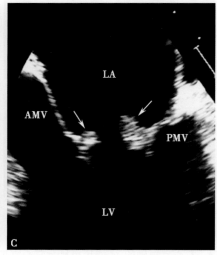

图 6-7-2　Libman-Sacks 心内膜炎超声表现

A. Libman-Sacks 赘生物二维图像，二尖瓣前叶和后叶的对合缘可见对称分布的致密团块。B. 彩色多普勒测及轻度二尖瓣反流；C. 经食管超声心动图示赘生物团块形态不规则、无蒂、附着瓣膜的基底较宽。
（图注：LV. 左心室；LA. 左心房；RV. 右心室；MR. 二尖瓣反流；AMV. 二尖瓣前叶；PMV. 二尖瓣后叶）

【诊断要点】

系统性红斑狼疮患者在心脏瓣膜上探查到单个或多发的赘生物,好发于瓣膜对合缘,赘生物形态不规则、无蒂、附着于瓣膜的基底较宽、活动度小,如合并瓣膜功能障碍多表现为瓣膜反流。

【鉴别诊断】

主要与感染性心内膜炎赘生物、乳头状弹力纤维瘤、Lambl's 赘生物鉴别,鉴别要点见表6-7-2。

表6-7-2 超声心动图在 Libman-Sacks 心内膜炎鉴别诊断中的要点

常见疾病	超声及临床表现
感染性心内膜炎赘生物	感染性心内膜炎典型的赘生物呈不规则分叶状,随瓣膜启闭摆动或呈现更大的活动度,常伴有局部组织的损害,表现为瓣膜穿孔、瓣周脓肿等,临床上多表现为持续性发热、明显的心脏杂音、白细胞升高和血培养阳性
乳头状弹力纤维瘤	心脏瓣膜常见的原发性良性肿瘤,通过短蒂与瓣膜相连,活动度大,好发于二尖瓣左心房面和主动脉瓣的主动脉面,典型肿瘤呈圆形或卵圆形,边界清楚,均质,通常为单个,亦可为多个
Lambl's 赘生物	发生在瓣膜关闭线上的纤细、活动的丝带状结构

【小结】

1. Libman-Sacks 心内膜炎继发于系统性红斑狼疮和抗磷脂综合征。

2. 超声表现为心脏瓣膜上单个或多发的赘生物,好发于瓣膜对合缘,无蒂、活动度小,受累瓣膜可呈弥漫性增厚。

3. 经食管超声心动图是目前发现 Libman-Sacks 心内膜炎最敏感的方法,可用于明确赘生物的部位、发现心脏瓣膜的器质性变化,对血流动力学做出定量评估。

4. 大多数 Libman-Sacks 心内膜炎患者无临床症状,亚临床的进展易被忽视,一旦发生严重的瓣膜功能异常和栓塞事件将影响患者预后,因此对系统性红斑狼疮和抗磷脂综合征患者应注意这一并发症的筛查和随访。

(汪咏莳)

第三节 老年心脏钙化综合征

【概述】

老年心脏钙化综合征(senile cardiac calcification syndrome)是指冠状动脉、心脏瓣膜、心肌随着年龄的增长发生以钙沉积为主的病理性改变,这不仅会导致冠状动脉狭窄、瓣膜以及其附属结构功能障碍,严重时还将改变心脏的形态、功能和血流动力学。老年心脏钙化综合征是老年人发生心律失常、心绞痛、心力衰竭、晕厥和猝死的主要原因之一。超声心动图为这一疾病的早期诊断提供了无创、敏感的检测手段。

【临床表现】

老年心脏钙化综合征最常累及冠状动脉,其次是二尖瓣瓣环、主动脉瓣,还可发生在左心室乳头肌、腱索、心内膜等心脏部位,其临床表现与病变累及的范围密切相关。如发生在冠状动脉引起冠状动脉狭窄可表现为心绞痛等冠心病症状;发生在二尖瓣后叶瓣环或主动脉瓣引起瓣膜及其附属结构功能异常,可导致瓣膜狭窄或关闭不全;乳头肌、腱索、心内膜、传导系统受累,将出现心律失常、心力衰竭、晕厥、猝死等严重心血管疾病表现。

【超声心动图表现】

超声心动图可在不同切面探查心脏瓣膜和心腔内有无钙化病灶,评估心脏瓣膜功能、心腔大小、心肌节段运动等。超声诊断标准:回声强于主动脉壁者为钙化。按钙化区最大径及形态分为:≤3mm 为点状钙化,>3~10mm 为片状钙化,>10mm 为斑块状钙化。

1. **二维超声** 老年心脏钙化综合征的瓣膜损害主要发生在二尖瓣和主动脉瓣。二尖瓣钙化灶最常见于后叶瓣环处,呈弧线形或无定形强回声钙化灶,亦可同时累及左心室后外侧壁,造成环下心内膜或部分心肌钙化。二尖瓣瓣环钙化表现为二尖瓣基底部出现强回声。主动脉瓣钙化主要位于瓣环处,可逐渐累及瓣体、瓣尖、主动脉窦壁,通常不伴有瓣叶交接融合,无冠瓣钙化多于左、右冠瓣钙化。当钙化灶引起瓣膜及其附属结构功能异常,将导致瓣膜狭窄或关闭不全,其评定标准与风湿性瓣膜病相同。由于老年心脏钙化综合征的冠状动脉钙化斑块与心瓣膜钙化的成因相似,因此两者经常合并存在,需要应用二维超声细致评估心脏节段收缩功能,协助冠心病的诊断。

2. **多普勒超声** 瓣膜狭窄和反流的超声多普勒评估方法和程度判定标准同风湿性瓣膜病,详见相关章节。

【诊断要点】

老年心脏钙化综合征患者年龄在 50 岁以上,随着年龄增长检出率增高。超声心动图的特征性表现是瓣膜钙化,主要累及二尖瓣和主动脉瓣,两者可单独存在或并存。二尖瓣后叶瓣环钙化多于前叶瓣环钙化,主动脉瓣钙化主要位于瓣环,可逐渐累及瓣体,通常不伴有瓣叶交接融合。本病进展缓慢,当瓣膜及其附属结构发生功能异常,可表现为瓣膜狭窄或关闭不全。高血压、冠心病、主动脉硬化是常见的伴发疾病。

【鉴别诊断】

主要与风湿性瓣膜病鉴别,鉴别要点见表 6-7-3。

表 6-7-3 超声心动图在老年心脏钙化综合征鉴别诊断中的要点

常见疾病	超声及临床表现
风湿性瓣膜病	最易侵犯二尖瓣,瓣膜广泛增厚、回声增强,以瓣叶交接粘连,活动僵硬为主要表现,腱索、乳头肌亦可发生变形、增粗或缩短,病变较少累及瓣环和瓣膜基底部

【小结】

1. 老年心脏钙化综合征患者年龄在 50 岁以上,随着年龄增长检出率增高,是老年人发生心律失常、心绞痛、心力衰竭、晕厥和猝死的主要原因之一。

2. 老年心脏钙化综合征可发生在冠状动脉、心脏瓣膜、左心室乳头肌、腱索、心内膜等心脏部位。

3. 超声心动图的特征性表现是瓣膜钙化,主要累及二尖瓣和主动脉瓣,二尖瓣后叶瓣环钙化多于前叶瓣环钙化,主动脉瓣钙化主要位于瓣环,可逐渐累及瓣体,通常不伴有瓣叶交界融合。本病进展缓慢,当瓣膜及其附属结构发生功能异常,可表现为瓣膜狭窄或关闭不全。

(汪咏莳 舒先红)

第八章　超声对瓣膜病介入治疗效果评估

第一节　经导管主动脉瓣置换术

【主动脉瓣狭窄概述】

一、病因及病理生理

主动脉瓣狭窄最常见的病因是先天性主动脉瓣畸形、老年性主动脉瓣钙化和风湿性主动脉瓣病变。欧美国家以前两者为主,我国仍以风湿性多见。

风湿性主动脉瓣狭窄病理变化为瓣叶交界粘连,瓣膜增厚,纤维化钙化,以瓣叶游离缘尤为突出。老年性主动脉瓣钙化病理表现为瓣体部的钙化,很少累及瓣叶交界。先天性主动脉瓣狭窄可为单叶式、二叶式或三叶式,其中二叶式主动脉瓣(BAV)最多,约占50%。普通人群中BAV的发生率为1%~2%,部分有家族史。

早期表现为主动脉瓣增厚,不伴流出道梗阻,此阶段称为主动脉瓣硬化。病变进一步发展可导致主动脉瓣口面积减少。当面积从正常(3~4cm^2)减少至一半(1.5~2.0cm^2)时几乎无血流动力学异常,进一步降低则导致血流梗阻及进行性的左心室压力负荷增加,当瓣口面积减少至正常值的1/4以下(<1.0cm^2)为重度狭窄。左心室代偿性肥厚,收缩增强以克服收缩期心腔内高压,维持静息状态下心排血量,临床可无明显症状,但运动时心排血量增加不足。随着狭窄程度进一步加重,心肌肥厚和心肌收缩力不足以克服射血阻力,心排血量减少,外周血压降低,临床出现症状,脑供血不足可导致头昏、晕厥;心肌供血不足加重心肌缺血和心功能损害,出现心绞痛和呼吸困难等,最终左心室扩大,收缩功能显著下降,跨瓣压差降低,肺动脉压、肺毛细血管楔压和右心室压增高。

二、主动脉瓣狭窄治疗

几十年来在体外循环心脏停搏下行主动脉瓣置换已经成为严重主动脉瓣狭窄的主要治疗手段。但手术创伤大、并发症发生率高引起了人们的高度重视。2002年,Cribier完成第一例经导管主动脉瓣置换术(transcatheter aortic valve implantation,TAVI),时至今日,全球已有30多个国家,超过14万例患者接受了TAVI手术;2010年,葛均波院士成功完成国内首例TAVI。随着TAVI的快速发展,超声心动图在TAVI术前的筛选、术中的监测和引导及术后的评价方面起着很重要的作用。

（一）TAVI的适应证

1. 重度钙化性主动脉瓣狭窄,平均跨瓣压差(AVPGmean)>40mmHg或前向最大流速(Vmax)>4m/s,以及主动脉瓣口面积(AVA)<1.0cm^2(或有效瓣口面积<0.6cm^2/m^2)。

2. 有症状,NYHA分级≥Ⅱ级。

3. 经2名或2名以上心内科医师评估,为不适合行外科手术的患者或者经外科医师充分沟通后患者拒绝外科手术且外科手术高危的患者,通常欧洲心脏手术风险评分≥20%或美国胸外科学会危险评分≥10%。

经导管主动脉瓣置换术不仅适用于三叶主动脉瓣重度狭窄的高危患者,而且适用于先天性二叶主动脉瓣重度狭窄的高危患者。

（二）TAVI的排除标准

1. 1个月内发生过急性心肌梗死。

2. 3个月内发生过急性消化性溃疡或上消化道出血史。

3. 6个月内发生过脑血管意外或短暂性脑缺血发作。

4. 严重左心室功能障碍(LVEF<20%)。

5. 合并或不合并梗阻的肥厚型心肌病。

6. 重度二尖瓣反流。

7. 预期寿命<12个月。

（三）TAVI 的手术路径

TAVI 的植入路径有 3 种。

1. 顺行法　穿刺右股静脉—右心房—房间隔—左心房，经二尖瓣、左心室流出道至升主动脉，释放瓣膜。

2. 逆行法　穿刺股动脉—腹主动脉—降主动脉—主动脉弓—逆行至主动脉根部—左心室。

3. 经心尖部　胸骨左侧小切口，显露心尖，左心室心尖部作荷包，穿刺，建立导丝轨道，顺行法释放瓣膜，完成主动脉瓣置入。

【超声心动图在 TAVI 术前的应用】

一、经胸二维超声心动图

经胸二维超声心动图（TTE）在 TAVI 术前可用于评价下列指标。

1. 左心室舒张末期内径（LVEDD）。

2. 左心室收缩末期内径（LVESD）。

3. 室间隔收缩期 / 舒张期厚度（IVSdias/sys）。

4. 主动脉瓣瓣叶数量、增厚和钙化的程度。

5. 主动脉瓣环内径。

6. 左心室流出道内径，在主动脉瓣环下方 1cm 处测量。

7. 主动脉根部内径。

8. 升主动脉近端内径，在主动脉瓣环上方 4cm 处测量（图 6-8-1）。

9. 主动脉窦高以及窦管交界处直径（图 6-8-2）。

10. 主动脉瓣环距左、右冠状动脉开口的距离。

11. 左心室流出道与主动脉之间的角度。

12. 左心室收缩功能，左心室射血分数（LVEF 由 Simpson 方法定量）。

13. 三尖瓣瓣环平面收缩期位移（TAPSE）。

14. 二尖瓣瓣环平面收缩期位移（MAPSE）（图 6-8-3）。

15. 连续波多普勒定量主动脉瓣的最大跨瓣压差、平均跨瓣压差及主动脉瓣狭窄的最大流速（图 6-8-4）。

16. 连续性方程估测主动脉瓣狭窄口的面积。

17. 定量主动脉瓣狭窄程度。

（1）轻度：面积 $\geq 1.5cm^2$；Vmax 为 $2 \sim 2.9m/s$；AVPGmean $< 20mmHg$。

（2）中度：面积为 $1.0 \sim 1.5cm^2$；Vmax 为 $3.0 \sim 3.9m/s$；AVPGmean 为 $20 \sim 39mmHg$。

（3）重度：面积 $\leq 1.0cm^2$；Vmax $\geq 4m/s$；AVPGmean $\geq 40mmHg$。

18. 连续波多普勒定量肺动脉收缩压评估肺动脉高压的程度。

（1）轻度：$40 \sim 50mmHg$。

（2）中度：$> 50 \sim 70mmHg$。

（3）重度：$70mmHg$ 以上。

二、经食管二维超声心动图

（一）进一步准确定量 TTE 指标

经食管超声心动图（TEE）能够进一步准确定量主动脉瓣环、左心室流出道、主动脉根部及升主动脉近端内径（图 6-8-5），主动脉瓣距左冠状动脉开口

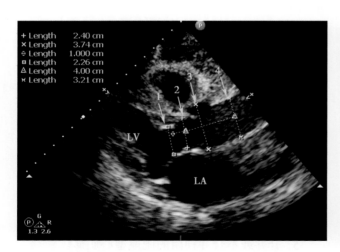

图 6-8-1　胸骨旁长轴切面显示左心室流出道直径（箭头 1），主动脉瓣环直径（箭头 2），主动脉根部内径（箭头 3），升主动脉动脉近端内径（箭头 4）

（图注：LA. 左心房；LV. 左心室）

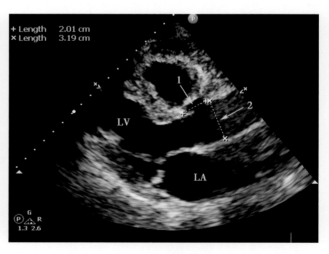

图 6-8-2　胸骨旁左心室长轴切面显示窦高（箭头 1）以及窦管交界处直径（箭头 2）

（图注：LA. 左心房；LV. 左心室）

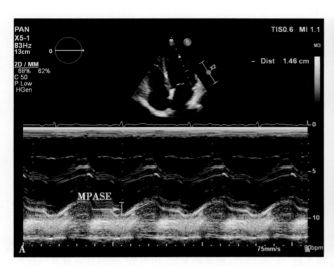

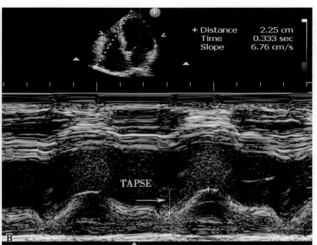

图 6-8-3　心尖四腔心切面显示瓣环平面收缩期位移
A. 三尖瓣瓣环平面收缩期位移（箭头所示）；B. 二尖瓣瓣环平面收缩期位移（箭头所示）。

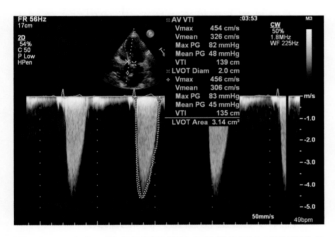

图 6-8-4　心尖五腔心切面连续波多普勒估测主动脉瓣狭窄最大流速、最大跨瓣压差、平均跨瓣压差

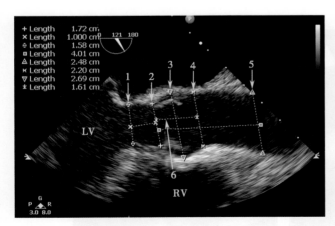

图 6-8-5　经食管中段左心室长轴切面显示左心室流出道直径（箭头 1），主动脉瓣环直径（箭头 2），主动脉窦部直径（箭头 3），窦管交界处直径（箭头 4），升主动脉近端直径（箭头 5），窦高（箭头 6）
（图注：LV. 左心室；RV. 右心室）

的距离，主动脉瓣增厚、钙化的程度，左心室流出道与主动脉之间的角度，从而确定合适的经导管主动脉瓣置换术患者。

（二）检测左心房血栓

TEE 能够清楚地同时观察左心房及左心耳内附壁血栓的情况，如果患者发现左心房及左心耳存在附壁血栓，必须华法林治疗 3 个月后再复查食管超声。

（三）评价主动脉粥样硬化斑块的程度

TEE 更重要的作用是经食管超声心动图评价主动脉粥样硬化斑块的程度，因为显著的主动脉粥样硬化是经导管主动脉瓣置换术中引起栓塞的主要原因，如果 TEE 发现明显的主动脉斑块，为避免这种情况栓塞的发生，必须改变植入路径，由顺行法或逆行法改为经心尖部的方法。

三、食管实时三维超声心动图

近年来，随着超声心动图飞速发展，经食管实时三维超声心动图已广泛应用于临床。经食管三维超声心动图比经食管二维超声心动图提供更精确的主动脉环直径及左心室流出道直径，立体显示主动脉瓣、主动脉窦部及左右冠状动脉开口处的三维结构以及左心室流出道与主动脉之间的三维空间关系，进一步准确定量主动脉瓣环直径、左心室流出道直径、主动脉根部直径及升主动脉近端直径（图 6-8-6），为 TAVI 选择更精确的主动脉瓣环型号。

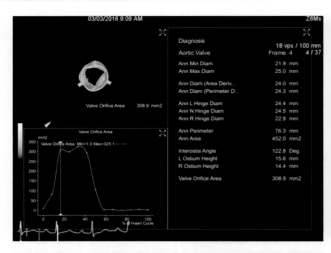
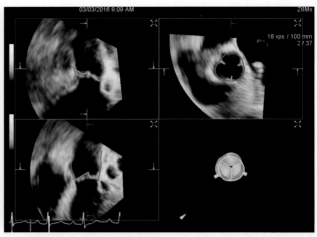

图 6-8-6　经食管三维超声心动图定量评价主动脉瓣环最大径、最小径、主动脉瓣环周长和面积，以及左、右冠状动脉开口高度

【超声心动图在 TAVI 术中的应用】

一、主动脉瓣环和根部的再评价

患者平卧于手术台并于全身麻醉后，放置经食管超声探头，并对患者的主动脉瓣环直径重新测定，便于选择更合适的人工生物主动脉瓣尺寸。再次观察主动脉根部，评价钙化严重程度、冠状动脉开口部位。

二、确定经心尖的穿刺部位和路径

在经心尖部穿刺的主动脉瓣置入术中，应用经胸超声心动图确定心尖部的最佳切口位置，应用带有消毒套的经胸探头直接放置于左心室心尖部心外膜，确定经心尖穿刺针的路径和心尖至左心室腔中心的距离。

三、引导人工生物瓣置入和释放

在经导管人工生物瓣植入前，应用经食管超声心动图和／或 X 线透视显示导丝在主动脉及左心室内的位置，以及与周围结构的关系（图 6-8-7），主动脉瓣狭窄球囊扩张过程中，应用经食管超声心动图和／或 X 线透视记录球囊的位置（图 6-8-8），避免瓣膜位置过高或过低，若瓣膜释放得太低，可能引起完全性左束支传导阻滞、瓣周漏和影响二尖瓣功能。若瓣膜释放得太高，可能堵塞冠状动脉入口，导致瓣膜移位、瓣周漏。

四、人工生物瓣置入术后即刻

（一）评价人工生物瓣反流和瓣周漏

在人工生物瓣置入并打开后即刻，经食管超声心动图评价人工生物瓣反流的程度及反流位置

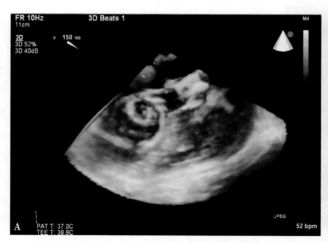
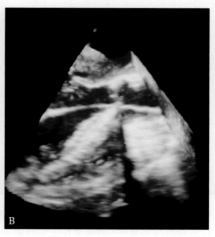

图 6-8-7　经食管三维超声心动图

A. 经食管超声心动图显示超硬导丝经过狭窄的主动脉瓣到左心室；B. 经食管超声心动图显示超硬导丝在左心室内呈螺旋状。

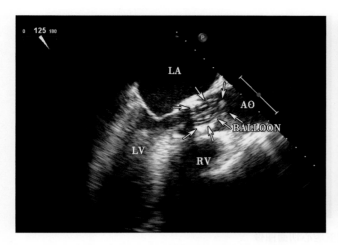

图 6-8-8　食管中段左心室长轴切面显示主动脉瓣狭窄球囊（BALLOON）扩张（箭头所示）

（图注：LA：左心房；LV：左心室；RV：右心室；AO：主动脉）

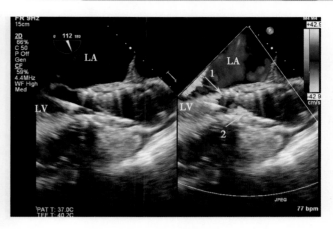

图 6-8-9　食管中段左心室长轴切面显示人工生物瓣置入术后，彩色多普勒示轻微至轻度瓣周漏（箭头 1）及轻微主动脉瓣反流（箭头 2）

（图注：LA. 左心房；LV. 左心室）

（图 6-8-9），大多数患者有轻度瓣周漏，如果出现明显的瓣周漏，再一次的球囊扩张有助于减少瓣周漏。如果出现急性重度主动脉瓣反流，根据经食管超声心动图显示左心室腔的大小，尽早对患者应用血管加压复苏方法。

（二）测量跨瓣压差、监测并发症

应用 TEE 评价人工生物瓣的瓣叶活动（图 6-8-10，图 6-8-11），确定人工生物瓣的固定情况，并仔细观察人工生物瓣对冠状动脉开口的影响。在经胃五腔心切面应用连续多普勒记录人工生物主动脉瓣的最大跨瓣压差、平均跨瓣压差，脉冲多普勒记录左心室流出道的最大压差、平均压差，然后根据连续性方程估测人工生物主动脉瓣瓣口面积（图 6-8-12）。同时评价二尖瓣形态与功能，二尖瓣反流有无增加；评价左右心室各节段功能，如果出现新的节段功能异常，必须立即观察人工生物瓣是否堵住冠状动脉开口；评价其他的并发症，如心脏压塞、主动脉夹层分离。

【超声心动图在 TAVI 术后的应用】

经导管主动脉瓣置换术后的超声心动图作用是随访人工生物瓣的位置和功能、左右心室的功能及其他瓣膜的功能，包括观察人工生物瓣支架固定情况，定量人工生物瓣跨瓣压差及反流部位和程度，根据 Simpson 的方法定量左心室功能，根据三尖瓣瓣环平面收缩期位移及三尖瓣瓣环 S 波的峰值评价右心室收缩功能，同时评价二尖瓣的形态活动及反流程度。

总之，经导管主动脉瓣置换术的成功与否取决

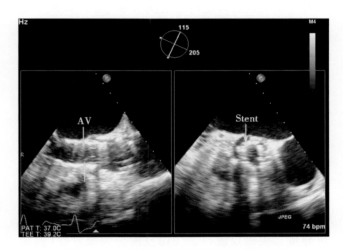

图 6-8-10　食管中段的双平面二维超声图像

左侧图为左心室长轴切面，显示人工主动脉瓣支架固定，瓣膜开放不受限（箭头所示）；右侧图为主动脉瓣水平短轴切面，显示人工生物主动脉瓣与主动脉根部的关系（箭头所示）。

（图注：AV. 人工主动脉瓣；Stent. 人工主动脉瓣支架）

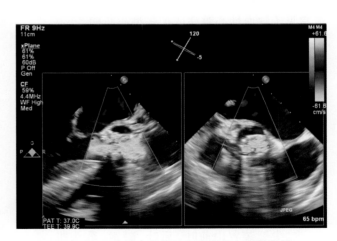

图 6-8-11　食管中段的双平面彩色多普勒图像

左侧图为左心室长轴切面，右侧图为大血管短轴切面，显示人工生物瓣置入术后，彩色多普勒示人工主动脉瓣启闭良好。

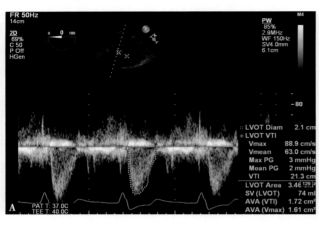 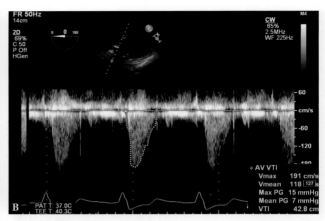

图 6-8-12　经胃五腔心切面图像

A. 应用连续多普勒记录人工生物主动脉瓣狭窄频谱；B. 应用脉冲多普勒记录左心室流出道血流频谱。

于术前精准的经胸及经食管超声心动图评价、术中及时正确地经食管超声心动图引导与监测以及术后经胸超声心动图的密切随访。

（潘翠珍）

第二节　经皮二尖瓣成形术

【二尖瓣反流概述】

一、病因及病理生理

二尖瓣反流（MR）是常见的心脏瓣膜病，二尖瓣的瓣叶、瓣环、腱索、乳头肌和左心室壁的缺陷均可导致二尖瓣反流。二尖瓣反流分为原发性（器质性）和继发性（功能性），原发性是由于二尖瓣结构异常所致，而继发性是由于左心室扩张、瓣环扩大、乳头肌移位、收缩功能异常等原因所致。原发性的二尖瓣反流在我国以往以风湿性最多见，目前以老年退行性病变如二尖瓣脱垂为主，继发性二尖瓣反流常见于缺血性心脏病或扩张型心肌病。

二尖瓣反流使得左心房负荷和左心室舒张期负荷加重。左心房除接受肺静脉回流的血液外，还接受左心室反流的血液，因此左心房压力的升高可引起肺静脉和肺毛细血管压力的升高，继而扩张和淤血。同时左心室舒张期容量负荷增加，左心室扩大。临床上出现肺淤血和体循环灌注低下等左心衰竭症状，晚期可出现肺动脉高压和全心衰竭。

二、二尖瓣解剖结构概述

二尖瓣装置由前叶、后叶、腱索、乳头肌、瓣环和左心房壁、左心室壁组成。2 个瓣叶在前外交界和后内交界处相连接，均有相应的腱索和乳头肌。

常规将二尖瓣前叶和后叶分别分成 3 个扇区，后叶天然的 2 个切迹将后叶分成 3 个部分，从前外交界向后内交界方向，依次为外侧叶 P1、中间叶 P2、内侧叶 P3，前叶与之对应的区域依次为外侧叶 A1、中间叶 A2、内侧叶 A3 以及前外交界 AC、后内交界 PC（图 6-8-13）。但少见情况下的二尖瓣后叶有 3 个切迹将后叶分为 4 个部分，从前外交界向后内交界方向，依次为外侧叶 P1、中间叶 P2L（偏外侧）、P2M（偏内侧）、内侧叶 P3，前叶分为 A1、A2、A3 以及 AC、PC（图 6-8-14）。还有较少见的二尖瓣后叶有 1 个深的切迹，将后叶分为 2 个部分，从前外交界向后内交界方向，依次为外侧叶 P1、内侧叶 P3，前叶分为 A1、A2、A3 以及 AC、PC（图 6-8-15）。还有的变异是后叶裂缺，类似与二尖瓣前叶裂缺一样，均可无 I 孔型房间隔缺损而单独存在。

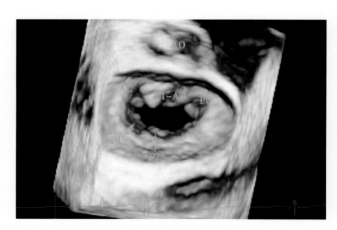

图 6-8-13　经食管三维超声心动图显示二尖瓣口的三维外科视野（从左心房向左心室观察二尖瓣口）

从前外交界向后内交界方向，依次为外侧叶 P1、中间叶 P2、内侧叶 P3，前叶与之对应的区域依次为外侧叶 A1、中间叶 A2、内侧叶 A3 以及 AC 及 PC。

（图注：AC. 前外交界；PC. 后内交界；AO. 主动脉）

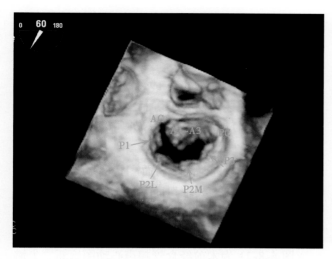

图 6-8-14　经食管三维超声心动图显示二尖瓣口的三维外科视野（从左心房向左心室观察二尖瓣口）

从前外交界向后内交界方向，依次为外侧叶 P1、中间叶 P2L、P2M、内侧叶 P3，前叶依次为外侧叶 A1、中间叶 A2、内侧叶 A3 以及 AC 及 PC。

（图注：AC. 前外交界；PC. 后内交界；AO. 主动脉）

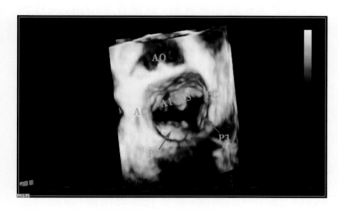

图 6-8-15　经食管三维超声心动图显示二尖瓣口的三维外科视野（从左心房向左心室观察二尖瓣口）

从前外交界向后内交界方向，依次为外侧叶 P1，内侧叶 P3，前叶依次为外侧叶 A1、中间叶 A2、内侧叶 A3 以及 AC 及 PC。

（图注：AC. 前外交界；PC. 后内交界；AO. 主动脉）

三、二尖瓣反流的治疗

药物主要是对症治疗。手术指征包括：①出现症状；②无症状的重度二尖瓣反流合并左心室功能不全的证据：LVEF 为 30%～60%，或者左心室收缩末期内径（LVESD）≥40mm；③无症状且无左心室功能不全证据的重度二尖瓣反流，如伴房颤或肺动脉高压（PASP>50mmHg）倾向于手术。存在严重的左心室收缩功能障碍患者（EF<30%），则外科手术风险极高。

外科手术方式包括二尖瓣修复术和二尖瓣置换术。外科换瓣手术创伤大、风险高，特别是终末期

心衰合并功能性二尖瓣反流的患者，大部分无法耐受外科手术，高危或老年患者接受二尖瓣置换术的死亡率高达 25%。瓣膜修复术避免了人工瓣血栓栓塞 - 出血的并发症以及感染的风险，更好地维持了瓣膜生理功能和 LV 的功能，具有更低的围手术期死亡率和更好的远期预后，在条件允许的情况下，二尖瓣修复是二尖瓣手术的首选术式。

近年来，经皮二尖瓣病变介入治疗进展迅速，2003 年基于外科缘对缘缝合手术原理的一种导管装置——MitraClip 系统被发明，并应用于临床。2012 年 5 月 26 日复旦大学附属中山医院完成国内首例经导管二尖瓣夹合术，2018 年 7 月 2 日复旦大学附属中山医院葛均波院士团队成功完成了世界首例 ValveClamp，目前为止已完成近 90 例患者。外科二尖瓣修复术是对二尖瓣前后叶的中间部分进行缘对缘缝合，从而形成了一个双口二尖瓣，减少二尖瓣反流。经导管二尖瓣缘对缘瓣膜修复术（MitraClip）是在外科缘对缘二尖瓣修复技术的启发下，使用一个特制的二尖瓣夹合器（MitraClip），经股静脉进入穿刺房间隔进入左心房及左心室，在经食管二维、三维超声心动图及 DSA 引导下，使用二尖瓣夹合器夹住二尖瓣前后叶的中间部分，人为形成一个双口二尖瓣，缩小瓣口面积，有效减少二尖瓣反流。

四、二尖瓣夹合术的入选标准

1．功能性或者器质性中、重度二尖瓣反流。

2．具有症状，或者有心脏扩大、房颤或肺动脉高压等并发症。

3．左心室收缩末内径≤55mm、左心室射血分数（LVEF）>25%，心功能稳定，可以平卧耐受心导管手术。

4．二尖瓣开放面积>4.0cm²（避免术后出现二尖瓣狭窄）。

5．二尖瓣初级腱索不能断裂（次级腱索断裂则不影响）。

6．前后瓣叶 A2、P2 处无钙化、无严重瓣中裂。

7．二尖瓣反流束主要来源于 A2、P2 之间，而不是其他位置。

8．瓣膜解剖结构合适，对于功能性二尖瓣反流患者，二尖瓣关闭时，瓣尖接合处长度≥2mm，瓣尖接合处相对于瓣环高度<11mm；对于二尖瓣脱垂患者（呈连枷样改变），连枷间隙<10mm，连枷宽度<15mm。

9. 瓣膜解剖结构不合适，如瓣膜穿孔，瓣膜裂缺，A2、P2 处严重钙化，瓣膜狭窄，风湿性瓣膜病。

【超声心动图在经皮二尖瓣夹合术前的应用】

在经皮二尖瓣夹合术前，首先应用经胸超声心动图、经食管超声心动图的适当切面对二尖瓣的结构及二尖瓣反流程度进行准确评估。由于不同的超声切面显示二尖瓣前后叶不同的扇区，因此必须掌握各瓣叶扇区的最佳超声切面，对二尖瓣瓣叶病变范围及其反流程度在术前做出正确的判断，避免误诊和漏诊，提高手术的成功率。

一、经胸超声心动图

经胸超声心动图可通过以下切面显示二尖瓣瓣叶各扇区。

1. **胸骨旁左心室长轴切面** 显示 A2、P2，如图 6-8-16。

2. **二尖瓣水平短轴切面** 显示整个前后叶，如图 6-8-16。

3. **心尖四腔心切面** 显示 A2、P2，如图 6-8-17。

4. **心尖长轴切面** 显示 A2、P2，如图 6-8-17。

5. **心尖二腔心切面** 显示 A1、P3，如图 6-8-18。

6. **心尖二尖瓣交界处长轴切面** 显示 P1、A2、P3，如图 6-8-18。

经胸超声心动图通过上述切面评价二尖瓣反流的机制、二尖瓣反流的程度以及二尖瓣反流的部位，并确定瓣膜运动异常的扇区。

二、经食管二维、三维超声心动图

经食管二维超声心动图可通过 4 个食管中段切面完整显示二尖瓣（图 6-8-19）。

1. **食管中段的四腔心切面** 显示 A2、A3 和 P1。

2. **食管中段的二尖瓣交界处切面** 显示 A2、P1 和 P3。

3. **食管中段的二腔心切面** 显示 A1、A2 和 P3。

4. **食管中段的长轴切面** 显示 A2 和 P2。

经食管三维超声心动图通过二尖瓣的"三维外科视野"立体显示二尖瓣前后叶（图 6-8-20）。

图 6-8-21 为术前经食管超声心动图诊断二尖瓣后叶 P3 处脱垂并连枷的患者，近来研究表明 MitraClip 对于此类患者的治疗效果与中心性脱垂（A2/P2）相当。

三、二尖瓣反流程度的定量评估

关于 MR 的定量评估，目前各个指南、文件的标准不完全一致，且一般分为轻度、中度、重度。这种分法较为宽泛，不能很好地反映手术前后的变化及体现手术效果。在 MitraClip 的系列临床试验中以及之后许多 MR 介入治疗临床研究中，将 MR 分为无（0+）、轻度（1+）、中度（2+）、中重度（3+）和重度（4+）。另外，国外指南文件中，关于 MR 的定量评估标准甚为复杂，需要采集多个复杂数据，这在临床应用中，特别是在我国临床实践应用的可行性较低。鉴于以上情况，结合我国的国情，反流程度

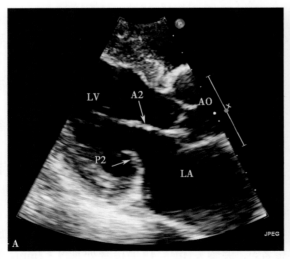
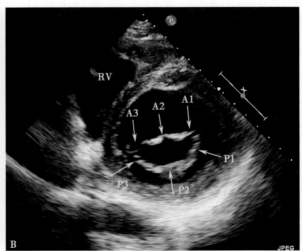

图 6-8-16 经胸超声多切面显示二尖瓣叶分区（1）

A. 胸骨旁长轴切面，显示二尖瓣前叶 A2 处、二尖瓣后叶 P2 处；B. 二尖瓣水平短轴切面，显示二尖瓣前叶 A1、A2、A3 及二尖瓣后叶 P1、P2、P3。

（图注：LA. 左心房；LV. 左心室；AO. 主动脉；RV. 右心室）

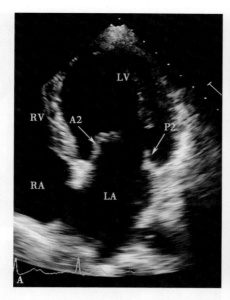 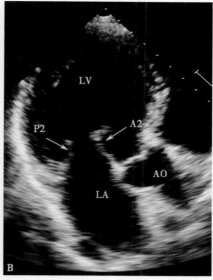

图 6-8-17　经胸超声多切面显示二尖瓣叶分区（2）

A. 为心尖四腔心切面，显示二尖瓣前叶 A2 处、二尖瓣后叶 P2 处；B. 为心尖长轴切面，
显示二尖瓣前叶 A2 处、二尖瓣后叶 P2 处。

（图注：LA. 左心房；LV. 左心室；RA. 右心房；RV. 右心室；AO. 主动脉）

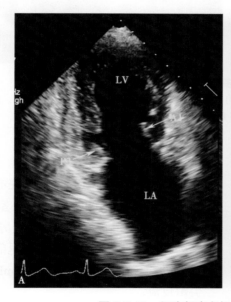 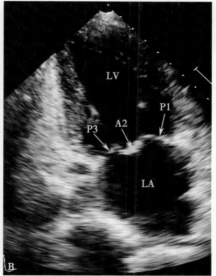

图 6-8-18　经胸超声多切面显示二尖瓣叶分区（3）

A. 心尖二腔心切面，显示二尖瓣前叶 A1 处、二尖瓣后叶 P3 处；B. 二尖瓣交界处长
轴切面，显示二尖瓣后叶 P1、前叶 A2、后叶 P3。

（图注：LA. 左心房；LV. 左心室）

分为无（0+）、轻度（1+）、中度（2+）、中重度（3+）、重度（4+）和极重度（5+），现将 MR 定量评估参数和方法学作一推荐，具体如图 6-8-22。

（一）反流束最窄部位宽度（vena contracta width，VCW）

1. VCW < 0.3cm　为轻度反流。

2. VCW 为 0.3 ~ 0.7cm　二尖瓣反流程度不确

定（轻度、中度、中重度、重度），需要结合下述参数来评估：反流面积分数（RF）、反流容积（RVol）、有效反流口面积（EROA）。

（1）轻度二尖瓣反流：RF < 20%，RVol < 30ml，EROA < 0.2cm^2；

（2）中度二尖瓣反流：RF 为 20%~29%，RVol 为 30~44mL，EROA 为 0.2~0.29cm^2；

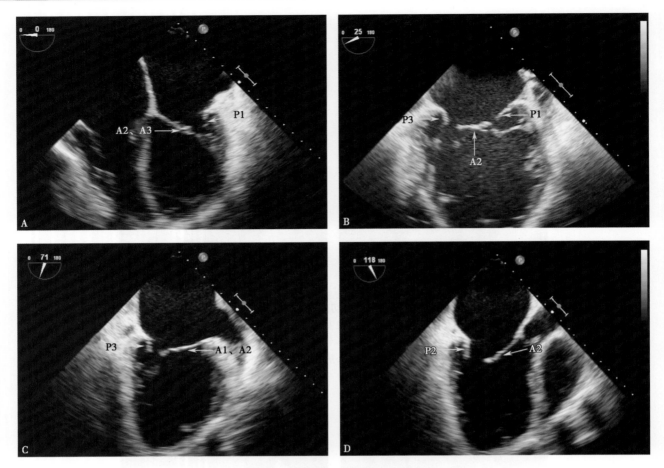

图 6-8-19　经食管超声多切面显示二尖瓣叶分区

A. 食管中段的四腔心切面，显示 A2、A3 和 P1；B. 食管中段的二尖瓣交界处切面，显示 A2、P1 和 P3；C. 食管中段的二腔心切面，显示 A1、A2 和 P3；D. 食管中段的长轴切面，显示 A2 和 P2。

（3）中重度二尖瓣反流：RF 为 30%～39%，RVol 为 44～59mL，EROA 为 0.3～0.39cm²；

（4）重度二尖瓣反流：RF ＞ 40%，RVol ＞ 60mL，EROA≥0.4cm²。

3. VCW ＞ 0.7cm　为重度、极重度反流：心腔

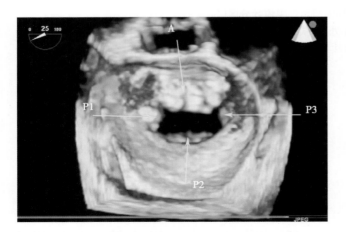

图 6-8-20　经食管三维超声心动图的"外科视野"从左心房向左心室观察二尖瓣，完整显示二尖瓣前后叶（箭头所示）

的大小有助于评判 MR 的程度，左心功能状态会对反流的评估产生影响。对于左心室射血分数保留（LVEF≥60%），TTE 示反流束冲击房顶部并且折返，定义为重度二尖瓣反流；如果折返的血流束超过左心房中段，且 RF ＞ 75%，RVol ＞ 80mL 定义为极重度二尖瓣反流。

（二）方法学

1. VCW　建议 TTE 胸骨旁左心室长轴切面和 TEE 食管中段左心室长轴切面，或者反流最多的标准切面测量反流束最窄部位宽度。

2. RVol 和 EROA　在无主动脉瓣反流时，建议多普勒连续方程法（SV$_{MV}$-SV$_{LVOT}$）测算，条件不符合时考虑近端等速表面积法（PISA）。

一些技术因素可能会影响到左心房内反流信号的出现，包括帧频、增益调节及探头频率。调节彩色标尺，可以影响到反流束在左心房内分布的范围。彩色标尺调节到适中（50～70cm/s），可以限制外溢影响，保持相对固定的技术因素，从而减少设备误差。

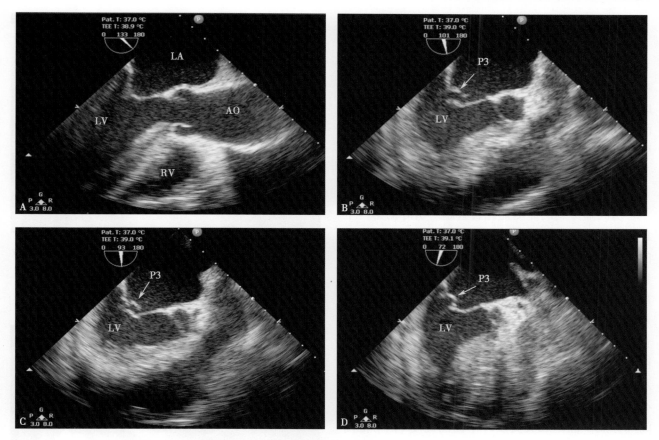

图 6-8-21 二尖瓣后叶 P3 处脱垂(72° ~ 101°)

A. 食管中段左心室长轴切面(133°),二尖瓣前后叶未见脱垂;B. 食管中段左心室长轴切面(101°),显示二尖瓣后叶脱垂(P3
靠近 P2 处);C. 食管中段二腔心切面(93°),显示二尖瓣后叶脱垂并连枷(P3 处);D. 食管中段二腔心切面(72°),显示二尖
瓣后叶脱垂(P3 处)。
(图注:LA. 左心房;LV. 左心室;AO. 主动脉;RV. 右心房)

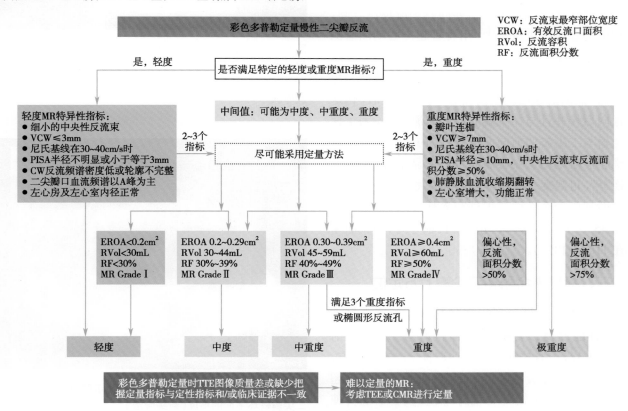

图 6-8-22 二尖瓣反流程度的半定量及定量评估图

【超声心动图在经皮二尖瓣夹合术中的应用】

在经食管超声心动图实时引导下，MitraClip 成功传送需要在介入医生与超声医生的精诚合作下完成。经皮二尖瓣夹合术需要一个标准的操作顺序，而且所有的操作顺序由经食管超声心动图监测和引导。

一、引导房间隔穿刺

房间隔穿刺的监测是经食管超声引导的第一个目标，经食管超声心动图能清晰显示导管在房间隔的位置，并指导介入医生调节房间隔穿刺的位置，目的是使导管的位置向上和向后有利于导管的弧形容易到达二尖瓣的中央。食管中段的主动脉瓣水平短轴切面（多平面角度 30°～60°，图 6-8-23）和食管中段上下腔静脉切面（多平面角度 90°～100°，图 6-8-24）在房间隔穿刺可以显示所有的相邻结构，从而避免夹合器与心内膜的接触。食管中段的四腔心切面（多平面角度 0°～10°，图 6-8-25）能定量房间隔穿刺平面距二尖瓣瓣环平面的高度（正常范围在 3.5～4cm）。

二、引导导管和夹合器进入左心房

当房间隔穿刺成功后，首先扩大房间隔穿刺点从而允许传送系统及夹合器朝向二尖瓣反流方向。在超硬的导线推进过程中，用食管超声心动图监测有助于避免左心耳及左心房壁的穿破，防止心脏压塞。在大多数操作过程中，显示导管的顶端能避免与后侧、侧面的左心房壁及左心耳接触，然后，传送导管向后转并且与二尖瓣的前向血流平行，为了使传送器与二尖瓣的前向血流平行，应用经食管实时三维超声心动图从左心房向左心室显示"二尖瓣外科视野"，可观察二尖瓣与传送器的关系。也可应用双平面其中一个切面在内外交界处方向（多平面角度在 45°～70°），另一个切面在长轴方向（多平面角度在 110°～135°）。

三、指导夹合器在二尖瓣上方定位

夹合器应该置于彩色多普勒显示反流束最大处，这样能分裂二尖瓣反流束，同时与二尖瓣的前向血流平行，一旦传送导管的顶端置于二尖瓣上方，然后打开夹合器装置的臂，应用经食管实时三维超声心动图的"二尖瓣外科视野"旋转夹合器的臂使其与二尖瓣交界线垂直（图 6-8-26），或者应用二尖

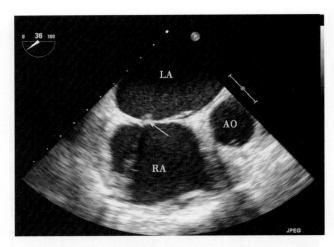

图 6-8-23 食管中段的主动脉瓣水平短轴切面，显示穿刺点位于房间隔中段卵圆窝处（箭头所示）
（图注：LA. 左心房；RA. 右心房；AO. 主动脉）

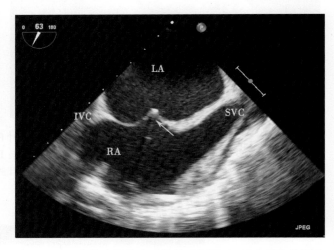

图 6-8-24 食管中段的上下腔静脉切面，显示穿刺点位于房间隔中段（箭头所示）
（图注：LA. 左心房；RA. 右心房；SVC. 上腔静脉；IVC. 下腔静脉）

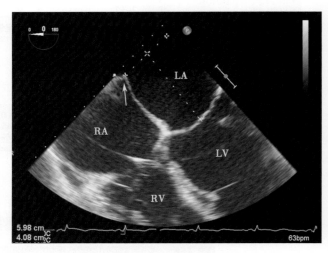

图 6-8-25 食管中段的四腔心切面，显示房间隔穿刺平面距二尖瓣瓣环平面的高度（箭头所示）
（图注：LA. 左心房；LV. 左心室；RA. 右心房；RV. 右心室）

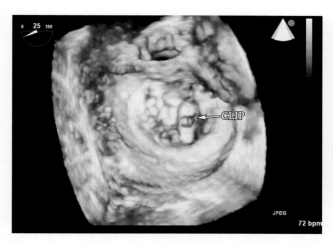

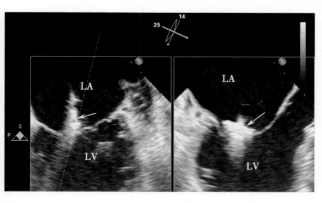

图 6-8-27　经食管双平面（左图为二尖瓣交界处双心腔切面，右图为左心室长轴切面）显示夹合器与二尖瓣前后叶垂直（箭头所示）

（图注：LA. 左心房；LV. 左心室）

图 6-8-26　经食管实时三维超声心动图显示二尖瓣夹合器位于二尖瓣口中央并与二尖瓣前后叶垂直（箭头所示）

（图注：CLIP. 夹合器）

瓣内外交界处双心腔切面及左心室长轴切面旋转夹合器的臂使其与二尖瓣交界线垂直（图 6-8-27），且位于二个瓣叶的中间位置。虽然经胃的二尖瓣水平短轴切面在大约 1/3 的患者中获得是困难的，但是当实时三维超声心动图无效时，可应用经胃的二尖瓣水平短轴切面来显示。

四、引导夹合器进入左心室

在超声引导下，夹合器在舒张期进入左心室，用三维或多平面超声观察夹合器位置，避免夹合器钩绊腱索或乳头肌。缓慢回撤并调整夹合器位置，使其位于两个瓣叶中间位置，在左心室长轴切面，夹合器的两个臂翼应该全长显示，而在二尖瓣交界处双心腔切面，夹合器的两个臂翼不应被显示。

五、引导夹合器钳夹和释放

进入左心室后，确定夹合器的位置和方向，将打开的夹合器往上提并且从下面夹住二尖瓣前后叶的 A2 及 P2 部分，此时应用经食管实时三维超声心动图和双平面成像确定是否成功夹住二尖瓣前后叶。当其两个臂翼捕获二尖瓣两个瓣尖时旋转夹闭装置，使两个臂翼向中线夹闭并稳定夹住二尖瓣前后瓣尖，当确定二尖瓣前后叶被夹住后，二维及实时三维超声心动图均显示二尖瓣呈双口二尖瓣（图 6-8-28），夹合器的臂被关闭，此时应用经食管超声心动图重新评价二尖瓣反流的程度。如果二尖瓣反流没有减少，夹合器翻卷并退回到左心房，并且重复上述同样的过程，直到二尖瓣反流明显减少，然后将二尖

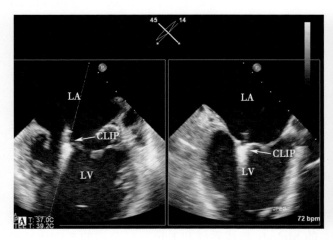

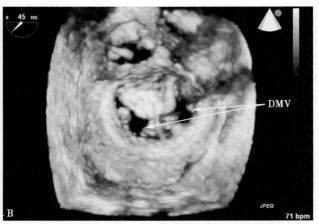

图 6-8-28　夹合器钳夹和释放后超声图像

A. 二维超声心动图显示夹合器夹住二尖瓣前后叶的中间位置（箭头所示）；B. 实时三维超声心动图显示双口二尖瓣（箭头所示）。

（图注：LA. 左心房；LV. 左心室；CLIP. 夹合器；DMV. 双口二尖瓣）

瓣夹合器收紧并与二尖瓣传送系统分离,在确认二尖瓣夹合器稳固后,附着于夹合器的缝线被拉出并移除。最后,在肾上腺素注射前及肾上腺素注射后,应用经食管超声心动图再次评价二尖瓣反流的程度和二尖瓣跨瓣压差(二尖瓣跨瓣压差 <5mmHg),如果明确有中、重度二尖瓣反流,需要第二个夹合器置入,同样第二个夹合器应该置于血流汇聚和反流束最大处。而且在第二个夹合器置入后,再次评价第二个夹合器植入后二尖瓣跨瓣压差,判断有没有出现急性二尖瓣狭窄(二尖瓣跨瓣压差 >5mmHg),最后,对于低血压患者应用负荷前及负荷后的血流动力学变化评价二尖瓣反流的程度。

经皮二尖瓣夹合术是一个漫长的过程,需要超声医生和介入医生的精诚合作。经食管实时三维超声心动图及实时的双平面图像克服以往单平面成像需要在交界处切面和长轴切面之间的转换。同时实时监测心包腔,可以早期探测血流动力学变化前的心包积液的进展。

【超声心动图在经皮二尖瓣夹合术后的应用】

在经皮或经心尖二尖瓣夹合术后,患者必须定期进行常规经胸超声心动图检查,随访内容包括:二尖瓣反流程度及跨瓣压差,夹合器位置是否移位或脱落、心腔大小、肺动脉压力、肺静脉血流、残余房间隔缺损大小及分流、左心室射血分数等情况。如果经胸超声心动图不能明确,则需要进行经食管超声心动图检查。

总之,MitraClip 系统是目前经皮二尖瓣夹合术的首选方法,适合于治疗退行性和功能性二尖瓣反流,临床研究表明它能显著改善症状、减轻左心室重塑,且操作成功率高。实时三维超声心动图能立体、直观显示心脏结构的空间关系,在经导管二尖瓣夹合术中,立体显示 MitraClip 及二尖瓣等组织的空间位置关系、指导夹合器定位和释放、减少并发症及缩短操作时间,是经皮二尖瓣夹合术不可缺少的工具。

(潘翠珍)

第三节 经皮肺动脉瓣置入术

【肺动脉瓣反流及病理生理】

以往在常见的先天性心脏病(如法洛四联症和肺动脉闭锁)手术中,30% 需要植入人工或生物带瓣管道来重建右心室流出道,人工管道植入后平均 10 年后因瓣膜钙化、变形血栓等原因导致管道及瓣膜狭窄和 / 或关闭不全,引起临床症状恶化需要再次手术。行右心室流出道(right ventricular outflow tract, RVOT)跨瓣补片术,有些患者甚至切除肺动脉瓣,导致明显的肺动脉瓣反流(pulmonary regurgitation, PR)。单纯性 PR 早期耐受性较好。对于先天性肺动脉畸形引起 PR 者,20 年内只有 6% 患者出现症状,40 年内 49% 患者出现症状。但慢性 PR,可导致右心负荷增加、右心扩大,继而引起右心衰竭、心律失常甚至是猝死,同时由于扩大的右心挤压左心室导致左心功能不全,进一步恶化患者的临床状态。部分年轻患者一生需经历多次人工瓣膜置换手术,这必然导致手术的并发症和死亡率上升。近年来,经导管肺动脉瓣置换术因其手术创伤小、风险低、患者容易接受等特点为这类患者提供了一种新的治疗方法,而超声心动图在经导管肺动脉瓣置换术前的筛选、术中的监测和引导及术后的评价方面起着很重要的作用。

【经导管肺动脉瓣置入术的适应证】

1. 右心室流出道病变植入人工管道后发生肺动脉瓣中、重度反流的患者(≥15 岁,合并或不合并肺动脉瓣狭窄或 RVOT 管道狭窄)。

2. 有症状,包括运动耐量下降、右心衰竭症状及相关的心律失常导致的症状。

3. RVOT- 肺动脉主干解剖学上合适,直径在 16~22mm(随着瓣膜支架的改进该标准在不断变化)。

4. 无症状者但有以下一种以上情况者。

(1)三尖瓣中度以上反流。

(2)右心室舒张末期容积指数 >150mL/m²;右心室收缩末期容积指数 >70mL/m²。

(3)右心室射血分数 <45%。

(4)QRS 波宽度 >180ms;RVOT 瘤样扩张。

(5)右心扩大有关的心律失常(室性心动过速、频发室性早搏、心房扑动或心房颤动)。

5. 临床上符合外科手术标准,但因进行外科手术风险太大或不愿进行外科手术的患者。

【经导管肺动脉瓣置入术的器械】

目前比较成熟的系统有两种,Medtronic 公司的 Melody 瓣膜系统和 Edwards 公司的 SAPIEN 瓣膜,均属于球囊扩张介入瓣膜。但国内 85% 以上的 TOF 患者接受了采用跨瓣补片的 RVOT 扩大术,肺动脉瓣环内径远远大于 22mm，故上述两种国外瓣膜支架基本不适合我国患者。杭州启明公司已研发出适合我国患者的 Venus P 瓣膜支架，在 2013 年东方心脏病学会议期间葛均波教授使用该瓣膜支架已成功为 2 例 TOF 术后合并重度 PR 且 RVOT 扩大的患者实施了经皮肺动脉瓣置入术。

【超声心动图在经皮肺动脉瓣置入术前的应用】

在经皮肺动脉瓣置入术前，超声心动图需要准确定量心腔大小、三尖瓣瓣环直径、肺动脉主干及其分支的内径，以筛选合适的患者，帮助选择正确的人工瓣尺寸。超声测量的具体参数和方法如下。

1. M 型超声心动图评价左心室舒张末期内径（LVED）、左心室收缩末期内径（LVES）；

2. 二维超声心动图根据改良 Simpson 方法估测左心室射血分数（left ventricular ejection fractions，LVEF）、三尖瓣瓣环平面收缩期位移（tricuspid annular plane systolic excursion，TAPSE）、二尖瓣瓣环平面收缩期位移（mitral annular plane systolic excursion，MAPSE）。

3. 二维超声心动图根据心尖四腔心切面舒张末期测量右心室上下径、左右径（图 6-8-29），在基底段左右径大于 42mm，在中间段左右径大于 35mm，上下径大于 86mm，表明右心室增大。

4. 心尖四腔心切面收缩末期估测右心房上下径、左右径（图 6-8-30），右心房上下径大于 53mm，左右径大于 43mm，表明右心房增大。

5. 心尖四腔心切面舒张末期测量三尖瓣瓣环直径；彩色多普勒显示三尖瓣反流程度；连续多普勒估测三尖瓣反流的最大压差（TR MAX PG）。

6. 胸骨旁肺动脉长轴切面，舒张末期测量右心室流出道内径（图 6-8-31）：①距肺动脉瓣下 1cm 处右心室流出道内径；②距肺动脉瓣下 2cm 处右心室流出道内径。

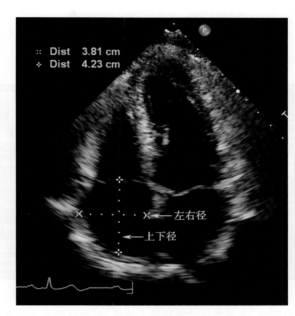

图 6-8-30　心尖四腔心切面，显示左心房、左心室、右心房、右心室，并在右心室收缩末期估测右心房上下径及左右径

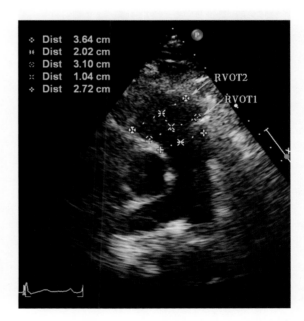

图 6-8-31　胸骨旁肺动脉长轴切面，显示右心室流出道、肺动脉总干及左右肺动脉近端，并于舒张末期估测距肺动脉瓣下 1cm 处（RVOT1）、2cm 处直径（RVOT2）

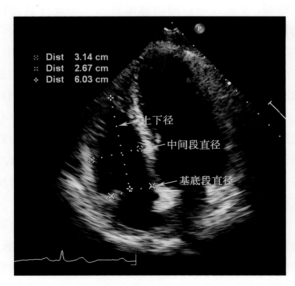

图 6-8-29　心尖四腔心切面，显示左心房、左心室、右心房、右心室，并在右心室舒张末期测量右心室上下径及左右径

7. 胸骨旁肺动脉长轴切面收缩早期测量肺动脉瓣环直径、肺动脉瓣最大流速、肺动脉瓣最大压差（MAX PG）、肺动脉瓣平均压差（MEAN PG）（图6-8-32）。

8. 胸骨旁肺动脉长轴切面收缩早期测量肺动脉总干直径（图6-8-33）：肺动脉窦部直径、肺动脉中端直径、肺动脉远端直径、肺动脉总干长度。

9. 胸骨旁肺动脉长轴收缩早期测量左、右肺动脉直径（图6-8-34）：左、右肺动脉近端直径、左、右肺动脉中端直径、左、右肺动脉远端直径。

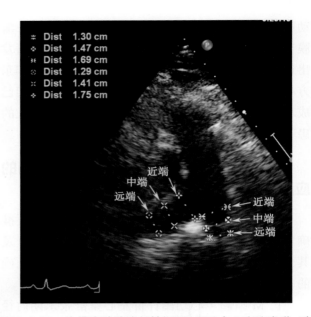

图6-8-34 胸骨旁肺动脉长轴切面，显示右心室流出道、肺动脉总干及左、右肺动脉近端，并于收缩早期估测左、右肺动脉近端、中端、远端直径

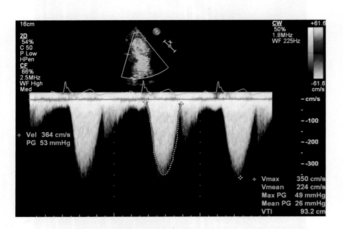

图6-8-32 胸骨旁长轴切面，连续多普勒记录收缩期肺动脉瓣血流图，并测量肺动脉瓣最大流速、肺动脉瓣最大压差、肺动脉瓣平均压差

【超声心动图在经导管肺动脉瓣置入术中的作用】

在经导管肺动脉瓣置入术中，经胸和经食管超声心动图能够清晰显示肺动脉总干及其左右分支、定量肺动脉瓣反流程度、指导人工生物瓣置入的位置，并评价瓣膜的启闭活动，以及人工生物瓣与周围结构的关系。由于肺动脉和肺动脉瓣在胸腔前方，位于经食管超声心动图的远场，有时超声图像不够满意。而心腔内超声心动图的探头位于右心腔，可以更加清晰地显示肺动脉、肺动脉瓣和人工生物瓣，能在经导管肺动脉瓣置入术中发挥其独特的作用，是经胸和经食管超声心动图的有益补充。

1. 经胸超声心动图在经皮肺动脉瓣置入术中，能清晰显示肺动脉总干及左右肺动脉，彩色多普勒及脉冲多普勒能显示肺动脉瓣反流的程度（图6-8-35），人工生物瓣置入术后即刻，经胸二维、三维超声心动图能清晰显示人工生物瓣置入的位置，瓣膜的启闭活动，以及人工生物瓣与周围结构的关系，脉冲多普勒能显示人工生物瓣置入术后即刻肺动脉瓣反流程度的变化（图6-8-36）。

2. 经食管二维、三维超声心动图在经皮肺动脉瓣置入术中，能清晰显示肺动脉总干及左右肺动脉，彩色多普勒及脉冲多普勒能显示肺动脉瓣反流的程度（图6-8-37），人工生物瓣置入术后即刻，经食管二维、三维超声心动图能清晰显示人工生物瓣置入的

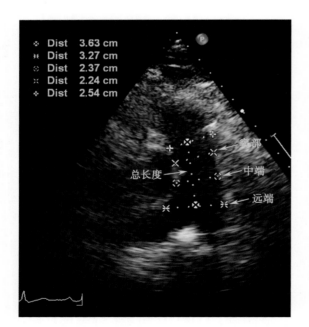

图6-8-33 胸骨旁肺动脉长轴切面，显示右心室流出道、肺动脉总干及左、右肺动脉近端，并于收缩早期测量肺动脉总干窦部、中端、远端直径及肺动脉总干长度（箭头所示）

位置,瓣膜的启闭活动,以及人工生物瓣与周围结构的关系,彩色多普勒及脉冲多普勒能显示肺动脉瓣反流的程度(图6-8-38)。

3.心腔内超声心动图在经导管肺动脉瓣置入术中,能清晰显示人工生物瓣置入的位置,瓣膜的启闭活动,及人工生物瓣与周围结构的关系,彩色

多普勒及脉冲多普勒能显示人工瓣膜反流的情况(图6-8-39),同时观察左心室室壁收缩活动,及其他瓣膜的形态活动及反流情况。

在经皮肺动脉瓣置入术中,超声心动图还能实时监测并发症,例如瓣周漏、心包积液、新出现的室壁运动异常等。

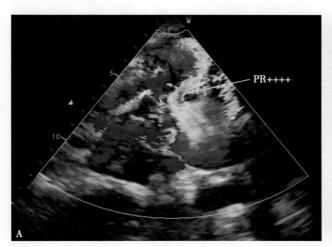
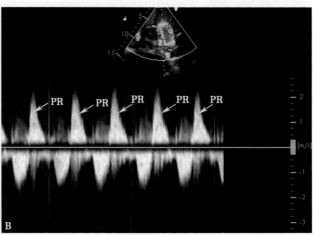

图6-8-35　经胸超声显示肺动脉瓣反流(PR)的程度
A.胸骨旁肺动脉长轴切面,彩色多普勒示重度肺动脉瓣反流(箭头所示);B.脉冲多普勒显示舒张期重度肺动脉瓣反流(箭头所示)。

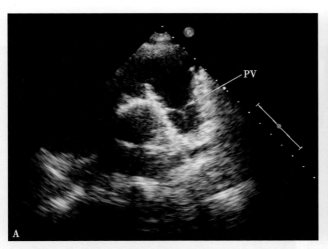
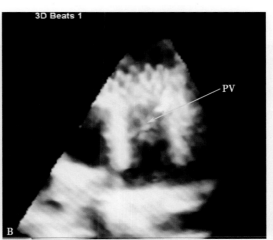
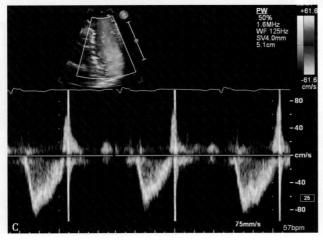

图6-8-36　经胸超声显示人工生物瓣置入术后图像
A.胸骨旁肺动脉长轴切面,经胸二维超声心动图显示肺动脉瓣关闭良好(箭头所示);B.胸骨旁肺动脉长轴切面,经胸三维超声心动图显示肺动脉瓣关闭良好(箭头所示);C.脉冲多普勒未测及舒张期肺动脉瓣反流。
(图注:PV.肺动脉瓣)

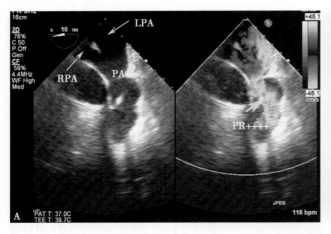

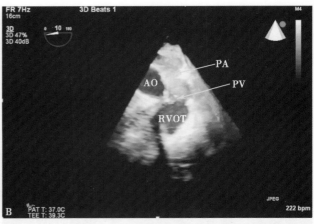

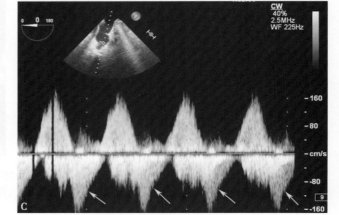

图 6-8-37 经食管超声术前评估

A. 经食管中段肺动脉长轴切面,经食管二维超声心动图清晰显示肺动脉总干及左右肺动脉,彩色多普勒显示重度肺动脉瓣反流;B. 经食管三维超声心动图立体显示右心室流出道、肺动脉瓣、肺动脉总干及左右肺动脉;C. 脉冲多普勒显示舒张期重度肺动脉瓣反流。

(图注:LPA. 左肺动脉;RPA. 右肺动脉;PA. 肺动脉;AO. 主动脉;PV. 肺动脉瓣;RVOT. 右心室流出道)

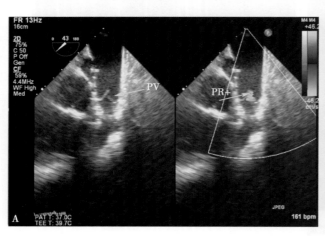

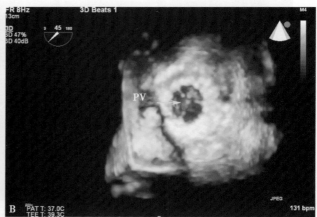

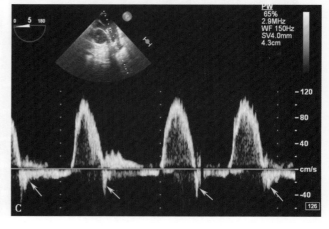

图 6-8-38 经食管超声术后评估

A. 经食管中段肺动脉长轴切面,经食管二维超声心动图清晰显示人工生物瓣的位置,彩色多普勒显示轻微肺动脉瓣反流;B. 经食管三维超声心动图立体显示人工生物瓣的三个瓣膜及启闭活动;C. 脉冲多普勒显示舒张期早期轻微肺动脉瓣反流。

(图注:PV. 肺动脉瓣;PR. 肺动脉瓣反流)

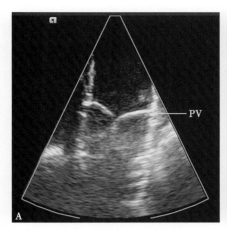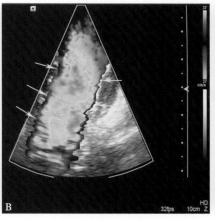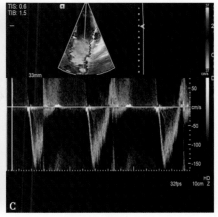

图 6-8-39　心腔内超声心动图术后评估

A. 心腔内超声心动图显示人工生物瓣支架固定，肺动脉瓣关闭良好（箭头所示）；B. 显示肺动脉瓣开放不受限（箭头所示）；C. 脉冲多普勒显示肺动脉瓣血流图正常。

（图注：PV. 肺动脉瓣）

【超声心动图在经皮肺动脉瓣置入术后的作用】

经皮肺动脉瓣置换术后超声心动图的作用是随访人工生物瓣的功能、左右心室的功能及其他瓣膜的功能，包括观察人工生物瓣支架固定情况，定量人工生物瓣跨瓣压差及反流的部位和程度和反流的部位，根据 Simpson 的方法估测左心室心功能，根据三尖瓣瓣环平面收缩期位移及三尖瓣瓣环 S 波的峰值评价右心室收缩功能，同时评价主动脉瓣及二尖瓣的形态活动及反流程度。

由此可见，在经皮肺动脉瓣置换术的术前、术中和术后，经胸、经食管和心腔内超声心动图能够各司其职，准确地评价肺动脉、肺动脉瓣及其反流程度、引导与监测人工生物瓣的定位和释放、评价手术即刻效果和并发症，并进行术后定期随访。

（潘翠珍）

第七篇

心　肌　病

第一章　肥厚型心肌病

【概述】

肥厚型心肌病（hypertrophic cardiomyopathy，HCM）是一种基因突变所导致的遗传性心脏疾病，与心肌细胞收缩蛋白基因编码异常有关，呈常染色体显性遗传。它的主要解剖特点多表现为左心室壁（伴或不伴右心室壁）不对称性肥厚，可伴有左心室舒张功能受损及左心室流出道动态梗阻，大多不伴有心室腔扩张。2020 年 AHA/ACC 指南指出 HCM 是指非心脏后负荷异常引起的心脏室壁增厚，且除外系统性和代谢性疾病，诊断时应注意鉴别高血压、主动脉瓣狭窄及运动员等原因。HCM 典型的形态学改变为心肌细胞肥大、排列紊乱，伴有周围疏松结缔组织增多。

【临床表现】

肥厚型心肌病的临床表现多样，可无症状，也可出现胸闷、心律失常、劳力性呼吸困难；有 1/3 HCM 患者出现劳力性心绞痛；15%～25% 的 HCM 患者发生过黑矇、头晕或晕厥；心脏听诊时可闻及收缩期杂音。HCM 可引起猝死，尤其是在骤然施力的情况下，因此是青少年和运动员猝死的主要原因，恶性心律失常、室壁过厚和左心室流出道压差超过 50mmHg 是猝死的主要危险因素。

【超声心动图表现】

超声心动图在肥厚型心肌病的评估和治疗方面很有价值。肥厚型心肌病患者在左心室增厚的形式多种多样，从经典的室间隔及前外侧游离壁增厚到孤立的心尖肥大，超声心动图对明确心肌肥厚部位、评估肥厚程度及左心室流出道的动力性压力阶差，以及选择恰当的治疗方案有着重要作用。根据有无左心室流出道狭窄，按血流动力学改变将肥厚型心肌病分为梗阻性肥厚型心肌病（obstructive hyper-trophic cardiomyopathy）及非梗阻性肥厚型心肌病（nonobstructive hypertrophic cardiomyopathy）。

1. M 型超声

（1）室间隔增厚。

（2）梗阻者二尖瓣前叶瓣体及腱索在收缩期膨向室间隔，呈前向运动，M 型显示 C～D 段呈多层弓背样隆起，该现象称为收缩期前向运动（systolic anterior motion，SAM）。

（3）肥厚的室间隔及二尖瓣前叶收缩期前移导致左心室流出道狭窄，正常左心室流出道内径为 20～40mm，梗阻时 <20mm。

（4）收缩中期主动脉瓣提前关闭，右冠瓣曲线呈 M 形。

2. 二维超声

（1）多为左心室壁非对称性肥厚。室间隔呈明显增厚，可达 19～30mm，可累及前壁及侧壁，左心室后壁多正常或稍增厚。增厚的室壁与正常室壁比值一般大于 1.3～1.5。

（2）肥厚心肌回声增强且欠均匀，可呈斑点样回声增强、增粗，考虑与心肌纤维排列紊乱及荧光样物质沉积有关。

（3）室间隔收缩活动减弱，左心室后壁收缩活动增强，总体心肌收缩力增强。疾病晚期心肌收缩力下降。

（4）二尖瓣前叶收缩期前移，加重左心室流出道的梗阻。

（5）乳头肌肥厚，左心室腔内径减小。

（6）左心室心尖部可有附壁血栓形成。

（7）右心室室壁可增厚。

3. 多普勒超声

（1）彩色多普勒超声心动图

1）梗阻性 HCM 左心室流出道内可见收缩早期窄束高速血流信号，并向主动脉瓣上延伸，血流最窄处为梗阻部位。

2）可有收缩期二尖瓣反流信号。

（2）频谱多普勒超声心动图

1）梗阻性 HCM 左心室流出道内可测及收缩期负向高速血流频谱，曲线形态逐渐下降，收缩晚期达峰值，呈"倒匕首"状，静息状态下左心室流出道内压力阶差＞30mmHg 提示梗阻存在。

2）可测及二尖瓣收缩期血流反向频谱。

3）二尖瓣血流频谱可出现 A 峰＞E 峰，与左心室舒张功能减退有关。

【诊断要点】

肥厚型心肌病主要通过室壁增厚的情况和左心室流出道瞬间峰值压力阶差评估其严重程度并决定其下一步治疗方案，峰值压差大于 30mmHg 为梗阻性肥厚型心肌病，反之为非梗阻性肥厚型心肌病。超声心动图检查常用指标及诊断要点如下。

1. 梗阻性肥厚型心肌病

（1）左心室壁非对称性增厚，肥厚的节段与正常节段厚度比值大于 1.3～1.5。

（2）肥厚节段心肌增厚大于 15mm。

（3）肥厚的心肌节段收缩功能减弱。

（4）左心室流出道内径变窄，小于 20mm，左心室流出道流速大于 2m/s。

（5）左心室流出道内收缩早期窄束五彩高速血流信号，左心室流出道压差大于 30mmHg，提示存在梗阻。

（6）二尖瓣收缩期前移，多合并二尖瓣反流（图 7-1-1）。

2. 非梗阻性肥厚型心肌病

（1）左心室壁非对称性增厚，多累及室间隔及前侧壁，也可局限于心尖部。

（2）肥厚的心肌节段收缩功能减弱。

（3）左心室流出道内径正常，流速正常。

（4）二尖瓣无收缩期前移现象。

【鉴别诊断】

肥厚型心肌病主要和心脏后负荷异常导致心肌肥厚的疾病鉴别，鉴别要点见表 7-1-1。

表 7-1-1 超声心动图在肥厚型心肌病鉴别诊断中的要点

常见疾病	超声及临床表现
高血压心脏病	长期高血压病史；常为向心性、对称性肥厚；肥厚的心肌内部为均匀回声；通常左心房增大，常合并有升主动脉增宽。一般无 SAM 及左心室流出道梗阻征象
主动脉瓣狭窄、主动脉狭窄性病变	主动脉瓣及主动脉具有原发病变特征，如瓣膜增厚、开放受限、瓣上、瓣下膜性狭窄或局限性主动脉缩窄等；由于左心室压力负荷导致左心室壁继发性增厚，多为对称性肥厚；压力阶差出现的时相与位置不同于梗阻性肥厚型心肌病，多为固定性梗阻。仔细观察原发病变是最主要的鉴别方式
肾衰竭相关心肌病	慢性肾衰竭病史；多为向心性、对称性增厚，为肾性高血压所致；心肌回声粗糙、增强，内部可见斑片状强回声光点，心内膜回声亦增强，为钙沉积所致；多伴有不同程度心包积液、心包增厚及回声增强。确定原发病及心肌心包的回声改变是主要鉴别点

【小结】

1. 肥厚型心肌病是一种基因突变所导致的遗传性心脏疾病，呈常染色体显性遗传。

2. 超声表现为左心室壁不对称性肥厚，心肌回声增强且欠均匀，可伴有左心室舒张功能受损及左心室流出道动态梗阻。

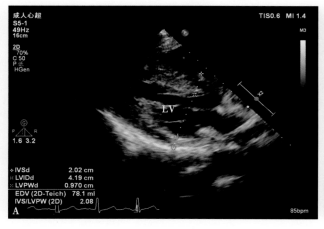

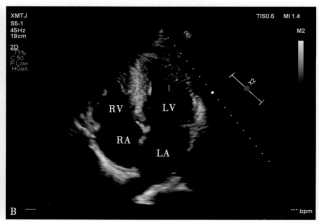

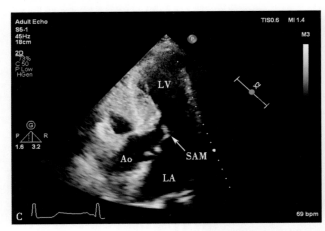
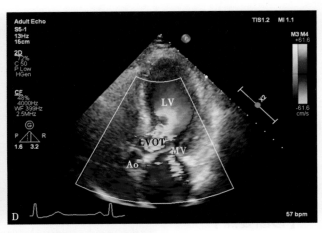

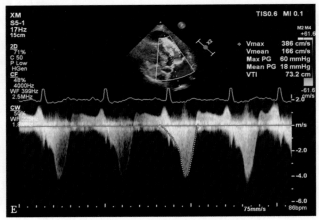

图 7-1-1　肥厚型心肌病超声表现

A. 肥厚型心肌病二维图像,左心室壁非对称性增厚,室间隔及前侧壁为甚;B. 心尖部肥厚为主的肥厚型心肌病;C. 二尖瓣收缩期前移;D. 左心室流出道内收缩早期窄束五彩湍流,合并二尖瓣反流;E. 采用 CW 测量左心室流出道压差大于 30mmHg,峰值血流速度达 3.86m/s,提示存在梗阻。

(图注:LVOT. 右心室流出道;SAM. 二尖瓣前叶收缩期前向运动;MV. 二尖瓣;Ao. 主动脉;LV. 左心室;LA. 左心房;RV. 右心室;RA. 右心房)

3. 根据左心室流出道宽度、有无二尖瓣收缩期前向运动及左心室流出道压差,确定有无左心室流出道梗阻。

4. 超声心动图检查对明确心肌肥厚和梗阻的部位及评估梗阻的程度有重要作用,对选择恰当的治疗方案以及治疗效果的随访评价也有重要意义。

(许　诺)

第二章　扩张型心肌病

【概述】

扩张型心肌病（dilated cardiomyopathy，DCM）是一种发病机制尚待阐明的心肌功能障碍引起的疾病，是引起心力衰竭、心律失常和猝死的常见疾病之一，以左心室或双心室扩大及心肌收缩功能降低为特征，除外因高血压、心脏瓣膜病、先天性心脏病或缺血性心脏病等所致的心肌负荷异常及整体收缩功能受损。30%～50% 患者有家族史。通常分为原发性和继发性。原发性可以是特发性、家族性或获得性，继发性指全身系统性疾病累及心肌，心肌病变只是系统性疾病的一部分。DCM 的发病年龄通常是 20～50 岁。超过 75% 的患者最初表现为心功能不全。1 年死亡率为 20%～25%；5 年死亡率为 20%～50%。

【临床表现】

患者可出现持续数周至数月的进行性呼吸困难，并逐渐进展为端坐呼吸、阵发性呼吸困难和水肿等心力衰竭症状。临床查体可发现心脏扩大，心尖搏动点移向左下外侧；颈静脉压力增高；二尖瓣和三尖瓣收缩期杂音；窦性心动过速并可闻及第三心音和第四心音。胸片提示心脏扩大。心电图提示室性和室上性心律失常、V2～V4 R 波递增不良、T 波低平和倒置、左心室低电压、心房颤动和各类型传导阻滞。心腔扩大容易并发血栓和栓塞、心律失常及猝死。

【超声心动图表现】

超声心动图可用于帮助扩张型心肌病的诊断、风险分层和指导治疗，便于患者随访疾病进展及评估药物疗效和预后，在亲属筛查方面也有重要作用。

1. M 型超声

（1）心腔明显扩大，室壁变薄、室壁运动幅度弥漫性减低。

（2）左心室收缩功能减低，左心室射血分数降低（LVEF <45%），左心室短轴缩短率降低（LVFS <25%），室壁增厚率降低。

（3）二尖瓣前后叶开放幅度变小，前后叶 E-E′ 间距 <10mm，舒张早期二尖瓣前叶 E 峰至室间隔距离（E-point septal separation，EPSS）变大（图 7-2-1A）。

2. 二维超声

（1）全心扩大，以左心室扩大更为显著；心腔呈球形扩大，左心室舒张末期内径≥50mm（女性）/55mm（男性）；瓣口相对减小，前后叶开放幅度减小，与扩大的心腔形成"大心腔，小开口"改变（图 7-2-1B）。

（2）室壁整体收缩活动减弱，左心室射血分数降低（LVEF <45%，Simpson 法），室间隔增厚率降低（<25%～30%）；左心室壁相对变薄，室壁回声可增强。

（3）乳头肌功能不全致使二尖瓣不能完全退至瓣环水平，从而导致瓣膜反流，多为中央性。

（4）心腔内可有附壁血栓形成，多发生于左心室心尖部或肌小梁之间。

（5）可合并心包积液。

3. 多普勒超声

（1）彩色多普勒显示各个瓣口血流色彩显示暗淡，乳头肌功能不全致二尖瓣反流及三尖瓣相对性反流，反流束较局限，多为中央型，反流程度与心室收缩功能减弱、心腔扩大及瓣环扩张程度相关（图 7-2-1C）。

（2）频谱多普勒探及各个瓣口血流速度降低；二尖瓣及三尖瓣收缩期血流反向频谱；疾病早期二尖瓣血流频谱表现为 E 峰降低，A 峰增高，E/A <1；伴有较严重二尖瓣反流时 E 峰正常或稍高，A 峰减低，E/A >1，呈"假性正常化"；终末期可呈现不可逆性舒张功能不全，E 峰高尖，A 峰极低，E/A >1.5～2.0。

【诊断要点】

超声心动图检查常用指标及诊断要点见表7-2-1。

【鉴别诊断】

扩张型心肌病主要需要和其他会导致心肌负荷异常及整体收缩功能受损从而引起心脏扩大的疾病鉴别,鉴别要点见表7-2-2。

【小结】

1. 扩张型心肌病是一种发病机制尚待阐明的心肌功能障碍引起的疾病,通常分为两种类型:原发性和继发性。需除外高血压、瓣膜病、先天性心脏病和缺血性心脏病。

2. 超声心动图结构改变主要表现为心腔扩大,左心室球形变,室壁变薄,心室整体收缩活动普遍减弱,瓣口开放幅度小,有二尖瓣和三尖瓣反流。

表 7-2-1 超声心动图评价扩张型心肌病常用指标及诊断要点

常用指标	诊断要点	示意图
M 型超声及二维超声	①左心室舒张末期内径≥50mm(女性)/55mm(男性),或大于年龄及体表面积预测值的117%,即预测值的两倍 SD+5% ②左心室射血分数降低(LVEF<45%,Simpson 法),左心室短轴缩短率降低(LVFS<25%),室间隔增厚率降低(<25%~30%)	图 7-2-1B
多普勒超声异常	瓣口血流色彩显示暗淡,乳头肌功能不全致二尖瓣反流及三尖瓣相对性反流	图 7-2-1C
排除性诊断	应除外因高血压、心脏瓣膜病、先天性心脏病或缺血性心脏病等其他可能引起心脏扩大的疾病	

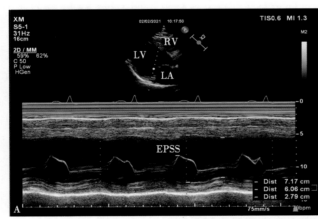
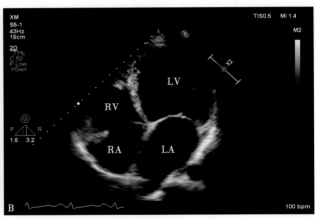
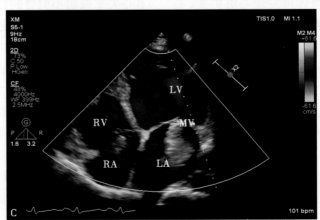

图 7-2-1 扩张型心肌病的超声表现

A. 扩张型心肌病二尖瓣口水平 M 型曲线示室壁运动幅度减低,心腔扩大,呈"大心腔,小瓣口"改变,EPSS 明显增大;B. 扩张型心肌病心尖四腔心切面,显示四个心腔均扩大,以左心房、左心室为著;C. 彩色多普勒显示瓣口血流暗淡,二尖瓣、三尖瓣示反流。

(图注:LA. 左心房;LV. 左心室;RA. 右心房;RV. 右心室;MV. 二尖瓣)

表 7-2-2　超声心动图在扩张型心肌病鉴别诊断中的要点

常见疾病	超声及临床表现
缺血性心肌病（ischemic cardiomyopathy，ICM）	ICM 可出现左心室扩大，左心室壁节段性收缩活动减弱伴室壁回声增强、局部变薄。患者多存在冠心病史，可提示诊断。存在严重的三支冠状动脉病变时，ICM 可与 DCM 类似，表现为室壁运动弥漫性减低。这时可通过冠状动脉造影或 CT、CMR、负荷超声心动图等检查辅助诊断
高血压心脏病	晚期高血压心脏病患者进入失代偿状态，可出现心腔扩大，伴有室壁收缩活动减弱。患者有明确的高血压病史，早期表现为室间隔和左心室后壁对称性肥厚，升主动脉扩张，结合病史可与 DCM 鉴别
心脏瓣膜病	各瓣膜关闭不全时皆可引起左右心腔增大，失代偿期心室收缩功能可减退。通过诊断患者的原发瓣膜疾病可予鉴别，如瓣膜增厚、钙化、粘连、瓣下结构异常、腱索断裂、脱垂等。瓣膜病变引起的反流量通常较大，可呈偏心型反流
先天性心脏病	如室间隔缺损、动脉导管未闭等可导致左心室扩大、左心室壁收缩活动减弱，其右心室壁亦多呈增厚。通过仔细排查患者原发疾病可鉴别

3. 诊断扩张型心肌病需要与其他能导致心肌负荷异常及整体收缩功能受损的疾病相鉴别，可应用负荷超声心动图、CMR 及冠脉 CT 等检查进行鉴别诊断。

（许　诺　舒先红）

第三章　限制型心肌病

【概述】

限制型心肌病（restrictive cardiomyopathy，RCM）是一种少见类型的心肌疾病，预后相对较差。限制型心肌病（RCM）病变特征为心内膜或心内膜下心肌纤维化，导致心室舒张充盈受限，通常舒张功能损害较收缩功能损害出现更早、更严重。限制型心肌病病因广泛，根据病理特点可分为心肌疾病和心内膜疾病，前者主要包括淀粉样变性、硬皮病、弹性纤维性假黄瘤、结节性心肌病、戈谢（Gaucher）病、血色素沉着病、法布里（Fabry）病、糖原贮积病等，后者可见于心内膜心肌纤维化、Löffler 心内膜炎、类癌心脏病、医源性因素等。限制型心肌病（RCM）根据受累部位可分为左心室型、右心室型和双心室型。

【临床表现】

限制型心肌病（RCM）疾病初期可出现发热、乏力、食欲下降等症状，此后可逐渐出现心慌、呼吸困难、颈静脉怒张、肝大、胸腔积液、腹腔积液、下肢水肿等左右心力衰竭的表现。

【超声心动图表现】

超声心动图在限制型心肌病的诊断方面具有重要的作用，主要包括对心脏结构和心室舒张/收缩功能异常的评估。

1. **M 型、二维超声**　心室壁心内膜、心肌增厚，呈斑点状、颗粒样强回声，心室腔容积正常或减小，随着疾病进展室壁运动幅度可减弱。部分患者房室瓣增厚、活动度降低。心房内或心室腔内可有附壁血栓形成。双心房显著增大，下腔静脉增宽。可伴有心包积液。

2. **多普勒超声**　彩色多普勒超声可测及二尖瓣和三尖瓣反流信号。在频谱多普勒中，二尖瓣血流图呈特征性"限制性"改变，表现为 E/A＞2；其他

左心室舒张功能参数异常主要包括左心室等容舒张时间（IVRT）＜50ms，二尖瓣 E 峰减速时间（DT）＜150ms，肺静脉收缩期峰值血流速度（S）＜舒张期峰值血流速度（D）等。

【诊断要点】

超声心动图在心脏结构和功能的评估中简便易行且可靠，因此在限制型心肌病（RCM）的诊断方面发挥着重要的作用，但仍需综合临床表现、心脏 MRI/CT 等多模态影像学检查综合做出判断，而确诊有赖于心内膜心肌活检。超声心动图检查常用指标及诊断要点见表 7-3-1。

表 7-3-1　超声心动图评价限制型心肌病常用指标及诊断要点

常用指标	诊断要点	示意图
心脏结构改变	心室壁心内膜、心肌增厚，呈斑点状、颗粒样强回声。双心房增大	图 7-3-1A
舒张功能异常	二尖瓣血流图呈限制性充盈，表现为 E/A＞2	图 7-3-1B

【鉴别诊断】

限制型心肌病主要与缩窄性心包炎鉴别，鉴别要点见表 7-3-2。

【小结】

1. 限制型心肌病（RCM）是以限制性充盈障碍为主要改变的一类心肌疾病，病因多种多样，需综合临床表现、超声心动图和心脏 MRI/CT 等多模态影像学检查综合做出判断，确诊有赖于心内膜心肌活检。

2. 限制型心肌病（RCM）超声心动图主要表现为心内膜、心肌增厚，心肌回声异常，心室腔容积正常或缩小，舒张功能障碍，心房显著扩大等改变。

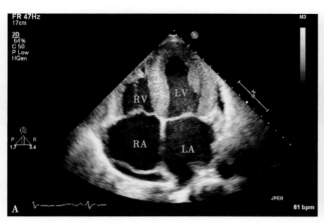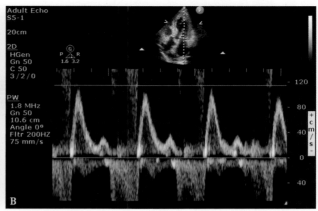

图 7-3-1　限制型心肌病超声表现

A. 心尖四腔心切面显示左右心室壁均增厚，心肌内斑点状颗粒样强回声。左心室腔缩小，双心房增大，少量心包积液；B. 二尖瓣血流图呈限制性充盈，E/A 值 >2。

（图注：LV. 左心室；LA. 左心房；RV. 右心室；RA. 右心房）

表 7-3-2　超声心动图在限制型心肌病与缩窄性
心包炎中的鉴别要点

鉴别要点	缩窄性心包炎	限制型心肌病
病变部位	心包	心内膜或心肌
室间隔运动	室间隔舒张期切迹、抖动征、随呼吸摆动	不明显
心房	轻度增大	显著增大
二尖瓣血流呼吸相改变	二尖瓣 E 峰呼吸变异率 >25%	变化不明显
组织多普勒	二尖瓣环平均 e′>8.0cm/s，侧壁瓣环 e′<间隔瓣环 e′	二尖瓣环平均 e′<8.0cm/s
肝静脉血流受呼吸影响	呼气时舒张末期反向血流速度 / 前向血流速度≥0.8	吸气时反向血流速度增快

3. 限制性心肌病（RCM）通常预后较差，超声心动图在该病的及时识别，进而提示临床进一步找寻原发病因、为患者争取一定的诊治时间起到重要的作用。

（李　权）

第四章　致心律失常性右室心肌病

【概述】

致心律失常性右室心肌病（arrhythmogenic right ventricular cardiomyopathy，ARVC）又称致心律失常性右室发育不良（arrhythmogenic right ventricular dysplasia，ARVD），是一种慢性进展性心肌疾病，发病率为 1/5 000～1/2 000，男女比例约 3∶1，50% 以上的患者存在家族遗传倾向。病理解剖特点为脂肪和纤维组织替代心肌细胞，从而引起右心室结构及功能的异常；上述异常改变可导致室性心律失常及猝死，多见于青年和运动员。ARVC 的病变主要位于右心室心尖段、流出道和三尖瓣下区域，也可累及左心室。

【临床表现】

ARVC 患者可多年没有症状，临床上通常表现为心悸、反复出现的晕厥、室性心动过速/室颤、心力衰竭及猝死。

【超声心动图表现】

超声心动图是 ARVC 诊断的重要检查手段，主要包括对右心室结构和收缩功能异常的评估。

1. **M 型、二维超声**　右心室腔显著扩张，右心室流出道增宽；右心室壁局部或广泛变薄、局部膨出或室壁瘤形成，收缩运动减低或消失。右心室肌小梁形态异常、排列紊乱，通常以心尖部显著。部分患者右心室可见附壁血栓形成。右心房增大，下腔静脉增宽。

2. **多普勒超声**　彩色多普勒显示右心室内血流信号暗淡，可伴有不同程度的三尖瓣反流信号。频谱多普勒可测及三尖瓣收缩期血流频谱。

【诊断要点】

ARVC 需结合临床表现、心电图、心脏 MRI、家族史、基因检测及病理结果等进行综合判断。超声心动图主要从心室结构和收缩功能异常等方面为 ARVC 提供相关诊断信息。超声心动图特点主要包括右心室扩大、右心室流出道增宽、右心室壁变薄、右心室收缩功能减弱等（图 7-4-1）。超声心动图检查诊断 ARVC 的要点及定量评估指标见表 7-4-1。

表 7-4-1　超声心动图 ARVC 诊断标准

主要标准

右心室壁局部运动消失、运动减低或室壁瘤形成，舒张末期伴有以下表现之一：

　①PLAX RVOT≥32mm（经体表面积标化后：PLAX RVOT≥19mm/m²）。

　②PSAX RVOT≥36mm（经体表面积标化后：PSAX RVOT≥21mm/m²）。

　③RVFAC≤33%。

次要标准

右心室壁局部运动消失或运动减低，舒张末期伴有以下表现之一：

　①29mm≤PLAX RVOT<32mm（经体表面积标化后：16mm/m²≤PLAX RVOT<19mm/m²）。

　②32mm≤PSAX RVOT<36mm（经体表面积标化后：18mm/m²≤PSAX RVOT<21mm/m²）。

　③33%<RVFAC≤40%。

　PLAX：胸骨旁左心室长轴切面；PSAX：胸骨旁大动脉短轴切面；RVOT：右心室流出道；RVFAC：右心室面积变化分数

【鉴别诊断】

ARVC 需与右心室心肌梗死、累及右心室的扩张型心肌病、肺源性心脏病、肺栓塞以及房间隔缺损、三尖瓣下移畸形等先天性心脏病等鉴别，这些疾病亦可引起右心腔扩大及收缩功能减低，鉴别时除应关注超声心动图特征表现外，综合临床病史及其他相关影像学检查结果至关重要。

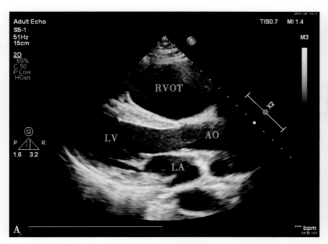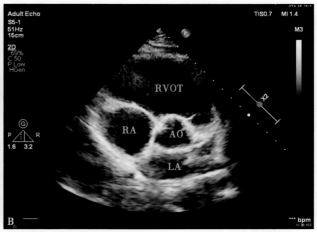

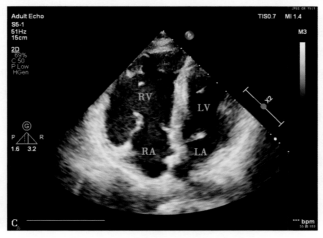

图7-4-1 致心律失常右室心肌病超声表现

A.胸骨旁左心室长轴切面显示右心室流出道增宽、右心室壁变薄；B.胸骨旁大动脉短轴切面显示右心室流出道增宽、右心室壁变薄；C.心尖四腔心切面显示右心室显著扩大，室壁变薄，收缩活动减弱，心尖部肌小梁形态异常；左心相对偏小。

（图注：RV.右心室；RA.右心房；LV.左心室；LA.左心房；RVOT.右心室流出道；AO.主动脉）

【小结】

1. ARVC病理特征为脂肪和纤维替代心肌细胞而导致心室的结构、功能的异常，也可累及左心室，多伴有心律失常。

2. 右心室显著扩大、室壁变薄及室壁运动异常是ARVC的主要超声心动图表现。

3. ARVC的最终确诊需结合临床表现、心电图、心脏磁共振、家族史、基因检测及病理结果等综合判断。

（李 权）

第五章　心肌致密化不全

【概述】

心肌致密化不全（noncompaction of ventricular myocardium，NVM）是一种少见的心肌疾病，其特征性改变为心室壁存在过多的肌小梁和交错的深隐窝及较薄的致密化心肌层，可能与胚胎发生过程中心肌成熟受阻有关。NVM 根据发生部位的不同，分为左心室型、右心室型以及双室型，以左心室型最多见。该病有家族发病倾向，亦可散发，可发生在任何年龄阶段；并可合并其他先天性心脏畸形。

【临床表现】

NVM 临床表现个体差异较大，部分患者可无症状，有症状者常表现为心力衰竭、心律失常、血栓栓塞及猝死等。

【超声心动图表现】

超声心动图在 NVM 的诊断中有着重要的作用，主要包括对心脏结构和心室功能异常的评估。心肌存在致密化心肌和非致密化两层，对异常肌小梁的识别是该病诊断的关键，检查时应多个切面进行扫查。

1. **M 型、二维超声**　心腔内可见异常丰富的肌小梁结构，交错呈蜂窝状或海绵样，分布上通常从心室中部至心尖部逐渐增多，以心尖部、侧壁及下壁显著，较少累及基底段心肌；同时，肌小梁间存在交错的深陷隐窝。上述表现可将小梁侧增厚的非致密化层和其外侧较薄的致密化心肌相区分。受累心腔大小可正常或出现增大，部分患者可出现节段性或弥漫性室壁运动减弱。部分患者可出现心室附壁血栓。累及右心室时，亦可见类似的异常增多的肌小梁结构，呈蜂窝状、海绵样，常分布于右心室侧壁。

2. **多普勒成像**　彩色多普勒可显示肌小梁内与心室腔相沟通的血流信号，通常在舒张期末期便

于观察。彩色多普勒亦可显示二尖瓣及三尖瓣的反流情况。连续多普勒可用于测量收缩期三尖瓣反流频谱。

3. **心脏声学造影**　当经胸二维超声成像不能清晰显示非致密化心肌时，可应用超声对比剂进行左心室造影，可使得粗大的肌小梁结构及小梁间隐窝清晰显示。

【诊断要点】

超声心动图主要特征表现为肌小梁的异常增多和肌小梁间的深陷隐窝（图 7-5-1）；目前临床上以 Jenni 标准较为常用（表 7-5-1）。当常规超声心动图诊断不确定时，可以结合超声造影或进一步心脏 MRI 检查。

表 7-5-1　超声心动图诊断心肌致密化不全的 Jenni 标准

①心肌存在两层不同的结构，即外层较薄的致密化层和内层较厚的非致密化层，肌小梁之间存在深陷的隐窝。心室收缩末期非致密化层与致密化层比值>2。

②病变区域主要位于心尖部、左心室侧壁和下壁。

③彩色多普勒可显示隐窝与心腔内存在血流沟通，而不与冠状动脉相通。

④除外其他心脏畸形。

【鉴别诊断】

心肌致密化不全（NVM）最常与扩张型心肌病（DCM）相鉴别，DCM 通常左心室明显扩大，室壁呈均匀性变薄，有时左心室也可出现相对增多的肌小梁，但不如心肌致密化不全明显，一般不伴有深陷的隐窝，不同于心肌致密化不全的特征。

此外，亦需与肥厚型心肌病、心内膜弹力纤维增生症、嗜酸性粒细胞增多性心内膜炎等病变相鉴别。

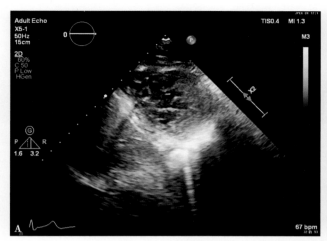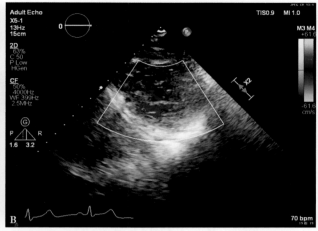

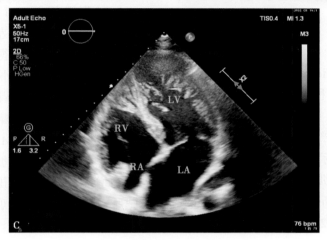

图 7-5-1　心肌致密化不全超声表现

A. 胸骨旁左心室短轴切面二维图像显示心尖部大量肌小梁交织呈蜂窝状；B. 胸骨旁左心室短轴切面彩色多普勒图像显示肌小梁内与心室腔相沟通的血流信号；C. 心尖四腔心切面显示异常粗大的肌小梁及肌小梁间的深陷隐窝。
（图注：LV. 左心室；LA. 左心房；RV. 右心室；RA. 右心房）

【小结】

1. NVM 超声诊断的特点为肌小梁增多、肌小梁之间的深陷隐窝；除关注非致密层与致密层之比外，异常肌小梁出现的位置同样值得重视。

2. 当怀疑 NVM 时，心脏超声检查应多切面扫查全面显示心室肌小梁的结构特点，主要包括胸骨旁左心室短轴切面和心尖部各切面。

3. NVM 出现心室节段收缩功能障碍时，可能并不局限于累及的心肌节段，应对心室的局部及整体收缩功能进行全面的评估。

4. 部分患者可出现心室附壁血栓，心脏超声检查时应仔细扫查，特别是心尖部，及时发现对临床治疗选择至关重要。

（李　权）

第六章 继发性心肌病

第一节 酒精性心肌病

【概述】

酒精性心肌病（alcoholic cardiomyopathy，ACM）首次于 1902 年提出，是一种由长期大量饮酒（酒精摄入 > 80g/d，持续时间 5 年以上）导致的心肌病。发病可能与乙醇及其代谢产物乙醛的心肌毒性效应有关，世界卫生组织及国际心脏病学会联合会工作组将 ACM 列为特异性心肌病中过敏性和中毒反应所致的心肌病。ACM 占所有心脏疾病 3.8%，非缺血性扩张型心肌病患者的 21%～35%。发病年龄多在 50 岁左右，男性居多。

酒精性心肌损害是一种慢性的、进行性的损害，经过一段无临床症状期之后，才会发展为 ACM。在早期心肌损害阶段，患者通过戒酒及积极治疗可以逆转心脏结构的改变；相反，如出现心功能下降后仍不彻底戒酒，4 年病死率高达 50%。

【临床表现】

ACM 临床症状及体征缺乏特异性，早期可无明显体征或仅有高血压、房性 / 室上性心律失常及心脏舒张功能障碍相关的胸闷、运动耐量减低等；晚期症状酷似扩张型心肌病的表现，可出现外周水肿、夜尿症、心动过速、不同程度的呼吸困难甚至端坐呼吸等表现；终末期部分患者由于心房颤动导致心房扩大合并血栓形成，也有患者出现肝脏疾病、营养不良、周围神经病变和其他神经系统疾病 [如韦尼克 - 科尔萨科夫（Wernicke-Korsakoff）综合征] 的特征。

【超声心动图表现】

超声心动图是诊断及随访 ACM 的重要方法。超声检查显示的心脏结构及功能异常对临床及时干预病程进展、逆转心脏重构起到了很大的作用。

1. **M 型超声** ACM 晚期，心腔扩大，心脏整体收缩活动减弱。胸骨旁左心室长轴观 M 型可见室间隔与后壁运动幅度变得平坦；二尖瓣前后叶逆向运动，双峰开放幅度减小，与扩大的左心室腔构成"大心腔，小开口"的钻石征。心尖四腔心观 M 型可见三尖瓣瓣环及二尖瓣瓣环纵向运动幅度下降。

2. **二维超声** ACM 早期，心脏的形态仅发生轻微改变，心脏的收缩功能没有损害。随着酒精摄入量的增多，左心室可出现向心性重构，出现左心室肥厚。肥厚的心肌内可见细密均匀的斑点状强回声，这可能与间质、心肌、心内膜下层和小梁中的血管周围有大量脂肪组织、心肌细胞质中大量脂质包裹体及肌原纤维的萎缩和溶解等病理改变有关；心内膜下心肌纤维化也是 ACM 常见的病理改变，相应地可在二维超声上看到心内膜回声显著增强。此外，还可观察到失代偿期心脏各腔室出现扩大，室壁运动出弥漫性减弱，心脏收缩功能下降以及心包积液等非特异表现。

3. **多普勒超声** 心室的顺应性下降、舒张功能的减低可发生在 ACM 的较早期，可通过二尖瓣口血流频谱和 / 或二尖瓣瓣环组织多普勒、肺静脉血流频谱、三尖瓣反流频谱等进行舒张功能异常的判断。晚期心腔扩大及酒精对心脏瓣膜的毒性作用可造成瓣膜功能不全，导致瓣膜反流。

4. **超声新技术** 斑点追踪成像可以评估左心室及左心房心肌应变，三维超声可以准确评估心房、心室的形态功能改变，识别左心室纵向心肌应变降低、左心房应变下降及左心房增大等 ACM 的早期心功能异常，但目前均局限于非特异性心肌损伤迹象的早期发现。

【诊断要点】

1. 长期酗酒史。

2．超声心动图发现心腔扩大，心脏整体收缩活动减弱，可有瓣膜反流。

3．戒酒后随访发现心脏结构功能的显著改善。

【鉴别诊断】

1．**脚气病**　长期酗酒者不乏因 B 族维生素缺乏罹患脚气病的案例，ACM 也曾一度被认为是脚气病的终末期。但两者在血流动力学上存在显著差异，前者外周小动脉普遍扩张伴大量动静脉吻合，表现为静息时高搏出状态，且应用硫胺素后 1～2 周即可恢复；后者心脏整体收缩活动普遍减弱，表现为低搏出状态，对硫胺素治疗无反应，戒酒并规范治疗后 1 个月左右可逐渐恢复。

2．**其他心肌病**　ACM 与扩张型心肌病及其他心肌病在影像图像上往往难以鉴别，需详细询问病史，结合病史及戒酒等治疗后的疾病转归进行鉴别。

3．**病毒性心肌炎**　超声心动图也可出现心肌内斑点状回声增强及心内膜回声增强，心脏扩大及收缩活动普遍降低，但往往急性起病前有较为明确的感染病史，可资鉴别。

【小结】

1．酒精性心肌病是一种由长期大量饮酒（酒精摄入 >80g/d，持续时间 5 年以上）导致的心肌病。

2．超声心动图缺乏特异性，疾病早期可见左心室舒张功能减退、心肌肥厚、左心房增大等征象；疾病晚期可见心脏扩大、收缩活动减低、瓣膜反流及心包积液等酷似扩张型心肌病的超声表现。

3．酒精性心肌病的诊断及鉴别诊断需结合影像学及病史明确，超声新技术或可用于该疾病心功能损伤的早期发现，使更多患者得以在心肌损伤可逆期戒酒并得到及时的医疗干预。

（陈海燕　舒先红）

第二节　药物性心肌病

【概述】

药物性心肌病是指接受某些药物治疗的患者，因药物对心脏的毒性作用引起心肌损害，狭义上仅指临床表现类似扩张型心肌病者，广义上扩展至更广泛的与心脏相关的异常，包括有 / 无症状患者的组织学变化、左心室射血分数（LVEF）的变化、心肌形变能力和血清生物标志物的变化。抗肿瘤药物、抗寄生虫药物、抗精神病药物均可导致心肌损伤，具体病因尚不明确，可能与药物直接损伤导致细胞凋亡、损伤线粒体导致细胞功能障碍、损伤冠状动脉等有关，部分药物非毒性成分可引发过敏反应导致药物性心肌病。药物性心肌病的心肌损害可与药物累积暴露剂量、是否存在基础心血管疾病、年龄、性别等危险因素有关。

【临床表现】

大多患者在发生药物相关心肌损伤早期并不出现心功能障碍，呈亚临床心脏毒性；即便出现临床症状，表现也缺乏特异性，常见症状包括胸闷、心悸、呼吸困难等。

抗肿瘤药物相关的心脏损害累及患者数量最大，其最常见的心肌毒性表现是心肌病和心力衰竭。急性心脏毒性在给药后的几小时或几天内发生，可出现心力衰竭、心律不齐、心肌炎、心包炎等，但这种情况很少见，且通常是可逆的；早期心脏毒性发生在完成治疗的一年之内，一旦出现症状，预后较差；晚期心脏毒性发生在化疗数年后，因为尚无广泛的监测手段，发生率尚不清楚。

【超声心动图表现】

超声心动图是药物相关心肌损伤的首选评估方法，可用于用药期间及治疗后的心功能监测与随访，通过动态随访及与治疗前基线心功能的对比诊断是否发生药物性心肌病。

1．**M 型超声**　早期可无特异性表现，晚期表现为心肌活动幅度减弱，LVEF 下降，伴 / 不伴心腔扩大；右心室功能受累时收缩活动也可减弱，TAPSE < 17mm。

2．**二维超声**　LVEF 是监测药物心脏毒性的最常用指标。左心室心肌可能呈现整体 / 节段性收缩活动异常，部分患者可出现心腔内血栓。ASE 和欧洲超声心动图协会（EAE）的联合建议推荐使用改良双平面 Simpson 法进行 LVEF 的评估。并指出如果在 16 个心律中至少有 2 个心肌节中没有充分显示心内膜边界，则应使用对比剂。此外，研究表明在分析时间和重现性方面，三维 LVEF 优于二维 LVEF，因此各超声心动图中心应根据自己的情况采用可用的最佳方法进行 LVEF 的评估，对同一对象的评估应保持多次检查时方法学的一致性。不伴有心力衰竭相关症状时，LVEF 降低≥10% 且低于正常值下限（53%）；伴有心力衰竭症状时，LVEF 降低≥5% 且低于正常值下限（53%）可认为出现心脏毒性反应；右心室 FAC<35% 提示右心室心肌功能受损。

3. **多普勒超声** LVEF 敏感性较低，常常出现于心肌损伤晚期，提示病情已较严重。舒张功能障碍出现较 LVEF 异常早，目前推荐使用 2016 年 ASE 左心室舒张功能指南监测抗肿瘤治疗对左心室舒张功能的影响，主要测量指标包括 E、e′、a′、三尖瓣反流速度等。但该人群中舒张功能受损与临床预后的关系目前尚不明确。右心室收缩功能受损也可用三尖瓣游离壁组织多普勒收缩期峰值 S′<10cm/s 进行评估。

4. **斑点追踪成像** 与组织多普勒相比，斑点追踪成像可以更准确地定量分析不同方向、不同层面的心肌运动，用于早期识别可能发生心脏毒性的高风险者。左心室整体纵向应变（GLS）可早期识别 LVEF 正常时的亚临床左心室功能不全，已是 ASE/EACVI 及 ESC 等指南公认用于早期监测心脏毒性的最敏感指标。应用免疫检查点抑制剂抗肿瘤治疗的患者，无论 LVEF 是否降低，GLS 出现降低可提示出现治疗相关的急性心肌炎。在抗肿瘤治疗患者中，左心室 GLS 较基线值降低超过 10%~15%，可认为早期心肌损伤；右心室 GLS 绝对值 <20% 提示早期心肌损伤。研究表明三维纵向应变的重复性优于二维纵向应变。

【诊断要点】

在应用上述药物之前心电图和心脏正常，治疗过程中或治疗后出现心律失常和 / 或充血性心力衰竭而无其他病因可解释者，可诊断为药物性心肌病。

【鉴别诊断】

抗肿瘤药物所致的心肌病应与原发性扩张型心肌病鉴别；抗寄生虫、抗精神病药物所致的心肌损害和心律失常应与其他病因的心肌炎鉴别。

【小结】

1. 药物性心肌病可发生于抗肿瘤药物、抗寄生虫药物及抗精神病药物，部分药物的非毒性成分导致的过敏反应也可导致该病发生。

2. 超声心动图是药物性心肌病心功能评估及随访的首选手段。LVEF 是最常用的参数，但敏感性不如心肌整体纵向应变（GLS），后者可用于亚临床心功能异常的早期发现。

3. 药物性心肌病的临床症状体征及超声心动图

表现缺乏特异性，需结合病史进行诊断及鉴别诊断。

（陈海燕　舒先红）

第三节　病毒性心肌炎

【概述】

病毒性心肌炎是指病毒感染引起的心肌局限性或弥漫性的急性或慢性炎症病变，可导致心脏功能受损，包括收缩、舒张功能减低和心律失常等，属于感染性心肌疾病。在病毒流行感染期约有 5% 患者发生心肌炎，也可散在发病。常见病毒包括肠道病毒（尤其是柯萨奇 B 病毒）、腺病毒、巨细胞病毒、EB 病毒、流感病毒以及最新的 SARS-CoV-2 病毒等。

临床上可以分为急性期、亚急性期和慢性期。急性期一般持续 3~5 天，主要以病毒侵袭、复制对心肌造成损害为主；亚急性期以免疫反应为主要病理生理改变；少数患者进入慢性期，表现为慢性持续性及突发加重的炎症活动，心肌收缩力减弱、心肌纤维化、心脏扩大等。临床表现轻重不同。普通急性心肌炎多数表现为活动后轻微的胸闷、心悸不适，也可出现急性左心衰竭甚至猝死。暴发性心肌炎是心肌炎最为严重和特殊的类型，主要特点是起病急骤，病情进展极其迅速，患者很快出现循环衰竭以及严重心律失常，并可伴有呼吸衰竭和肝肾衰竭，早期病死率极高。目前无特异性治疗方法，治疗主要针对病毒感染和心肌炎症。大多数患者经适当治疗后痊愈，极少数患者在急性期因严重心律失常、急性心力衰竭和心源性休克死亡。部分患者可演变为扩张型心肌病。

【临床表现】

病毒性心肌炎患者临床表现取决于病变的广泛程度和部位，轻者可无症状，重者可出现心力衰竭、心源性休克和猝死。

患者常在发病前 1~3 周有上呼吸道或肠道感染史，表现为发热、全身酸痛、咽痛、倦怠、恶心、呕吐、腹泻等症状，然后出现心悸、胸闷、胸痛或心前区隐痛、头晕、呼吸困难、水肿，甚至发生阿 - 斯（Adams-Stokes）综合征；极少数患者出现心力衰竭或心源性休克。

【超声心动图表现】

急性病毒性心肌炎表现多样化，轻者超声心动图可无明显异常，重者（如暴发性病毒性心肌炎）超声心动图可见明显变化，表现为扩张型心肌病，但特异性较差，因而超声心动图对其诊断是非常具有挑战性的。对疑似急性病毒性心肌炎者应进行全面完整的超声心动图检查，明确心肌损伤程度、部位、评估病情变化（图7-6-1）。

1. M型超声及二维超声

（1）心腔大小变化：多数患者心腔大小正常，仅少数患者心腔稍扩大，极少数明显扩大，表现为扩张型心肌病，心腔大，瓣口相对较小。

（2）室壁厚度：室间隔或心室壁可稍增厚，系心肌炎性水肿所致；室壁厚度亦可正常。

（3）心肌回声异常：较为多见，在病毒性心肌炎急性期时心肌回声明显减弱，而在病程的恢复期时则出现心肌局限性或弥漫性回声增强。

（4）室壁运动异常：可出现弥漫性室壁运动减低，也可以出现心室壁节段性运动异常，系心肌炎症受累不均所致。这些变化在有效治疗数天或更长时间可恢复正常。

（5）心室功能：心室射血分数降低，舒张功能异常，E/e′升高。

（6）心包积液：心肌炎常出现心包积液，提示病变累及心包。

2. 多普勒超声 各个瓣口血流显示暗淡，血流速度降低，心腔扩大、瓣膜不能完全退至瓣环水平，可导致二尖瓣及三尖瓣反流。二尖瓣血流图可见舒张功能异常。

3. 斑点追踪成像 斑点追踪成像可以评价心室局部或整体心肌应变，早期发现亚临床性心室功能障碍。

4. 超声造影 左心室附壁血栓是一种常见的并发症，特别是在左心室舒张和收缩功能明显受损时，超声造影有助于明确有无心室附壁血栓。

【诊断要点】

对疑似急性病毒性心肌炎者应进行全面完整的超声心动图检查，了解心腔大小变化、室壁厚度、心肌回声、心室功能、室壁运动异常情况，以及心包积液情况，明确心肌损伤程度、部位、评估病情变化。并及时排除心脏瓣膜疾病、心肌梗死、肥厚型或限制型心肌病等。

急性心肌炎与暴发性心肌炎的诊断要点见表7-6-1。

表7-6-1 超声心动图评价急性及暴发性心肌炎诊断要点

	急性病毒性心肌炎	暴发性病毒性心肌炎
心腔大小	心腔扩大	心腔正常大小
室壁厚度	室壁厚度正常	室间隔或室壁可增厚
左心室收缩功能	左心室收缩活动减弱	左心室收缩和舒张功能显著减退
预后	轻者可恢复正常，部分重症可发展成扩张型心肌病	预后较差，可导致死亡。部分患者心功能显著改善或恢复正常

【鉴别诊断】

由于心肌炎临床表现具有多样性，在病程早期常需要结合多项检查以排除其他疾病。

1. 冠心病 超声心动图可见明显心肌局限性运动异常。心肌炎也可以引起心肌局部或整体收缩

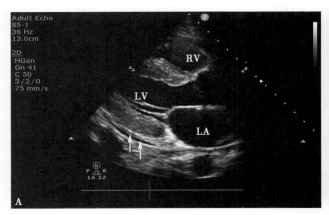
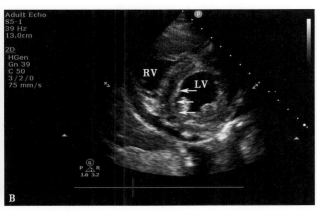

图7-6-1 病毒性心肌炎的超声表现

A. 胸骨旁左心室长轴切面，显示心肌回声异常，室壁稍增厚，少量心包积液；B. 胸骨旁左心室短轴切面，下壁心内膜回声增强，收缩活动稍减弱（箭头所指区域）。

（图注：LV. 左心室；RV. 右心室；LA. 左心房）

力的下降。冠状动脉造影是二者鉴别诊断的重要依据。

2. 应激性心肌病　又称心尖球形综合征，好发于绝经期后女性，有胸痛、心电图 ST-T 改变以及心肌损伤标志物升高。常有强烈精神刺激等诱因。超声心动图显示最常见的是心尖部室壁运动异常，呈特征性章鱼篓样改变。冠状动脉造影结果阴性或轻度冠状动脉粥样硬化。

3. 瓣膜疾病　瓣膜疾病（如重度主动脉瓣反流）导致左心扩大，左心室壁收缩活动减弱等，要与病毒性心肌炎导致左心扩大相鉴别。

4. 先天性心脏病　室间隔缺损（VSD）、动脉导管未闭（PDA）等可导致心室扩大，室壁收缩活动减弱，但其室壁常增厚以及异常分流可予以鉴别。

5. 肺动脉栓塞　可发生胸痛、咯血、呼吸困难和休克，但有右心负荷急剧增加的表现。根据病史情况及肺动脉 CTA 结果可鉴别诊断。

【小结】

1. 急性病毒性心肌炎表现多样化，轻者超声心动图可无明显异常，重者（如暴发性病毒性心肌炎）超声心动图可见明显变化，但特异性较差，因而对疑似急性病毒性心肌炎者应进行全面完整的超声心动图检查。

2. 超声心动图检查了解心腔大小变化、室壁厚度、心肌回声、心室功能、室壁运动异常情况，以及心包积液情况，明确心肌损伤程度、部位、评估病情变化。

3. 超声心动图及时排除心脏瓣膜疾病、心肌梗死、肥厚型或限制型心肌病、应激性心肌病、先天性心脏病等。

4. 斑点追踪成像可以评价心室局部或整体心肌应变，早期发现亚临床性心室功能障碍。

（栾丽娜）

第八篇

冠 心 病

【概述】

冠心病（coronary artery disease，CAD）分为急性冠脉综合征（acute coronary syndrome，ACS）和慢性冠脉综合征（chronic coronary syndrome，CCS），ACS的临床表现广泛，有的患者由于持续性进展的缺血或机械并发症（例如严重的二尖瓣反流）所致心源性休克，继而引起心搏骤停、电生理或血流动力学不稳定，也有患者就诊时胸痛已经消失。根据心电图（ECG）表现，ACS可分为两类，一类患者出现急性胸痛并伴有ST段持续性（>20分钟）抬高，称为ST段抬高急性冠脉综合征，通常提示患者存在冠状动脉急性完全或部分闭塞，大多数患者最终发展为ST段抬高心肌梗死（ST segment elevation myocardial infarction，STEMI）；一类患者出现急性胸部不适，但是心电图中ST段没有持续抬高（NSTE-ACS），可以表现为ST段一过性抬高、ST段持续或一过性压低、T波倒置、低平，或者心电图正常。NSTE-ACS的病理机制主要是心肌细胞坏死（非ST段抬高心肌梗死，non-ST segment elevation myocardial infarction，NSTEMI）或心肌缺血尚无细胞损伤（不稳定型心绞痛）。CCS涵盖除了急性冠脉血栓形成主导的临床表现以外，包括无症状心肌缺血、血管痉挛与微循环病变的冠心病的不同发展阶段，具体包括：①疑似CAD和有稳定的心绞痛症状患者；②新出现的心力衰竭或左心室功能障碍，怀疑CAD的患者；③在ACS后1年内无症状或症状稳定的患者，或近期行血运重建的患者；④无论有无症状，在最初诊断或血运重建后1年以上的患者；⑤心绞痛、疑似血管痉挛或微循环疾病的患者；⑥筛查时发现冠心病的无症状患者。

【临床表现】

心肌缺血引起的胸痛通常位于胸骨后，但从上腹部到下颌或者牙齿，在肩胛骨之间，或者在手臂到手腕和手指，都可能感觉到。通常为压迫、紧绷或沉重感；有时为勒死感、紧缩或烧灼感。呼吸急促可能是CAD的唯一症状。胸痛的持续时间大多数情况下≤10分钟，而持续数秒的胸痛不太可能归因于CAD。舌下含用硝酸盐可迅速缓解心绞痛。症状与呼吸或姿势无关。

【超声心动图表现】

超声心动图评价冠心病主要观察缺血引起的运动功能改变，尤其是收缩期室壁增厚率和心内膜运动情况等。超声观察到的局部室壁运动障碍与冠脉分支血供有着密切对应关系。目前最常用的是17节段模型，也有16节段和18节段模型（图8-0-1）。定量分析：①运动正常或增强；②运动减弱；③不运动；④矛盾运动。室壁运动积分半定量分析：运动增强、运动正常=1分；运动减弱=2分；不运动=3分；矛盾运动=4分。将所有节段计分相加的总和除以所观察的室壁总数即得"室壁运动指数"。

稳定型心绞痛患者的节段室壁运动功能可以正常或减弱。大面积心肌梗死后，梗死区域出现室壁扩张、变薄、心肌全层坏死，向外膨出，心脏收缩时丧失活动能力或呈现反常运动，形成室壁瘤（图8-0-2，图8-0-3）。

应用对比剂超声心动图检测心肌灌注障碍、负荷超声心动图和斑点追踪成像检测局部心肌功能下降，可提高超声心动图诊断冠心病的敏感性和特异性。

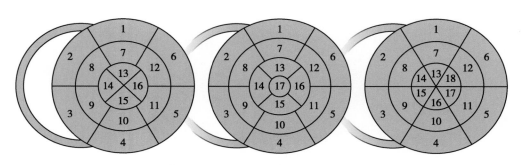

图8-0-1 16节段模型（左），17节段模型（中），18节段模型（右）

1. 前壁基底段；2. 前间隔基底段；3. 下间隔基底段；4. 下壁基底段；5. 下侧壁基底段；6. 前侧壁基底段；7. 前壁中间段；

8. 前间隔中间段；9. 下间隔中间段；10. 下侧壁中间段；11. 下侧壁中间段；12. 前侧壁中间段；13. 前壁心尖段

16节段模型：14. 室间隔心尖段；15. 下壁心尖段；16. 侧壁心尖段

17节段模型：14. 室间隔心尖段；15. 下壁心尖段；16. 侧壁心尖段；17. 心尖

18节段模型：14. 前间隔心尖段；15. 下间隔心尖段；16. 下壁心尖段；17. 下侧壁心尖段；18. 前侧壁心尖段

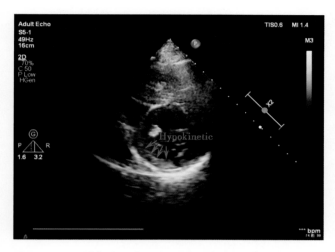

图 8-0-2 二维超声示左心室下壁运动减弱（箭头所指示节段室壁收缩活动减弱，室壁增厚率降低）
（图注：Hypokinetic. 运动减弱）

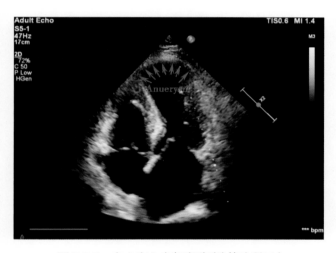

图 8-0-3 左心室心尖部室壁瘤（箭头所示）
（图注：Anuerysm. 室壁瘤）

二维及彩色多普勒成像可以显示心肌梗死常见并发症，包括二尖瓣反流、附壁血栓、室间隔穿孔、假性室壁瘤等。室壁瘤超声表现为室壁变薄，在心室舒张期和收缩期均向外膨出变形，室壁瘤瘤壁无向心性收缩或呈矛盾运动，与正常心肌交界部位见宽大的"瘤口"，呈瓶颈形态。室间隔穿孔二维超声

可直接观察到破裂的室间隔，彩色多普勒可表现为异常左向右分流。左心室附壁血栓多附着于有矛盾运动的室壁瘤样扩张部位，呈不规则团块附着于左心室心内膜表面，可凸向左心室腔，也可呈薄片状在心尖部附着。

【诊断要点】

1. 节段性室壁运动异常，与冠脉灌注范围一致。
2. 可出现室壁瘤、室间隔穿孔、心尖附壁血栓、二尖瓣反流。
3. 冠脉造影或 CTA 发现有显著的冠脉狭窄。

【鉴别诊断】

节段室壁运动异常也可见于非冠心病患者，例如心肌炎、结节病、应激性心肌病（Takotsubo cardio-myopathy）。急性心肌炎时可见节段性室壁运动异常，心肌酶谱升高，但其运动异常的室壁节段与冠脉灌注的对应节段无相关性。室间隔运动异常可见于心脏病外科术后或左束支传导阻滞或右心室心外膜起搏，右心室功能障碍可见于右心室压力或容量过负荷。

【小结】

1. 冠心病可分为 ACS 和 CCS，两者均可引起室壁收缩活动异常。冠脉造影或 CTA 发现有显著的冠脉狭窄。
2. 冠心病的超声表现为室壁节段性收缩活动异常，与冠脉灌注范围相一致，可伴随出现室壁瘤、血栓形成、室间隔穿孔和二尖瓣反流。超声心动图检查能够明确室壁运动异常部位、评估心功能异常、判断并发症以及帮助选择恰当的治疗方案。
3. 负荷超声心动图、对比剂超声心动图和斑点追踪成像可以弥补常规超声心动图的不足，提高冠心病诊断的敏感性和特异性。

（史　静　舒先红）

第九篇

川 崎 病

【概述】

川崎病（Kawasaki disease，KD）于1967年被首次报道，又被称为皮肤黏膜淋巴结综合征（mucocutaneous lymph node syndrome，MCLS），是一种不明原因的急性自限性发热性疾病，临床特征为发热、皮疹、皮肤黏膜病损，淋巴结肿大等，主要影响5岁以下儿童。近年来其发病率逐年升高，川崎病已逐渐取代风湿热成为儿童获得性心脏病的主要原因，也是成年后发生冠心病的潜在危险因素。

川崎病的主要危险在于其心血管系统并发症，尤其是冠状动脉损害，包括冠状动脉瘤、冠状动脉狭窄、血栓形成及血管闭塞等。此外，川崎病尚有心肌炎、瓣膜损害、心包炎等其他心血管并发症。日本全国川崎病流行病学调查指出，未经治疗的川崎病冠状动脉病变（coronary artery lesions，CAL）发生率在25%左右。川崎病冠状动脉病变是指冠状动脉炎症性改变，可导致其解剖形态异常，包括冠状动脉扩张、冠状动脉瘤、冠状动脉狭窄和闭塞等，也是儿童获得性心脏病最常见的病因。

KD是一种以全身性非特异性血管炎为主要病理改变的疾病，发病机制仍未明确，大多数研究者认为KD是基因和环境共同作用的结果。川崎病CAL的病理特点：川崎病存在3种相互关联的血管病变过程，即急性自限性坏死性动脉炎（necrotizing arteritis，

NA）、亚急性或慢性（subacute/chronic，SA/C）血管炎和管腔肌成纤维细胞增生（luminal myofibroblastic proliferation，LMP）。NA是与川崎病发病同步的血管内皮中性粒细胞炎症，呈自限性过程，开始并结束于发病的2周内。NA开始于内皮，并依次破坏内膜、内弹力层、中膜、外弹力层和外膜，形成囊状动脉瘤，可导致动脉瘤破裂或血栓形成，是川崎病早期死亡的主要原因。SA/C血管炎与川崎病发病非同步，是一种以小淋巴细胞为主的炎症过程，可以在发病的2周内开始并持续数月至数年，并与LMP病变密切相关。SA/C血管炎自血管外膜或血管周围组织开始，并在进展到管腔的过程中不同程度地损伤血管壁，可呈轻微扩张的梭形状态（梭形动脉瘤）或进行性扩张形成囊状动脉瘤，并可形成血栓。LMP是由内膜平滑肌细胞来源的病理性肌成纤维细胞的增生过程，肌成纤维细胞在SA/C炎症细胞背景下产生细胞外介质参与病变（SA/C-LMP），呈环形和对称性，导致不同程度管腔狭窄。SA/C及LMP可以在发病的2周内开始并持续数月至数年，见图9-0-1。

病程的第一期为急性发热期，一般病程为1～11天，主要症状于发热后即陆续出现，可发生严重心肌炎。进入第二期为亚急性期，一般病程为11～21天，多数体温下降，症状缓解，指趾端出现膜状脱皮。重症病例仍可持续发热。发生冠状动脉瘤，可

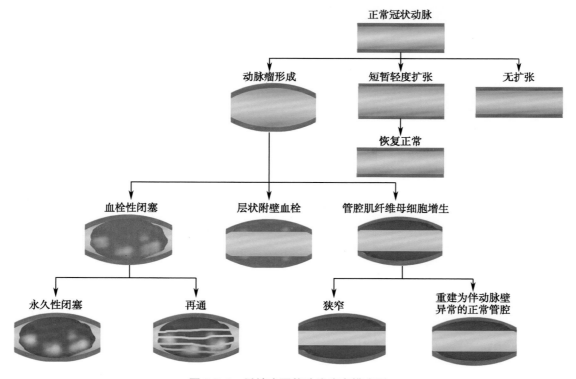

图9-0-1　川崎病冠状动脉病变模式图

导致心肌梗死、动脉瘤破裂。大多数患者在第4周进入第三期即恢复期，一般病程为21~60天，临床症状消退，如无明显冠状动脉病变即逐渐恢复；有冠状动脉瘤则仍可持续发展，可发生心肌梗死或缺血性心脏病。少数严重冠状动脉瘤患者进入慢性期，可迁延数年，遗留冠状动脉狭窄，发生心绞痛、心功能不全、缺血性心脏病，可因心肌梗死而危及生命。

【临床表现】

川崎病主要症状常见持续性发热，5~11天或更久（2周至1个月），体温常达39℃以上，抗生素治疗无效。发热数日后掌跖面红肿且痛，躯干部出现大小不一的斑丘疹，形态无特殊，面部四肢亦有，不痒，无疱疹或结痂。发热数日两侧眼结膜充血，球结膜尤重，仅少数并发化脓性结膜炎，用裂隙灯可能查到前虹膜睫状体炎。唇面红肿、干燥和皲裂，甚至有出血；舌常呈杨梅舌，口腔黏膜充血，但无溃疡。

急性期的常见心血管症状包括与发热程度不相称的心动过速；心前区搏动增强；奔马律；心脏杂音主要为无害性血流杂音，这是由发热和/或贫血造成的。迟发表现通常局限于心脏症状及事件，且只发生于曾在川崎病急性期发生过冠状动脉瘤的患者。迟发心脏表现可能包括心肌缺血症状（如胸痛、腹痛、苍白、出汗，或无明显原因且无法安抚的哭闹）和/或心律失常症状（如晕厥、心悸）。

【超声心动图表现】

1. 冠状动脉改变

（1）正常冠状动脉：经胸超声心动图对检测冠状动脉近段异常具有高度的敏感性和特异性，是目前诊断CAL的首选方法。冠状动脉的常规测量内容有5项：左冠状动脉主干；左前降支近段；左旋支；右冠状动脉近段；右冠状动脉中段。标准测量部位见表9-0-1。正常冠状动脉内径正常，血管壁均匀一致、内膜光滑（图9-0-2）。

（2）川崎病冠状动脉病变：川崎病CAL可出现内径增宽，冠状动脉出现球状、囊状、梭形扩张，或呈串珠样改变（图9-0-3，图9-0-4），甚至其内可见血栓形成，内膜增厚、狭窄或闭塞（图9-0-4），彩色多普勒显示冠状动脉内血流信号缓慢，可呈现涡流。川崎病CAL于病程2~4周检出率最高，病变类型包括冠状动脉瘤、冠状动脉扩张、冠状动脉狭窄或闭塞等。受累频率依次为左冠状动脉主干、左前降支、右冠状动脉主干。

临床上判断CAL的主要依据是冠状动脉内径的绝对值，其优点是数值直观、测量简便，但由于受到患儿年龄的影响，有一定局限性。近年来，经体表面积校正的Z值被认为可以更好地判断CAL的严重程度。对于远端没有Z值的冠状动脉，可以采用管腔内径大于邻近冠状动脉内径的1.5倍作为冠状动脉扩张的标准。鉴于我国尚未建立相关标准，Z值的应用也未形成共识，故建议在判断冠状动脉瘤大小时，采用表9-0-2的综合指标。

2. 冠状动脉病变的并发症——心肌梗死
冠状动脉内形成血栓阻塞血流导致心肌梗死。冠状动脉瘤内血栓脱落也可导致远端冠状动脉阻塞，发生心肌梗死。表现为心室壁的节段性变薄及运动异常（图9-0-5）。

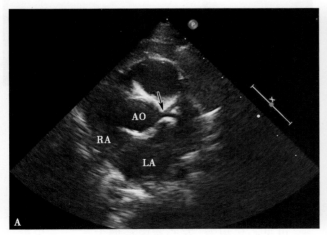
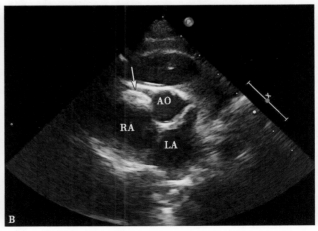

图9-0-2 正常冠状动脉超声图像

A. 左冠状动脉（LCA）起始于升主动脉短轴圆形的4点位，向左，略偏前近水平走行，箭头示，管壁呈平行的线样结构，管腔内为无回声区；B. 右冠状动脉（RCA）起始于10到11点位置，向右水平走行，箭头示。
（图注：AO. 主动脉；RA. 右心房；LA. 左心房）

表 9-0-1 超声心动图冠状动脉的常规测量内容和标准测量部位

名称	检测部位	观察切面
LMCA	左冠状动脉开口和左旋支分叉的中间部位	胸骨旁主动脉短轴；胸骨旁左心室长轴（探头上倾）；剑突下心室长轴
LAD 近段	LAD 开口后的 3~5mm	胸骨旁主动脉短轴；胸骨旁左心室长轴（探头上倾）；胸骨旁左心室短轴
LCX	LCX 开口后的 3~5mm	胸骨旁主动脉短轴；心尖四腔心
RCA 近段	RCA 开口后的 3~5mm	胸骨旁主动脉短轴；胸骨旁左心室长轴（探头下倾）；剑突下右心室流出道的冠状切面；剑突下房室沟水平的短轴切面
RCA 中段	右房室沟	胸骨旁左心室长轴（探头下倾）；剑突下四腔心；剑突下左心室长轴；剑突下房室沟水平的短轴切面；RCA 近、中段均可在胸骨旁非标准四腔心切面的房室沟处观察
RCA 远段	右后房室沟	低位心尖四腔心；剑突下心房长轴
后降支	后室间沟	低位心尖四腔心；剑突下心房长轴；胸骨旁左心室长轴（探头下倾）；后房室沟

注：LMCA 为左冠状动脉主干；LAD 为左前降支；LCX 为左旋支；RCA 为右冠状动脉。

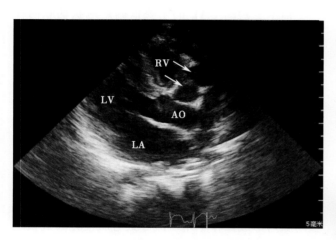

图 9-0-3 右冠状动脉瘤出现串珠样扩张
右冠状动脉呈瘤样扩张，管腔内未见明显血栓回声，箭头示。
（图注：AO. 主动脉；RV. 右心室；LV. 左心室；LA. 左心房）

表 9-0-2 川崎病冠状动脉病变的分型及定义

分型	内径/mm	内径/邻近段 a	Z 值
小型冠状动脉瘤或冠状动脉扩张	≤4	<1.5	2~<5
中型冠状动脉瘤	>4~<8	1.5~4.0	5~<10
巨大冠状动脉瘤	≥8	>4.0	≥10

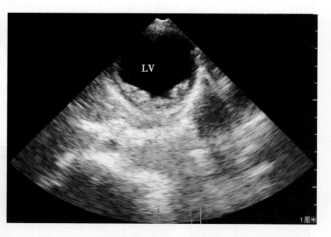

图 9-0-5 冠状动脉病变导致心肌梗死超声图像
左心室前壁及前间壁心肌变薄，室壁向心运动消失。
（图注：LV. 左心室）

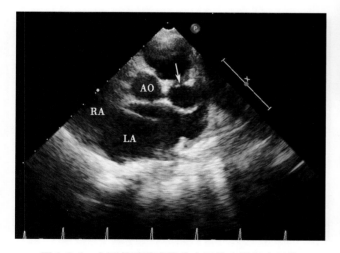

图 9-0-4 左冠状动脉瘤伴瘤内层状血栓超声图像
左冠状动脉起始后的 3~4mm 内径呈瘤样扩张，管腔可见层状附壁血栓，箭头示。
（图注：AO. 主动脉；RA. 右心房；LA. 左心房）

3. 心脏功能改变 川崎病急性期可出现心肌炎，即使没有冠状动脉病变也会出现心肌功能的改变，可见心包积液、左心室内径增大，二、三尖瓣反流等（图 9-0-6）。

有研究表明，处于川崎病急性及恢复期的患儿左心室心肌应变及扭转功能均较正常儿童减低。

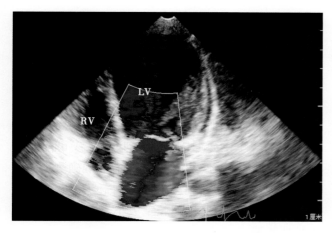

图 9-0-6　心尖四腔心彩色多普勒图像

左心室心尖部呈弥漫性瘤样扩张,运动近消失,二尖瓣对合欠佳,多普勒探及中度反流信号。

(图注:LV. 左心室;RV. 右心室)

4. 其他影像学检查 冠状动脉造影(coronary angiography,CAG)为诊断 CAL 的"金标准"。对于巨大冠状动脉瘤或中型冠状动脉瘤但 1 支冠状动脉内有多个或长段动脉瘤,建议在恢复早期(病程 2~3 个月)首次行 CAG,详细评估 CAL 的形态和程度,确定治疗和随访方案。川崎病急性期行心导管检查引起血管不良事件的风险较高,故不建议在病程 2 个月内进行 CAG;如果在随访过程出现新的心肌缺血证据,建议重复 CAG。多排螺旋 CT(multi-detector-row CT,MDCT)及磁共振冠状动脉造影(magnetic resonance coronary angiography,MRCA)这两项技术进行的冠状动脉造影越来越多。MDCT 获得的冠状动脉图像相对清晰,尤其是三维重建后,可以直观观察冠状动脉瘤的大小及形态,但有一定程度的 X 线暴露(图 9-0-7,图 9-0-8)。MRCA 检查

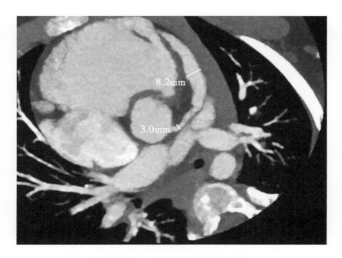

图 9-0-7　多排螺旋 CTA 成像

显示左冠状动脉前降支梭性扩张,其内对比剂充盈良好。

所需时间较长,尤其婴儿和年幼儿童对镇静要求较高,图像获取技术难度较大。建议对于一些冠状动脉瘤急性期的患儿进行该两项成像。

5. 风险分级 根据冠状动脉解剖形态的异常情况,结合是否存在心肌缺血,对川崎病 CAL 进行风险分级(表 9-0-3)。CAL 多累及近段,近段无异常而仅远端受累的情况罕见。多数患儿仅为轻度扩张,大多在 4~8 周内恢复正常。巨大冠状动脉瘤发生率为 0.13%~0.70%,恢复的可能性小。值得注意的是,部分患儿尽管冠状动脉内径恢复正常,但存在血管结构和功能持续异常,可进展为狭窄或闭塞。

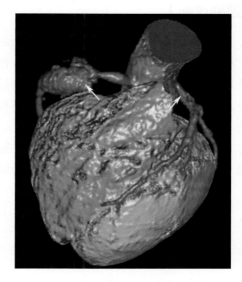

图 9-0-8　多排螺旋 CTA 成像三维重建

显示左冠状动脉弥漫性扩张,右冠状动脉中段瘤样扩张(箭头示)。

表 9-0-3　川崎病冠状动脉病变的风险分级

风险级别	分级标准
I	任何时期冠状动脉均未受累(Z 值<2)
II	急性期冠状动脉有轻度扩张,在病程 30 天内恢复正常
III	病程 30 天后仍有冠状动脉单个小至中型冠状动脉瘤
IIIa	小型冠状动脉瘤(Z 值 2.5~<5)
IIIb	中型冠状动脉瘤(Z 值 5~10,且内径绝对值<8mm)
IV	巨大冠状动脉瘤(Z 值≥10,或内径绝对值≥8mm),或 1 支冠状动脉内有多个动脉瘤,未达到 V 级
V	冠状动脉瘤伴冠状动脉狭窄
Va	不伴有心肌缺血
Vb	伴心肌缺血

【诊断要点】

1. **冠状动脉扩张** 好发于冠状动脉主干或分支近端，可表现为冠状动脉均匀扩张，可形成冠状动脉瘤，冠状动脉内亦可血栓形成等；部分病例可出现心包积液、心脏扩大、瓣膜反流及心功能不全等其他心脏改变表现；临床表现为持续性发热，伴皮疹和淋巴结肿大等。

2. 临床上判断 CAL 的主要依据是冠状动脉内径的绝对值以及经体表面积校正的 Z 值，Z 值被认为可以更好地判断 CAL 的严重程度。

【鉴别诊断】

1. **冠状动脉瘘** 异常交通的冠状动脉常出现瘤样扩张，瘘口处异常湍流，彩色及频谱多普勒于瘘口处可探及高速湍流，除瘘入左心室者为舒张期湍流外，其余均为连续性湍流。依瘘口大小和瘘入部位的不同出现相应心脏改变。

2. **左冠状动脉起源于肺动脉** 此型在冠状动脉起源于肺动脉中较为常见，由于右冠状动脉担负起左冠状动脉作用并借助侧支循环逆流至左冠状动脉，在肺动脉水平形成左向右分流，因此右冠状动脉明显扩张。

【小结】

1. 在儿童缺血性心脏病的各种病因中，川崎病已经成为一个主要原因，若不彻底治疗，可能会对患儿终生产生影响。超声心动图能够准确测量冠状动脉内径，还能够对临床治疗前后冠状动脉的变化情况进行动态观察，评估腔室大小、室壁运动情况、心脏功能等。

2. 一旦疑诊川崎病，则所有患者均应接受超声心动图检查，以便确定纵向随访的基线值。检测时需观察冠状动脉的 5 个部位内径，冠状动脉瘤的大小、数量、形状和分布，进行动态比较，并仔细观察管腔内是否有血栓形成。发病 2 个月内，每 2 周随访 1 次；病程 2~6 个月，每 1~2 个月 1 次；病程 6个月~1 年，每 3 个月 1 次；病程 1 年之后，根据情况进行随访。

（任卫东　肖杨杰　于佳慧）

第十篇

心包疾病

第一章 心包积液

【概述】

正常情况下心包腔内含 10～30mL 液体，当心包内液体超过正常量，导致心包脏、壁层分离时，可诊断为心包积液（pericardial effusion，PE）。心包积液是最常见的心包疾病，其病因包括特发性、感染性、自身免疫性、肿瘤性、代谢性疾病、心肌梗死后、主动脉根部夹层、物理或化学性及其他系统性疾病。超声心动图是目前诊断心包积液的最常用手段，不仅可评估心包积液的量、位置、是否为包裹性、是否有心脏压塞，而且对心包穿刺术有重要的指导意义。

少量心包积液可无明显血流动力学改变。当心包积液积聚到一定程度，心包腔内压力的升高显著影响心脏充盈时可致：①右心回流受限，体循环淤血；②左、右心室充盈下降，每搏输出量下降，心脏代偿性心动过速，严重时可致循环衰竭产生休克，即心脏压塞。

血流动力学损害程度的影响因素包括：心包积液的量、积液累积的速度、心包顺应性及心脏功能。短时间内出现 100mL 心包积液可能引起心脏压塞；但若积液积聚时间较长，心包代偿性扩张，即使大量心包积液（500～1 000mL）也不会出现心脏压塞；局限性心包粘连或心包积液的局部机化可导致不典型的心脏压塞；弥漫性心包积液或 / 和心包瘢痕可致渗出性缩窄性心包炎。

【临床表现】

1. **症状** 少量心包积液可无明显症状；心脏压塞可有呼吸困难、发绀、乏力、上腹部疼痛、休克等变现。

2. **体征** 心包摩擦音、尤尔（Ewart）特征等；心脏压塞时可颈静脉怒张、肝大、胸、腹腔积液、库斯莫尔（Kussmaul）呼吸及奇脉等体征。

【超声心动图表现】

二维超声心动图可发现心包内舒张期无回声区；可对心包积液进行半定量估测，观察心包积液的性质，结合临床症状后评价患者是否有心脏压塞；并且可指导心包积液的穿刺。

（一）心包积液的半定量评价

1. **极少量（30～50mL）** 由于重力作用，心包积液常首先积聚于心脏膈面。二维超声心动图可见无回声区常仅位于心脏后方，舒张期厚度＜5mm，最常见于房室沟附近，收缩期出现，舒张期消失。

2. **少量（50～200mL）** 无回声区常仅位于心脏后方，舒张期厚度＜10mm，仅引起心包脏层和纤维心包的轻微分离，右心室前方心包内常无液性暗区。

3. **中等量（200～500mL）** 舒张期无回声区厚度 10～20mm，沿着心脏后壁分布。

4. **大量（＞500mL）** 环绕心脏，舒张期无回声区厚度＞20mm；心脏摆动（图 10-1-1）。

（二）包裹性心包积液

心包腔内局限性无回声区，不随体位变化，可伴有心包腔内纤维条索交织呈网格状，心包局部增厚。

心包积液分布不均、随体位变化或为包裹性心包积液的准确半定量常较困难，需结合多个切面综合评价。

（三）心包积液的性质

若多切面探查心包积液为均匀无回声区，随体位变化大，则提示浆液性心包积液。当心包内出现条索状、团块状回声提示纤维渗出性积液、化脓性积液或血性积液。

（四）是否引起心脏压塞，详见下节（心脏压塞）

【诊断要点】

1. 二维超声心动图发现心包内舒张期无回声区，其内回声可不均匀。

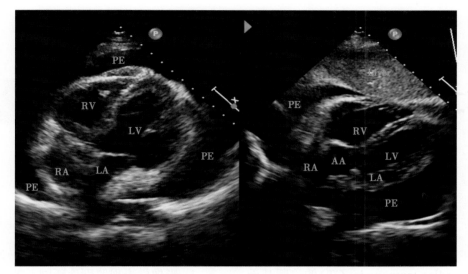

图 10-1-1　心尖五腔心及剑突下五腔心观示心包腔内大量心包积液，包绕心脏
（图注：PE. 心包积液；LA. 左心房；RA. 右心房；LV. 左心室；RV. 右心室；Liver. 肝脏；AA. 升主动脉）

2. 当心包内出现条索状、团块状回声提示纤维渗出性积液、化脓性积液或血性积液。

【鉴别诊断】

1. **胸腔积液**　其鉴别要点是降主动脉的位置，胸骨旁左心室长轴切面及心尖四腔心切面心包积液的无回声区位于降主动脉前方，而胸腔积液位于其后方。

2. **心包囊肿**　其与少量包裹性心包积液的鉴别常较困难，心包囊肿常无明显心包增厚，边界光滑，心包腔内无纤维条索（图 10-1-2，图 10-1-3）。

3. **心包脂肪垫**　心包脂肪垫位于心尖部侧壁侧方壁层心包外，呈低回声。

4. **心包内脂肪**　房室沟处常见高回声脂肪影，

呈团块状，随心动摆动，有心包积液时显示更清楚，需与心包内条索鉴别。

【小结】

1. 心包积液的二维超声心动图表现为心包内舒张期无回声区。

2. 当心包内出现条索状、团块状回声提示纤维渗出性积液、化脓性积液或血性积液。

3. 心包积液分布不均、随体位变化或为包裹性心包积液的准确半定量常较困难，需结合多个切面综合评价。

4. 结合临床症状，可确定是否有心脏压塞。

5. 心包积液需与胸腔积液、心包囊肿等鉴别。

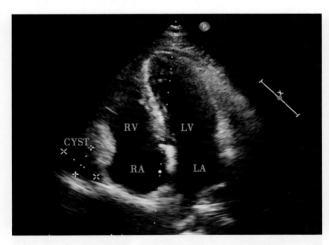

图 10-1-2　胸骨旁四腔心切面示右心室侧方心包囊肿
（图注：CYST. 心包囊肿；LA. 左心房；RA. 右心房；LV. 左心室；RV. 右心室）

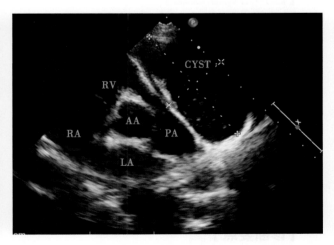

图 10-1-3　胸骨旁大动脉短轴切面示肺动脉外侧缘心包囊肿
（图注：AA. 升主动脉；PA. 肺动脉；CYST. 心包囊肿；LA. 左心房；RA. 右心房；RV. 右心室）

（李　政）

第二章　心　脏　压　塞

【概述】

心脏压塞（cardiac tamponade，CT）的诊断基于临床和影像检查。其血流动力学改变及临床表现见上节（心包积液）。短时间内出现100mL心包积液可能引起心脏压塞；但若积液积聚时间较长，心包代偿性扩张，即使大量心包积液（500～1 000mL）也不会出现心脏压塞。其分型包括：①急性心脏压塞；②亚急性心脏压塞，包括低压力性（隐匿性）心脏压塞，见于重度低血容量患者；③包裹性、偏心性积液或局部血肿引起的心脏压塞，常致特定心腔受压。

【临床表现】

1. **症状**　可有呼吸困难、发绀、乏力、上腹部疼痛、休克等变现。

2. **体征**　可有颈静脉怒张，肝大，胸、腹腔积液，库斯莫尔（Kussmaul）呼吸及奇脉等体征。

【超声心动图表现】

1. 心包腔内可见大量心包积液及心脏摆动。

2. 右心房收缩期塌陷。

3. 右心室舒张早期塌陷（图10-2-1）。

4. 心室大小随呼吸变化　吸气时右心室容量增加，左心室容量下降。

5. 二尖瓣及三尖瓣血流速度随呼吸变化　吸气后二尖瓣流速较呼气后下降30%～50%。

6. 下腔静脉增宽，其宽度呼吸变异率<50%（图10-2-2）。

【诊断要点】

心脏压塞的诊断基于临床和影像检查，右心房、右心室舒张期塌陷；呼吸时心室大小、血流速度及下腔静脉变异率可提示心脏压塞。

【鉴别诊断】

1. 影像学表现鉴别诊断同上节（心包积液）。

2. 患者临床表现还需与心力衰竭、肺动脉栓塞等鉴别。

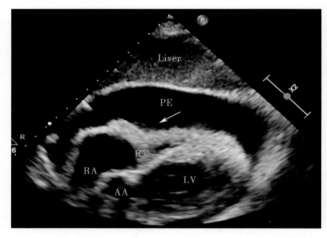

图10-2-1　剑突下五腔心观示大量心包积液，右心室舒张早期塌陷（箭头）
（图注：PE. 心包积液；AA. 升主动脉；RA. 右心房；LV. 左心室；RV. 右心室；Liver. 肝脏）

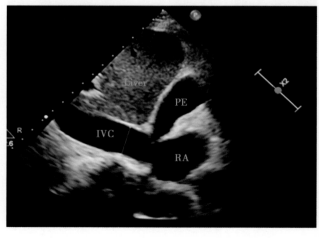

图10-2-2　下腔静脉增宽（IVC即下腔静脉）
（图注：Liver. 肝脏；PE. 心包积液；RA. 右心房）

【小结】

1. 短时间内出现 100mL 心包积液可能引起心脏压塞。

2. 心脏压塞的诊断基于临床和影像检查。

3. 右心房、右心室舒张期塌陷；呼吸时心室大小、血流速度及下腔静脉变异率可提示心脏压塞。

(李 政)

第三章　缩窄性心包炎

【概述】

缩窄性心包炎（constrictive pericarditis，CP）是由于多种原因引起的心包慢性炎症导致心包增厚、粘连、纤维化，使心包顺应性下降，从而限制心脏充盈功能的病理改变，可伴或不伴心包积液。缩窄性心包炎常继发于急性心包炎，其病因很多，在我国最常见的原因是感染性，其中以结核性心包炎居多，其他病因包括医源性（心脏术后、放疗后、药物）、尿毒症、心包肿瘤、心肌梗死后综合征（Dressler综合征）、结缔组织病、创伤等。

正常解剖：正常心包厚度1～2mm，有保护及润滑心脏的作用，由外侧的纤维性心包及内侧双层的浆膜性心包构成，纤维性心包厚而不易伸展；心脏表面的浆膜性心包即心外膜，浆膜性心包包绕大血管近端并折返，形成脏、壁两层，其间潜在的腔隙即心包腔。

血流动力学改变：①僵硬的心包限制了双侧心室充盈，快速充盈期充盈速度加快，舒张中晚期充盈受限。②僵硬的心包限制了左心充盈；同时因其无法传导胸腔内压力变化（胸内-心内压分离），所以患者吸气时左心压力下降低于肺静脉压（同胸膜腔内压）下降程度，左心充盈进一步减小而右心充盈增加，室间隔偏向左心室。患者呼气时，室间隔偏向右心室，右心充盈相应减小（心室相互作用或依赖增加）。③心脏充盈受限可致心脏每搏输出量降低，收缩压及脉压下降，心率代偿性增加；当心输出量降低到一定程度时可致体循环或/和肺循环淤血。

【临床表现】

1. **症状**　体循环淤血、肺循环淤血及心输出量降低可表现为呼吸困难、咳嗽、乏力、水肿及其他全身症状。

2. **体征**　心包叩击音、颈静脉怒张、肝大、库斯莫尔（Kussmaul）呼吸、胸腔积液、腹腔积液及奇脉等。

【超声心动图表现】

1. 二维及M型超声心动图表现

（1）心包增厚、回声增强，可有钙化及心包积液，房室沟处明显。

（2）心脏外形改变：双心房轻至中度增大，房室交界后角变小（<150°），心脏外形呈梨形（图10-3-1）。

（3）舒张期室间隔抖动（反弹）征。

（4）室间隔随呼吸运动摆动，吸气时室间隔移向左心室，呼气时室间隔移向右心室。

（5）下腔静脉及肝静脉扩张，下腔静脉宽度呼吸变异减小（图10-3-2）。

2. 多普勒超声心动图表现

（1）二尖瓣及三尖瓣舒张早期血流速度E峰值较高。

（2）组织多普勒二尖瓣环运动速度E'峰值>12cm/s。

（3）吸气时二尖瓣舒张早期血流速度E峰值降低>25%，三尖瓣舒张早期血流速度E峰值升高>40%～60%（图10-3-3）。

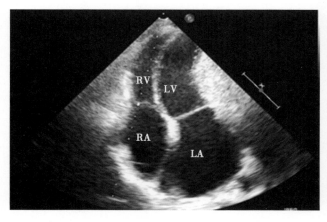

图10-3-1　缩窄性心包心脏外形典型改变
（图注：RV. 右心室；LV. 左心室；RA. 右心房；LA. 左心房）

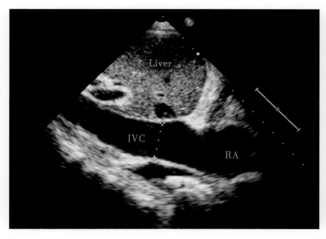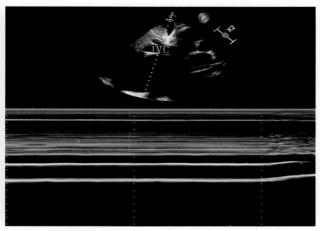

图 10-3-2　下腔静脉增宽且宽度随呼吸变异减小

（图注：Liver. 肝脏；IVC. 下腔静脉；RA. 右心房）

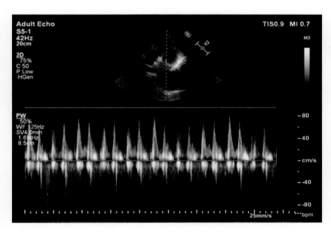

图 10-3-3　吸气时二尖瓣舒张早期血流速度 E 峰值降低 >25%

表 10-3-1　缩窄性心包炎与限制型心肌病的超声心动图鉴别

	缩窄性心包炎	限制型心肌病
心包回声	增厚、回声增强	正常
心房显著扩大	不常见	常见
室间隔抖动	舒张期抖动（notching）	正常
二尖瓣 E 峰峰值随呼吸变化	>25%	随呼吸变化极小
二尖瓣环运动速度（E′）	>12cm/s	<8cm/s
肺动脉高压	少见	常见

（4）二尖瓣及三尖瓣血流速度 E 峰减速时间（deceleration time，DT）缩短≤160ms。

【诊断要点】

1．心包增厚、心脏变形常不显著，因此该病的超声心动图诊断多由室间隔舒张期抖动、呼吸时室间隔摆动、二尖瓣血流图变化和下腔静脉变异率降低确定。

2．胸部 CT 可显示心包钙化，为该病的诊断提供重要的依据。

【鉴别诊断】

缩窄性心包炎应与限制型心肌病鉴别诊断，诊断要点见表 10-3-1。

【小结】

1．典型的缩窄性心包炎表现为心包增厚、心脏变形。

2．心包增厚、心脏变形不显著时，超声心动图诊断多由室间隔舒张期抖动、呼吸时室间隔摆动、二尖瓣血流图变化和下腔静脉变异率降低确定。

3．胸部 CT 可显示心包钙化，为该病的诊断提供重要的依据。

4．缩窄性心包炎需与限制性心肌病鉴别。

（李　政）

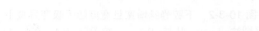

第十一篇

心脏占位性疾病

第一章　心 脏 血 栓

【概述】

心脏血栓形成是多种常见疾病的并发症。心脏血栓栓塞可显著增加脑血管和外周血管事件的发病率和死亡率。准确识别出血栓可以影响栓塞事件的危险分层和治疗决策。目前已有多种影像学检查方法用于心内血栓的诊断，包括经胸超声心动图、经食管超声心动图、心脏超声造影、心脏 CT 血管造影和心血管磁共振等。超声心动图是诊断心内血栓最常用的方法。

【发病机制】

心内血栓形成机制可概括为菲尔绍（Virchow）三联征，即心腔内血流瘀滞、心内膜下损伤和血液高凝状态。血流瘀滞是由于心腔收缩力降低所致，如心房颤动、节段性室壁运动障碍或运动迟缓；心内膜下损伤最常发生在心肌梗死，可导致心室附壁血栓形成；血液高凝状态有许多原因，包括高龄、遗传病、炎症状态和不良的生活方式（如肥胖和行动不便）。各种因素的相互作用可增加患者发生心内血栓的易感性。

【临床表现】

心脏血栓的临床表现主要取决于血栓的位置及其诱发疾病。

1. **左心房血栓**　血栓是最常见的心内肿块，最常累及左心室或左心房。易感因素包括二尖瓣病变、左心室功能不全和心律失常，最常见的是心房颤动（房颤）。房颤可分为瓣膜病性房颤和非瓣膜病性房颤。瓣膜性房颤通常是由于二尖瓣或二尖瓣机械瓣狭窄，血栓栓塞的风险较高；非瓣膜性房颤引起的血栓大多发生在左心耳，这是由于房颤导致左心房和左心耳收缩能力降低，使左心房和左心耳重构和扩张，血流动力学发生改变。

2. **左心室血栓**　大多数左心室血栓位于心尖部，最常与心肌梗死相关，尤其是前壁 ST 段抬高心肌梗死。心肌梗死导致内皮损伤，促凝血因子增加导致高凝状态，运动障碍导致血流瘀滞。左心室血栓的其他危险因素包括心肌病、心力衰竭、左心室室壁瘤和心内膜心肌纤维化等。

3. **右心房和右心室血栓**　与左心血栓相比，右心血栓是罕见的。最常见的病因是静脉系统的血栓栓塞。其他病因包括由整体/局部室壁运动障碍造成的血流瘀滞，包括致心律失常性右室心肌病（或右室心肌梗死后心肌病）、心律失常、原位血栓形成（与异物有关，如留置血管导管、起搏器导线、人工瓣膜、辅助装置）或血管炎（如白塞综合征、凝血疾病等）。

4. **瓣膜相关血栓**　心脏瓣膜的解剖和功能异常引起血流动力学改变，进而使患者发生瓣膜血栓。这种风险随着用人工瓣膜替换天然心脏瓣膜的增加而增加。

【超声心动图表现】

超声心动图被广泛认为是评价心脏血栓的主要筛查工具。二维超声心动图主要观察左心室长轴切面、四腔心切面、心底短轴切面及一些非标准切面，观察心腔内有无异常回声，回声的大小、部位、活动度等。彩色多普勒重点观察心腔内有无血流充盈缺损、瓣膜血流及其他心脏疾病所致的血流改变。

1. **左心房血栓**　大多数左心房血栓位于房后壁及侧壁，多为椭圆形或不规则形，通常基底部较宽，活动小；陈旧性血栓回声较强，内部回声不均，新鲜血栓回声较低，有一定的漂浮感，易漏诊。左心耳血栓通常需要借助经食管超声检查，血栓可呈椭圆形或楔形充填于左心耳内（图 11-1-1）。

2. **左心室血栓**　左心室血栓多位于心肌梗死室壁运动异常的部位，多在心尖部，少数在左心室

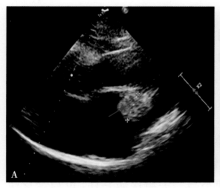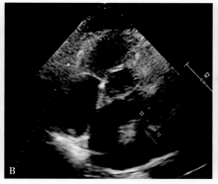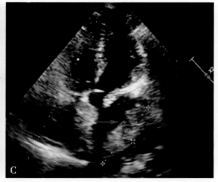

图 11-1-1　左心房及左心耳巨大血栓

A．左心室长轴切面；B．大动脉短轴切面；C．五腔心切面示左心耳内实性填充，向外延伸至左心房内，大小约 62mm×23mm×25mm，随心动周期轻微活动。

下壁，左心室室壁瘤患者血栓位于向外膨出的室壁瘤处。多表现为回声不均的团块，基底较宽，附着于左心室壁，形态不规则，多呈扁平型，也可呈椭圆形突出于左心室腔内（图 11-1-2）。

3. 右心房和右心室血栓　右心房血栓可附着于右心房壁，表现为形态不规则、回声不均匀，无明显活动，亦可由静脉系统的血栓回流入右心房，一般体积不大，可漂浮于右心房内自由活动，易通过三尖瓣进入右心室、肺动脉而形成肺栓塞。右心室血栓不常见，表现与左心室血栓相似，可致右心室流出道梗阻及肺栓塞。

4. 瓣膜血栓　血栓通常表现为瓣膜上边界清楚的低回声或等回声占位。彩色多普勒可显示瓣膜关闭异常、跨瓣血流异常（表现为混叠）和中心性反流。超声心动图还可以评估人工瓣瓣膜活动度、有效瓣口面积和平均跨瓣压差等。

【诊断要点】

1. 左心房血栓最常见，病因常为风湿性心脏病、二尖瓣狭窄，多合并房颤。少数心房血栓发生于冠心病、扩张型心肌病等。

2. 左心室血栓也比较多见，病因常为心肌梗死、冠心病、扩张型心肌病等。多发生于心尖部或室壁瘤内，极少数为腔内活动血栓。

3. 右心血栓少见，多为体静脉血栓脱落而致。

【鉴别诊断】

1. 左心房血栓与左心房黏液瘤鉴别（表 11-1-1）。

2. 左心室血栓与左心室肿瘤及左心室正常结构如肌小梁、腱索及乳头肌等鉴别　肌小梁是附着于室壁的强回声线样结构。正常的腱索起自乳头肌，另一端连于二尖瓣；假腱索可不与二尖瓣相连，可位于乳头肌与室间隔之间、游离壁与游离壁之间，亦可连接游离壁与室间隔，回声较强。而血栓的回声一般强于附着的心肌，且轮廓上与心内膜边界有区别。鉴别困难时可以行心脏超声造影检查。

3. 右心血栓要与肿瘤、右心导管及右心内的正常解剖结构如欧式瓣（Eustachian valve）、基亚里网（Chiari network）等鉴别　欧式瓣是残留的胚胎时期的右静脉窦瓣，超声表现为右心房内一条漂浮活动

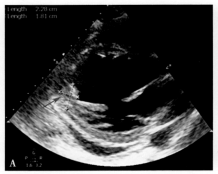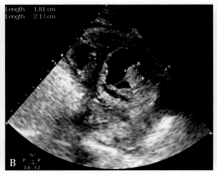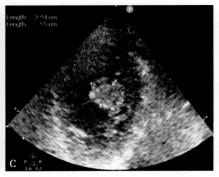

图 11-1-2　左心室血栓

A．左心室长轴切面；B．左心室短轴切面；C．左心室短轴切面放大显示可见左心室后侧壁心尖部探及类圆形异常回声，大小约 23mm×18mm，质地较软，随心动周期轻微抖动。

表 11-1-1　左心房血栓与左心房黏液瘤鉴别要点

	左心房血栓	左心房黏液瘤
部位	左心房后侧壁及左心耳	左心房内
形态	椭圆形或不规则形,形态不变	圆形或椭圆形,形态可变
活动度	不随心脏收缩而活动	舒张期脱入二尖瓣口,收缩期回到左心房
附着点	附着面大,游离面小	附着面小,游离面大,有蒂,多位于房间隔近卵圆孔附近
多普勒射流束	合并二尖瓣狭窄时射流束起始于二尖瓣口,从左心室流入道的中央进入左心室	射流束起始于二尖瓣瓣环,从瘤体四周与二尖瓣前、后叶间的狭窄缝隙流入左心室

的纤细光带,其一端连于下腔静脉口。基亚里网是残留的胚胎时期的静脉窦,超声表现为右心房内活动的回声较强的条带状结构,由下腔静脉口延伸至房间隔或三尖瓣。

【小结】

1. 心尖部室壁瘤伴发血栓的概率很高。假性室壁瘤几乎毫无例外的伴有血栓内衬于瘤腔内。

2. 房颤即便不与二尖瓣疾病共存,也与全身栓塞事件密切相关。

3. 风湿性二尖瓣狭窄常伴有左心房内血栓形成。

4. 人工瓣膜是栓塞事件的另外一个潜在危险因素,与生物瓣比较,机械瓣的发生率更高。

（李鸣瑶）

第二章 心脏肿瘤

【概述】

在心脏影像学技术出现前，心脏肿瘤几乎都在尸检中发现。1559 年，Matteo Realdo Colombo 的书中首次出现心脏肿瘤的描述，后来证实他所描述的更倾向心尖部附壁血栓。1945 年 Ivan Mahaim 写了第一部心脏肿瘤方面的论著。1954 年 Crafoord 成功地进行了第一例心脏肿瘤外科切除手术。20 世纪 80 年代，超声心动图、CT、MRI 的联合应用实现了心脏肿瘤的在体诊断。

尸检数据表明心脏肿瘤发病率仅约 0.02%，其中 75% 为良性，25% 为恶性。心脏继发肿瘤发病率约为心脏原发肿瘤的 20 倍，原发肿瘤中恶性肿瘤仅占 25%。心脏原发性肿瘤是指起源于心包、心肌或心内膜的原发性肿瘤。心脏原发性肿瘤缺乏特异的临床表现。绝大多数心脏良性肿瘤若能早期诊断，经外科手术治疗，预后良好；恶性肿瘤预后差，生存期仅为数月至数年，早期诊断可延长患者寿命。

根据起源分为原发性和继发性肿瘤。根据肿瘤的生物学行为表现，可以将原发性肿瘤分为良性和恶性。根据位置的不同分为心腔内肿瘤、心肌内肿瘤、心包肿瘤。根据组织学进行分类如表 11-2-1。2015 年世界卫生组织（WHO）第四版的心脏肿瘤分类将之分为良性肿瘤、不确定生物学行为的肿瘤、干细胞肿瘤、恶性肿瘤。

【临床表现】

心脏肿瘤一般临床症状无特异性，可有低热、体重减轻、乏力、肌肉酸痛、盗汗、咳嗽、白细胞增多等，根据肿瘤生长的位置和侵袭范围不同，可表现

表 11-2-1　参照 2015 年 WHO 心脏肿瘤分类

心脏肿瘤分类	ICD-0 代码	细胞来源	好发年龄	位置
良性肿瘤与肿瘤样病变				
横纹肌瘤	8900/0	心肌细胞	儿童，M＝F	
组织细胞样心肌病		心肌细胞	2 岁以下儿童，F＞M	
成熟心肌细胞错构瘤		心肌细胞	所有年龄，中位年龄 24 岁，M＞F	
成熟细胞横纹肌瘤	8904/0	心肌细胞	成人，M＝F	
心脏黏液瘤	8840/0	心内膜	所有年龄，40～70 岁多发，F＞M	左心房多见
乳头状纤维弹力瘤			所有年龄，60～70 岁多发，M＝F	瓣膜
血管瘤（非特指）	9120/0	血管	所有年龄，中位年龄 50～60 岁，M＝F	
毛细血管瘤	9131/0			
海绵状血管瘤	9121/0			
心脏纤维瘤	8810/0	成纤维细胞	儿童，M＞F	心室
脂肪瘤	8850/0	脂肪细胞	所有年龄，M＝F	
房室结囊性肿瘤	8454/0	发育缺陷	所有年龄，中位年龄 38 岁，F＞M	房室结
颗粒细胞瘤	9580/0	神经外胚层	成人，30～60 岁，M＝F	窦房结区多见
神经鞘瘤	9560/0	施万细胞	所有年龄，中位年龄 53 岁，F＞M	

心脏肿瘤分类	ICD-0 代码	细胞来源	好发年龄	位置
不确定生物学行为的肿瘤				
炎性成肌纤维细胞瘤	8825/1	平滑肌细胞、成纤维细胞	所有年龄,中位年龄 16 岁,M=F	二尖瓣多见
副神经节瘤	8680/1	副神经节细胞	成人,中位年龄 40 岁,F>M	心房多见
干细胞肿瘤				
成熟畸胎瘤	9080/0	干细胞	儿童,F>M	
非成熟畸胎瘤	9080/3	干细胞	儿童,F>M	
卵圆囊瘤	9071/3	干细胞	儿童,F>M	
恶性肿瘤				
血管肉瘤	9120/3	血管	成人,中位年龄 40~50 岁,M>F	右心房多见
未分化多形性肉瘤	8830/3	间叶细胞	成人,中位年龄 40~50 岁,M=F	左心房多见
骨肉瘤	9180/3	间叶细胞	所有年龄,中位年龄 40 岁,M=F	左心房多见
黏液纤维肉瘤	8811/3	间叶细胞	所有年龄,M=F	左心房多见
平滑肌肉瘤	8890/3	平滑肌细胞	成人,中位年龄 58 岁,M=F	左心房多见
横纹肌肉瘤	8900/3	心肌细胞	所有年龄,但主要是儿童,中位年龄 14 岁,M=F	左心室多见
滑膜肉瘤	9040/3	间叶干细胞	所有年龄,中位年龄 37 岁,M>F	右心房多见
混杂肉瘤				
心脏淋巴瘤		主要为 B 细胞	所有年龄,中位年龄 63 岁,M>F	右心房多见
转移瘤				右心多见
心包肿瘤				
孤立纤维瘤		间叶细胞、成纤维细胞		
恶性	8815/3			
不确定	8815/1			
血管肉瘤	9120/3	血管		
滑膜肉瘤	9040/3	间叶干细胞		
恶性间皮瘤	9050/3	多能间皮细胞	成人,中位年龄 50 岁,M>F	
干细胞肿瘤		干细胞		心底部心包
成熟畸胎瘤	9080/0			
非成熟畸胎瘤	9080/3			
混合生殖细胞瘤	9085/3			

(ICD-O, international classification of diseases for oncology, 癌症学国际分类, 医学系统命名法中, 0 指良性肿瘤, 3 指恶性肿瘤, 1 指临界值或不确定); F: 女性; M: 男性。

为心力衰竭、心律失常、栓塞等, 恶性肿瘤多伴有血性心包积液。

心脏肿瘤除肿瘤浸润和转移外, 其对心脏血流动力学的影响更为重要。心脏肿瘤的腔内生长造成各瓣口或大血管的梗阻、阻塞等导致心力衰竭, 肿瘤侵袭心脏传导系统引起心律失常等, 瘤栓或瘤体附着的血栓脱落导致肺循环或体循环栓塞, 受累器官缺血坏死甚至猝死等。

【超声心动图表现】

经胸超声心动图、经食管超声心动图、三维超声心动图及超声对比增强成像都在心脏肿瘤的诊断中发挥较大的作用。通过非侵入性的方式对心脏占位进行实时动态观察, 全面评价其特点及血流动力学影响等(表 11-2-2)。

经胸超声心动图和经食管超声心动图都能灵敏

地发现心脏肿瘤（敏感率分别为 93.3% 和 96.8%），进行多切面的观察，确认心脏肿瘤。经食管超声心动图可以更详细观察描述心脏肿瘤的细节特点、附着位置等。但上述两者对心包及心脏旁占位的发现率较低。

三维超声心动图可以更清楚地看到肿瘤的大小、形状、多变的附着位置、与周围结构的毗邻关系等。

超声对比增强成像是观察心脏肿瘤的另一方法，尤其适用于声窗较差的患者，确认其是否有肿物，及鉴别不同类型的心脏占位。心腔内的占位一般可以看到以下 3 种不同的成像方式。①无增强：完全没有对比剂增强，如血栓，因为血栓几乎没有血供；②部分或不完全增强：心腔占位与周围心肌相比可见低浓度的对比剂增强或部分增强，提示其内部血管不丰富，如黏液瘤；③完全增强：与周围心肌相比可见高浓度的对比剂增强或完全增强，提示该占位血管分布较丰富，提示为生长迅速的恶性肿瘤。

表 11-2-2　心脏占位的超声心动图评价要点及指标

心脏占位的特点	
位置	心腔内 / 心肌内 / 瓣膜上 / 心脏外
与周围结构的关系	包膜 / 边界
位置、活动性、植入方式	活动度
进入心脏路径	上下腔静脉 / 肺静脉 / 不确定
形状和大小（3D）	最大直径或最大截面
血流动力学 / 功能影响	通过影响瓣膜功能引起梗阻或反流 心脏外压迫 节段性室壁运动异常 / 直接心肌浸润引起的限制性疾病 心包浸润 / 各种血流动力学损害引起的心包渗出
血管形成	超声对比增强成像

下面列举常见心脏肿瘤的特点及主要超声征象。

1. 黏液瘤　良性心脏原发性肿瘤中最常见的是黏液瘤，可见于各房室及瓣膜，最常见于左心房，可单发，可多发，多有蒂附着于房间隔卵圆孔水平，易复发。附着于瓣膜者少见。黏液瘤容易脱落或部分脱落导致栓塞，严重者猝死。家族性黏液瘤[即卡尼综合征（Carney complex，CNC）]少见，常合并皮肤色素沉着等其他系统的异常。

黏液瘤 75%~80% 位于左心房，另可见位于右心房、心室、房室瓣、主动脉瓣、肺动脉瓣等。约 5%

可见其跨越卵圆孔，表现为双房占位。大多数有蒂连接附着于房间隔的卵圆窝附近，其活动性与蒂的长短相关。另有少数呈游离性。常为单发，少数为多发。

黏液瘤一般症状体征无明显特异性，全身症状有发热、体重减轻、贫血、血沉增快、白细胞增高等。最严重的并发症包括其对心脏瓣口、流入道、流出道造成的机械性梗阻，瘤体脱落、部分脱落或瘤体表面血栓脱落引起的体、肺循环栓塞等。部分患者以此为首发症状，可致晕厥、猝死等。宜外科切除，多数预后良好，但复发率较高，定期超声心动图随访十分必要。栓塞的危险性与黏液瘤的质地直接相关，分叶状或息肉状的黏液瘤及活动度较大者易发生栓塞。

卡尼综合征（Carney complex，CNC）是 1985 年由 Carney 第一次报道，约占所有黏液瘤的 10%，是一种罕见的多发肿瘤综合征，常染色体显性遗传，超过 70% 的 CNC 是由于编码蛋白激酶 A（PKA，cAMP 依赖性蛋白激酶）Iα 调节亚基的 *PRKAR1A* 基因突变所致。特征包括皮肤和黏膜的色素沉着，心脏、皮肤和其他部位的黏液瘤及多发的内分泌和非内分泌肿瘤。

心脏黏液瘤一般认为是良性肿瘤，但是越来越多的报道显示其有潜在的恶性变危险，部分黏液瘤细胞具有远距离种植能力，又有低度恶性或恶性倾向。发现后应尽早手术切除。

根据大体形态，一般将黏液瘤分为以下三个亚型：①团块型，肿瘤呈实质性肿块，有完整包膜；②息肉型，呈葡萄串样，易碎易脱落，容易导致体肺循环梗阻；③混合型，上述两型混合存在，相对较小，质软易拉伸形变，表面可有绒毛，更易导致栓塞并发症。

2. 纤维瘤　第二常见的良性心脏原发肿瘤是纤维瘤，常为心肌内的较清晰的高回声占位，可见钙化，最常见于左心室游离壁，可引起心律失常，突入心腔引起梗阻心衰者少见。一般不发生退化。多发基底细胞癌患者需除外心脏纤维瘤[如戈林（Gorlin）综合征]。心脏脂肪瘤可发生于心脏的任何位置。CT 和 MRI 有助于确定占位中脂肪成分特性。

3. 血管瘤　血管瘤是良性肿瘤，占心脏原发性肿瘤的 4%。根据组织病理学特征分 3 种类型：①海绵状血管瘤（多处扩张的薄壁血管）；②毛细血管瘤（毛细血管样较小血管）；③动静脉血管瘤（发育不良的畸形动脉和静脉）。心脏血管瘤可大可小，最大直

径 >8cm。约 75% 的病例呈现壁内生长,浸润肌壁,约 25% 的病例呈腔内生长。最常见于左心室壁、室间隔、右心室壁、心房。腔内生长的血管瘤多表现瓣口梗阻,壁内上生长的血管瘤多合并心律失常、传导异常、心肌缺血、心力衰竭、心包积液等。

4. 乳头状纤维弹力瘤 另一常见的良性肿瘤是乳头状纤维弹力瘤,多附着于瓣膜、乳头肌、腱索或心内膜上。好发于主动脉瓣,二尖瓣次之。体积较小,经食管超声心动图更易发现,又称瓣膜乳头状瘤或者弹力纤维错构瘤。发病率较低,临床少见,约占瓣膜肿瘤的 90%。通常无症状,与血栓栓塞事件有高度相关性,当引起栓塞或瓣膜关闭不全时出现症状而被发现。通常有蒂,手术易切除干净,较少复发,可引起脑栓塞、冠状动脉栓塞等。

5. 横纹肌瘤 横纹肌瘤是儿童最常见的良性肿瘤,80% 以上横纹肌瘤患者合并有结节性硬化症(tuberous sclerosis, TS)。常多发,左心室壁及室间隔多见,亦可见于房室瓣。是婴儿和儿童最常见的心脏肿瘤,约 75% 发生于 1 岁以内。左、右心室心肌和室间隔心肌内发生率相同。约 1/3 累及一个或两个心腔。有证据表明横纹肌瘤是心肌的错构瘤或畸形而不是真正的新生物,支持证据:多发性和儿童占优势,特别是伴有结节性硬化症患者。小于 18 岁的结节性硬化症患者中 60% 有心脏横纹肌瘤。在胎儿和新生儿中,心脏横纹肌瘤是 TS 的主要特征。96% 的心脏横纹肌瘤患儿将最终被诊断为 TS。大部分横纹肌瘤可退化萎缩,病损大小萎缩最快的情况发生在 3 岁以内,在儿童期可以完全恢复正常,建议超声心动图定期随访,伴有梗阻及心律失常者需手术切除(图 11-2-1)。

6. 肉瘤 肉瘤是最常见的恶性肿瘤,最常见的组织学类型是血管肉瘤,多见于右心房,没有蒂,由于其血管较细,超声对比增强成像中对比剂增强并不明显,常侵袭心包,引起心包积液,但心包积液细胞学检测常难以发现。未分化肉瘤基底较宽,左心房多见。

由于发病率低,对其研究尚且不足。原发心脏肉瘤临床表现无特异性,大部分患者无症状,发现时已是晚期,失去治疗时机。国外有研究认为,肉瘤的预后与其组织学分型无关,而与其发生位置相关,根据其位置分为右心肉瘤、左心肉瘤、肺动脉肉瘤,预后最好的是肺动脉肉瘤。肉瘤进展迅速,预后较差。原发性心脏肉瘤的中位生存期约 7 个月,手术、化疗可以提高生存期,诊断时年龄与生存期呈负相关。

【诊断要点】

1. 规范化超声评估要点 常见的心脏占位(mass)包括血栓(thrombus)、赘生物(vegetation)、肿瘤(tumor)等,发现可疑心脏占位后,首先应除外超声伪像、正常组织结构、血栓、赘生物的可能性,再确定肿瘤的诊断(表 11-2-3)。

表 11-2-3 心脏占位的超声心动图鉴别诊断

良性	
①胚胎残余	基亚里网(Chiari network)、欧氏瓣(Eustachian valve)等
②血栓	游离或附着(附壁或装置、导管相关)
③良性心脏肿瘤	
④赘生物	
恶性	
①原发性	
②转移性	

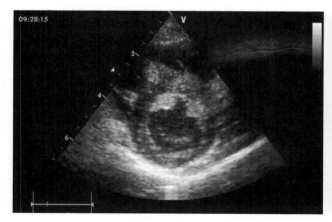
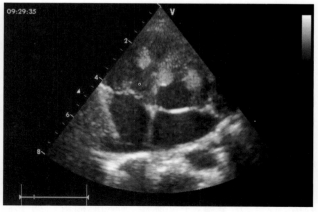

图 11-2-1 横纹肌瘤的超声图像

经胸超声心动图发现心脏占位后，建议按照以下思路进一步检测。第一步，排除其为变异的正常结构的可能性，如增大的乳头肌等；第二步，排除血栓和赘生物的可能性，需要了解患者的病史及其他临床资料；第三步，除外转移瘤的可能性；第四步，确定为心脏原发性肿瘤；第五步，通过经胸超声、经食管超声、三维超声、超声对比增强成像等，了解肿瘤的形态、边界、附着位置、血供等，判断肿瘤的良、恶性，为临床提供更多的信息和支持（图 11-2-2，图 11-2-3）。

2. **心脏肿瘤的临床诊疗流程** 大部分恶性心脏肿瘤为继发性，如转移瘤、黑色素瘤是最易发生心脏转移的肿瘤。原发性肿瘤大部分为良性，预后较好。恶性肿瘤中肉瘤多见，预后差。超声心动图受患者声窗影响较大，CT 和 MRI 可以进一步检测，^{18}F-FDG-PET/CT 在鉴别肿瘤良、恶性方面敏感率达 90%（图 11-2-4）。

【鉴别诊断】

1. **黏液瘤和血栓** 左、右心房最常见的良性肿瘤是黏液瘤，其与血栓的鉴别主要依赖临床信息及超声对比增强成像中对比剂增强情况；其与瓣膜赘生物的鉴别主要依赖超声对占位的细致观察确定是否有蒂相连以及蒂附着位置（赘生物多附着于低流速低压力的位置，如二尖瓣心房侧），对蒂的观察主要依赖经胸、经食管超声（CT 和 MRI 无法实现）。

2. **黏液瘤和肉瘤** 典型的黏液瘤超声诊断并不困难，可黏液瘤形态、位置多样，非典型的黏液瘤难以诊断。黏液瘤有蒂相连于房间隔，肉瘤一般基底较宽，结合超声对比增强成像，黏液瘤可见对比剂部分轻度增强，肉瘤血供较丰富，对比剂明显增强，可以鉴别两者。

3. **乳头状纤维弹力瘤和赘生物** 心脏瓣膜最常见的肿瘤是乳头状纤维弹力瘤，其与赘生物的鉴别主要依赖临床病史和血培养。

【小结】

1. 心脏原发性肿瘤是指起源于心包、心肌或心内膜的原发性肿瘤。原发性心脏肿瘤缺乏特异性的临床表现。绝大多数心脏良性肿瘤若能早期诊断，经外科手术治疗，预后良好；心脏继发肿瘤约为心脏原发肿瘤的 20 倍，原发肿瘤中恶性肿瘤仅占 25%。恶性肿瘤预后差，生存期仅为数月至数年，早期诊断可延长患者寿命。

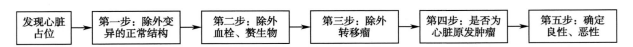

图 11-2-2 心脏占位超声心动图诊断思路

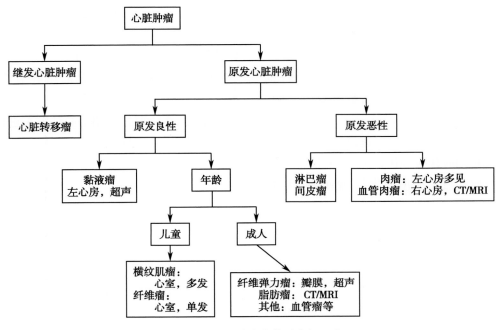

图 11-2-3 心脏肿瘤鉴别诊断思路

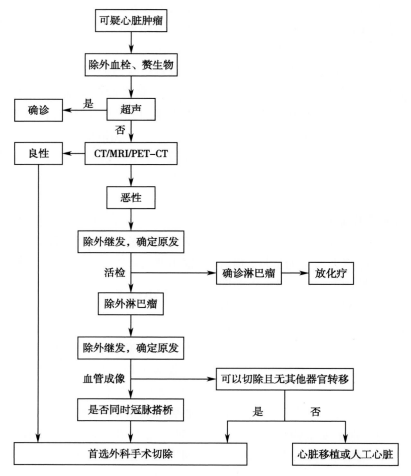

图 11-2-4　心脏肿瘤临床诊疗流程图

2.常见的心脏占位包括血栓、赘生物、肿瘤等，发现可疑心脏占位后，首先应除外正常组织结构、血栓、赘生物的可能性，再确定肿瘤的诊断。

3.黏液瘤是最常见的心脏原发性肿瘤。

4.右心房最常见的恶性肿瘤是血管肉瘤，其他肉瘤多源于左心房。

5.在儿童，最常见的是横纹肌瘤和纤维瘤，横纹肌瘤常为多发，随年龄增长肿瘤数目减少、体积减小。

6.恶性肿瘤多为继发性，快速进展；根据其转移方式的不同，可同时伴有心包、心肌、静脉受累等。

7.良性肿瘤通过心肌壁内生长、腔内梗阻、栓塞等方式产生恶性的血流动力学影响，局部侵袭可导致心包渗出、心肌或瓣膜功能异常等。

8.对于有恶性肿瘤病史的患者，出现心包积液应警惕肿瘤心脏转移；肾细胞癌可以通过下腔静脉转移至右心房，早期发现手术切除效果较好。用整体的思路分析患者心脏的异常。

9.病理组织学诊断是心脏肿瘤诊断的"金标准"。病理诊断是影像学诊断的目标，但是只能去接近，无法到达或取代。超声心动图不进行病理诊断，只能提供倾向性判断。

（陶　瑾）

第三章　其他心脏占位性疾病

心脏占位指心内和心外的肿物，包括心脏肿瘤、非肿瘤性占位（如血栓、赘生物）、钙化颗粒、医源性物质、异物、心包囊肿等。其中，肿瘤、血栓和赘生物是心脏最常见的异常占位性病变。

各种心脏占位病变，均可成为心源性栓子的来源，常导致动脉栓塞性疾病的发病率和死亡率明显增高，包括短暂性脑缺血发作、缺血性脑卒中或肢体动脉栓塞。表 11-3-1 列出了常见心源性栓子的来源。许多情况下可能存在一个以上的栓子来源（栓塞源共存），或一种心源性栓子可导致另一种（栓塞源相互依赖）。对疑为心源性栓塞事件的评估，需要快速的诊断，包括详细的病史、全面的体格检查、血液检查以及心脏和栓塞靶器官的影像学检查。超声心动图一直被认为是评估可能的心源性栓塞的重要工具。

确定心脏占位性病变之前，需要首先鉴别超声心动图所见是一个真正的肿物，还是超声伪像。二维超声心动图上，近场干扰伪像、混响伪像及旁瓣伪像等可与某些疾病（如左心室心尖部血栓）相混淆。选择合适的探头及多切面扫查有助于避免误判。此外，还需要区分正常的结构或解剖变异与异常占位性病变（表 11-3-2）。

明确心脏占位的诊断之后，应进一步对占位的性质进行推断：肿瘤、赘生物、血栓还是其他。仅靠超声心动图通常难以做出准确的判断，因为占位的病理学和细菌学特性不确定。但综合完整的超声心动图征象，并结合患者的其他影像学表现和临床背景，可以给出合理的推断。

本篇的前两章已对心脏肿瘤和血栓进行了阐述，本章将重点介绍感染性赘生物，并简要介绍非感染性赘生物、二尖瓣环钙化。

表 11-3-1　心源性栓子的来源

高危栓子	低危栓子
1. 心腔内血栓	1. 潜在的心内血栓前体
a. 心房性心律失常	a. 自发显影（无房颤情况下）
i . 瓣膜性心房颤动	b. 无血栓的左心室室壁瘤
ii . 非瓣膜性心房颤动	c. 二尖瓣脱垂
iii . 心房扑动	2. 心脏内的钙化
b. 缺血性心脏病	a. 二尖瓣环钙化
i . 近期心肌梗死	b. 主动脉钙化狭窄
ii . 心肌梗死，左心室室壁瘤	3. 瓣膜异常
c. 非缺血性心肌病	a. 纤维蛋白链
d. 人造瓣膜及器件	b. 大的 Lambl's 赘生物
2. 心脏内的疣状赘生物	4. 房间隔异常
a. 自体瓣感染性心内膜炎	a. 卵圆孔未闭
b. 人工瓣膜心内膜炎	b. 房间隔瘤
c. 非瓣膜性心内膜炎	c. 房间隔缺损
3. 心脏内的肿瘤	
a. 黏液瘤	
b. 乳头状弹力纤维瘤	
c. 其他肿瘤	
4. 主动脉粥样硬化	
a. 血栓栓子	
b. 胆固醇晶体栓子	

表 11-3-2　可被误判为占位的正常结构及解剖变异

位置	正常结构或解剖变异
左心室	
	心尖部肌小梁
	乳头肌
	假腱索
右心室	
	调节束
	乳头肌
	起搏器电极导线、Swan-Ganz 导管（斯旺 - 甘兹导管）或中心静脉管
左心房	
	左上肺静脉和左心耳之间的嵴
	扩张的冠状静脉窦（永存左上腔静脉）
	房间隔膨凸瘤
	左心耳梳状肌
	体外循环手术后内翻的左心耳
	心脏移植后心房吻合位置的房壁
	左心耳封堵术后的封堵器
右心房	
	Chiari 网或下腔静脉瓣
	界嵴
	房间隔脂肪瘤样增生
	右心耳梳状肌
	起搏器电极导线、Swan-Ganz 导管或中心静脉管
	心脏移植后心房吻合位置的房壁
主动脉瓣	
	半月瓣小结（nodule of Arantius）
二尖瓣	
	冗长的瓣叶组织
	冗长的腱索
心包	
	心外膜脂肪组织

第一节　感染性赘生物

【概述】

感染性心内膜炎（infective endocarditis，IE）是一种较少见的潜在致命性疾病，是心脏瓣膜疾病最严重、最具潜在破坏性的并发症。它的发生是一个复杂过程，包括：受损的心脏瓣膜内膜上可发生非细菌性血栓性心内膜炎；瓣膜内皮损伤处聚集的血小板形成赘生物；菌血症时血液中的细菌黏附于赘生物并在其中繁殖；病原菌与瓣膜基质分子蛋白及血小板相互作用等。在绝大多数病例中，阳性血培

养结果和心内膜受累的证据构成了感染性心内膜炎的定义。超声心动图是评估此类患者的必须方法。感染性心内膜炎的标志性改变为瓣膜的感染性赘生物，其他改变还有心内找到脓肿、瘘管等。即使没有心脏赘生物，人工瓣置换术后新发生的瓣周裂隙和新发生的瓣膜明显反流，也都是心内膜炎的证据。

【病因】

感染性心内膜炎的典型致病微生物包括：草绿色链球菌、牛链球菌、HACEK 族（嗜血杆菌属、放线菌属、心杆菌属、艾肯菌属、金杆菌属）、金黄色葡萄球菌、无原发灶的社区获得性肠球菌。少见的致病微生物包括：布鲁菌属、贝纳柯克斯体（伯立克次氏体）、巴尔通体属、惠普尔养障体、霉浆菌属、军团菌属等。

【临床表现】

感染性心内膜炎的临床表现复杂多样。最常见的表现包括发热，多伴寒战、食欲减退、消瘦等（高龄、抗生素治疗后、免疫抑制状态、病原体毒力弱等不典型患者可无发热），其次心脏杂音亦较常见，其他表现有不明原因动脉栓塞、不明原因脓毒症、血管或免疫学表现（如 Roth 斑、线状出血、Janeway 损害或 Osier 结节）等。

感染性心内膜炎的易感因素包括：瓣膜性心脏病史；先天性心脏病史；心内人工材料（如人工瓣膜、起搏器、置入式除颤器、外科修补片或导管等）；慢性心力衰竭；免疫抑制状态；静脉药瘾者；曾接受可导致菌血症的手术或操作等。

【超声心动图表现】

1. **二维超声**　典型的感染性赘生物具有如下特点。

（1）外形：通常无定形，蓬松，可分叶，很少呈线形或圆形。单发或多发。大小不等。较小的赘生物超声常难以检出，较大者可达 3cm。

（2）内部回声：不均。但愈合的赘生物常常钙化，故呈强回声。

（3）位置：可附着于瓣叶的任何位置，较多见位于瓣膜的上游侧（即二尖瓣的心房侧，主动脉瓣的心室侧）。可同时累及多个瓣膜。

（4）运动：混乱，可呈高频震颤、振荡、绕动，与瓣膜本身的运动无关，有独立的运动模式。主动脉瓣的较大赘生物舒张期可脱入左心室流出道

（图 11-3-1），二尖瓣的较大赘生物收缩期脱入左心房，且均超出正常瓣叶的运动幅度。

（5）大多数情况下，赘生物发生在既往有基础病变的瓣膜上，如二瓣化畸形的主动脉瓣或脱垂的二尖瓣。若瓣叶有明显的解剖结构异常，赘生物的准确诊断是困难的。与既往超声心动图结果比较，新出现的瓣膜形态功能改变常提示心内膜炎。

（6）"愈合赘生物"：与任何炎症过程类似，感染赘生物一旦消退，可形成瘢痕，并表现为回声性钙化结节。

（7）赘生物的诊断，非常强调多切面扫描，包括使用非标准切面，并全面探查心内各处，以提高赘生物的检出率。此外，还需同时对心脏功能及有无心包积液做出评估。

2. **多普勒超声** 彩色多普勒和频谱多普勒显示受累瓣膜的功能。赘生物伴瓣叶穿孔时，常可见明显的瓣膜反流（图 11-3-2）。反流束走行往往有别于未发生感染的病变瓣膜的反流束，有时这是提示心内膜炎的重要线索。受累瓣膜反流量的判断，可能具挑战性，需要多参数综合分析。除非赘生物与血栓的混合物卡入人工瓣瓣架内，单纯赘生物极少引起瓣膜狭窄。伴有瓣周脓肿时，偶可出现异常的心内分流。

3. **经食管超声心动图** 经食管超声心动图从心脏后方观察，距离心脏较近，可避开胸壁和肺组织的遮挡，使用更高分辨率的探头，因此通常可获得更清晰的图像和更多超声参数，有利于提高赘生物诊断的敏感性和准确性，尤其对诊断附着于二尖瓣自然瓣或人工瓣心房面的赘生物有明显优势（图 11-3-3）。因主动脉瓣赘生物强回声所产生的声影伪像，在经胸超声心动图与经食管超声心动图中位于不同的区

域，所以可将两种方法结合起来综合分析。当怀疑起搏器电极感染时，经食管超声也具有独特的诊断价值。

4. **对比增强超声** 当赘生物与血栓、肿瘤等其他占位鉴别困难时，可尝试使用可通过肺循环的超声对比增强剂，即声学对比剂，协助进行鉴别诊断。

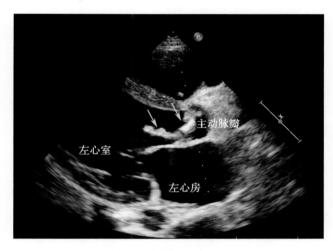

图 11-3-1 主动脉瓣赘生物的二维超声表现

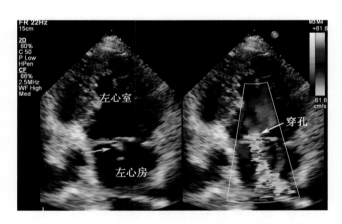

图 11-3-2 二尖瓣赘生物伴穿孔的彩色多普勒超声表现

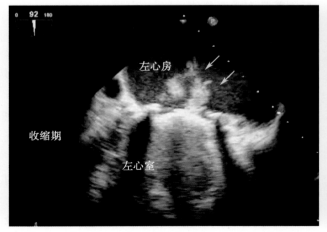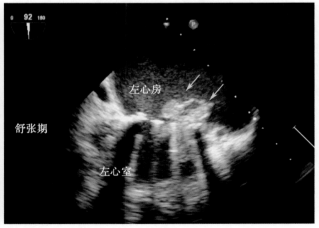

图 11-3-3 二尖瓣机械瓣置换术后赘生物的经食管超声心动图表现

5. 对感染性心内膜炎患者进行超声检查的目的

（1）确定是否有瓣膜赘生物存在及其位置、大小和数量。

（2）评估受累瓣膜的功能异常情况，特别是瓣膜反流。

（3）明确受累瓣膜的解剖结构和任何有关的瓣膜疾病。

（4）评估瓣膜病对心腔结构和功能的影响，特别是左心室大小和收缩功能。

（5）检查心内膜炎的其他并发症（如瓣周脓肿、心包积液等）。

（6）判断临床转归过程，评估体循环栓塞的风险以及是否需要外科干预。

【其他检查】

1. 血培养 是诊断感染性心内膜炎的重要方法，也是药敏试验的基础。

2. 组织学、免疫学及分子生物学技术 瓣膜或栓子的病理学检查是诊断感染性心内膜炎的"金标准"。

3. 核医学 ^{18}F-FDG PET/CT（仅适用于人工瓣膜置入 3 个月以上）或放射标记白细胞 SPECT/CT 显示人工瓣膜周围炎症异常活跃。

4. 心脏 CT 显示瓣周脓肿或感染性动脉瘤。

【诊断要点】

超声心动图检查发现附着于瓣膜或心内人工材料的占位性病变，具有特征性的超声表现，伴瓣膜结构、功能损害，可合并瓣膜穿孔、瓣周脓肿、假性动脉瘤、新出现的人工瓣瓣周裂隙等改变，排除了对比既往检查结果，再结合患者的心内膜炎易患因素、临床表现（包括感染的全身表现及免疫学表现、并发症表现、心脏杂音）、实验室检查、微生物学检查、超声心动图及其他影像学检查等，可做出正确的诊断。需要注意的是，诊断感染性赘生物，首先需要除外超声伪像、正常心脏结构或解剖变异、非细菌性赘生物等情况，并且不是所有的赘生物都是典型的，不典型表现会降低超声诊断赘生物的敏感性和特异性。表 11-3-3 为感染性心内膜炎的诊断，使用改良的 Duke 诊断标准。

【鉴别诊断】

自体瓣膜赘生物需与下列情况鉴别：非感染性赘生物，乳头状弹力纤维瘤，瓣膜丝状物和 Lambl's

表 11-3-3 感染性心内膜炎的改良 Duke 诊断标准

主要标准	次要标准	
①血培养阳性	①易患因素：易于患病的心脏状况、静脉药瘾者	
②心内膜感染证据：心脏超声表现，新出现的瓣膜反流	②发热：体温＞38℃	
	③血管表现：重要动脉栓塞、脓毒性肺梗死、霉菌性动脉瘤、颅内出血、结膜出血或 Janeway 损害	
	④免疫学表现：肾小球肾炎、Osier 结节、Roth 斑或类风湿因子阳性	
	⑤微生物学证据：血培养阳性但不符合主要标准或缺乏 IE 病原体感染的血清学证据	
符合 2 条主要标准		
符合 1 条主要标准 ＋	符合 3 条次要标准 符合 5 条次要标准	确诊
符合 1 条主要标准 ＋	符合 1 条次要标准 符合 3 条次要标准	疑诊

赘生物，二尖瓣环钙化伴流动成分，左心室流出道钙化伴流动成分。

人工瓣赘生物需与下列情况鉴别：血栓形成，二尖瓣下组织残余，血小板血栓和与机械假体瓣膜相关的微空化。

三种常见心脏占位（赘生物、肿瘤、血栓）的鉴别点如表 11-3-4 所示。

【小结】

1. 超声心动图对感染性心内膜炎的诊断和预后判断具有重要价值。

2. 超声心动图在随访和决策中具有重要价值。

3. 应了解患者的临床病史和感染性心内膜炎的预测风险，并根据病史解释或报告超声心动图的结果。

4. 回顾以往的超声心动图结果，以确定感染性心内膜炎的易感因素，并确认新出现的自然瓣反流或人工瓣瓣周漏。

5. 经胸超声心动图对感染性心内膜炎诊断的敏感性低，但特异性高。

6. TTE 可判断血流动力学异常的严重程度，感染相关瓣膜功能障碍、房室大小和功能等血流动力

表 11-3-4　三种常见心脏占位的鉴别点

	赘生物	肿瘤	血栓
发生部位	通常累及瓣膜，尤其是有基础病变的瓣膜	黏液瘤常最多见于左心房，大多有蒂附着于房间隔卵圆窝上	通常附于心腔内血流缓慢或瘀滞区，如房颤时的左心耳、左心室功能减低时的心尖部
形态	不规则，无定形	以圆形、椭圆形多见	通常形态不规则
活动度	随瓣叶启闭较大幅度摆动	活动度取决于瘤蒂的宽度及长度	附壁血栓常基底宽、活动度较小，但其游离缘有时局部活动度较大
回声特点	不均回声	黏液瘤的内部回声尚均匀	取决于血栓的新鲜程度，通常内部回声不均匀
治疗反应	抗感染治疗通常有效	抗肿瘤治疗可能有效	经抗凝治疗通常有效

学后果，建立赘生物无创诊断基线"指纹"以供未来比较。

7. 经食管超声心动图对心内膜炎诊断具有较高的敏感性和特异性。

8. TEE 可以识别赘生物的解剖细节，从而确定栓塞风险；识别瓣膜周围并发症。

9. TTE 和 TEE 是互补的。

第二节　非感染性赘生物

【概述】

与自体瓣膜相关的多种物质，可成为全身动脉栓塞性疾病和肺栓塞的来源。这些心源性栓子，除了前述的血栓、感染性赘生物外，还有非感染性赘生物、钙化碎片和源自人工瓣膜的栓子，它们构成了栓塞性疾病的共同基础。超声心动图在这些患者的诊断、预后判断、决策和管理中都发挥着核心作用。以下简要介绍几种较典型的非细菌性血栓栓塞性心内膜炎（nonbacterial thrombotic endocarditis，NBTE）相关的栓子。

1. **瓣膜丝状物和 Lambl's 赘生物**（valvular strands and Lambl's excrescences）　超声心动图将瓣膜丝状物描述为附着于瓣叶闭合线的丝状结构，呈波动状，宽 2mm，长 3～10mm，多位于二尖瓣的心房侧和主动脉瓣心室侧，常为多发。Lambl's 赘生物亦附着于瓣叶闭合线上，这个术语可与瓣膜丝状物互换使用，但很可能它们在组织学上并不相似。超声心动图通常无法区分瓣膜丝状物和 Lambl's 赘生物。

2. **乳头状弹力纤维瘤**（papillary fibroelastoma，PFE）　一种炎性假瘤。详见心脏肿瘤章节。

3. **疣状心内膜炎或 Libman-Sacks 心内膜炎**（verrucous endocarditis or Libman-Sacks endocarditis）　1924 年，Libman 和 Sacks 描述了这种心内疣状体，大小不定但通常较小（1～4mm），由含有免疫复合物、苏木精体和血小板血栓的颗粒物质组成，不含细菌，常位于二尖瓣叶游离缘，亦可见于主动脉瓣和三尖瓣。超声心动图上，尽管其回声特点及附着位置类似于感染性赘生物，但 Libman-Sacks 赘生物通常形态较规则，更圆，且极少造成瓣膜破坏。系统性红斑狼疮患者的经食管超声心动图检查中，此赘生物的检出率高达 43%。这些患者通常无症状，但可并发瓣膜功能障碍（虽然不常见）和全身栓塞性疾病。一项经食管超声心动图研究显示，狼疮伴瓣膜疣状赘生物、瓣膜增厚或瓣膜功能障碍的患者，脑卒中、外周动脉栓塞、心力衰竭以及需要瓣膜置换的联合发病率为 22%，而无瓣膜受累的狼疮患者上述联合发病率仅为 8%。虽然 Libman-Sacks 赘生物很可能代表了潜在的瓣膜炎，但尚未发现疾病活动的指标与这些赘生物之间的关联。有抗磷脂抗体的狼疮患者发展为 Libman-Sacks 心内膜炎的风险是没有抗磷脂抗体患者的 3 倍。因此，建议用经胸超声心动图监测抗磷脂抗体阳性的狼疮患者，也建议对原发性抗磷脂综合征患者进行常规超声心动图检查。

4. **消耗性心内膜炎**（marantic endocarditis）　尽管"marantic"一词被创造出来用于红斑狼疮相关的赘生物，但现在它通常是指与恶性肿瘤相关的非感染性心内膜炎，特别是与实体转移癌和肺癌、胰腺癌、胃癌和未知来源的腺癌相关。此外，骨髓增生异常综合征、脓毒症和烧伤也有较高的 marantic 赘生物的发生率。marantic 赘生物由血小板和纤维蛋白组成，常位于二尖瓣的心房侧和主动脉瓣的心室侧，大小不定，极少引起严重的瓣膜功能障碍。超声心动图上，其回声特点和附着位置与感染性赘生物没有明显区别，但受累的瓣叶常有明显的弥漫性增厚，有别于感染性赘生物。高达 50% 的消耗性心内膜炎患者可能会发生全身栓塞事件（图 11-3-4）。

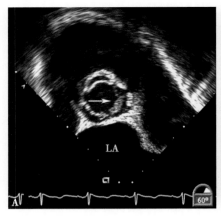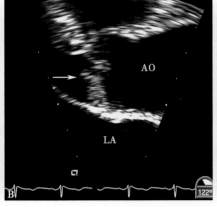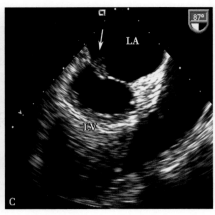

图 11-3-4　消耗性心内膜炎的赘生物

A. 经食管超声心动图食管中段大动脉短轴切面收缩期，显示主动脉瓣瓣缘显著增厚（箭头）；B. 左心室长轴切面显示主动脉瓣瓣尖一较大团块（箭头）；C. 两腔心切面显示二尖瓣叶（箭头）的等回声团块。需注意，它不像典型感染性赘生物那样表现出明显的活动度或无定形。

（图注：LA. 左心房；AO. 主动脉；LV. 左心室）

【小结】

由于超声心动图缺乏识别组织特征和做出病理诊断的能力，所以建议超声心动图报告首先描述占位的影像学特征，然后根据患者的临床表现、年龄、易感因素和流行病学资料提出鉴别诊断。通常应报告 2～3 个最可能的诊断。如果患者的临床表现是典型的，超声心动图特征高度提示某种病理，可以使用"可能"或"可能性大"，否则可以使用"可能性不大"。

第三节　二尖瓣环钙化

二尖瓣环钙化（mitral annular calcification，MAC）指二尖瓣环内的钙化沉积，在二尖瓣环位置形成 C 形纤维结构，常发生于后叶瓣环，故可保留前叶瓣环（即主动脉瓣 - 二尖瓣纤维延续的部分）免于受累。

重度二尖瓣环钙化，累及范围可超过瓣环周长的 2/3，经胸超声心动图胸骨旁长轴切面和二尖瓣水平左心室短轴切面极易显示，表现为二尖瓣后叶瓣环位置的高回声团块，边缘清晰，伴声影。需要警惕的是，二尖瓣环钙化及声影的存在，可遮挡其周围低回声的活动性成分（赘生物、血栓）、瓣周脓肿及高回声的活动性成分（钙化），造成漏诊（图 11-3-5）。

与二尖瓣环钙化相关的心源性动脉栓塞，可能有多种机制参与，如 MAC 可能为感染性心内膜炎的中心；溃疡性 MAC 伴血栓形成；MAC 相关的流动性钙化成分；MAC 致二尖瓣口狭窄、前向血流受阻，左心房压增高及房颤。

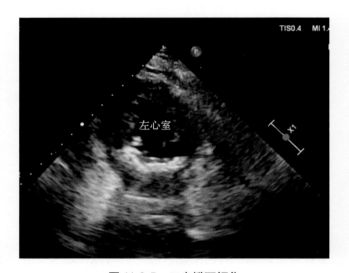

图 11-3-5　二尖瓣环钙化

第四节　人工瓣异常结构

附着于人工心脏瓣膜的异常结构，除常见的感染性赘生物、血栓以外，还有血管翳（pannus）。血管翳指慢性纤维组织长入人工瓣，可发生于机械瓣和生物瓣，是人工瓣狭窄的重要原因之一（图 11-3-6）。血管翳 - 血栓混合病理的情况在人工瓣功能障碍中亦不少见。

超声心动图诊断人工瓣狭窄时，可结合经胸和经食管超声心动图，使用彩色和频谱多普勒技术，评价人工瓣的功能。

人工瓣狭窄机制的判断：更倾向于血管翳的情况包括主动脉瓣位机械瓣探及异常回声附着、机械瓣叶片运动无明显减低、正常抗凝治疗、附着的异

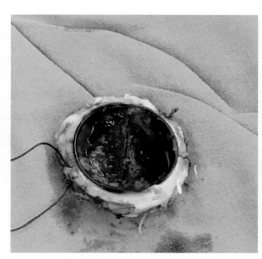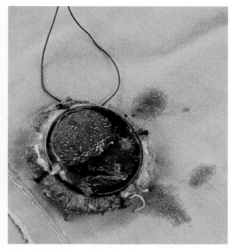

图 11-3-6　主动脉瓣人工瓣血管翳

常回声无明显活动度；更倾向于血栓的情况包括三尖瓣或二尖瓣位机械瓣探及异常回声附着、机械瓣叶片活动障碍、附着的异常回声连接到叶片本身、抗凝治疗不足、可见巨大的可移动的异常回声附着。

（赵　星）

第十二篇

大动脉疾病

第一章　主动脉瘤(真性)

【概述】

主动脉瘤(aortic aneurysm, AA)是因主动脉血管壁病理性薄弱或张力减低形成的局部异常扩张,多超过正常部位内径 1.5 倍以上。病因包括动脉粥样硬化、感染、外伤、遗传性疾病等。

正常主动脉壁中层富有弹性,规律收缩输送血液。当中层受损,弹力纤维变性,代之以纤维瘢痕组织,动脉壁丧失弹性,导致局部脆弱,受主动脉内高压血流冲击,使局部显著扩张,形成动脉瘤。按照结构不同分为真性动脉瘤、假性动脉瘤和夹层动脉瘤。真性动脉瘤是由动脉壁一层或多层构成,根据其病理形态可分为梭形和囊状,前者多由动脉粥样硬化诱发,累及范围较广,呈对称性扩张,与主动脉分界不清。后者多位于动脉壁一侧向外膨出,可单发或多个并存,有瘤体和瘤颈,呈不对称性外凸,与主动脉分界较清,且瘤体内常有附壁血栓。假性动脉瘤是因动脉壁破裂导致血液溢出,被周围纤维组织包裹形成局部囊性搏动性血肿,多发于四肢动脉,较少见于主动脉(后详述)。夹层动脉瘤是由动脉内膜或者中层撕裂后,血液冲击形成的夹层分离(后详述)。根据发生部位可分为升主动脉瘤、主动脉弓瘤、胸主动脉瘤和腹主动脉瘤,其中腹主动脉瘤较为常见,主动脉弓瘤发生率较低。

【临床表现】

真性主动脉瘤在病程早期多无症状,常在 X 线检查时发现。当瘤体增大到一定程度可出现疼痛和压迫症状,与瘤体的位置有关。疼痛以持续性钝痛为主,升主动脉和主动脉弓部瘤疼痛部位多位于前胸,胸主动脉瘤疼痛部位多在肩胛区。瘤体压迫气管和/或支气管。出现咳嗽、呼吸困难,压迫食管出现吞咽困难,压迫交感神经出现 Horner 综合征等。瘤体快速增长或破裂时,常伴有持续性剧烈疼痛,出现咯血甚至休克等表现。

【超声心动图表现】

超声心动图在主动脉瘤的评估和治疗方面有重要作用,对区别真性动脉瘤和假性动脉瘤,确定瘤体大小、范围,瘤体壁的构成,有无附壁血栓,以及选择恰当的治疗方案颇有价值。

1. **二维超声**　二维超声心动图可较为清晰地观察主动脉瘤的部位、形态、扩张的程度及与主动脉的关系等。经胸超声心动图检查心尖四腔心切面可见,左心室增大,左心室流出道增宽。在合并主动脉关闭不全的患者中更明显。心尖三腔心切面可见,升主动脉及主动脉窦部明显增宽,在合并主动脉关闭不全的患者中,可见主动脉左右冠瓣对合欠佳,球形扩张的左心室。左心室长轴切面可见,主动脉内径增大,呈囊状或者梭形扩张,瘤体边缘与主动脉相连,主动脉壁受瘤体牵拉向外伸展。大动脉短轴切面可见,主动脉窦部扩张,主动脉瓣对合欠佳,出现漏口,随着瘤体增大挤压肺动脉。声窗理想的情况下,胸骨上窝切面可见,位于升主动脉远端、主动脉弓部和胸主动脉近端的瘤体。胸主动脉远端的瘤体可借助经食管超声进行评估。腹主动脉瘤可借助腹部超声探查进行评估。

2. **M 型超声**　对二维超声进行补充和提示。将取样线经过瘤体,可见主动脉内径明显增宽,右心室流出道内径减小。主动脉前、后壁运动减弱,瓣膜对合欠佳。

3. **多普勒超声**　主动脉瘤由于血流缓慢,血液瘀滞,彩色多普勒超声图像可见瘤体内血流颜色暗淡。此外,可见涡流现象,即朝向探头方向的一侧为红色血流信号,背向探头方向的一侧为蓝色血流信号。合并主动脉关闭不全的患者,于舒张期左心室流出道口可见主动脉反流束,借助频谱多普勒可评估反流束的流速和压差,量化反流程度。

【鉴别诊断】

借助二维超声心动图可较为清晰观察主动脉瘤的部位、形态、扩张的程度及与主动脉的关系等。应与以下几种疾病相鉴别，鉴别要点见表12-1-1。

表 12-1-1　超声心动图在真性动脉瘤鉴别诊断中的要点

常见疾病	超声及临床表现
假性动脉瘤	瘤壁由纤维软组织和血栓组成，破口较瘤腔较小，两者比值一般小于0.5，彩色多普勒可见血流往复于瘤腔和动脉之间
主动脉夹层	可见主动脉腔增宽及内膜撕裂后的回声，内膜沿主动脉长轴剥离，回声纤细，波及范围广，随血管收缩改变

【小结】

1. 真性主动脉瘤是指主动脉壁局部全层瘤样扩张突出，多由主动脉壁退行性病变和动脉粥样硬化诱发。

2. 超声表现为主动脉局部瘤样扩张，呈囊状或梭形扩张，主动脉瓣对合欠佳，出现漏口等。超声心动图检查对明确瘤体部位、形态、评估扩张程度及与主动脉的关系，以及选择恰当的治疗方案都颇有价值。

3. 超声心动图与多种辅助检查技术，如胸部X线、胸部CT、磁共振及心血管造影等，相结合，可早期准确诊断疾病，综合评估治疗。

4. 真性主动脉瘤早期大多无临床症状，随着快速增长或破裂时，常伴有持续性剧烈疼痛，出现咯血甚至休克等表现，需紧急处理，因此早期及时发现可有效阻止恶性事件的发生。

（王　涵）

第二章　主动脉假性动脉瘤

【概述】

主动脉假性动脉瘤（aortic pseudoaneurysm）较少见，是指主动脉壁全层结构破坏或者内、中膜结构破坏而仅残留主动脉外膜组织，血液溢出血管外，被周围组织包绕形成的动脉瘤，瘤壁由血块及机化物、纤维组织、主动脉壁等构成。病因主要与外伤、感染、自身免疫性疾病、动脉硬化、心脏外科手术史等因素有关。还有一种是外科大血管置换术后，出现吻合口瘘，血液进入人工血管与自体血管之间形成假性动脉瘤，瘤壁由自体血管壁构成。

该病可发生在升主动脉、主动脉弓、胸降主动脉、腹主动脉任何部位。升主动脉假性动脉瘤常见于心脏外科手术后，最常见于升主动脉插管处，由于升主动脉内血流速度快，血液对管壁压力大，升主动脉旁假性动脉瘤更容易破裂。胸降主动脉假性动脉瘤常见于外伤后，腹主动脉假性动脉瘤常与外伤或感染有关。治疗方面，自20世纪90年代以来，覆膜支架腔内修复逐渐替代传统手术成为治疗的首选，具有创伤小、并发症少、成功率高、死亡率较低等优势，目前亦有经食管超声引导经皮封堵升主动脉假性动脉瘤的报道。

【临床表现】

主动脉假性动脉瘤是一种非常凶险的大血管疾病，一旦发生破裂，患者很快会因失血性休克而死亡。文献表明，未经治疗的升主动脉假性动脉瘤死亡率高达29%～46%。即使没有破裂，不断增大的瘤体也可造成周围器官、组织受压，如压迫冠状动脉造成心肌缺血，患者可能会有胸痛等不适。瘤体内的血栓脱落亦可造成栓塞。升主动脉假性动脉瘤查体可能会有胸部搏动性肿块。

【超声心动图表现】

在各种影像学诊断方法中，主动脉CTA是"金标准"，能够准确清晰地显示主动脉情况及病变与周围毗邻组织的关系。经胸超声因为声窗受限等原因常常不能完整显示主动脉假性动脉瘤，但对于经验丰富的超声医生来说，仍能提供更多的诊断信息，说明提高对该病的认识，对提高超声的检出率和诊断准确率有帮助。经食管超声能清楚显示升主动脉假性动脉瘤，因此可用于术前评估或术中引导。

1. **二维超声**　胸骨旁切面及胸骨上窝切面可以用于观察升主动脉或主动脉弓的假性动脉瘤。想要清楚观察胸降主动脉常需要进行经食管超声检查，经腹部探查可以观察腹主动脉的假性动脉瘤。假性动脉瘤表现为主动脉壁局部连续性中断，其周围可见液性暗区的腔室，通过主动脉壁上的连续中断与主动脉腔相连通，腔室内常见云雾状回声或附壁血栓，瘤壁由血栓和周围组织构成。

2. **多普勒超声**　彩色多普勒显示主动脉内血流通过管壁回声中断处与瘤腔交通，瘤腔内可见缓慢涡流。将脉冲多普勒的取样容积置于交通口处，可见收缩期血流自主动脉进入瘤体内，舒张期血流自瘤体返回主动脉，呈"双期双向"血流频谱。由于升主动脉血流速度快，舒张期返回主动脉的血流可以不明显，腹主动脉的假性动脉瘤瘤颈处舒张期反流更加明显（图12-2-1）。

【诊断要点】

1. 假性动脉瘤与主动脉的相对位置，主动脉壁上的破口大小，假性动脉瘤瘤腔的大小、回声情况，有无附壁血栓，是否压迫周围结构和组织。

2. 升主动脉、主动脉弓、胸降主动脉、腹主动脉是否扩张，管腔内是否有内膜片等异常回声。

3. 心内结构及血流是否有异常。

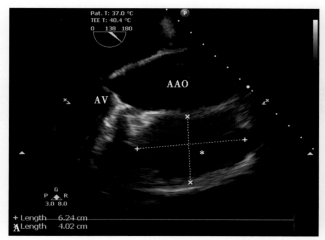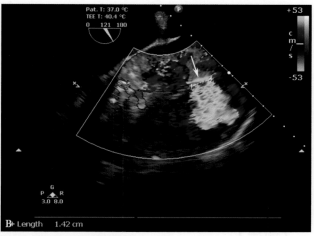

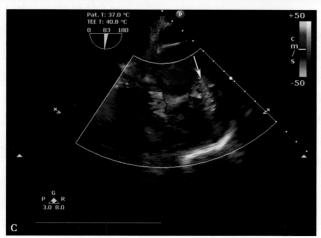

图 12-2-1 主动脉假性动脉瘤超声表现

二维经食管超声心动图，食管中段长轴切面：A. 升主动脉前方可见液性暗区腔室；B. 彩色多普勒显示收缩期血流自主动脉进入瘤体内；C. 舒张期微少量血流自瘤体返回主动脉。

（图注：AAO. 升主动脉；AV. 主动脉瓣；*. 假性动脉瘤瘤腔）

【鉴别诊断】

主动脉假性动脉瘤主要与真性动脉瘤和夹层动脉瘤鉴别，鉴别要点见表 12-2-1。

表 12-2-1 超声心动图主动脉假性动脉瘤鉴别诊断中的要点

常见疾病	超声及临床表现
主动脉假性动脉瘤	瘤壁由血栓及周围软组织构成；主动脉壁可见破口，破口比瘤腔最大径小；破口处血流往返，瘤腔内血流呈涡流
主动脉真性动脉瘤	主动脉局部扩张，瘤壁由主动脉壁构成；主动脉壁完整；真性动脉瘤内呈涡流
主动脉夹层动脉瘤	主动脉增宽，腔内可探及撕裂的内膜回声；真腔内血流速度快，假腔内血流缓慢，如假腔内充满血栓，可类似主动脉真性动脉瘤伴附壁血栓表现

【小结】

1. 主动脉假性动脉瘤较少见，病因主要与外伤、感染、自身免疫性疾病、动脉硬化、外科大血管置换术后等因素有关。

2. 超声表现为主动脉壁局部连续性中断，其周围可见液性暗区的腔室，通过主动脉壁上的连续中断与主动脉腔相连通，腔室内常见云雾状回声或附壁血栓，瘤壁破口处血流频谱呈"双期双向"改变。

3. 超声因为声窗受限等原因常常不能完整显示，必要时建议主动脉CTA进一步检查。

4. 治疗首选覆膜支架腔内修复技术。

（邢佳怡）

第三章　主动脉夹层动脉瘤

【概述】

主动脉夹层动脉瘤（aortic dissection，AD）是由于各种原因导致的主动脉内膜、中膜撕裂，主动脉内膜与中膜分离，主动脉内膜撕裂导致血流进入中层使主动脉壁形成夹层，致使主动脉腔被分隔为真腔和假腔。到目前为止，AD 的流行病学资料很少，且部分患者在入院前即死亡，其真实发病率难以评估，根据 Oxford 血管研究数据，AD 的年发病率为6/100 000。

最初发生内膜撕裂的部位，约 70% 在升主动脉，尤其是主动脉瓣上 20mm 以内，其次是主动脉弓，少数为腹主动脉。

【临床表现】

剧烈疼痛、休克和压迫症状。如病变侵犯主动脉大分支，则相应的脏器可发生缺血症状。如瘤体继续扩大，可向动脉壁外破裂引起大出血而危及生命。主动脉夹层属心血管危急病症，起病急、变化快、死亡率高，早期诊断和治疗对其预后非常重要。

症状：大多数患者突发胸背部疼痛，疼痛剧烈难以忍受，呈刀割或撕裂样；心脏并发症表现：累及主动脉的其他重要分支血管可导致脏器缺血或灌注不良的临床表现。

体征：血压异常；主动脉瓣区舒张期杂音且患者既往无心脏病史，提示夹层所致主动脉瓣反流。

【超声心动图表现】

1. **M 型超声**　对本病可得到提示性诊断，但一般不能确诊。

2. **二维超声**

（1）直接征象：多个切面显示内膜样回声漂浮于主动脉管腔内。撕裂内膜将主动脉腔分为真腔和假腔，收缩期真腔扩张、假腔受压。假腔内常可见云雾影和血栓形成。

（2）伴发征象：主动脉瓣受累情况。心包积液。如果病变延及冠状动脉可引起室壁运动异常。

3. **多普勒超声**　可清晰观察到破裂口处通过的血流，通常血流从真腔进入假腔，但也可由假腔再返回真腔。一般情况下，真腔内的血流速度快，假腔内的血流速度缓慢（图 12-3-1）。

【常用分型及标准】

主动脉夹层：根据内膜撕裂的部位和夹层血肿所波及范围进行分型，临床常用的是 DeBakey 分型和 Stanford 分型（图 12-3-2）。

（1）DeBakey 分型：Ⅰ 型，内膜破口位于升主动脉，夹层可累及升主动脉、主动脉弓和降主动脉；Ⅱ 型，内膜破口位于升主动脉近端，夹层局限于升主动脉；Ⅲ 型，内膜破口位于左锁骨下动脉远端，夹层常向下扩展至降主动脉或腹主动脉。

（2）Stanford 分型：A 型，近端夹层，所有累及升主动脉的夹层；B 型，远端夹层，所有未累及升主动脉的夹层。

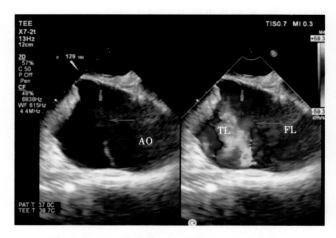

图 12-3-1　经食管超声心动图显示主动脉夹层

经食管超声可见主动脉撕裂的血管内膜片，将主动脉分为真假两个腔，血流从真腔流入假腔，箭头所示为破口的位置。
（图注：TL. 真腔；FL. 假腔；AO. 主动脉）

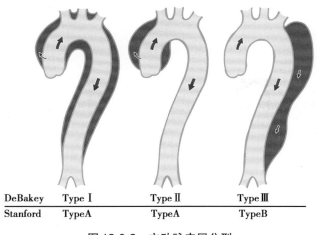

DeBakey	Type I	Type II	Type III
Stanford	TypeA	TypeA	TypeB

图 12-3-2　主动脉夹层分型

诊断目标	超声心动图表现
定位破口	连续性中断，摆动的内膜，或内膜边界断裂；彩色多普勒可显示通过破口的血流
评估 AR 的存在、程度及机制	瓣膜的解剖学定义（二叶式主动脉瓣，退化，正常伴或不伴脱垂的瓣叶）；主动脉不同节段的扩张；撕裂内膜陷入瓣膜中；经典超声心动图标准的严重程度
评估冠状动脉是否受累	撕裂内膜陷入冠状动脉开口；内膜阻塞冠脉开口；无冠脉内血流；新的局部室壁运动异常
评估分支是否受累	撕裂内膜陷入主动脉分支内
检测心包和 / 或胸腔积液	心包或胸腔内无回声区域
检测心脏压塞征象	经典的心脏压塞超声心动图及多普勒征象

（3）阜外分型：根据夹层累及的部位和范围分为 A、B、C、D 4 型，C 型夹层因累及近心端和远心端可以分为 Cp、Cd 2 个亚型。A 型：累及升主动脉，夹层终止于无名动脉近端。B 型：夹层局限于胸降主动脉，或延伸到腹主动脉，甚至到髂动脉，但升主动脉及主动脉弓均未受累及。C 型：夹层累及主动脉弓，无论升主动脉和胸降主动脉是否受累及。其中包含两个特殊亚型：Cp，夹层仅累及到主动脉弓近心侧的无名动脉和 / 或左颈总动脉，远心端未受累及；Cd，夹层仅累及到主动脉弓远心侧的左锁骨下动脉和 / 或左颈总动脉，近心端未受累及。D 型：夹层局限在膈肌以下，腹主动脉受累的夹层。

【诊断要点】

见表 12-3-1。

表 12-3-1　超声心动图在检出主动脉夹层征象中的作用及主要的超声心动图发现

诊断目标	超声心动图表现
识别撕裂内膜	撕裂内膜将管腔分成两个
界定主动脉夹层程度	撕裂内膜的延伸及主动脉根部（升主动脉 / 主动脉弓 / 降腹主动脉）内的真 / 假两腔
识别真腔	收缩期扩张，舒张期塌陷，收缩期射流方向远离管腔，没有自发显影，前向收缩期血流
识别假腔	舒张期直径增加，自发显影和 / 或血栓形成，逆向、延迟或无血流
识别假腔中的血栓	在假腔中团块将撕裂内膜与主动脉壁分开

【鉴别诊断】

1. 与高血压、冠心病患者的主动脉内径增宽、内膜壁增厚等所形成伪像鉴别，后者容易与主动脉夹层撕脱的内膜混淆，应注意结合患者病史等临床表现进行鉴别。主动脉夹层内膜撕裂多呈内膜的漂浮感，内膜回声较纤细；而主动脉壁增厚、钙化病变所引起的回声，一般无漂浮感，回声较粗糙。

2. 还应与主动脉破裂形成的假性动脉瘤相鉴别。假性动脉瘤外壁为纤维组织，不是主动脉外壁，所以形态多不规则，腔大口小，瘤腔内多可见血栓，瘤腔外壁较厚，不光滑。

【小结】

主动脉夹层多见于中年患者，常合并有难治性高血压病史，临床表现为急性撕裂样胸背痛或胸腹痛。实验室检查可有 D- 二聚体快速升高。超声心动图多个切面显示隔膜样回声漂浮于主动脉管腔内，撕裂内膜将主动脉腔分为真腔和假腔，收缩期真腔扩张、假腔受压，假腔内可见云雾影和血栓形成。夹层是否累及主动脉瓣瓣环及冠状动脉，主动脉瓣反流情况以及大血管分支累及情况。

（刘思岐）

第十三篇

高血压心脏病

【概述】

高血压被定义为诊室 SBP 值（收缩压）≥140mmHg 和或 DBP 值（舒张压）≥90mmHg。长期慢性高血压可导致心脏病变，称为高血压心脏病（hypertensive heart disease），特征性病变为左心室肥大，左心室松弛功能减低、左心房扩大、心律失常特别是房颤风险增高以及射血分数减低的心力衰竭（heart failure with reduced ejection fraction，HFrEF）和射血分数保留的心力衰竭（heart failure with preserved ejection fraction，HFpEF）的风险增高。

根据病理生理和高血压对心脏的影响，高血压心脏病可分为 4 种类型：Ⅰ型，仅存在左心室舒张功能不全，无左心室壁肥厚；Ⅱ型，左心室舒张功能不全及左心室壁肥厚；Ⅲ型，出现临床症状（呼吸困难和射血分数保留的肺水肿）；Ⅳ型，扩张型心肌病心力衰竭和射血分数降低。

【临床表现】

早期常无明显症状，部分患者可有头痛、眩晕、气促、疲劳、心悸、耳鸣等症状，但并不一定与血压水平相关。体检时可听到主动脉第二心音亢进、主动脉瓣区收缩期杂音或收缩早期喀喇音，并发左心室肥厚时可闻及第四心音。随着病程的发展，高血压心脏病常常表现为充血性心力衰竭，如合并有冠心病时，可出现心绞痛、心肌梗死、心力衰竭及猝死。

【超声心动图表现】

超声心动图可以提供心脏室壁的运动情况、左心室几何形状、左心室肥厚程度、左心房大小、主动脉直径、左心室收缩功能及舒张功能，且这些信息与主要心血管事件发生率的增加密切相关。

1. 左心室质量的改变 左心室质量（LVm）的测量用于判断左心室的重构，其主要方法包括 M 型、二维和三维超声，使用 M 型超声时，在其舒张末期胸骨旁左心室长轴切面（大约在二尖瓣瓣叶尖水平）测量左心室舒张末期内径（LVEDD）、室间隔（IVS）和左心室舒张末期后壁厚度（LVPWd），通过公式 $LVm(g)=0.8\times1.04\times[(LVEDD+IVSd+LVPWd)^3-(LVEDD)^3]+0.6$ 得出。根据 2015 年 ASE/EACVI 关于超声心动图定量评价成人心脏构型的推荐建议其标准值为：女性≤95g/m²，男性≤115g/m²。

由于 LVm 具有重要的预后意义，应该在高血压患者中报道。在正常形态时，可以使用 M 型或二维超声来计算 LVm。当心室存在异常形状或不对称或局限性肥厚时，应考虑三维超声测量 LVm。

2. 左心室形态的改变 高血压早期患者的左心室形态可能是正常的，但长期或未经治疗的高血压将导致左心室形态改变，最终导致收缩功能恶化。一般来说，左心室几何的改变可以根据左心室质量是否正常或增加，以及左心室形态是否改变来分类。常用的左心室相对室壁厚度（RWT）的计算公式为 $RWT=(LVPWd\times2)/LVEDD$。正常 RWT 的上限为 0.42。

左心室几何形态描述应为标准超声心动图报告内容之一，至少使用四型分类法即正常构型、向心性重构、向心性肥厚和离心性肥厚。

（1）向心性重构：超声心动图表现为左心室腔大小正常或小，左心室壁厚度增加，LVm 正常。

（2）向心性肥厚：超声心动图表现为左心室腔大小正常，左心室壁厚度呈均匀性增加，LVm 增加。

（3）离心性肥厚：超声心动图表现为左心室腔大小增大，左心室壁厚度正常，LVm 增加。

3. 高血压与主动脉疾病 高血压病常引起主动脉扩张，继而引起主动脉瘤、夹层动脉瘤等严重并发症。而主动脉缩窄是一种众所周知的结构异常，可导致高血压和左心室肥厚，特别是在年轻的成年人。

4. 高血压与左心室收缩功能 左心室收缩功能主要通过 EF（射血分数）、FS（短轴缩短率）及 GLS（整体纵向应变）来判断。心力衰竭是高血压的常见后果，大多数患者与左心室收缩功能受损有关，约占心力衰竭病例的 1/2。然而，在高血压初期阶段收缩功能可能是增强的。相比之下，整体纵向应变在 EF 接近正常或正常的患者中显示了预后价值。

5. 高血压与左心室舒张功能 所有高血压患者的超声心动图报告都应包括舒张功能分级、左心房容积、左心室充盈压正常与升高等方面的具体评论。对于高血压性心肌病患者左心室舒张功能的评估详见第四篇第二章左心室舒张功能的评估。

【诊断要点】

1. 左心室壁肥厚 左心室壁及室间隔呈均匀的向心性肥厚，亦有少数呈不规则形肥厚，室间隔与左心室后壁厚度>11mm。

2. 室壁运动的改变 高血压早期，由于左心室压力负荷增加，心肌收缩力增强，室壁运动幅度增高，左心室射血分数正常或增高。随病程进展至失代偿期，左心室收缩功能减退，室壁运动幅度普遍减低，收缩期增厚率减低，射血分数减低。

3．心室内径正常或略减少，左心房轻至中度增大；病程晚期失代偿时，左心室扩大。

4．主动脉壁活动幅度减少，重搏波消失，呈圆拱形，主动脉根部可增宽。

5．心肌重量增加。

6．左心室舒张功能异常。

【鉴别诊断】

高血压心脏病早期主要与肥厚型心肌病，主动脉瓣、瓣上及瓣下狭窄及心肌淀粉样变性相鉴别，晚期心室扩张，应与扩张型心肌病相鉴别。鉴别要点见表13-0-1。

【小结】

1．超声心动图对高血压心脏病的评价，主要在于评价心脏室壁的运动情况、左心室几何形状、左心室肥厚程度、左心房大小、主动脉直径、左心室收缩功能及舒张功能，尤其应重视左心室舒张功能的评估。

2．扫查时应注意胸骨上窝切面的扫查，观察降主动脉内径，以排除主动脉缩窄所致的心肌肥厚，

表13-0-1　超声心动图在高血压心脏病鉴别诊断中的要点

常见疾病	超声及临床表现
肥厚型心肌病	肥厚型心肌病多有室间隔与左心室后壁不均匀性增厚、二尖瓣收缩期的前向运动、左心室流出道梗阻和主动脉瓣收缩中期部分关闭以及肥厚心肌的回声异常等
主动脉瓣、瓣上及瓣下狭窄	二维超声心动图都有相应的瓣膜改变、瓣上或瓣下的局限性增厚及隔膜样回声，在主动脉瓣及左心室流出道中有异常增快的血流信号
心肌淀粉样变性	超声心动图提示左心室肥厚而心电图却表现为肢体导联低电压是诊断心肌淀粉样变性的重要线索
扩张型心肌病	高血压患者晚期心脏出现心腔扩大伴心力衰竭时，室壁运动可明显减弱类似于扩张型心肌病，此时应结合病史等临床资料有助于鉴别

还应注意腹主动脉及胸降主动脉内径的扫查，测量管壁的内径。

3．在诊断时应注意除了超声心动图表现外，应结合临床表现，心电图等其他检查，给出最终正确的诊断。

（赵　莹）

第十四篇

肺栓塞和肺动脉高压

第一章　肺　栓　塞

肺栓塞（pulmonary embolism，PE）是以各种栓子阻塞肺动脉或其分支为发病原因的一组疾病或临床综合征的总称，包括肺血栓栓塞症（pulmonary thromboembolism，PTE）、脂肪栓塞综合征、羊水栓塞、空气栓塞、肿瘤栓塞等，其中 PTE 为肺栓塞的最常见类型。引起 PTE 的血栓主要来源于下肢的深静脉血栓形成（deep vein thrombosis，DVT）。PTE 和 DVT 合称为静脉血栓栓塞（venous thromboembolism，VTE），两者具有相同易患因素，是 VTE 在不同部位、不同阶段的两种临床表现形式。血栓栓塞肺动脉后，血栓不溶、机化、肺血管重构致血管狭窄或闭塞，导致肺血管阻力增加，肺动脉压力进行性增高，最终可引起右心室肥厚和右心衰竭，称为慢性血栓栓塞性肺动脉高压（chronic thrombotic embolic pulmonary hypertension，CTEPH）。

第一节　肺血栓栓塞症

【概述】

肺血栓栓塞症（PTE）栓子可以来源于下腔静脉路径、上腔静脉路径或右心腔，其中大部分来源于下肢深静脉。多数情况下 PTE 继发于 DVT，约 70% 的 PTE 患者可在下肢发现 DVT。随着颈内静脉、锁骨下静脉置管和静脉内化疗的增多，来源于上腔静脉路径的血栓亦较前有增多趋势。右心腔来源的血栓所占比例较小。PTE 栓塞可以是单一部位的，也可以是多部位的。病理检查发现多部位或双侧性的血栓栓塞更为常见。

【临床表现】

急性 PTE 的临床表现缺乏特异性，容易被漏诊和误诊。常见表现是不明原因的呼吸困难、胸痛、咯血、晕厥或休克。应根据临床可能性评估结果对可疑患者进行检查，要注意是否存在 DVT，特别是下肢 DVT。一旦确诊 PTE，应进一步探寻潜在的其他危险因素。

【超声心动图表现】

1. **M 型超声**　右心室壁运动减弱；三尖瓣收缩期位移减小；肺动脉瓣活动曲线 a 波变浅或消失。

2. **二维超声**　右心室扩大，右心室流出道增宽，室间隔向左心室侧偏移，左心室短轴切面轮廓呈"D"形；肺动脉主干和 / 或左右肺动脉增宽，少数患者肺动脉主干或分支内见血栓回声；继发性右心室壁肥厚（图 14-1-1）。

3. **多普勒超声**　彩色多普勒显示三尖瓣口收缩期中至重度反流，肺动脉瓣口舒张期可见反流信号，频谱测量三尖瓣口收缩期可见反流信号，可间接得出肺动脉收缩压升高，测量肺动脉瓣口反流峰值速度间接得出肺动脉平均压差升高。

【诊断要点】

右心室、右心房增大，肺动脉增宽是肺动脉栓塞致使肺动脉及右心压力增高，超声检查如果有以上的特点或只有部分特点，即可结合临床症状和血液 D- 二聚体确定诊断。

确诊 PTE 还应找寻病因，急性 PTE 的求因过程中，需要探寻任何可以导致静脉血流淤滞、血管内皮损伤和血液高凝状态的因素，包括遗传性和获得性，部分患者找不到危险因素，通常为特发性 VTE。这部分患者应该进行密切随访，需要注意潜在的恶性肿瘤、风湿免疫性疾病、骨髓增殖性疾病等。对儿童和青少年，应注意寻找潜在的抗磷脂综合征、炎性肠病、肾病综合征等；对育龄期女性，应注意长期口服避孕药和雌激素药物相关病史。

对存在危险因素，特别是并存多个危险因素的病例，需有较强的诊断意识，需注意：①临床症状、

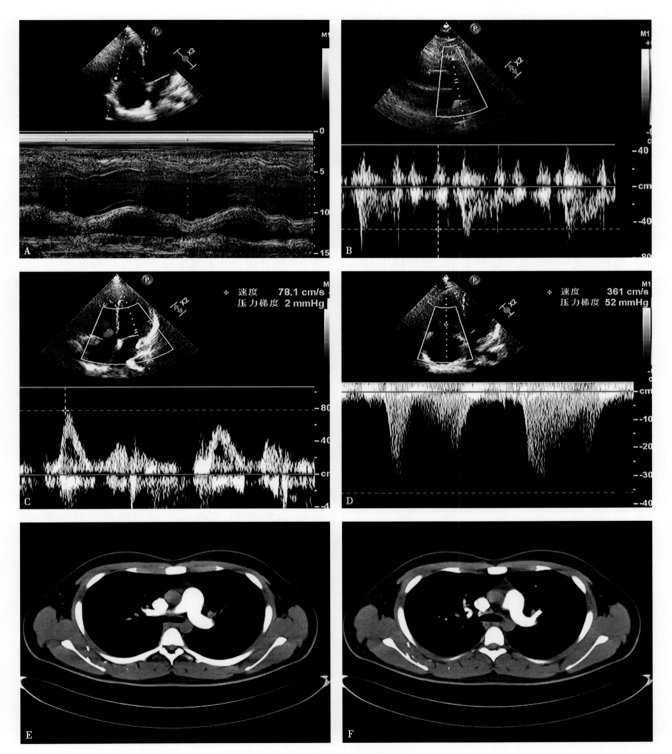

图 14-1-1 肺血栓栓塞症超声表现

A. 图上部为心尖四腔心二维图像,右心房、右心室增大,图下部为 M 型超声,测量三尖瓣环的位移;B. 上部为大动脉短轴切面,肺动脉主干长轴成像肺动脉主干增宽,下部为频谱多普勒,成像肺动脉血流频谱峰值前移;C. 上部为四腔心彩色血流成像,右心室增大,下部为二尖瓣血流频谱;D. 三尖瓣反流频谱,峰值血流速度达 3.61m/s,压差 52mmHg,估测肺动脉收缩压为 62mmHg;E、F. 肺动脉 CTA 成像示左肺动脉主干局部对比剂密度欠均匀,局部密度稍低,双肺部分肺动脉分支内可见低密度充盈缺损影。提示双肺动脉多发肺栓塞。

体征,特别是在高度可疑病例出现不明原因的呼吸困难、胸痛、咯血、晕厥或休克,或伴有单侧或双侧不对称性下肢肿胀、疼痛等,对诊断具有重要的提示意义;②结合心电图、胸部 X 线片、动脉血气分析等基本检查,可以初步疑诊 PTE 或排除其他疾病;③宜尽快常规行 D- 二聚体检测,做出排除诊断;④超声检查可以迅速得到结果并可在床旁进行,虽一般不能作为确诊方法,但对于提示 PTE 诊断和排除其他疾病具有重要价值,宜列为疑诊 PTE 时的一项优先检查项目;若同时发现下肢 DVT 的证据则更增加了诊断的可能性。

【鉴别诊断】

PTE 需要与肺源性心脏病鉴别,见表 14-1-1。

表 14-1-1 超声心动图在 PTE 鉴别诊断中的要点

常见疾病	超声及临床表现
肺栓塞	肺动脉主干和 / 或左右肺动脉内低回声,右心增大,肺动脉不宽或增宽,彩色多普勒显示三尖瓣反流,肺动脉收缩压增高。下肢静脉超声显示血栓低回声,血管不能压瘪。血液中 D- 二聚体升高。部分患者肺动脉 CTA 显示肺动脉主干或分支内见血栓
肺源性心脏病	肺动脉不宽或增宽,肺动脉内未见血栓低回声,右心增大,三尖瓣反流轻至中度。患者多为老年人,咳嗽咳痰反复发作,下肢可肿胀,多数为双侧肿胀,下肢静脉未见血栓低回声

【小结】

1. PTE 为肺栓塞的最常见类型。引起 PTE 的血栓主要来源于下肢的深静脉血栓形成(DVT)。

2. 超声表现为右心室、右心房增大,肺动脉增宽。

3. PTE 的确诊检查包括 CT 肺动脉造影(CTPA)、核素肺通气 / 灌注(V/Q)成像、磁共振肺动脉造影(MRPA)等,D- 二聚体及超声检查下肢静脉有无血栓是确诊检查的必要指标。

第二节 慢性血栓栓塞性肺动脉高压

【概述】

慢性血栓栓塞性肺动脉高压(chronic thrombotic embolic pulmonary hypertension,CTEPH)是以肺动脉血栓机化、肺血管重构致血管狭窄或闭塞,肺动脉压力进行性升高,最终导致右心衰竭为特征的一类疾病,是急性 PTE 的一种远期并发症,是可能治愈的一类肺动脉高压。

【临床表现】

CTEPH 最常见的症状是活动后呼吸困难,呈进行性加重,运动耐量下降,此外有咯血、晕厥等。随着病情进展,可出现肺动脉高压和右心衰竭征象,如口唇发绀、颈静脉怒张、P2 亢进、下肢水肿,甚至出现胸腔和腹腔积液等。

【超声心动图表现】

急性 PTE 治疗过程中出现了症状明显加重,尤其是活动后呼吸困难、口唇发绀、下肢浮肿、腹胀等,要结合超声和其他影像学进行诊断。

1. **M 型超声** 三尖瓣瓣环平面收缩期位移(TAPSE)减低,≤17mm;肺动脉瓣活动曲线 a 波变浅,开放时间延长;右心室壁运动减弱。

2. **二维超声** 右心室扩大,四腔心切面右心室横径和 / 或右心室流出道扩张,室间隔向左心室侧偏移,左心室短轴切面呈"D"形;肺动脉主干和 / 或左右肺动脉增宽,少数患者肺动脉主干或分支内见血栓回声;继发性右心室壁肥厚(图 14-1-2)。

3. **多普勒超声** 彩色多普勒显示肺动脉瓣口收缩期射流束,连续多普勒肺动脉瓣口探及收缩期高速的湍流频谱,肺动脉收缩期血流频谱显示加速时间(AT)缩短,≤60ms。肺动脉瓣口舒张期可见高速反流信号,得出肺动脉平均压差明显升高,三尖瓣口收缩期可见高速反流信号,可间接得出肺动脉收缩压明显升高,达到 50~70mmHg,甚至超过 100mmHg。

【诊断要点】

CTEPH 的诊断标准为:经过 3 个月以上规范抗凝治疗后,影像学证实存在慢性血栓,右心导管检查肺动脉平均压(mPAP)≥25mmHg,且除外其他病变,如血管炎、肺动脉肉瘤等。对于临床疑诊或超声心动图检查提示肺动脉高压的患者,可经过进一步检查明确 CTEPH 的诊断,主要包括肺 V/Q 成像、CTPA、MRPA、右心导管检查和肺动脉造影等。肺 V/Q 成像通常作为 CTEPH 诊断的首选筛查手段,肺动脉造影和右心导管检查是 CTEPH 影像学诊断和手术评估的"金标准"(图 14-1-3),CTPA 对段以下病变敏感性差,但对于判断近端栓塞的病变部位、程度、手术评估以及鉴别诊断均有重要价值。

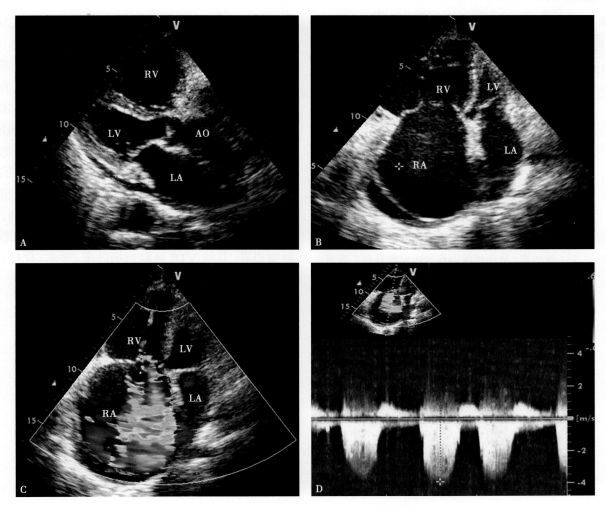

图 14-1-2　慢性血栓栓塞性肺动脉高压超声表现

A. 左心室长轴切面成像，右心室增大，左心室缩小；B. 心尖四腔心切面成像，右心房、右心室增大，左心室缩小；
C. 三尖瓣反流轻至中度；D. 三尖瓣反流频谱，峰值血流速度达 4m/s，肺动脉收缩压超过 70mmHg。
（图注：RV. 右心室；LV. 左心室；AO. 主动脉；LA. 左心房；RA. 右心房）

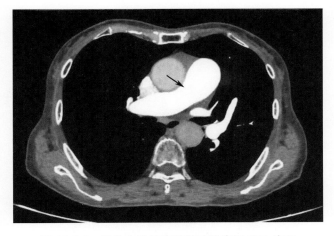

图 14-1-3　慢性血栓栓塞性肺动脉高压 CTA 表现
肺动脉 CTA 示双肺动脉及其分支走行自然，双肺动脉较大
分支内见条片状低密度充盈缺损影，双肺上叶为著，提示双
肺动脉栓塞。

【鉴别诊断】

慢性血栓栓塞性肺动脉高压需要与特发性肺动
脉扩张鉴别，鉴别要点见表 14-1-2。

【小结】

1. CTEPH 是急性 PTE 的一种远期并发症，是
肺动脉血栓机化、肺血管重构致血管狭窄或闭塞，
肺动脉压力进行性升高，最终导致右心衰竭。

2. 超声表现为右心室、右心房明显增大，右心
室壁增厚，右心室流出道增宽，左心室缩小，肺动脉
明显增宽；肺动脉瓣及三尖瓣反流速度较高，肺动
脉压力明显升高。

3. 手术是治疗 CTEPH 最有效的方法，部分
CTEPH 患者可通过手术完全治愈。药物治疗和介
入治疗限于不适合行 PEA（肺动脉血栓内膜剥脱术）

表 14-1-2　超声心动图在 CTEPH 鉴别诊断中的要点

常见疾病	超声及临床表现
CTEPH	右心室扩大，室间隔向左心室侧偏移，左心室短轴切面呈"D"形；肺动脉主干和／或左右肺动脉增宽，少数患者肺动脉主干或分支内见血栓回声；继发性右心室壁肥厚。彩色多普勒显示肺动脉瓣口收缩期射流束，肺动脉收缩期血流频谱显示加速时间 AT 缩短，≤60ms。肺动脉瓣口舒张期可见高速反流信号，得出肺动脉平均压差明显升高，三尖瓣口收缩期可见高速反流信号，可间接得出肺动脉收缩压中度至重度升高
特发性肺动脉扩张	肺动脉明显增宽；肺动脉瓣及三尖瓣反流速度较高，肺动脉压力正常或轻度升高。患者没有明显的左心病变，没有肺部疾病史

的患者，对于可以行手术治疗的患者，不能因为药物治疗而延误手术治疗时机。

4.静脉血栓栓塞（VTE）是患者死亡的重要原因，已经成为医院管理者和临床医务人员面临的严峻问题。国内外研究数据提示，无论是外科手术还是内科住院患者，40%～60% 患者存在 VTE 风险，而对 VTE 预防并没有足够重视。早期识别高危患者，及时进行预防，可以明显降低医院内 VTE 的发生率。在进行药物预防过程中，应该注意患者出血风险的评估和控制，尤其是对于老年人、糖尿病、肾功能不全等合并基础疾病的患者。对于活动期恶性肿瘤患者，其他 VTE 风险包括卧床、手术、化疗、因合并其他疾病住院等。

（高　林）

第二章　肺动脉高压

肺动脉高压（pulmonary hypertension，PH）是指由多种异源性疾病（病因）和不同发病机制所致肺血管结构或功能改变，引起肺血管阻力和肺动脉压力升高的临床和病理生理综合征，继而发展成右心衰竭甚至死亡。近年来 PH 领域诊断及治疗策略不断更新，国内外在不同领域发表了 PH 相关指南和专家共识。

【概述】

PH 是指海平面、静息状态下，经右心导管检查测定的肺动脉平均压（mean pulmonary artery pressure，mPAP）≥25mmHg（1mmHg＝0.133kPa）。正常成年人静息状态下肺动脉平均压不超过 20mmHg。临床上将 PH 分为 5 大类：①动脉性 PH（pulmonary arterial hypertension，PAH）；②左心疾病所致 PH；③肺部疾病和 / 或低氧所致 PH；④慢性血栓栓塞性 PH（chronic thromboembolic pulmonary hypertension，CTEPH）和 / 或其他肺动脉阻塞性病变所致 PH；⑤病因未明和 / 或多因素所致 PH。PH 患者女性多于男性，不同类型 PH 流行病学资料不同，左心疾病、肺部疾病和 / 或低氧所致 PH 是临床工作中最常见的类型（表 14-2-1）。

【临床表现】

PH 的临床症状缺乏特异性，主要表现为进行性右心功能不全的相关症状，常为劳累后诱发，表现为疲劳、呼吸困难、胸闷、胸痛和晕厥，部分患者还可表现为干咳和运动诱发的恶心、呕吐。晚期患者静息状态下可有症状发作。随着右心功能不全的加重可出现踝部、下肢甚至腹部、全身水肿。导致 PH 的基础疾病或伴随疾病也会有相应的临床表现。部分患者的临床表现与 PH 的并发症和肺血流的异常分布有关，包括咯血、声音嘶哑、胸痛等。严重肺动脉扩张可引起肺动脉破裂或夹层。

表 14-2-1　肺动脉高压（PH）不同的临床分类

分类		亚类
1. 动脉性 PH（PAH）	1.1	特发性肺动脉高压（IPAH）
	1.2	遗传性肺动脉高压（HPAH）
	1.3	药物和毒物相关肺动脉高压
	1.4	疾病相关的肺动脉高压
		1.4.1　结缔组织病
		1.4.2　人类免疫缺陷病毒（HIV）感染
		1.4.3　门静脉高压
		1.4.4　先天性心脏病
		1.4.5　血吸虫病
	1.5	对钙通道阻滞剂长期有效的肺动脉高压
	1.6	具有明显肺静脉 / 肺毛细血管受累的肺动脉高压
	1.7	新生儿持续性肺动脉高压
2. 左心疾病所致 PH	2.1	射血分数保留的心力衰竭
	2.2	射血分数降低的心力衰竭
	2.3	瓣膜性心脏病
	2.4	导致毛细血管后肺动脉高压的先天性 / 获得性
3. 肺部疾病和 / 或低氧所致 PH	3.1	阻塞性肺疾病
	3.2	限制性肺疾病
	3.3	其他阻塞性和限制性并存的肺疾病
	3.4	非肺部疾病导致的低氧血症
	3.5	肺发育障碍性疾病
4. 慢性血栓栓塞性 PH 和 / 或其他肺动脉阻塞性病变所致 PH	4.1	慢性血栓栓塞性肺动脉高压（CTEPH）
	4.2	其他肺动脉阻塞性疾病；肺动脉肉瘤或血管内炎症、先天性肺动脉狭窄、寄生虫（包虫病）
5. 病因未明和 / 或多因素所致 PH	5.1	血液系统疾病（如慢性溶血性贫血、骨髓增殖）
	5.2	系统性和代谢性疾病（如结节病、戈谢病）
	5.3	复杂性先天性心脏病
	5.4	其他（如纤维性纵隔炎）

【超声心动图表现】

1．右心增大，左心不大或偏小，室间隔向左心室偏移，右心室内径／左心室内径＞1.0（图 14-2-1）。

2．三尖瓣收缩期反流，峰值速度＞280cm/s。

3．肺动脉增宽，肺动脉血流频谱显示：收缩期加速时间＜105ms，舒张期肺动脉瓣反流速度＞220cm/s。

4．右心功能减低，TAPSE≤17mm；右心房面积＞18cm^2；下腔静脉增宽，深吸气时塌陷率＜50%，平静呼吸时塌陷率＜20%。

5．二维斑点追踪超声心动图及三维超声心动图测量的右心室应变和应变率减低。右心室收缩运

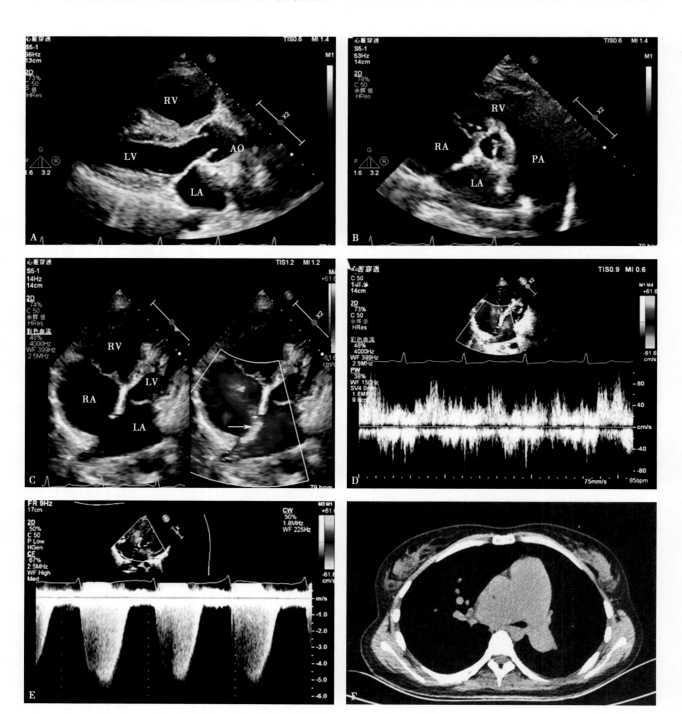

图 14-2-1 肺动脉高压超声及 CTA 表现

A．左心室长轴切面成像，右心室增大，左心室略小；B．大动脉短轴切面，肺动脉主干及左右支增宽；C．左图为心尖四腔心切面成像，房间隔中上部见连续中断，右心房、右心室增大，左心室略小，右图显示房间隔中断处左向右分流；D．房间隔缺损处左向右分流为低速血流，说明肺动脉压力较高；E．三尖瓣反流频谱，峰值血流速度达 5m/s，肺动脉收缩压超过 100mmHg；F．肺动脉 CTA 示肺动脉及左右分支增宽。

（图注：RV. 右心室；LV. 左心室；AO. 主动脉；LA. 左心房 PA. 肺动脉；RA. 右心房）

动不同步性对肺动脉高压的评估有一定意义。但是超声心动图评估右心功能的准确性不够，动态观察相关指标的变化临床意义更大。

【诊断要点】

超声心动图是疑诊肺动脉高压的无创诊断方法，三尖瓣反流速度法估测的肺动脉收缩压与其他肺动脉高压超声征象结合，提高了超声对肺动脉高压诊断的准确性；肺功能检查、肺通气灌注成像、CT、MRI、睡眠监测、血液学检查、腹部超声等在鉴别病因方面各具诊断价值；右心导管检查是确诊肺动脉高压并分类的"金标准"。

左心疾病所致肺动脉高压和呼吸疾病所致肺动脉高压，是临床最多见的两类肺动脉高压，亦是鉴别诊断肺动脉高压时首先需要排除的疾病。左心疾病包括冠心病、心肌病、瓣膜病等，引起收缩性心力衰竭、舒张性心力衰竭，都有可能导致肺动脉高压。同样，所有阻塞性肺疾病、限制性肺疾病，都可引起低氧继而引起不同程度肺动脉高压。

CMR 指标能够反映 PAH 严重程度及预后，PAH 阳性征象包括右心室容量增加、左心室容量降低、右心室射血分数以及每搏输出量降低。

【鉴别诊断】

肺动脉高压与肺栓塞需要进行鉴别。肺栓塞最常见的是血栓在肺动脉主干或左右肺动脉或小肺动脉分支内出现，造成肺动脉阻力增加，导致肺动脉增宽，右心室、右心房增大，三尖瓣轻度至中度反流，严重的时间较长的肺动脉栓塞可以造成肺小动

脉管壁增厚，更加重肺动脉压力增高。肺动脉高压是多种致病因素造成的右心室、右心房增大，主要包括左心疾病导致的肺动脉高压，及肺动脉阻塞缺氧而发生的右心功能异常，但是少数可以是肺动脉栓塞造成的。两者都可以造成右心室、右心房增大，肺动脉增宽，三尖瓣轻度至中度反流，但是肺栓塞引起的改变更急，对生命威胁更大，常常造成重度右心衰竭而死亡。

【小结】

1. PH 发病机制复杂，是多因素、多环节共同作用的结果，包括外因（低氧、烟草、粉尘、其他理化生物因素等）、内因（遗传、发育、结构、疾病等）及交互因素（微生态、感染、免疫、药物等）。

2. 肺动脉压力的高低取决于肺血流量和肺血管阻力（pulmonary vascular resistance，PVR）的综合效应。PVR 主要由肺小动脉、肺毛细血管和肺静脉阻力构成。任何可导致肺血流量增加和 / 或肺血管阻力升高的结构和功能异常的因素均可引发 PH。肺动脉压力升高导致右心后负荷增加，从而引起右心室肥厚、扩张、功能不全，最终出现右心衰竭。

3. 对于 PH，由于对其发病机制的认识不断深入，开发了一系列针对不同作用机制的药物，因而，PH 的治疗在十年间发生了很大变化，其治疗药物不断增加，治疗方案较为复杂。PH 的治疗策略可分为 3 个主要步骤：一般措施、个体化治疗、联合治疗或终末期治疗。

（高　林）

第十五篇

超声在心脏围手术期中的应用

第一章　超声在瓣膜病围手术期的应用

【超声在主动脉瓣围手术期的应用】

主动脉瓣疾患的经典治疗方式为体外循环下行主动脉瓣置换，近来主动脉瓣成形术获得进一步的应用，但整体上并未成为主动脉瓣疾患治疗方式的主流。近年来，经导管主动脉瓣置换术（TAVI）成为高危患者治疗的又一选择，随技术成熟、器械改进在全世界获得广泛的开展。经皮球囊主动脉瓣成形术（PBAV）在成人瓣膜狭窄中的远期效果并不理想，在儿童尤其是低龄儿童中由于难以实施瓣膜置换，通常采用 PBAV 治疗先天性主动脉瓣狭窄以减轻左心室负荷、缓解症状、等待远期瓣膜置换。

主动脉瓣围手术期的超声评估以 TEE 为主，部分治疗方式如 TAVI、PBAV 等可采用 TTE 进行监测、评估。

主动脉瓣置换前需要进行瓣环内径的测量，以期为人工瓣膜大小的选择提供参考依据，同时评估其他瓣膜及心内结构有无异常。外科瓣膜置换围手术期监测主要目的是评估植入人工瓣膜的功能状态，如评估人工瓣叶运动状态、瓣环内反流及瓣周反流，TEE 由于具有频率高、距离近等优点能够清晰显示生物瓣叶、机械瓣碟片形态及运动状态，彩色血流成像能够清晰区分瓣环内或瓣周反流，三维超声能协助精准定位瓣周反流，为再次干预提供精细化定位。由于生物瓣及机械瓣具有不同的形态学特点，因此 TEE 观察时应注意其图像异同点，相同之处在于近场的人工瓣架产生声影导致远场观受到影响，不同之处在于主动脉短轴切面可以显示生物瓣三个瓣叶呈现"三角形"的开放形态及关闭时的"Y"字形态，机械瓣则显示开放时呈平行状态的机械碟片。人工瓣膜置换术后瓣膜反流可以区分为瓣环内及瓣周反流，生物瓣极少出现瓣环内反流，机械瓣由于结构设计特点通常会存在轻度以下的瓣环内反流，生物瓣如存在少量以上瓣环内反流应注意

除外结构异常。瓣周反流会明显影响患者的远期预后，围手术期导致心力衰竭、溶血风险的增加，因此围手术期准确识别瓣周反流并评估严重程度至关重要。瓣周反流的严重程度应结合反流束长轴方向的缩流颈宽度及与左心室流出道宽度比来评估，另外短轴方向上的反流束占瓣环周长的百分比亦可协助评估瓣周反流严重程度。除判断反流程度之外更重要的是准确定位瓣周反流位置，需要再次干预的瓣周反流定位应以外科视角为基础，以左右冠状动脉为参照。

TAVI、PBAV 等介入的评估略有不同。由于术前已进行详尽的 TTE 评估，因此 TAVI 术中的关注重点是人工瓣膜植入后的人工瓣评估，人工瓣架位置、短轴塑形是否满意，瓣周反流的位置及严重程度。不管是自膨胀支架瓣膜或是气囊扩张支架瓣膜，瓣架位置偏高将增加人工瓣向主动脉侧脱位的风险，而位置过低的会导致人工瓣向左心室脱位（球囊扩张瓣膜）或产生严重的瓣周反流。受制于术式的设计，由于支架径向支撑与狭窄瓣膜对抗的相互影响，部分主动脉瓣狭窄（尤其是二瓣化畸形）患者可出现人工瓣金属支架短轴呈现椭圆甚至不规则形态而影响瓣膜启闭。与外科瓣膜置换不同，TAVI 并未将原有自体病变瓣膜切除而仍保留在主动脉根部，这将明显影响瓣叶贴合导致瓣周反流的产生，相较于外科瓣膜置换，TAVI 对瓣周反流的容忍度相对偏高，尽管 70% 的 TAVI 瓣周反流为中度以下，术中仍应密切监测，TTE 或 TEE 能精准确定瓣周反流的病因、严重程度，为进一步采取或扩张、瓣中瓣或外科瓣膜置换提供参考。

不管是外科瓣膜置换、TAVI 或是 PBAV 等术式，围手术期超声都应注意手术相关并发症的监测，尤其是主动脉夹层，主动脉插管、介入输送系统都有可能损伤血管内膜导致血管夹层。

【超声在二尖瓣围手术期的应用】

二尖瓣病变以风湿性病变多见，随经济发展及老龄化的进展，退行性二尖瓣病变尤其是关闭不全越来越多。二尖瓣病变的经典治疗为瓣膜置换，单纯风湿性二尖瓣狭窄患者如不合并严重瓣叶钙化及反流亦可选用球囊扩张以改善症状，近年来关闭不全的外科技术在越来越多的心脏中心进行瓣膜成形并获得良好的近期及远期效果，国外二尖瓣成形在很多比较知名的心脏中心占比越来越高，国内的趋势亦如此。另外，近年来经皮介入二尖瓣成形技术在欧美获得积极的探索及应用，尤其是以 Mitraclip 为代表的经皮二尖瓣钳夹成形术，另外多种技术路线的二尖瓣成形如人工腱索植入、二尖瓣环环缩等亦在探索中，受二尖瓣器附着的解剖形态及左心室流入流出道形态的影响，经皮二尖瓣人工瓣膜植入并没有广泛接受的产品在临床使用，多数相关器械仍处于探索研究阶段。

目前二尖瓣置换应用的主流瓣膜包括生物瓣及双叶碟片的机械瓣，单叶侧倾碟片目前已退出临床应用，在既往植入单叶侧倾碟片患者再次接受手术时仍能够见到。生物瓣的使用寿命平均在 10～15 年，部分接受生物瓣置换的患者由于生物瓣衰败需要接受再次手术。瓣膜置换的围手术期术前评估需要定性瓣膜的病因如风湿性、退行性、感染性及其他病因，评估其他瓣膜如主动脉瓣、三尖瓣等是否存在需要同期进行外科矫治的病变，另外对于风湿性心脏病患者，术前左心耳评估非常重要，如存在血栓应避免漏诊并及时与术者沟通，减少术后心脏复跳后发现血栓再次体外循环处理的发生率。

二尖瓣瓣膜置换围手术期监测主要目的是评估植入人工瓣膜的功能状态，如评估人工瓣叶运动状态、瓣环内反流及瓣周反流。生物瓣叶形态类似于自体瓣叶，呈纤细的启闭状态，瓣叶活动自如、关闭对合良好，当生物瓣叶运动受限时要考虑是否存在手术相关并发症而导致瓣叶运动失常。机械瓣应注意碟片运动是否灵活，尤其是双叶碟片的机械瓣瓣叶开放时与自体机械瓣环成角近于 90° 且运动状态呈对称性表现，当碟片运动幅度偏小、不对称，或者单个碟片无运动时应密切注意是否异物嵌顿于瓣环内或者保留的瓣叶遮挡导致碟片运动不良，在去除心室收缩、舒张功能影响后仍无改善时应再次手术探查。生物瓣植入后通常没有或仅存在微量瓣环内反流，一旦生物瓣瓣环内存在偏心性反流，应细致

评估瓣叶运动状态，除外生物瓣品质缺陷造成的脱垂或外科手术导致的瓣叶损伤。机械瓣由于结构特点在碟片瓣轴处存在对称性的 4 个点状瓣环内反流，另外碟片短轴切面在瓣中心及碟片边缘存在对称性的瓣环内反流，突出机械瓣的瓣环内反流呈现缩流颈细窄、偏短的彩色反流束。人工瓣膜置换后导致瓣周反流的主要原因是缝合不够紧密，尤其是瓣环连续缝合时缝线没有适当收紧将导致大范围的瓣周反流。绝大多数瓣周反流为局限性，通过旋转 TEE 探头的扫查角度及平面可以初步评估瓣周反流的相对位置，具体的定位应以外科视角为基准，主动脉根部为 12 点、左心耳为 9 点作为参照进行精准定位，另外，三维 TEE 彩色血流成像能够更直观地显示瓣周反流与周边结构的定位关系。

二尖瓣成形技术难度较高，对术前瓣叶病变需要进行精准的形态学评估，明确病因、确认病变部位。二尖瓣成形多用于二尖瓣反流的治疗，二尖瓣反流常见的病因为退行性瓣膜脱垂，其他病因如感染性、功能性等，术前定位采用 Carpentier 分区，即二尖瓣后叶自外交界向内交界形成的两个自然皱褶区分为 P1、P2、P3 区，相对应的前叶区域为 A1、A2、A3 区，通过食管中段内外交界联合切面及左心室长轴切面等多切面进行病变分区的定位，对于累及交界区或者多个瓣叶分区的瓣膜反流，TEE 实时三维超声能够准确定位反流的来源。二尖瓣成形后即刻 TEE 评估，重点评估成形后二尖瓣关闭对合是否良好，成功的二尖瓣成形术后多仅有微量反流，存在中量以上反流的患者需要再次干预。目前主流的二尖瓣成形需要进行瓣环环缩及植入人工二尖瓣环，瓣环需要评估与原有瓣环、房壁的贴合及成形环与瓣叶间的关系，避免出现人工瓣环与瓣环组织分离、成形环磨蚀瓣叶的情况。二尖瓣成形通常会大范围切除后叶导致其高度增加，叠加冗长的前叶及瓣环环缩有可能出现 SAM 成像，术后应及时识别 SAM 成像避免左心室流出道梗阻。

目前介入二尖瓣治疗主要有风湿性二尖瓣狭窄的球囊扩张成形，二尖瓣反流介入成形包括不同的技术路线，如瓣叶钳夹的"双孔"二尖瓣、人工腱索植入及瓣环环缩技术。目前仅有二尖瓣钳夹被临床应用，其他的介入成形技术仍处于临床研究的不同阶段。经皮二尖瓣人工瓣膜植入目前并没有获得理想的研究结果，面临的主要问题是人工瓣膜锚定及避免左心室流出道梗阻。与 TAVI 技术主动脉根部仍近似圆柱体结构且毗邻形态相对简洁不同，二尖

瓣瓣环呈马鞍形且周边毗邻结构复杂，瓣环心动周期形态变化较大使得介入瓣膜植入仍未获得突破性的进展，但对于既往行二尖瓣生物瓣置换术后生物瓣毁损的患者，目前国内已经初步开展应用球囊扩张支架瓣膜进行瓣中瓣植入进行治疗。相较于外科瓣膜置换、成形等仅需要术前或术后的即刻评估不同，二尖瓣介入成形或置换的手术全程需要 TEE 引导评估，对房间隔或心尖穿刺点进行精准定位、对输送系统的位置精准评估、即刻评估瓣叶钳夹位置、钳夹稳固性及二尖瓣口面积以除外狭窄，如反流改善不满意时可能需要采用多个钳夹器械进行治疗。在二尖瓣介入治疗的围手术期，TEE 三维超声可以直观地显示病变位置、器械输送系统、植入器械的位置及彩色反流的位置及程度，可以简化与术者的沟通。

【超声在三尖瓣围手术期的应用】

三尖瓣的解剖形态明显异于二尖瓣，最常见的三尖瓣病变为三尖瓣关闭不全，常继发于风湿性二尖瓣病变，三尖瓣下移畸形较为少见。三尖瓣为右房室的单向阀门，与二尖瓣面临的相对高速及高压的血流动力学环境不同，三尖瓣处于低流速及低压差的环境。血流动力学特点决定了三尖瓣位不论是生物瓣或是机械瓣均面临较高的血栓风险，因此三尖瓣瓣膜置换在临床中极为少见，最为常见的是三尖瓣成形，其中绝大多数的三尖瓣成形与二尖瓣手术同期进行。

与二尖瓣瓣膜置换类似，三尖瓣瓣膜置换术后主要目的是评估植入人工瓣膜的功能状态，如评估人工瓣叶运动状态、瓣环内反流及瓣周反流。生物瓣叶形态类似于自体瓣叶，呈纤细的启闭状态，瓣叶活动自如、关闭对合良好，当生物瓣叶运动受限时要考虑是否存在手术相关并发症而导致瓣叶运动失常。机械瓣应注意碟片运动是否灵活，尤其是双叶碟片的机械瓣瓣叶开放时与自体机械瓣环成角近于 90°且运动状态呈对称性表现，当碟片运动幅度偏小、不对称，或者单个碟片无运动时应密切注意是否异物嵌顿于瓣环内或者保留的瓣叶遮挡导致碟片运动不良，在去除心室收缩、舒张功能影响后仍无改善时应再次手术探查。

三尖瓣成形技术包括瓣环缝缩、De Vega 成形及成形环，三尖瓣下移畸形的患者成形包括瓣叶转

移及房化右心室折叠。三尖瓣成形术后通常于食管中段四腔心切面及右心室流入、流出道切面评估三尖瓣成形效果，通常反流不超过轻度是比较理想的。

三尖瓣介入成形或人工瓣膜植入在国内刚刚起步，正在初步探索中，目前介入干预三尖瓣的主要两项技术分别为应用二尖瓣钳夹成形的器械进行三尖瓣叶钳夹、Lux-Valve 经导管三尖瓣置换。

【超声在肺动脉瓣围手术期的应用】

肺动脉瓣位于主动脉根部前方，术中应用 TEE 显示相对困难，目前肺动脉瓣疾患的主要干预方式为经胸肺动脉瓣球囊扩张，外科瓣膜成形相对较少，肺动脉瓣重度狭窄或膜性闭锁的新生儿中，经胸小切口肺动脉瓣成形亦是可选的治疗方式。肺动脉瓣置换极为少见，多数见于先天性肺动脉瓣发育不良患者二次手术时的手术方案，罕见于肺动脉瓣感染性疾患。介入肺动脉瓣植入常见于法洛四联症术后远期肺动脉瓣重度反流的患者。

肺动脉瓣介入球囊扩张成形患者围手术期通常选用 TTE 评估右心室流出道及肺动脉瓣狭窄的状态，术前通过经胸大动脉短轴或肺动脉长轴切面应用连续多普勒及彩色血流评估肺动脉瓣口峰值血流速度、压差及反流情况，术后即刻评估同术前，球囊扩张术后即刻应注意是否存在右心室流出道激惹，导致右心室流出道激惹的主要原因是扩张时球囊未准确定位于肺动脉瓣环而位于流出道，其典型超声表现为流出道血流频谱呈现"倒匕首"样。

经胸小切口肺动脉瓣成形需要 TEE 在主动脉根部右心室流入流出道长轴切面显示右心室流出道、肺动脉瓣环、瓣叶及主肺动脉，需要清晰显示导丝或穿刺针于肺动脉瓣中部或膜性结构中部进入主肺动脉，球囊扩张前应清晰显示球囊的腰部位于肺动脉瓣环处，避免球囊位置不良而损伤右心室流出道或肺动脉。术后即刻评估肺动脉瓣前向峰值流速并不是 TEE 的强项，当右心室流出道-肺动脉血流方向与声束成角小于 60°时可以考虑应该连续多普勒进行定量评估跨肺动脉瓣血流速度，一定要注意此时可能低估跨瓣压差，此时应采用测压管进行直接压力测得以评估狭窄改善情况，对于闭锁的肺动脉瓣，TEE 应注意狭窄的膜性瓣叶开放幅度及反流的程度。

（王建德）

第二章　超声在心肌病围手术期的应用

【概述】

心肌病是一组病因复杂、发病机制至今尚未完全被认识的疾病，以心脏机械和电活动异常为特征，表现为心室不适当的肥厚或扩张。目前，欧洲心脏病协会和全球范围内广为接受的对于心肌病的定义是不存在导致可观察到的心肌异常的冠脉疾病、高血压、心脏瓣膜疾病或先天性心脏病的情况下，心肌结构和功能出现异常的一组疾病，这一定义排除了不引起心肌结构改变的离子通道病变。据统计，在住院患者中，心肌病可占心血管病的0.6%～4.3%，近年来心肌病有增加趋势，在因心血管病死亡的尸体解剖中，心肌病占0.11%。通常将心肌病分为扩张型心肌病（dilated cardiomyopathy，DCM）、肥厚型心肌病（hypertrophic cardiomyopathy，HCM）、限制型心肌病（restrictive cardiomyopathy，RCM）、致心律失常性右室心肌病/发育不良（arrhythmogenic right ventricular cardiomyopathy/dysplasia，ARVC/D）及未定型心肌病5类。

超声在心肌病围手术期的应用主要包括超声在肥厚型心肌病外科及介入手术中的应用，以及在心肌病的终末阶段即心力衰竭时，针对心力衰竭而进行的诸如心脏再同步化治疗（cardiac resynchronization therapy，CRT）、左心室辅助装置（left ventricular assist device，LVAD）或双室辅助装置（biventricular assist device，BiVAD）以及心脏移植（heart transplantation，HTx）中的应用。同时，在此简单介绍尚处于科研阶段的针对心力衰竭的肺动脉环缩术和房间隔分流术。

【超声在肥厚型心肌病围手术期的应用】

肥厚型心肌病（HCM）是一种常染色体显性遗传的家族遗传性疾病，60%的成年HCM患者是由编码心脏肌小节蛋白的基因突变所致。以心室壁异常肥厚为特征，通常是左心室壁非对称性肥厚，以室间隔肥厚最为多见。根据超声心动图测定的左心室流出道峰值压差，将HCM分为梗阻性肥厚型心肌病（hypertrophic obstructive cardiomyopathy，HOCM）——安静时左心室流出道峰值压差超过30mmHg，非梗阻性肥厚型心肌病——安静和负荷时左心室流出道峰值压差均低于30mmHg及隐匿梗阻性肥厚型心肌病——安静时左心室流出道峰值压差正常，负荷运动时峰值压差超过30mmHg。诊断时需排除负荷因素（如高血压、瓣膜病等）和高强度体育锻炼（运动员）引起的心脏肥厚。此种分类有利于指导患者治疗方案的选择，是目前临床最常用的分类方法。

HOCM患者出现左心室流出道梗阻相关症状，如头晕、黑矇等，对药物治疗反应不佳，当静息或负荷状态下左心室流出道峰值压差≥50mmHg时，考虑手术干预，目标为解除流出道梗阻。手术方式包括外科手术及介入治疗。外科手术是通过室间隔心肌切除术解除左心室流出道和/或中部梗阻。介入治疗是对HCM的室间隔心肌消融治疗，有两种手段，一种是化学消融，一种是射频消融。近年来，由刘丽文教授开创的肥厚型心肌病治疗手段Liwen术式，是新型的射频消融术，已应用至临床。

一、室间隔心肌切除术

由Andrew Glenn Morrow创立，后经过改良，称为改良扩大Morrow术。术中体外循环前，TEE检查的要点包括：①进一步明确室间隔增厚范围、程度；②进一步明确左心室流出道梗阻位置、压差；③判断二尖瓣反流的程度，明确反流机制，由单纯SAM征导致的反流，还是合并器质性二尖瓣病变，同时定量测量前叶的长度，为外科提供进一步的信息。值得注意的是，术中由于患者容量负荷和压力负荷均较生理状态低，所以术中测得的室壁厚度可能较术前厚，流出道压差和二尖瓣反流往往比术前低。同时，受角度影响，经食管中段左心室长轴测量的左心室流出道流速可能低估，必要时建议经胃底切面测量左心室流出道流速。

心脏复跳后，TEE用于实时评估手术效果，检查要点包括：①左、右心室流出道压差改善情况，定量测量流出道压差；②前室间隔基底段厚度，应定量测量心肌切除后最薄处室壁厚度；③是否存在室水平分流，扫查范围要尽量广泛，避免漏诊因手术造成的室间隔穿透性结果，一经发现，需积极外科干预；④二尖瓣反流改善程度；⑤心功能评估。需要注意的是，流出道压差、二尖瓣反流程度及室水平有无分流会受麻醉和容量的影响，应尽量观察至患者血压达到正常水平，以提高评价的准确性，为术者提供准确信息。

二、经皮室间隔心肌消融术

HOCM的经皮室间隔心肌消融术（percutaneous transluminal septal myocardial ablation，PTMSA）治疗是通过阻断供应室间隔肥厚梗阻部位的心肌血供和损伤该区域的心肌，导致该部位的心肌坏死，心肌收缩功能消失，而达到降低流出道梗阻、改善临床症状和血流动力学的目的。乙醇化学消融是通过对室间隔的穿隔支动脉进行无水乙醇注入，引起局部的心肌坏死，导致肥厚型心肌病室间隔变薄，从而达到改善或解除流出道梗阻的目的。通常的射频消融是把射频消融电极放在心内膜，通过热能把肥厚的心肌细胞破坏掉。

术中通常行经胸超声心动图检查全程指导，超声心动图的形态指标对指导和评估PTMSA适应证选择至关重要。首先，目前认为适应证指有主动脉瓣下心肌肥厚，并有与SAM有关的压力阶差及室中部的阶差，静息状态下左心室压力阶差＞50mmHg或激发的左心室压力阶差＞100mmHg。在2008年欧洲心脏病年会上，Seggewise认为静息状态下左心室压力阶差＞30mmHg或激发的左心室压力阶差＞60mmHg可以作为PTSMA的指征。其次，要进一步明确除外需外科手术的情况，如合并器质性二尖瓣病变、需手术切除的室壁瘤等；再次，需对心肌肥厚程度、部位，梗阻的程度、部位进行确定。在手术实施前先行超声心肌造影观察间隔支是否与肥厚的心肌相匹配，在手术过程中，协助术者定位消除室间隔梗阻的部位。最后，在手术过程中的安全监看和术后即刻疗效评价也必不可少。超声

心动图的应用贯穿着整个手术过程。

Liwen式整个手术完全在超声引导下完成，术前评估与PTMSA一致。通过经胸经心肌微创介入方式进行，精准穿刺至室间隔肥厚部位，通过消融针的调节作用产生不同的消融范围，以达到精准消融，扩大左心室流出道，缓解梗阻的效果。可调式消融针能够根据病灶厚度实时调节消融范围大小，使得"Liwen术式"更加灵活、机动、安全，能够最大程度实现适形消融。同时，手术过程中可成功实施取得心肌标本，进行心肌活检操作。

【超声在心肌病心力衰竭期围手术期的应用】

心肌病进展至心力衰竭阶段，除药物治疗外，对于左心室收缩功能LVEF≤35%，QRS≥130ms，或LVEF≤40%，QRS≥150ms，可考虑置入CRT或CRT-D（心脏再同步化治疗除颤器）；而对于使用优化的药物和器械治疗后仍处于终末期心力衰竭的患者，如适合心脏移植，等待心脏移植过程中可植入LVAD或BiVAD以改善症状，降低因心力衰竭恶化住院和过早死亡的风险。如不适合心脏移植，但能以良好的心功能状态预期生存大于1年者，可植入LVAD。

一、心脏再同步化治疗

心脏再同步化治疗（CRT）对慢性心力衰竭的治疗有效性已有大规模临床试验验证。应用超声心动图评估心脏不同步比心电图QRS波时限能更好地预测CRT应答，可使用M型超声、频谱多普勒超声、组织多普勒超声（TDI），以及斑点追踪成像、超声造影等技术进行CRT患者的筛选和植入后的程控调节。

（一）超声对CRT治疗的纳入标准

左心室收缩功能LVEF≤35%，QRS≥130ms；或LVEF≤40%，QRS≥150ms。

（二）超声心动图同步性评估

1. **左右心室间收缩失同步评估**　有两种方法：①PW分别测量主、肺动脉射血前期时间（QRS起始分别至主、肺动脉血流频谱起始的时间），其差值作为心室间机械延迟时间，≥40ms表示左右心室间机械收缩不同步；②TDI测量室间隔和右心室游离壁的收缩达峰时间差值，其标准差值多个研究有所不同，因此推荐使用第一种方法。

2. **房室收缩失同步评估**　定性指标为二尖瓣血流频谱E峰与A峰融合，或A峰提前被截断。定

量测量方法是,将取样容积位于左心室流出道和流入道的中间,获取脉冲波多普勒血流图,同时得到E、A峰和主动脉血流频谱,测量A峰结束到主动脉频谱开始的时间差,评价房室收缩失同步。另外左心室舒张充盈时间的比例也可用来评价房室收缩失同步,若左心室舒张充盈时间占心动周期的比例小于40%,则提示房室不同步。

3. 左心室内收缩失同步评估 可综合运用多种超声技术。方法一:M型超声左心室或短轴切面室间隔和后壁收缩的运动延迟时间差,表示左心室内的收缩不同步,>130ms作为左心室内不同步标准。此方法优点是简单、方便、可操作性强,但其重复性较差,且测量结果仅为室间隔和后壁运动的时间差,不能反映心脏各节段运动。方法二:TDI通过测量不同节段心肌的收缩速度和时间,用于定量分析左心室内的收缩失同步。此方法的特异性及准确性也受到质疑。方法三:二维斑点追踪成像不受声学角度影像,通过评估左心室心肌各节段的机械延迟时间,即测量左心室不同节段收缩参数达到峰值的时差及其标准差,在众多研究中证明准确性及特异性高,适用于临床推广。方法四:实时三维超声心动图可以准确测量左心室整体或局部的容积,并可以根据16节段容积-时间变化曲线的离散度定量左心室内收缩失同步,准确性高,但其对图像要求较高,图像质量不好的患者难以得出准确结果。

(三)超声对CRT程控调节

1. A-V间期优化 二尖瓣血流频谱E峰及A峰测量,过短的A-V间期将提前截断A峰,过长的A-V间期可使E峰和A峰重叠,均不为最优化。

2. V-V间期优化 左心室流出道血流速度时间积分值最大。

二、心脏机械辅助

LVAD或BiVAD可作为心脏移植的过渡或替代,起桥梁作用,为无法实施心脏移植的患者提供长期支持。通常采用LVAD。超声心动图在LVAD植入的术前、术中、术后发挥着重要作用。

(一)术前筛选

TTE或TEE对LVAD植入患者的筛选,特别是对禁忌证的把握,超声是一线检查,决定器械植入的绝对或相对禁忌证。综合运用超声各项技术,包括M型超声、2D超声、彩色多普勒、频谱多普勒等,评估重点包括左心室的大小和收缩功能,有无心内血栓,右心室的功能、瓣膜的功能,特别是主动脉瓣

的功能,以及有无先天性心脏病等,ASE就此有明确说明,并给出了高危发现,具体见表15-2-1。

表15-2-1 LVAD植入前TTE/TEE检查的高危发现

左心室和室间隔
小左心室,特别是左心室肌小梁增多
左心室血栓
左心室心尖部室壁瘤
室间隔缺损
右心室
右心室扩大
右心室收缩功能障碍
左心房、房间隔和下腔静脉
左心耳血栓
卵圆孔未闭或房间隔缺损
瓣膜异常
人工瓣(特别是主动脉瓣位或二尖瓣位机械瓣)
>轻度的主动脉瓣反流
≥中度的二尖瓣狭窄
≥中度的三尖瓣反流或>轻度的三尖瓣狭窄
>轻度的肺动脉瓣狭窄;>中度的肺动脉瓣反流
其他
任何类型的先天性心脏病
主动脉病变:主动脉瘤、夹层、粥样硬化、缩窄
活动性占位病变
其他的分流:动脉导管未闭、肺内分流

(二)术中监测

1. 术中体外循环前,TEE最重要的作用是重新评价主动脉瓣反流的程度、确定是否存在心脏水平分流、识别心内血栓、评估右心室功能和评价三尖瓣的反流程度。这些和潜在的其他重要情况(例如,二尖瓣狭窄、肺动脉瓣反流、人工瓣功能障碍、可能的赘生物、主动脉疾病等)在之前的影像学检查中可能未被诊断或未被重视,或者可能在干预期间进展。卵圆孔未闭有无的明确也很重要。

2. LVAD植入期间的TEE均需在左心室心尖区域插入流入导管。这部分手术不可避免地伴随着左心一定程度的夹带空气。排气操作需要连续TEE监测。左心房、左心室(包括左心室心尖部及流入导管、主动脉根部、升主动脉、流出导管-升主动脉吻合、横、降主动脉)均应直接显影,仔细检查有无积气征象。右冠状动脉开口位于主动脉根部的前方,左心室排出的空气易进入。急性右心室功能障碍或扩张和/或三尖瓣反流严重程度增加应提示右冠状动脉空气栓塞的可能性,该并发症可在观察等待后消退。与左心室心尖插管相同,在从体外循环分离

并重新恢复机械通气后即刻,可能伴随突然出现来自肺静脉、左心房或左心室的新气泡。这一发现如果与推测的冠状动脉空气栓塞导致的右心室功能障碍体征相关,可能提示需要重新建立体外循环和/或重复排气操作。

3．初次 LVAD 启动和速度优化期间的围手术期 TEE LVAD 启动后,建议使用彩色多普勒对房间隔进行扫查,并静脉注射手振生理盐水,以确定有无房间隔分流,特别是在 LVAD 支持导致动脉血氧饱和度突然降低的情况下。接下来,应评估主动脉瓣开放程度和主动脉瓣反流程度(如有)。重点评测点有:主动脉瓣反流、右心室功能、流入导管和流出导管的血流及流速等。超声检查可发现的并发症和器械功能障碍见表 15-2-2。

表 15-2-2　超声心动图通过连续血流评价 LVAD 植入后并发症和器械功能障碍

心包积液
　伴或不伴心脏压塞,包括右心室受压。心脏压塞:呼吸相血流改变;右心室每搏输出量少

继发于部分左心室卸负荷的左心室衰竭(通过连续检查比较)
　a. 2D/3D:左心室增大,通过线性或容积测量;A-V 开放持续时间增加,左心房容积增加
　b. 多普勒:二尖瓣血流 E 波舒张期峰值速度增加,E/A 和 E/e′ 比值增加,二尖瓣 E 速度减速时间缩短,功能性二尖瓣反流增加,肺动脉收缩压升高

右心室衰竭
　a. 2D:右心室大小增加、右心室收缩功能降低、高右心房压(下腔静脉扩张/房间隔左移)、室间隔左偏
　b. 多普勒:三尖瓣反流程度增加、右心室每搏输出量降低、LVAD 流入导管和/或流出导管速度降低(即<0.5m/s,重度失效);流入导管高速(如与抽吸事件相关)。注:"过高"的 LVAD 泵速可能通过增加三尖瓣反流(间隔移位)和/或增加右心室前负荷导致右心室衰竭

左心室充盈不足或左心室卸负荷过多
　左心室较小(通常<3cm 和/或室间隔明显偏向左心室)。注:可能是由于右心室功能障碍和/或在负载条件下泵速过高

LVAD 抽吸伴发心室异位
　左心室充盈不足和流入导管对左心室(特别是室间隔)的机械影响,可通过快速关闭解决

LVAD 相关的连续主动脉瓣关闭不全
　具有临床意义——至少为中度反流;左心室增大,右心室每搏输出量相对减小

LVAD 相关二尖瓣反流
　a. 主要:流入导管干扰二尖瓣装置
　b. 次要:功能性二尖瓣反流,与部分左心室卸负荷/持续性心力衰竭相关。注:可能同时存在 a 和 b 元素

心内血栓
　包括右心房和左心房、左心室心尖和主动脉根部血栓

流入导管异常
　a. 2D/3D:流入区小,伴或不伴局部梗阻,邻近二尖瓣血栓;流入导管错位
　b. 流入导管处的高速血流。由导管移位、抽吸事件/其他流入道阻塞引起,则彩色血流多普勒混叠,CW 多普勒流速>1.5m/s
　c. 流入导管处低速血流(收缩期峰值和舒张期最低速度显著降低),可能提示流入导管内部血栓形成或系统内更远端阻塞。多普勒流速曲线可能相对"连续"(相位/搏动模式降低)

流出导管异常
　通常是由于阻塞/泵停止
　a. 2D/3D:可见扭结或血栓(不常见)
　b. 多普勒:如果靠近阻塞部位,峰值流速≥2m/s;但是,如果远离阻塞位置,频谱多普勒信号则减少或缺失

高血压急症
　相对于基线检查,血压正常时新发主动脉瓣开放减少/幅度减小,尤其是如果与新发/加剧的左心室扩张和二尖瓣反流加重相关。注:高血压可能继发于泵速增加

泵故障/泵停
　a. 彩色和频谱多普勒显示流入导管或流出导管流速降低,或泵停时显示舒张期血流逆转
　b. 心衰加剧的体征:包括左心室扩张、二尖瓣反流加重、三尖瓣反流加重和/或三尖瓣反流速度增加;速度变化反应减弱;左心室大小、主动脉瓣开放持续时间和右心室每搏输出量随着泵速增加或降低而减少或无预期变化

三、心脏移植

尽管药物和非药物疗法以及近年来新兴生物技术得到长足发展，但终末期心力衰竭患者生存质量仍然很差，心脏移植（HTx）往往是其改善生活质量和可能长期存活的唯一选择。对有适应证的患者，其可显著增加患者的生存率、改善其运动耐量和生活质量。

超声心动图在 HTx 围手术期的应用包括移植术前对受体的评估，术中实时评价手术效果，术后监测心脏结构、功能状态变化，特别是对排斥反应的监测非常重要。

（一）术前评估

内容包括心脏结构及功能、肺动脉压力、瓣膜病严重程度、除外可常规外科手术因素。

（二）术中监测

1. **在移植前阶段的术中监控**　转流术前阶段的主要目标是维持足够的终末器官灌注。TEE 可评价和指导术中麻醉管理的决定。TEE 监测的内容有：左心室容量、左心室收缩力、心腔内血栓、升主动脉、主动脉弓、降主动脉的动脉粥样硬化、右心室大小、左心室辅助装置移植的评估、心输出量和肺动脉压力的评估。

2. **在移植后阶段的术中监控**　指导排气、左心室结构和功能的评价、右心室功能的评估以及吻合口和房室瓣功能的评价。

3. **术后应用**　检查要点包括移植心脏形态结构和功能的观测，移植心脏瓣膜功能的评估，检测排斥反应的有无，为临床进行及时治疗提供依据，肺动脉压力测量、心包积液/胸腔积液的诊断及定位。

四、其他术式

有文献报道，对于 DCM 患儿，特别是年龄在 1 岁以内的患儿，采用肺动脉环缩术可改善左心室的功能，能延缓病情的进展，为等待心脏移植提供了时间窗。术中主要测量肺动脉环缩处的峰值流速和内径，观察室间隔的位置。

还有报道显示，在 LVEF 等于或大于 40% 的心力衰竭（HF）患者中，经导管植入房间隔分流器（transcatheter interatrial shunt device，IASD）可降低肺毛细血管楔压，随访 1 个月时与对照治疗相比是安全的。REDUCE LAP-HF Ⅱ期试验进一步证实，与对照组比较，通过 1 年的随访，IASD 治疗也是安全的，与对照组患者相比，接受 IASD 的患者心脑血管及肾脏事件的发生率无显著差异。术中超声主要观察房间隔分流器的位置，分流器孔径的大小；判断房间隔分流的方向；通过三尖瓣反流或肺动脉瓣反流估测肺动脉收缩压和/或平均压，并与术前超声的测值进行对比。

（张　丽）

第三章　超声在先天性心脏病围手术期的应用

【概述】

先天性心脏病（congenital heart disease，CHD）简称先心病，是最常见的出生缺陷性疾病，发病率为8‰～12‰，具有高致残性和高致死性，也是严重威胁人类健康的全球性心血管疾病。随着医学的发展，大部分心脏畸形可以获得满意疗效。简单先心病的近、远期死亡率几乎为0。在中国医学科学院阜外医院这样的专业心脏中心，大部分复杂心脏畸形的近、远期死亡率也已控制在10%之内，将患儿的生活质量基本提升至正常人水平。这与超声在先心病围手术期广泛、深入的应用，有着密不可分的关系。

一、经食管超声在先心病术中的应用

术中经食管超声超声心动图（transesophageal echocardiography，TEE）在先心病的诊断及治疗中起到不可或缺的作用，TEE可以准确评估复杂的心内结构、功能及血流动力学，尤其适用于手术效果的即刻评估，在手术完成后、关闭胸腔前，甚至撤离体外循环前推荐对CHD患儿进行TEE检查。在TEE诊断及临床证据的支持下，手术团队可以共同判断手术效果，决定下一步治疗，从而对改善先心病手术的预后有重要贡献。

先心病种类繁多，不同术式的术中TEE关注细节也不同。但都需要评价心室功能和容量负荷状态、心脏瓣膜功能，协助诊断有无残留的解剖畸形问题，协助判定是否可以进行胸骨闭合、脱离心室辅助装置或体外膜肺氧合的适合时机并监测血流动力学。

（一）评估间隔缺损矫治术

1. **房间隔缺损、室间隔缺损修补手术**　术后TEE多角度检查是否有残存房、室水平分流；各瓣膜结构及功能；双心室功能；评估肺动脉压力。

2. **房室间隔缺损矫治手术**　术后TEE检查房室瓣成形后有无瓣膜狭窄、反流，并评估程度；有无残存房、室水平分流；有无左心室流出道梗阻；双心室功能；评估肺动脉压力。

（二）评估房室瓣瓣膜成形术

1. 先天性二尖瓣病变包括瓣器发育异常、瓣上隔膜伞型二尖瓣、单发二尖瓣裂等，在接受二尖瓣成形术，术后TEE观察二尖瓣有无狭窄、反流，并评估程度；瓣上隔膜、瓣叶裂是否消除；此外仍需评估双心室功能及三尖瓣反流、肺动脉压力。

2. 先天性三尖瓣病变最常见的是三尖瓣下移畸形（Ebstein畸形），在接受Ebstein畸形矫治术后，TEE观察三尖瓣瓣叶根部附着点是否回到解剖位置，有无狭窄及反流，并评估程度；房化右心室是否消失或减小，功能右心室功能。

3. 先天性共同房室瓣发育不良多与房室间隔缺损，尤其单心室合并出现。房室瓣膜异常表现在多层面，瓣环扩大、瓣叶交界裂、瓣叶增厚活动受限、瓣叶脱垂、瓣叶发育不良、腱索融合或冗长、乳头肌异常等。Fontan手术的预后与有无严重房室瓣膜反流密切相关。在接受共同房室瓣膜矫治术后，TEE观察瓣膜有无狭窄及反流，并评估程度；一般情况，术后轻至中度共同房室瓣狭窄（平均跨瓣压差<3～4mmHg）都是可以接受的；此外，仍需评估主心室收缩功能。

（三）评估主动脉瓣成形术

先天性主动脉瓣病变包括主动脉瓣狭窄、关闭不全，儿童期主动脉瓣手术主要是瓣膜成形术，少数成形不成功病例会接受ROSS术（自体肺动脉瓣移植术）或人工瓣膜置换术。术后TEE检查有无残存狭窄及反流，并评估程度；左心室流出道或升主动脉是否残存狭窄，多普勒超声检查血流是否通畅，测量峰值流速及压差（必要时可使用胃底切面）；ROSS术后需特别关注评估新肺动脉瓣形态及功能；人工瓣膜置换术后，需检查人工瓣膜功能；此外，仍需评估其余瓣膜结构及功能情况；双心室功能；评估肺动脉压力。

（四）评估肺动脉瓣成形术

先天性肺动脉瓣狭窄多合并右心室流出道肌束肥厚，甚至流出道狭窄，在接受肺动脉瓣成形术，或同期行右心室流出道疏通术，术后 TEE 检查右心室流出道及肺动脉瓣狭窄解除情况，多普勒超声测量峰值流速及压差，评估肺动脉瓣反流程度；此外，仍需评估其余瓣膜结构及功能情况，尤其三尖瓣反流程度；双心室功能。

（五）评估动脉圆锥干畸形——双心室矫治手术

先心病中有一类复杂畸形，是在胎儿心脏发育过程中动脉圆锥干发育出现异常，主要包括法洛四联症、右心室双出口、大动脉转位等。双心室矫治的手术方式也是多样的，相对应的术式包括法洛四联症矫治术、右心室双出口心室内隧道矫治术（通过修补室间隔缺损建立左心室与主动脉连接）、右心室双出口心室内隧道＋右心室流出道重建术、右心室双出口心室内隧道＋Rastelli 术式或 REV 术式、右心室双出口心室内隧道（通过修补室间隔缺损建立左心室与肺动脉连接）＋动脉调转术或双根部调转等。

术后 TEE 检查观察是否有残存房、室水平分流；右心室流出道、肺动脉瓣是否残存梗阻，多普勒超声测量峰值流速及压差；评估肺动脉瓣反流程度；双心室流出道形态，多普勒超声测量峰值流速，评估流出道通畅性；主动脉、肺动脉吻合处是否存在狭窄；观察左、右肺动脉管腔形态，多普勒超声测量峰值流速，评估肺动脉血流通畅性；各瓣膜结构及功能；冠脉移植术后检查冠脉开口处血流情况；检查左、右心室壁各节段运动情况，评估双心室功能；测量三尖瓣反流流速，以评估右心室压（同时考虑右心室流出道梗阻和肺动脉及其分支狭窄存在的可能）。

（六）评估冠状动脉疾患手术

先天性冠状动脉疾病包括冠状动脉起源、走行、终止异常，人群中发生率为 0.2%～1.2%，包括冠状动脉瘘、冠状动脉起源异常、先天性冠脉狭窄或闭锁。手术方式包括冠状动脉瘘修补术、冠状动脉异常起源矫治术、冠状动脉成形术、冠状动脉搭桥术。术后 TEE 检查：病变冠状动脉与心腔或动脉的异常交通血流是否完全消失；矫治后冠状动脉开口及腔内血流信号，评估冠状动脉通畅性；各瓣膜结构及

功能；检查左、右心室壁各节段运动情况，评估双心室功能。

充分了解 TEE 成像的局限性，对某些重要的解剖结构（例如：主动脉弓降部、主动脉峡部、肺动脉分支远端、体肺血管人工管道或侧支、腔静脉肺动脉吻合口等），术中 TEE 不能准确清晰显示，所以对于这些部位的术后评估，需要更好地结合临床指标（上下肢血压测量、腔静脉压力测量、血氧饱和度测定等），也可以在术后重症监护中应用经胸超声进一步明确手术情况。

二、经胸超声在先心病围手术期重症监护中的应用

超声心动图对先心病围手术期重症监护的诊断治疗起着十分重要的作用，通过超声心动图检查可以获得心导管所能提供的许多参数（如心脏射血和血流的估测），还可以提供心导管无法测知的许多参数，如瓣膜功能、心室收缩性评估、舒张期松弛情况、术后残存的心内结构异常、术后并发症等。因此，超声心动图不仅可以为围手术期患儿提供重要的诊断信息，而且可以指导下一步治疗方向，调整用药情况，在重症监护治疗中起到重要作用。

（一）心腔大小及功能评估

术后早期评估各房室内径大小及室壁收缩幅度。判断心室大小最常用的指标是在胸骨旁长轴切面测量左、右心室前后径，并且可以在心尖四腔心切面评估左、右心室横径。根据与左心室横径比较，定义右心室大小：右心室横径小于左心室 1/3，为正常右心室；当右心室横径大于左心室 1/3，但仍小于左心室，为轻度增大；当右心室横径约等于左心室，为中度增大；右心室远大于左心室，则为明显增大。

左心房径线包括前后径、上下径、左右径。已有文献证明左心房的扩大既反映了左心室舒张功能不全的程度和病程，也反映了左心房压力升高的幅度。左心房室内径及功能的评估有助于重症医师选择治疗方案、液体管理或正性肌力药物调整等。右心房的大小可以反映右心房及腔静脉压，也可以反映右心室顺应性和三尖瓣反流情况及病程。常用的评估参数有上下径和左右径。右心房大小的判断是与左心房比较，正常小于左心房。

超声心动图对心室舒张功能评价相对较难，尤其右心室更容易受呼吸及容量影响，评估尤为困难。常用方法包括：①二、三尖瓣血流频谱 E 峰、A 峰、E/A 比值；②组织多普勒测定二、三尖瓣环舒张早期

速率（e'）、E/e'比值。以上两种评价方法的优点是应用简便、快速，但缺点是太过依赖呼吸和心率，造成E峰和A峰，e'峰和a'峰的融合，从而无法评估心室舒张功能。此外，彩色多普勒显示肺静脉舒张晚期a波反向加深，反向速度＞35cm/s，提示左心室舒张功能减低；舒张晚期肺动脉前向频谱，这一特征反映右心室舒张功能减低，呈限制性改变。

（二）心脏瓣膜功能评估

心脏术后患者瓣膜评估十分重要且必要，尤其瓣膜术后或者血流动力学不稳定的患者。二尖瓣、主动脉瓣中量及以上程度反流会加重左心负担，尤其二尖瓣反流更容易引发肺动脉高压危象。当其他加重心脏负担的因素同时存在时（比如：术前左心室明显扩大、左心室收缩功能减低或临界、较大的残余室水平分流、大量肺动脉瓣反流、术前较多侧支的发绀型先心病等），不得不尽快接受二次瓣膜成形手术。三尖瓣、肺动脉瓣中量程度反流虽然也会增加右心负担，升高右心房压，但可能不会明显影响血流动力学稳定性。

（三）姑息手术的术后评估

部分患者不能接受一期解剖矫治手术，只能先给予训练类手术：改良体肺分流手术（Blalock-Taussig，BT）或肺动脉环缩术（Banding）。

1. 完全型大动脉转位，室间隔完整型或合并小室间隔缺损（≤4mm），左心室出现退化（左心室压与右心室压比值小于60%），此时多采用肺动脉环缩＋体肺分流术，即增加解剖左心室后负荷，纠正左心室退化，又改善氧合，纠正低氧血症。

术后超声评估重点：①肺动脉瓣上流速及峰值压差，以评估解剖左心室压力；②体动脉-肺动脉分流是否通畅，多数是无名动脉与右侧肺动脉连接；③室间隔形态及运动方式，左心室大小及形态是否正常；④二尖瓣及肺动脉瓣有无明显反流，最好不超过少量；⑤左心室质量，利用公式计算左心室质量及质量指数，姑息手术后随着左心室容积、压力增加及形态改变，左心室质量指数会增加。有文献指出当质量指数≥35g/m²（新生儿），＞60g/m²（婴幼儿），具备了行大动脉调转手术的可能性，但该方法是建立在左心室球形的基础上，所以当左心室形状非球形时，该评估方法存在局限性。因此中国医学科学院阜外医院超声团队提出新的指标，左心室压力退化率和左心室质量指数退化率可以客观精准评估左心室退化程度；并且在已经出现左心室退化的大动脉转位患儿接受左心室训练后，计算左心室质

量指数和左心室前后径Z值判断接受大动脉转位的手术时机，从而术后超声可以有效指导外科术式选择，降低死亡率。

2. 体肺分流术适用于肺动脉发育不良的发绀型先心病，比如法洛四联症、肺动脉闭锁、合并室间隔缺损的完全型大动脉转位等，首先采用体肺分流，以增加肺血，改善氧合的同时，促进肺动脉发育。术后超声评估：①体动脉-肺动脉分流是否通畅，多数是无名动脉与右侧肺动脉连接，也可见升主动脉至右肺动脉连接；②肺动脉内径；③随着肺血的增多，左心室会增大，甚至失代偿，所以需要注意左心室内径和收缩功能，以及二尖瓣反流情况。

（四）可能对术后管理造成影响的残存心内结构异常

1. 可能造成术后低心输出量情况

（1）小的室间隔缺损残余分流不会造成心功能影响，但残余分流量大者或者大补片通常会影响心功能，术后要注意心功能及肺动脉压力的评估。

（2）二尖瓣、主动脉瓣复发或新出现中量以上程度的反流，均会导致左心室进行性扩大，需要超声评估左心功能，寻找瓣膜反流原因。

（3）主动脉瓣膜、瓣下残存狭窄，一般低于3.5m/s不会引起严重血流动力学波动。

（4）右心室流出道残存梗阻，比如右心室双腔心或法洛四联症术后，需要仔细测量右心室内峰值流速及压差。

（5）冠状动脉扭曲或被挤压，术后超声要观察是否存在节段性室壁运动减低尤其心尖部。

（6）心脏压塞，超声可见心包腔内见大量无回声区，挤压右心房及右心室，甚至成为"游泳心脏"。

2. 影响肺动脉压力下降的因素

（1）完全型肺静脉异位引流术后残存梗阻，术后超声寻找狭窄位置（左心房吻合口或者肺静脉分支等）。

（2）残存明显的动脉、室水平分流，复发中量及以上程度的二尖瓣反流，需要超声检查分流或反流的程度，估测肺动脉压力，评估左、右心室功能。

3. 可能造成术后低氧血症或延迟脱离呼吸机情况

（1）肺动脉瓣、瓣下或肺动脉狭窄解除不彻底，多见于肺动脉闭锁或法洛四联症术后，超声重点观察肺动脉前向血流是否充分，右心室流出道肌束有无痉挛。

（2）Fontan类手术（上腔静脉肺动脉吻合术或

上下腔静脉肺动脉吻合术后），术后超声需排除腔静脉与肺动脉连接处是否通畅，有无合并其他异常静脉回流通路。

（3）体肺分流术后外管道再次狭窄甚至闭塞，通畅的外管道血流频谱是连续性的，当血流多频谱检查无法清晰显示外管道血流即可疑外管道堵塞。

（4）肺动脉环缩术后导致肺动脉前向血流过少。

（五）心脏外科术后其他重要器官功能评估

心脏外科体外循环手术后胸腔及肺功能均会影响患儿呼吸状态。超声对正常肺实质无法成像。炎症、水肿、纤维化等肺部病变时，不同部位发生气/水比率变化，这是肺超声产生的解剖学基础。所以当患儿呼吸状态不稳定时，超声需排除如下情况：①胸腔积液，在胸部低位水平可见无回声区（少量一般暗区深度小于1cm）；②部分或一侧肺不张，病变区呈低中度实质回声，无明显的呼吸扩张运动，萎缩的肺脏底部断面呈锐角，可伴有较多胸腔积液；③膈肌功能，超声测定膈肌运动幅度，可以指导重症患儿撤机。

此外，心脏术后也可能会出现腹腔脏器的病变，床旁超声可以对腹腔大部分脏器，包括肾脏、肝脏、胆囊、肠套叠、肠梗阻等进行检查。可以在肝肾间隙、髂窝、肠间隙检查有无液性暗区，除外腹腔积液。

（孟　红）

第四章　超声在冠心病围手术期的应用

【概述】

冠状动脉粥样硬化性心脏病（coronary athero-sclerotic heart disease，CAD）简称冠心病，是目前成人中常见的心脏病，冠心病的发病率和死亡率在我国呈逐渐上升趋势，近几年有年轻化趋势。冠心病的病理基础是全身动脉粥样硬化累及冠状动脉的表现，动脉粥样硬化斑块形成、冠状动脉狭窄，冠状动脉供氧/需氧的失衡导致心肌慢性缺血，在此基础上合并冠状动脉痉挛、斑块破裂血栓形成可导致急性心肌缺血、心肌坏死。心肌一旦缺血就可导致心肌收缩异常而出现节段性室壁运动异常。重者可导致一系列严重的并发症，如室间隔穿孔、急性乳头肌功能不全、心脏破裂、恶性心律失常、急性左心功能不全等。

【冠心病术前超声评估】

1. 常用的检查手段：①床旁急诊超声；②常规经胸超声（二维、三维、组织多普勒、应变）；③经食管超声；④负荷超声；⑤经胸冠状动脉超声；⑥冠状动脉内血管超声；⑦左心造影；⑧血管超声。

2. 评估的内容

（1）床旁急诊超声：快速对心包、心腔比例、室壁运动及瓣膜功能做出评估，尤其在胸痛鉴别诊断中，快速对主动脉夹层、节段性室壁运动异常（急性心肌梗死）、急性肺栓塞做出鉴别。观察心包积液的发展。

（2）常规经胸超声：运用 M 型、二维、彩色多普勒和频谱多普勒，常规测量心腔大小、频谱，对于心腔大小及运动采用 M 型测量左心功能，左心室形态改变或节段性运动异常者，有无室壁瘤及附壁血栓，采用双平面辛普森测量左心室容积及射血分数；彩色多普勒及时发现流出道及瓣膜狭窄及瓣膜反流，有无室间隔穿孔；频谱多普勒分析各瓣口血流频谱，前向血流速度和反流速度，评估瓣膜狭窄程度，估测肺动脉收缩压、平均压。对升主动脉、弓及降主动脉进行超声评估，观察血管壁的光滑度、有无斑块及钙化。组织多普勒及二维应变可以分析瓣环组织运动速度、心肌长轴应变。

1）室壁运动分析：正常左心室游离壁的收缩期室壁增厚约 40%，室间隔的增厚率略低。室壁运动减弱定义为收缩期室壁增厚率＜30%，室壁无运动为＜10%。而室壁矛盾运动表现为受累心肌节段收缩期外向运动，常伴有收缩期室壁变薄。美国超声心动图学会推荐左心室壁 16 节段分法：左心室分为基底段、中段和心尖段；基底段，中段再各分为 6 个节段；心尖段再分为 4 个节段。根据各节段室壁运动情况进行评分：正常为 1 分；运动减弱为 2 分；无运动为 3 分；矛盾运动为 4 分；室壁瘤为 5 分，计算室壁运动分数指数（WMSI），进行半定量评价节段性室壁运动异常程度。WMSI = 16 节段评分总和 /16。正常左心室 WMSI 为 1，WMSI≥1.7 通常提示心肌灌注缺损≥20%。二维应变可以评估左心室整体长轴应变和各节段应变。组织多普勒分析二尖瓣环速度。三维超声可以评估左心室的容积和射血分数。

2）冠状动脉分布与室壁运动的关系，冠心病左心室壁运动异常的范围与闭塞的冠状动脉支配区域有密切关系，超声识别运动减低区域有助于判断病变的冠状动脉。前降支供应前间隔、前壁以及室间隔的中段和心尖段；左旋支供应左心室侧壁和后壁；右冠状动脉则供应下壁和室间隔基底段。下壁心尖段和侧壁心尖段为双重供血，即下壁心尖段由前降支和 / 或右冠状动脉供血，侧壁心尖段由左旋支和 / 或前降支供血。

（3）经食管超声：重点评估二尖瓣反流的原因，有无瓣叶脱垂、穿孔及乳头肌腱索断裂，必要时采用经食管超声检查，确定脱垂的部位及范围。

提高血管壁显示的清晰度，显示血管壁的三层结构，主动脉内膜、有无斑块、对冠状动脉开口及窦管交界进行评估。

（4）负荷超声：负荷超声观察重点是左心室壁运动分析，是目前评价心肌缺血、心肌存活和左心室功能的常见诊断手段。负荷超声心动图根据负荷方式分为运动、药物和经食管心房起搏三种。负荷超声心动图的适应证为：诊断心肌缺血；评价心肌存活；识别严重冠心病；心肌梗死后危险度分层；非心脏大手术的术前评价。

（5）经胸冠状动脉超声：使用高频探头（7.5MHz）在胸壁直接探查冠状动脉。受检者左侧卧位，先用常规探头描记胸骨旁左心室长轴切面，然后将探头下移1～2个肋间，显示左心室长轴切面上右心室和左心室室间隔的交会处，即为前房室沟，然后顺时针方向稍旋转探头至右心室腔消失时，该切面可显示冠状动脉左前降支中至远段。更换为高频探头，描记左前降支血流。降低彩色血流速度标尺为10～20cm/s，取样容积的大小为5～10mm，将取样容积放置于左前降支，启动CDPI可检测出冠状动脉血流，评价冠状动脉血流储备。冠状动脉血流储备检测前需要准备的有：①建立静脉通路；②药物准备[可选择20mg ATP 以 0.14mg/（kg•min）剂量推注]；③药物注射前后观察血压和心率等。记录安静时的冠状动脉血流，快速推注 ATP 后记录最大冠状动脉血流；最大冠状动脉血流与安静时的冠状动脉血流之比即为冠状动脉血流储备。冠状动脉血流储备值＜2诊断心肌灌注缺损的敏感性为92%，特异性为90%；如果冠状动脉血流储备值＞2可考虑不存在有意义的冠状动脉狭窄（冠状动脉狭窄70%以上）。

（6）冠状动脉内血管超声（intravascular ultrasound，IVUS）：冠状动脉内血管超声是利用心导管，其顶端安置微型化的高频超声探头（20～40MHz），经外周动脉插入冠状血管内以获取冠状动脉血管壁和管腔的横截面图像。正常冠状动脉血管壁有三层结构：内层、中层和外层。IVUS可清晰显示冠状动脉内层增厚或斑块形成，根据粥样斑块的声学特征，了解斑块的性状或组成（软斑块、钙化斑块或混合性斑块等），精确测量冠状动脉狭窄和闭塞的位置、程度，指导支架的释放，评价介入治疗的疗效。IVUS 的多普勒冠状动脉血流流速测定可评价冠状动脉狭窄和冠状动脉血流储备。

（7）左心造影：改善心内膜边界，增加测量的准确性和可重复性，确定左心室容积、射血分数和节段性室壁运动异常，对心尖部室壁瘤可疑附壁血栓的确诊。心肌造影超声评价心肌血流灌注。也常与负荷超声联合使用。

（8）血管超声：①术前备用桥血管评估，桡动脉评估、大隐静脉评估、乳内动脉评估；②颈动脉超声检查评估，颈动脉内中膜厚度、斑块、狭窄；③四肢动脉超声，尤其股动脉和上肢动脉评估。

【冠心病相关的手术】

主要包括冠状动脉血栓抽吸术、冠状动脉斑块旋切术、经皮冠状动脉球囊扩张及支架置入术、冠状动脉旁路移植术、室壁瘤切除或折叠术、瓣膜成形或置换术、左心室流出道疏通术、改良迷宫手术等。

【冠心病相关的术中超声监测】

冠心病患者冠状动脉旁路移植（coronary artery bypass grafting，CABG）时不建议常规术中应用TEE，当合并瓣膜、室壁瘤及血栓，怀疑新发缺血时TEE 具有重要的诊断价值，可以行 TEE 协助诊治。

主要监测和评估外科相关手术操作的疗效：①介入术后心包积液监测；②协助心腔排气；③室壁运动和心功能，注意低心输出量；④左心室容积及射血分数评估；⑤室壁瘤及附壁血栓的处理；⑥瓣膜手术效果；⑦评估CABG 术后瓣膜的功能。

【术后 ICU 超声评估】

主要评估内容包括心包及胸腔积液评估、心腔大小评估、室壁运动及心功能评估、瓣膜手术疗效评估及其他瓣膜功能评估、肺动脉压力及下腔静脉评估、桥血管评估等。

（江　勇）

附 录　　心脏超声检查正常参考值

一、成人超声心动图心脏测量正常参考值

心血管结构的大小不仅受疾病治疗过程中血流动力学的影响，还受其他多种混杂因素的影响，例如生长、年龄、基因、性别、种族、机体结构、基础代谢率、红细胞比容、锻炼以及身高等。本附表中成人超声心动图心脏测量正常值源于 2016 年《中国成年人超声心动图检查测量指南》、2015 年及 2005 年美国超声心动图学会（ASE）与欧洲心血管影像成像协会（EACVI）联合发布的心腔定量指南（附表 1～附表 14）。

（一）2016 年中国成人指南心腔定量正常参考值

附表 1　左心房参数测量（95% 参考值范围）

参数	男性		女性	
	下限	上限	下限	上限
LA-ap/mm	23.5	38.7	22.0	36.8
LA-l/mm	35.2	58.4	33.7	56.5
LA-t/mm	26.7	44.7	26.2	43.0
LAA/mm²	8.4	21.0	8.4	19.4
LAV/mL	15.3	60.7	13.8	55.8

注：LA-ap. 左心房前后径；LA-l. 左心房长径；LA-t. 左心房横径；LAA. 左心房面积；LAV. 左心房容积。

附表 2　左心室参数测量（95% 参考值范围）

参数	男性		女性	
	下限	上限	下限	上限
LVOT/mm	13.6	25.0	12.0	23.0
IVSd/mm	6.4	11.4	5.6	10.6
IVSs/mm	9.0	16.0	8.0	15.0
LVPWd/mm	6.3	11.1	5.5	10.3
LVPWs/mm	8.8	16.2	8.2	15.2
LVEDD/mm	38.4	54.0	36.7	49.7

续表

参数	男性		女性	
	下限	上限	下限	上限
LVESD/mm	22.6	38.6	20.8	35.4
LVEDV/mL	45.9	127.5	37.7	106.7
LVESV/mL	12.4	50.0	8.4	43.6
LVEF/%	52.6	76.2	52.8	77.2
LVm/g	77.6	194.0	57.1	157.5

注：LVOT. 左心室流出道内径；IVSd. 室间隔舒张末期厚度；IVSs. 室间隔收缩末期厚度；LVPWd. 左心室舒张末期后壁厚度；LVPWs. 左心室收缩末期后壁厚度；LVEDD. 左心室舒张末期内径；LVESD. 左心室收缩末期内径；LVEDV. 左心室舒张末期容积；LVESV. 左心室收缩末期容积；LVEF. 左心室射血分数；LVm. 左心室质量。

附表 3　右心房及右心室参数测量（95% 参考值范围）

参数	男性		女性	
	下限	上限	下限	上限
RA-l/mm	35.2	53.6	32.3	50.7
RA-t/mm	26.4	44.4	23.9	40.7
RV-awt/mm	2.1	6.1	2.2	5.8
RV-fwt/mm	2.2	6.6	2.2	6.2
RVOT/mm	15.0	31.8	14.6	29.8
RV-ap/mm	14.7	29.9	14.0	28.2
RV-l/mm	37.1	75.1	34.8	68.6
RV-m/mm	16.5	36.9	14.8	33.6
RV-b/mm	22.2	42.2	19.6	39.2

注：RA-l. 右心房长径；RA-t. 右心房横径；RV-awt. 右心室前壁厚度；RV-fwt. 右心室游离壁厚度；RVOT. 右心室流出道内径；RV-ap. 右心室前后径；RV-l. 右心室长径；RV-m. 右心室中份横径；RV-b. 右心室基底横径。

附表4 大动脉参数测量（95%参考值范围）

参数	男性		女性	
	下限	上限	下限	上限
Ao-a/mm	16.4	26.2	15.1	24.1
Ao-s/mm	23.8	36.4	21.3	33.5
Ao-asc/mm	20.4	35.0	19.0	32.8
Ao-ar/mm	17.1	31.7	16.4	29.8
Ao-d/mm	12.8	27.0	12.4	25.0
PV-a/mm	13.8	26.4	13.1	25.3
MPA/mm	15.2	26.2	14.3	26.1
RPA/mm	7.6	17.4	7.0	16.8
LPA/mm	8.0	17.4	7.5	16.9

注：Ao-a. 主动脉瓣环径；Ao-s. 主动脉窦部内径；Ao-asc. 近端升主动脉内径；Ao-ar. 主动脉弓内径；Ao-d. 降主动脉内径；PV-a. 肺动脉瓣径；MPA. 肺动脉主干内径；RPA. 右肺动脉主干内径；LPA. 左肺动脉主干内径。

附表5 二尖瓣及右上肺静脉多普勒参数测量（95%参考值范围）

参数	男性		女性	
	下限	上限	下限	上限
E/（m/s）	0.44	1.18	0.48	1.30
A/（m/s）	0.28	1.06	0.27	1.17
E/A	0.42	2.22	0.36	2.36
DT/ms	79	264	81	254
A-d/ms	61	240	49	262
Ar-d/ms	60	163	64	160
Ar-A/ms	−131	52	−151	63

注：E. 舒张早期二尖瓣 E 峰速度；A. 舒张晚期二尖瓣 A 峰速度；DT. E 峰减速时间；A-d. A 峰持续时间；Ar-d. 右上肺静脉收缩期反向血流 Ar 持续时间；Ar-A. Ar 持续时间与 A 峰持续时间的差值。

附表6 大动脉收缩期峰值流速测值（95%参考值范围）

参数	男性		女性	
	下限	上限	下限	上限
LVOT-v/（m/s）	0.56	1.42	0.57	1.43
AV-v/（m/s）	0.79	1.65	0.84	1.74
RVOT-v/（m/s）	0.41	1.07	0.43	1.05
PV-v/（m/s）	0.63	1.37	0.62	1.32

注：LVOT-v. 左心室流出道收缩期峰值流速；Av-v. 主动脉瓣收缩期峰值流速；RVOT-v. 右心室流出道收缩期峰值流速；PV-v. 肺动脉瓣收缩期峰值流速。

附表7 三尖瓣血流与三尖瓣环组织多普勒测值（95%参考值范围）

参数	男性		女性	
	下限	上限	下限	上限
E-tv/（m/s）	0.31	0.81	0.32	0.86
A-tv/（m/s）	0.20	0.64	0.19	0.67
E/A-tv	0.6	2.2	0.5	2.5
s′-tv/（cm/s）	8.1	17.9	8.1	17.5
e′-tv/（cm/s）	5.4	18.4	5.4	20.0
a′-tv/（cm/s）	5.3	20.5	5.7	20.3
e′/a′-tv	0	2.0	0.1	2.1
E/e′-tv	1.9	8.1	1.9	8.1

注：E-tv. 三尖瓣舒张早期峰值流速；A-tv. 三尖瓣舒张晚期峰值流速；E/A-tv. 三尖瓣 E/A 比值；s′-tv. 三尖瓣侧壁瓣环收缩期速度；e′-tv. 三尖瓣侧壁瓣环舒张早期速度；a′-tv. 三尖瓣侧壁瓣环舒张晚期速度；e′/a′-tv. e′-tv 与 a′-tv 比值；E/e′-tv. E-tv 与 e′-tv 比值。

附表8 二尖瓣环组织多普勒测值（95%参考值范围）

参数	男性		女性	
	下限	上限	下限	上限
s′-s/（cm/s）	5.5	12.1	5.1	11.7
e′-s/（cm/s）	4.0	15.8	3.8	16.4
a′-s/（cm/s）	5.3	13.5	4.8	13.0
e′/a′-s	0.1	2.1	0.2	2.2
E/e′-s	3.2	14.2	3.2	15.8
s′-l/（cm/s）	5.7	15.9	5.5	15.3
e′-l/（cm/s）	5.4	20.6	5.2	21.2

注：s′-s. 二尖瓣间隔瓣环收缩期速度；e′-s. 二尖瓣间隔瓣环舒张早期速度；a′-s. 二尖瓣间隔瓣环舒张晚期速度；e′/a′-s. e′-s 与 a′-s 比值；E/e′-s. E 与 e′-s 比值；s′-l. 二尖瓣侧壁瓣环收缩期速度；e′-l. 二尖瓣侧壁瓣环舒张早期速度。

（二）2015年及2005年ASE与EACVI联合发布的心腔定量指南正常参考值

附表9 左心室测量参考值

参数	男性	女性
LVEDD/mm	42.0～8.4	37.8～52.2
LVESD/mm	25.0～39.8	21.6～34.8
LVEDV/mL	62～150	46～106
LVESV/mL	21～61	14～42
LV EDV/BSA/（mL/m²）	34～74	29～61
LV ESV/BSA/（mL/m²）	11～31	8～24
LVEF（Simpson 法）	52～72	54～74

注：LVEDD. 左心室舒张末期内径；LVESD. 左心室收缩末期内径；LVEDV. 左心室舒张末期容积；LVESV. 左心室收缩末期容积；BSA. 体表面积；LVEF. 左心室射血分数。

附表 10　左心室质量指数

参数		男	女
径线法	LVm/g	88～224	67～162
	LVm/BSA/（g/m²）	49～115	43～95
	IVS/cm	0.6～1.0	0.6～0.9
	LVPWd/cm	0.6～1.0	0.6～0.9
二维法	LVm/g	96～200	66～150
	LVm/BSA/（g/m²）	50～102	44～88

注：LVm. 左心室质量；BSA. 体表面积；IVS. 室间隔厚度；LVPWd. 左心室舒张末期后壁厚度。

附表 11　右心室结构参数测量参考值

参数	正常值
RV-b/mm	25～41
RV-m/mm	19～35
RV-l/mm	59～83
RV（PLAX）/mm	20～30
RVOT-p/mm	21～35
RVOT-d/mm	17～27
RV-fwt/mm	1～5

参数	男性	女性
RVOT EDA/cm²	10～24	8～20
RV EDA/BSA/（cm²/m²）	5～12.6	4.5～11.5
RV ESA/cm²	3～15	3～11
RV ESA/BSA/（cm²/m²）	2.0～7.4	1.6～6.4
RV EDV/BSA/（mL/m²）	35～87	32～74
RV ESV/BSA/（mL/m²）	10～44	8～36

注：RV-b. 右心室基底横径；RV-m. 右心室中份横径；RV-l. 右心室长径；RV（PLAX）. 左心室长轴切面右心室内径；RVOT-p. 右心室流出道近端内径；RVOT-d. 右心室流出道远端内径；RV-fwt. 右心室游离壁厚度；EDA. 舒张末期面积；ESA. 收缩末期面积；EDV. 舒张末期容积；ESV. 收缩末期容积；BSA. 体表面积。

附表 12　右心室功能参数测量参考值

参数	平均值±标准差	异常阈值
TAPSE/mm	24±3.5	<17
s′/（cm/s）	14.1±2.3	<9.5
FAC/%	49±7	<35
2D strain-fw/%	−29±4.5	>−20（负值小于20）

续表

参数	平均值±标准差	异常阈值
RV 3D EF/%	58±6.5	<45
MPI-PD	0.26±0.085	>0.43
MPI-TD	0.38±0.08	>0.54
E-dt/ms	180±31	<119 或 >242
E/A	1.4±0.3	<0.8 或 >2.0
e′/a′	1.18±0.33	<0.52
e′	14.0±3.1	<7.8
E/e′	4.0±1.0	>6.0

TAPSE. 三尖瓣瓣环平面收缩期位移；s′. 三尖瓣侧壁瓣环收缩期速度；FAC. 右心室面积变化分数；strain-fw. 右心室游离壁应变；RV 3D EF. 三维右心室射血分数；MPI-PD. 频谱多普勒测得心肌工作指数；MPI-TD. 组织多普勒测得心肌工作指数；E-dt. E 峰减速时间；E. 三尖瓣舒张早期峰值流速；A. 三尖瓣舒张晚期峰值流速；e′. 三尖瓣侧壁瓣环舒张早期速度；a′. 三尖瓣侧壁瓣环舒张晚期速度。

附表 13　左心房及右心房测量参考值

参数	正常范围	轻度异常	中度异常	重度异常
	男性			
LA-ap/cm	3.0～4.0	4.1～4.6	4.7～5.2	≥5.2
LA-ap/BSA/（cm/m²）	1.5～2.3	2.4～2.6	2.7～2.9	≥3.0
LAA/cm²	<20	20～29	30～40	>40
LAV/mL	18～58	59～68	69～78	≥79
LAV/BSA/（mL/m²）	22±6	29～33	34～39	≥40
RA-t/cm	2.9～4.5	4.6～4.9	5.0～5.4	≥5.5
RA-t/BSA/（cm/m²）	1.7～2.5	2.6～2.8	2.9～3.1	≥3.2
参数	女性			
LA-ap/cm	2.7～3.8	3.9～4.2	4.3～4.6	≥4.7
LA-ap/BSA/（cm/m²）	1.5～2.3	2.4～2.6	2.7～2.9	≥3.0
LAA/cm²	<20	20～29	30～40	>40
LAV/mL	22～52	53～62	63～72	≥73
LAV/BSA/（mL/m²）	22±6	29～33	34～39	≥40
RA-t/cm	2.9～4.5	4.6～4.9	5.0～5.4	≥5.5
RA-t/BSA/（cm/m²）	1.7～2.5	2.6～2.8	2.9～3.1	≥3.2

注：LA-ap. 左心房前后径；LA-ap/BSA. 左心房前后径与体表面积的比值；LAA. 左心房面积；LAV. 左心房容积；LAV/BSA. 左心房容积与体表面积的比值；RA-t. 右心房横径；RA-t/BSA. 右心房横径与体表面积的比值。

附表 14　主动脉根部、肺动脉测量参考值

参数	男性		女性	
	绝对值范围 /cm	单位体表面积值 /（cm/m²）	绝对值范围 /cm	单位体表面积值 /（cm/m²）
AO-a	2.6±0.3	1.3±0.1	2.3±0.2	1.3±0.1
AO-s	3.4±0.3	1.7±0.2	3.0±0.3	1.8±0.2
AO-stj	2.9±0.3	1.5±0.2	2.6±0.3	1.5±0.2
AO-asc	3.0±0.4	1.5±0.2	2.7±0.4	1.6±0.3
参数	正常范围	轻度异常	中度异常	重度异常
MPA/cm	1.5～2.1	2.2～2.5	2.6～2.9	≥3.0

注：Ao-a. 主动脉瓣环径；Ao-s. 主动脉窦部内径；AO-stj. 主动脉窦管交界部内径；Ao-asc. 近端升主动脉内径；MPA. 肺动脉主干内径。

二、小儿超声心动图心脏测量正常参考值

除了异常的血流动力学外，体型大小是决定心血管结构大小的最重要因素。小儿超声心动图正常值之间和异常值之间都可有明显差别，表明测量值和体型大小有关。目前 Z 值广泛应用于表明体型和年龄对心脏结构大小的影响。一项结果的 Z 值指在某一特定 BSA 条件下，该值与平均值之间标准差的数值。换言之，Z 值为 0 对应于人群特定 BSA 的平均测量值。Z 值为 +2 或 −2 对应于特定 BSA 高于或低于平均值的两个标准差数值，代表正常值的上下限阈值也可转换为百分位数形式。2010 年 ASE 关于儿童超声心动图操作过程中定量方法的建议中指出，当规范化的参考值可用时，小儿心血管结构的测量应采用 Haycock 公式计算 BSA，以 Z 值表示。附表 15 中小儿正常参考值数据参考《超声心动图规范化检测心脏功能与正常值》，按年龄段分组列出 M 型及二维测量参考值。

附表 15　小儿不同年龄组 M 型及二维(2D)超声测量参考值(99% 可信区间)

参数	新生儿	1个月~	4个月~	7个月~	1岁~	2岁~	3岁~	4岁~	5岁~	6岁~
Ao-s/mm	9.33~10.92	10.79~12.73	11.93~14.50	12.79~15.18	13.86~15.32	14.98~17.07	15.73~18.47	16.37~18.72	17.27~18.77	18.16~20.51
IVSd/mm	2.38~2.92	2.87~3.49	3.07~3.85	3.15~3.66	3.43~4.14	3.58~4.49	4.07~4.81	4.25~4.85	4.43~4.90	4.45~4.90
LVd/mm	17.31~20.91	20.60~26.12	11.41~27.86	25.53~29.14	28.03~30.99	30.32~33.00	31.27~33.90	33.46~34.98	34.77~36.50	36.53~38.96
LVPWd/mm	2.13~2.85	2.51~3.35	2.76~3.59	3.22~3.64	3.19~3.65	3.33~4.15	3.90~4.39	4.05~4.47	3.20~4.57	3.30~4.84
EF/%	72~81	69~76	74~78	73~79	71~76	66~74	72~77	68~76	70~75	70~75
RVd/mm	6.73~9.51	8.70~10.14	7.44~10.21	8.44~10.44	8.50~10.26	9.08~11.46	9.13~11.50	9.13~11.65	10.46~11.77	10.56~12.01
Ao-R/mm	6.63~9.94	8.09~11.03	9.50~12.55	10.51~12.39	11.71~13.10	12.67~14.34	13.09~15.72	13.43~15.97	14.83~16.43	15.39~16.71
AA-o/mm	7.66~9.76	8.63~10.69	9.93~11.72	10.50~12.60	12.27~13.79	13.14~15.18	13.86~16.90	14.65~16.39	15.69~16.78	16.33~18.67
LA左右/mm	12.90~16.62	13.60~21.88	16.35~23.10	19.79~23.03	22.53~25.15	22.69~26.45	24.87~29.20	25.96~30.02	26.10~30.03	27.50~31.68
LA上下/mm	12.84~19.56	17.31~22.33	17.97~25.43	22.03~27.87	25.11~29.34	26.09~32.62	26.12~34.62	29.81~34.53	30.42~34.55	33.40~36.52
RA左右/mm	12.98~17.77	14.59~20.39	18.08~23.17	20.48~23.96	21.85~24.07	23.44~28.06	24.51~29.40	26.31~30.01	26.93~32.44	27.90~31.91
RA上下/mm	12.55~18.52	17.32~21.90	18.56~24.76	21.94~25.32	23.78~26.72	24.97~31.86	25.34~32.19	27.67~32.31	29.43~32.44	30.26~33.85
MPA/mm	7.83~10.62	10.24~12.60	10.88~13.60	12.40~13.73	13.97~15.66	16.36~17.40	15.71~18.54	16.43~19.05	17.62~19.05	17.98~19.88

参数	7岁~	8岁~	9岁~	10岁~	11岁~	12岁~	13岁~	14岁~	15岁~	16岁~
Ao-s/mm	18.37~20.89	19.21~21.31	20.58~22.98	20.59~22.74	20.59~22.78	20.97~23.13	21.18~25.57	23.26~27.41	23.55~28.48	23.80~28.58
IVSd/mm	4.45~4.97	4.53~5.03	4.89~5.49	4.90~5.49	4.91~5.67	4.91~5.78	5.29~6.08	5.29~6.50	5.59~7.02	5.30~7.23
LVd/mm	37.60~39.45	38.38~40.30	38.80~42.19	40.06~43.66	42.15~45.47	43.50~47.01	44.73~47.97	44.90~49.25	44.95~50.28	45.43~52.30
LVPWd/mm	4.45~5.08	4.47~5.11	4.56~5.32	4.56~5.34	4.61~5.39	5.06~5.77	5.06~5.96	5.11~6.59	5.37~6.96	5.39~7.11
EF/%	69~74	71~76	71~76	71~76	70~76	72~78	69~77	71~78	70~76	69~75
RVd/mm	10.94~12.09	10.91~12.09	10.91~13.92	10.95~13.69	10.95~14.00	11.65~14.62	12.43~15.49	12.48~16.45	11.58~16.55	11.69~18.78
Ao-R/mm	15.41~17.83	16.29~17.92	16.79~18.41	17.07~18.79	17.10~18.85	17.25~19.40	17.41~22.27	18.49~24.28	19.06~25.47	20.10~26.00
AA-o/mm	16.41~18.25	17.44~19.03	17.74~19.95	18.08~20.77	18.08~21.22	18.75~21.23	20.22~22.51	20.74~24.46	20.76~26.74	21.80~27.20
LA左右/mm	27.51~32.09	27.69~33.10	29.74~33.65	31.01~35.28	31.09~35.48	31.11~37.15	32.83~40.24	32.85~40.34	33.24~41.26	33.34~41.45
LA上下/mm	34.74~37.09	34.74~37.81	34.76~39.07	36.43~42.19	36.46~42.90	37.19~43.13	37.24~44.36	37.43~45.27	39.37~48.37	40.44~50.74
RA左右/mm	29.01~32.07	29.62~32.10	30.28~33.89	30.98~35.35	30.98~35.41	31.55~37.13	33.96~40.01	33.99~41.05	34.00~42.08	34.01~42.12
RA上下/mm	31.30~35.84	32.01~35.43	32.86~36.40	33.77~39.08	34.07~40.62	35.03~41.48	35.88~43.70	36.03~45.36	37.74~46.40	38.80~48.28
MPA/mm	18.31~21.39	18.44~21.49	19.33~21.58	20.34~22.20	20.38~22.21	20.50~23.50	20.76~24.29	21.16~25.57	22.20~27.88	22.23~27.90

注：Ao-s. 主动脉窦内径；IVSd. 室间隔舒张末期厚度；LVd. 左心室舒张末期内径；LVPWd. 左心室舒张末期后壁厚度；EF. 射血分数；RVd. 右心室舒张末期内径；Ao-R. 主动脉瓣环内径；AA-o. 近端主动脉内径；MPA. 肺动脉主干内径。

(陶 佳)

参考文献

1. 刘延玲，熊鉴然. 临床超声心动图学 [M]. 3 版. 北京：科学出版社，2014.
2. 夏稻子，王学梅. 超声诊断学教程 [M]. 2 版. 北京：科学出版社，2009.
3. 任卫东，马春燕. 超声诊断基础与临床应用图解 [M]. 北京：化学工业出版社，2020.
4. 任卫东，常才. 超声诊断学 [M]. 3 版. 北京：人民卫生出版社，2013.
5. 谢明星，田家玮. 心脏超声诊断学 [M]. 北京：人民卫生出版社，2019
6. 王新房，谢明星. 超声心动图学 [M]. 5 版. 北京：人民卫生出版社，2016.
7. Edward A，Gill Jr. 三维超声心动图图谱 [M]. 吕秀章，译. 北京：北京大学医学出版社，2015.
8. 中国医师协会超声医师分会. 中国超声造影临床应用指南 [M]. 北京：人民卫生出版社，2017.
9. 胡盛寿. 心血管外科手册 [M]. 北京：人民卫生出版社，2006.
10. 中国医师协会超声医师分会. 超声心动图检查指南 [M]. 北京：人民军医出版社，2016.
11. 丁文龙，王海杰. 系统解剖学 [M]. 3 版. 北京：人民卫生出版社，2015.
12. 易定华，徐志云，王辉山，等. 心脏外科学 [M]. 2 版. 北京：人民军医出版社，2016.
13. 任卫东，张玉奇，舒先红. 心血管畸形胚胎学业基础与超声诊断 [M]. 北京：人民卫生出版社，2015.
14. Susan S. 格氏解剖学 临床实践的解剖学基础：第 41 版 [M]. 丁自海，刘树伟，译. 济南：山东科学技术出版社，2017.
15. 董凤群，赵真. 先天性心脏病实用超声诊断学 [M]. 北京：人民军医出版社，2005.
16. 任卫东，张立敏. 心脏超声诊断图谱 [M]. 2 版. 北京：人民军医出版社，2018.
17. 朱清於，金崇厚. 先天性心脏病病理解剖学 [M]. 北京：人民军医出版社，2001.
18. 李治安. 临床超声影像学 [M]. 北京：人民卫生出版社，2003.
19. 汪曾炜，刘维永，心脏学全集——心血管外科卷 [M]. 北京：人民军医出版社，1995.
20. 张运. 介入性超声心动图学 [M]. 济南：山东科学技术出版社，2001.
21. Feigenbaum H，Amstrong WF，Ryan T. 菲根鲍姆超声心动图学：第 6 版 [M]. 王志斌，译. 北京：人民卫生出版社，2009.
22. 赵维鹏，潘翠珍，舒先红. 心脏超声入门 [M]. 上海：上海科学技术出版社，2019.
23. 潘翠珍，舒先红. 超声心动图在经导管心血管治疗中的应用 [M]. 上海：上海科学技术出版社，2017.
24. 葛均波，周达新，潘文志. 经导管心脏瓣膜治疗术 [M]. 2 版. 上海：上海科技出版社，2019.
25. 吴伟春，朱振辉，江勇. 超声心动图规范化诊断精要 [M]. 北京：中国医药科技出版社，2020.
26. 李立环. 术中经食管超声心动图 [M]. 北京：人民卫生出版社，2011.
27. 张贵灿. 现代超声心动图学：基础与临床 [M]. 福州：福建科学技术出版社，2003.
28. Allen HD，Driscoll DJ，Shaddy RE，et al. Moss and Adams' Heart Disease in Infants，Children，and Adolescents Including the Fetus and Young Adult[M]. 8th ed. Philadelphia，PA: Lippincott Williams & Wilkins，2013.
29. Schoenwolf GC，Bleyl SB，Brauer PR，et al. Larsen's Human Embryology[M]. 5th ed. New York: Elsevier Churchill Livingstone，2015.
30. Bhansali S，Phoon C. Truncus Arteriosus[M]. Treasure Island（FL）: StatPearls Publishing，2020.
31. Harvey RP，Rosenthal N. Heart Development[M]. New York: Academic Press，1998.
32. Garcia MJ. Constrictive Pericarditis Versus Restrictive Cardiomyopathy[M]. Amsterdam: Elsevier，2016.
33. 刘巍梁. 心肌声学造影对不停跳冠状动脉旁路移植术后近期桥血管通畅情况的诊断价值 [D]. 辽宁：大连医科大学，2019.
34. 樊延明. 经桡动脉冠状动脉介入治疗对桡动脉结构和功能影响的系列研究 [D]. 河北：河北医科大学，2017.
35. 罗俊，彭瑛，燕纯伯. 超声心动图评价左心室功能的研究进展 [J]. 心血管病学进展，2007，28（5）：812-815.
36. 王新房，杨亚利. 充分发挥 M 型超声心动图的潜力 [J]. 中国医学影像技术，2003，19（1）：104-105.
37. 经食管超声心动图临床应用中国专家共识专家组. 经食管超声心动图临床应用中国专家共识 [J]. 中国循环杂志，2018，33（1）：11-23.
38. 中华医学会超声医学分会超声心动图学组. 中国心血管超声造影增强检查专家共识 [J]. 中华医学超声杂志（电子版），2015，12（9）：667-680.
39. 中华医学会超声医学分会超声心动图学组. 中国成年人超声心动图检查测量指南 [J]. 中华超声影像学杂志，2016，25（8）：645-666.
40. 张然，饶莉，彭瑛. 心腔内超声心动图的临床应用进展 [J].

心血管病进展,2020,41(9):926-929.

41. 李慧慧,梁栋,余智祥,等. 心腔内超声在心脏介入中的应用[J]. 心脏杂志,2020,32(2):197-201.

42. 陈翔,秦永文. 心腔内超声在心血管介入治疗中的应用[J]. 中国介入心脏病学杂志,2011,19(3):166-168.

43. 白燕. 经外周静脉超声造影对肺动静脉瘘的诊断价值[J]. 中国继续医学教育,2016,8(6):40-41.

44. 刘瀚文,陈莉娜. 先天性肺动静脉瘘[J]. 中华实用儿科临床杂志,2016,31(16):1216-1218.

45. 吴丹,任卫东,肖杨杰,等. 超声心动图在心内膜垫缺损分型中的诊断价值及应用[J]. 中国临床医学影像杂志,2015,26(6):395-399.

46. 马佳宁,孙雪,雷文嘉,等. 胎儿先天性血管环的产前超声诊断现状[J]. 临床超声医学杂志,2019,21(8):610-612.

47. 齐禹,李静静,孙雪,等. 主动脉弓左侧分支追踪法诊断胎儿右位主动脉弓与双主动脉弓[J]. 中国医学影像学杂志,2020,28(2):112-115.

48. 张玉奇,孙锟,张志芳,等. 经食道超声心动图在婴幼儿肌部室间隔缺损镶嵌治疗中的价值[J]. 中华超声影像学杂志,2007,16(4):290-293.

49. 褚茂平,孙锟,张玉奇,等. 室间隔缺损修补术后残余漏彩色多普勒超声随访[J]. 中国超声医学杂志,1998,14(4):45.

50. 陈树宝,刘薇廷,陆欧伦. 二维超声心动图在室间隔缺损部位中的诊断价值[J]. 上海医学,1991,14(1):7-9.

51. 刘开薇,任卫东,宋光,等. 超声心动图在左房三房心中的诊断价值及应用[J]. 中国超声医学杂志,2016,32(6):514-516.

52. 王惠,金红,张蔚,等. 彩色多普勒超声心动图对三房心的诊断价值[J]. 中国医学影像技术,2002,18(3):245-246.

53. 陈明森. 彩超诊断右侧三房心3例[J]. 中国超声医学杂志,2008,24(7):664.

54. 修金,吴杰,王新华,等. 右侧三房心1例[J]. 大连医科大学学报,2011,33(4):413-414.

55. 张庆桥,蒋世良. 肺动脉狭窄的介入治疗[J]. 中华放射学杂志,2002,36(2):103-104.

56. 中华医学会超声医学分会超声心动图学组. 经导管主动脉瓣置入术围术期超声心动图检查专家共识[J]. 中华超声影像学杂志,2018,27(2):93-107.

57. 中华医学会心血管病学分会结构性心脏病学组. 经导管主动脉瓣置换术治疗二叶式主动脉瓣狭窄的中国专家建议[J]. 中华心血管病杂志,2020,48(8):634-640.

58. 郑景浩,李守军. 先天性心脏病外科治疗中国专家共识(四):室间隔完整型肺动脉闭锁[J]. 中国胸心血管外科临床杂志,2020,27(5):1-5.

59. 陈欣欣,李守军. 先天性心脏病外科治疗中国专家共识(三):肺动脉闭锁合并室间隔缺损[J]. 中国胸心血管外科临床杂志,2020,27(4):401-407.

60. 张海波,李守军. 先天性心脏病外科治疗中国专家共识(十一):主动脉缩窄与主动脉弓中断[J]. 中国胸心血管外科临床杂志,2020,27(11):1255-1261.

61. 崔虎军,陈寄梅,庄建,等. 主动脉弓中断的外科治疗及早中期结果[J]. 中华外科杂志,2018,56(12):916-921.

62. 吴山,李治安,耿世钊,等. 共同动脉干的超声心动图诊断价值[J]. 中国医学影像技术,2001,17(5):400-402.

63. 康彧,唐红,安琪. 超声心动图诊断单纯右肺动脉异常起源于升主动脉[J]. 中华超声影像学杂志,2009,18(6):476-478.

64. 张璟,高燕,马晓静,等. 超声心动图对单侧肺动脉起源异常的诊断及随访价值[J]. 中华医学超声杂志(电子版),2016,13(4):276-280.

65. 潘文志,潘翠珍,周达新,等. 二尖瓣反流介入治疗的超声心动图评价中国专家共识[J]. 中华超声影像学杂志,2019,28(1):1-6

66. 孟红,潘世伟,胡小鹏,等. 功能性三尖瓣反流机制的二维及三维超声心动图探索[J]. 中华超声影像学杂志,2012,21(3):185-188.

67. 孟红,潘世伟,李彬,等. 风湿性三尖瓣病变的超声心动图特点及外科疗效评价[J]. 中华超声影像学杂志,2019,28(1):17-20.

68. 李新立. 成人感染性心内膜炎预防、诊断和治疗专家共识[J]. 中华心血管病杂志,2014,42(10):806-816.

69. 尹立雪,冉隆司. 退行性钙化瓣膜病的二维彩色多普勒超声心动图研究[J]. 中国超声医学杂志,1990,(1):24-25.

70. 姚峰,刘波,庄红,等. 老年退行性心瓣膜病的发病情况及相关危险因素[J]. 中国老年学杂志,2018,38(1):96-98.

71. 储旭春,梅和平. 超声心动图在老年退行性心瓣膜病中的应用价值观察[J]. 健康前沿,2016,23(6):24.

72. 吴静,龚亚驰,龚念梅,等. 超声心动图在老年退行性心瓣膜病中的应用价值[J]. 中国老年学杂志,2015,(13):3574-3575.

73. 九省市心肌炎协作组. 病毒性心肌炎诊断参考依据[J]. 中华儿科杂志,1981,91(1):62-63

74. 丁淼,何蓉,王兴勇,等. 小儿心内膜弹力纤维增生症的临床诊断方法及评价[J]. 重庆医科大学学报,2010,35(10):1539-1541.

75. 杨焕,任卫东. 心内膜弹力纤维增生症的超声诊断及研究进展[J]. 中国医科大学学报,2018,47(8):735-739.

76. 秦瑞芳,胡绍先. 系统性红斑狼疮的心脏瓣膜病变[J]. 内科急危重症杂志,2008,14(2):92-93,103.

77. 徐伟,诸骏仁. 老年退行性瓣膜病的临床表现及诊断[J]. 实用老年医学,2000,14(6):286-288.

78. 潘翠珍,周达新,舒先红,等. 经食管超声心动图在经皮肺动脉瓣置入术中的应用:附1例病例报道[J]. 中国医学前沿杂志(电子版),2014,6(2):110-112.

79. 郭瑶,孙敏敏,孔德红,等. 实时三维超声心动图评价肺动脉瓣反流患者经皮肺动脉瓣置入术后右心室容积及收缩功能[J]. 中华超声影像学杂志,2017,26(7):563-568.

80. 中华医学会超声医学分会超声心动图学组,中国医师协会心血管内科分会超声心动图委员会. 超声心动图诊断心肌病临床应用指南[J]. 中华超声影像学杂志,2020,29(10):829-845.

81. 中华心血管病杂志编辑委员会心肌炎心肌病对策专题组. 关于成人急性病毒性心肌炎诊断参考标准和采纳世界卫生组织及国际心脏病学会联合会工作组关于心肌病定义和分类的意见[J]. 中华心血管病杂志,1999,27(:6):405-407.

82. 中华医学会超声医学分会超声心动图学组,中国医师协会心血管分会超声心动图专业委员会,中国抗癌协会整合肿瘤心脏病学分会,等. 抗肿瘤治疗心血管损害超声心动图检查专家共识[J]. 中华超声影像学杂志,2020,29(4):277-288.

83. 中华医学会心血管病学分会精准医学学组. 成人暴发性心肌炎诊断与治疗中国专家共识[J]. 中华心血管病杂

志, 2017, 45（9）: 742-752.

84. 王娜. 超声心动图诊断病毒性心肌炎的价值分析 [J]. 中国实用医药, 2016, 11（26）: 72-73.

85. 中华医学会心血管病分会. 急性 ST 段抬高型心肌梗死诊断和治疗指南 [J]. 中华心血管病杂志, 2010（8）: 675-690.

86. 中华医学会儿科学分会心血管学组, 中华医学会儿科学分会免疫学组. 川崎病冠状动脉病变的临床处理建议 [J]. 中华儿科杂志, 2012, 50（10）: 746-749.

87. 中华医学会儿科学分会心血管学组, 中华儿科杂志编辑委员会. 川崎病冠状动脉病变的临床处理建议（2020 年修订版）[J]. 中华儿科杂志, 2020, 58（9）: 718-724.

88. 中国医师协会儿科医师分会风湿免疫学组, 中国儿童免疫与健康联盟,《中国实用儿科杂志》编辑委员会. 儿童风湿性疾病相关巨噬细胞活化综合征诊断与治疗: 专家共识之五: 川崎病篇 [J]. 中国实用儿科杂志, 2020, 35（11）: 841-845.

89. 孙慧, 勇强, 李治安, 等. 彩色多普勒超声诊断腹主动脉、髂动脉假性动脉瘤 [J]. 中国医学影像技术, 2002（10）: 998-999.

90. 薛超, 赵映, 张烨, 等. 主动脉假性动脉瘤的超声心动图表现及漏误诊分析 [J]. 心肺血管病杂志, 2019, 38（5）: 518-521.

91. 丘俊涛, 罗新锦, 常谦, 等. 主动脉夹层阜外分型的临床应用 [J]. 中华胸心血管外科杂志, 2020, 36（12）: 709-715.

92. 中国医师协会心血管外科分会大血管外科专业委员会. 主动脉夹层诊断与治疗规范中国专家共识 [J]. 中华胸心血管外科杂志, 2017, 33（11）: 641-654.

93. 中华医学会呼吸病学分会肺栓塞与肺血管病学组, 中国医师协会呼吸医师分会肺栓塞与肺血管病工作委员会, 全国肺栓塞与肺血管病防治协作组. 肺血栓栓塞症诊治与预防指南 [J]. 中华医学杂志, 2018, 98（14）: 1060-1087.

94. 中华医学会呼吸病学分会肺栓塞与肺血管病学组, 中国医师协会呼吸医师分会肺栓塞与肺血管病工作委员会, 全国肺栓塞与肺血管病防治协作组, 等. 中国肺动脉高压诊断与治疗指南（2021 版）[J]. 中华医学杂志, 2021, 101（1）: 11-51.

95. 沈节艳, 庄琦. 2018 中国肺高血压诊断和治疗指南解读 [J]. 中国循环杂志, 2019, 34（S1）: 115-119.

96. 杨媛华, 马瑞晓, 庞文翼, 等. ESC/ERS《肺动脉高压诊断和治疗指南》解读之治疗策略 [J]. 中华医学杂志, 2016, 96（22）: 1793-1795.

97. 孟红, 逄坤静, 王浩, 等. 新生儿危重先天性心脏病的超声心动图诊断及外科治疗经验 [J]. 中国循环杂志, 2018, 8（33）: 801-805.

98. 张惠丽, 李守军, 闫军, 等. 新生儿复杂先天性心脏病 15 年治疗分析 [J]. 中华新生儿科杂志, 2019, 34（6）: 401-407.

99. 孟红, 李慧, 王剑鹏, 等. 分期大动脉调转手术的左室退化定量评估 [J]. 临床超声医学杂志, 2021, 23（4）: 246-250.

100. 王冀, 周宏艳, 杜雨, 等. 床旁肺部超声对心脏外科术后患者肺不张的诊断与治疗价值分析 [J]. 中华医学杂志, 2020, 100（3）: 220-224.

101. 高俊雪, 赵舟, 田辉, 等. 围手术期乳内动脉超声早期评估冠状动脉旁路移植功能 [J]. 中国超声医学杂志, 2017, 33（5）: 409-411.

102. 赵舟, 高俊雪, 秦俊超, 等. 经胸多普勒超声心动图观察冠状动脉旁路移植术围手术期左乳内动脉 - 左前降支桥血管的血流变化 [J]. 中国循环杂志, 2018, 33（7）: 690-693.

103. 赵舟, 张犁雪, 张国栋, 等. 原位双乳内动脉冠状动脉旁路移植术围手术期移植血管血流变化 [J]. 中华胸心血管外科杂志, 2020, 36（3）: 175-179.

104. 张宇虹, Kai Andersen, Runar Lundblad, 等. 升主动脉心外膜超声成像在冠状动脉旁路移植术中的价值 [J]. 中国医学影像技术, 2005, 21（6）: 900-902.

105. 孙毅, 张桂敏, 马润伟, 等. 桡动脉在全动脉化非体外循环冠脉搭桥术中的临床应用 [J]. 昆明医学院学报, 2008, 29（3）: 153-155, 159.

106. 蒙延海, 王水云, 张燕搏, 等. 外科治疗肥厚型梗阻性心肌病合并冠心病的处理策略及早中期结果 [J]. 中国胸心血管外科临床杂志, 2019, 26（2）: 142-147.

107. 甘辉立, 张健群, 赵映, 等. 心肌梗死后左心室假性室壁瘤的诊断与外科治疗 [J]. 中国胸心血管外科临床杂志, 2008, 15（2）: 87-91.

108. 麦明杰, 陈星权, 郑少忆, 等. 心肌梗死后室间隔穿孔患者的外科治疗体会 [J]. 岭南心血管病杂志, 2011, 17（2）: 104-106.

109. Lyon M, Shiver SA, Walton P. M-mode ultrasound for the detection of pneumothorax during helicopter transport[J]. Am J Emerg Med, 2011, 30（8）: 1577-1580.

110. Bertrand PB, Levine RA, Isselbacher EM, et al. Fact or Artifact in Two-Dimensional Echocardiography: Avoiding Misdiagnosis and Missed Diagnosis[J]. J Am Soc Echocardiogr, 2016, 29（5）: 381-391.

111. Nagueh SF, Smiseth OA, Appleton CP, et al. Recommendations for the Evaluation of Left Ventricular Diastolic Function by Echocardiography: An Update from the American Society of Echocardiography and the European Association of Cardiovascular Imaging[J]. Eur Heart J Cardiovasc Imaging, 2016, 17（12）: 1321-1360.

112. Nagueh SF, Appleton CP, Gillebert TC, et al. Recommendations for the evaluation of left ventricular diastolic function by echocardiography[J]. J Am Soc Echocardiogr, 2009, 22（2）: 107-33.

113. Puchalski MD, Lui GK, Miller-Hance WC, et al. Guidelines for performing a comprehensive transesophageal echocardiographic: examination in children and all patients with congenital heart disease: recommendations from the American Society of Echocardiography[J]. J Am Soc Echocardiogr, 2018, 32（2）: 173-215.

114. Hahn RT, Abraham T, Adams MS, et al. Guidelines for performing a comprehensive transesophageal echocardiographic examination: recommendations from the American Society of Echocardiography and the Society of Cardiovascular Anesthesiologists[J]. J Am Soc Echocardiogr, 2013, 26（9）: 921-964.

115. Chen X, Sun D, Yang J, et al. Preoperative assessment of mitral valve prolapse and chordae rupture using real time three-dimensional transesophageal echocardiography[J]. Echocardiography, 2011, 28（9）: 1003-1010.

116. Fenster A, Parraga G, Bax J. Three-dimensional ultrasound scanning[J]. Interface Focus, 2011, 1（4）: 503-519.

117. Prager RW, Ijaz UZ, Gee AH, et al. Three-dimensional ultrasound imaging[J]. Proc Inst Mech Eng H, 2010, 224（2）: 193-223.

118. Downey DB, Fenster A, Williams JC. Clinical utility of

three-dimensional US[J]. Radiographics, 2000, 20(2): 559-571.

119. Huang Q, Zeng Z. A Review on Real-Time 3D Ultrasound Imaging Technology[J]. Biomed Res Int, 2017, 2017: 6027029.

120. Orvalho JS. Real-time Three-dimensional Echocardiography: From Diagnosis to Intervention[J]. Vet Clin North Am Small Anim Pract, 2017, 47(5): 1005-1019.

121. Zhang W, Wang Y, Ma C, et al. Congenital uni-leaflet mitral valve with severe stenosis: A case report with literature review[J]. Echocardiography, 2017, 34(3): 468-471.

122. Nolan MT, Thavendiranathan P. Automated Quantification in Echocardiography[J]. JACC Cardiovasc Imaging, 2019, 12(6): 1073-1092.

123. Mulvagh SL, Rakowski H, Vannan MA, et al. American Society of Echocardiography Consensus Statement on the Clinical Applications of Ultrasonic Contrast Agents in Echocardiography[J]. J Am Soc Echocardiogr, 2008, 21(11): 1179-1201.

124. Porter TR, Abdelmoneim S, Belcik JT, et al. Guidelines for the Cardiac Sonographer in the Performance of Contrast Echocardiography: A Focused Update from the American Society of Echocardiography[J]. J Am Soc Echocardiogr, 2014, 27(8): 797-810.

125. Porter TR, Mulvagh SL, Abdelmoneim SS, et al. Clinical Applications of Ultrasonic Enhancing Agents in Echocardiography: 2018 American Society of Echocardiography Guidelines Update[J]. J Am Soc Echocardiogr, 2018, 31(3): 241-274.

126. Roxy S, Harald B, Mark M, et al. Contrast echocardiography: evidence-based recommendations by European Association of Echocardiography[J]. Eur J Echocardiogr, 2009, 10(2): 194-212.

127. Roxy S, Harald B, Mark M, et al. Clinical practice of contrast echocardiography: recommendation by the European Association of Cardiovascular Imaging (EACVI)[J]. Eur Heart J Cardiovasc Imaging, 2017, 18(11): 1205-1205af.

128. Fihn SD, Gardin JM, Abrams J, et al. 2012 ACCF/AHA/ACP/AATS/PCNA/SCAI/STS Guideline for the diagnosis and management of patients with stable ischemic heart disease: a Task Force on Practice Guidelines, and the American College of Physicians, American Association for Thoracic Surgery, Preventive Cardiovascular Nurses Association, Society for Cardiovascular Angiography and Interventions, and Society of Thoracic Surgeons[J]. J Am Coll Cardiol, 2012, 60(24): e44-e164.

129. Varga A, Garcia MA, Picano E, et al. Safety of stress echocardiography (from the International Stress Echo Complication Registry)[J]. Am J Cardiol, 2006, 98(4): 541-543.

130. Cullen MW, Pellikka PA. Recent advances in stress echocardiography[J]. Curr Opin Cardiol, 2011, 26(5): 379-384.

131. Pellikka PA, Nagueh SF, Elhendy AA, et al. American Society of Echocardiography recommendations for performance, interpretation, and application of stress echocardiography[J]. J Am Soc Echocardiogr, 2007, 20(9): 1021-1041.

132. Garbi M, Chambers J, Vannan MA, et al. Valve Stress Echocardiography: A Practical Guide for Referral, Procedure, Reporting, and Clinical Implementation of Results from the HAVEC Group[J]. JACC Cardiovasc Imaging, 2015.8(6): 724-736.

133. Clavel MA, Magne J, Pibarot P. Low-gradient aortic stenosis[J]. Eur Heart J, 2016, 37(34): 2645-2657.

134. Claus P, Omar AMS, Pedrizzetti G, et al. Tissue Tracking Technology for Assessing Cardiac Mechanics: Principles, Normal Values, and Clinical Applications[J]. JACC Cardiovasc Imaging, 2015, 8(12): 1444-1460.

135. Collier P, Phelan D, Klein A. A Test in Context: Myocardial Strain Measured by Speckle-Tracking Echocardiography[J]. J Am Coll Cardiol, 2017, 69(8): 1043-1056.

136. Gorcsan J, Tanaka H. Echocardiographic assessment of myocardial strain[J]. J Am Coll Cardiol, 2011, 58(14): 1401-1413.

137. Ho CY, Solomon SD. A clinician's guide to tissue Doppler imaging[J]. Circulation, 2006, 113(10): 396-398.

138. Liou K, Negishi K, Ho S, et al. Detection of Obstructive Coronary Artery Disease Using Peak Systolic Global Longitudinal Strain Derived by Two-Dimensional Speckle-Tracking: A Systematic Review and Meta-Analysis[J]. J Am Soc Echocardiogr, 2016, 29(8): 724-735.

139. Marwick TH. Measurement of strain and strain rate by echocardiography: ready for prime time[J]. J Am Coll Cardiol, 2006, 47(7): 1313-1327.

140. Zaidi A, Knight DS, Augustine DX, et al. Echocardiographic assessment of the right heart in adults: a practical guideline from the British Society of Echocardiography[J]. Echo Res Pract, 2020, 7(1): G19-G41.

141. Rudski LG, Lai WW, Afilalo J, et al. Guidelines for the echocardiographic assessment of the right heart in adults: a report from the American Society of Echocardiography endorsed by the European Association of Echocardiography, a registered branch of the European Society of Cardiology, and the Canadian Society of Echocardiography[J]. J Am Soc Echocardiogr, 2010, 23(7): 685-713.

142. Mor-Avi V, Lang RM, Badano LP, et al. Current and evolving echocardiographic techniques for the quantitative evaluation of cardiac mechanics: ASE/EAE consensus statement on methodology and indications endorsed by the Japanese Society of Echocardiography[J]. J Am Soc Echocardiogr, 2011, 24(3): 277-313.

143. Phelan D, Collier P, Thavendiranathan P, et al. Relative apical sparing of longitudinal strain using two-dimensional speckle-tracking echocardiography is both sensitive and specific for the diagnosis of cardiac amyloidosis[J]. Heart, 2012, 98(19): 1442-1448.

144. Potter E, Marwick TH. Assessment of Left Ventricular Function by Echocardiography: The Case for Routinely Adding Global Longitudinal Strain to Ejection Fraction[J]. JACC Cardiovasc Imaging, 2018, 11(2Pt 1): 260-274.

145. Smiseth OA, Torp H, Opdahl A, et al. Myocardial strain imaging: how useful is it in clinical decision making[J]. Eur Heart J, 2016, 37(15): 1196-1207.

146. Voigt JU, Pedrizzetti G, Lysyansky P, et al. Definitions for a common standard for 2D speckle tracking echocardiography: consensus document of the EACVI/ASE/Industry

Task Force to standardize deformation imaging[J]. Eur Heart J Cardiovasc Imaging, 2015, 16(1): 1-11.

147. Lang RM, Badano LP, Mor-Avi V, et al. Recommendations for cardiac chamber quantification by echocardiography in adults: an update from the American Society of Echocardiography and the European Association of Cardiovascular Imaging[J]. J Am Soc Echocardiogr, 2015, 28(1): 1-39.

148. Lang RM, Bierig M, Devereux RB, et al. Recommendations for chamber quantification: a report from the American Society of Echocardiography's Guidelines and Standards Committee and the Chamber Quantification Writing Group, developed in conjunction with the European Association of Echocardiography, a branch of the European Society of Cardiology[J]. J Am Soc Echocardiogr, 2005, 18(12): 1440-1063.

149. Truong VT, Phan HT, Pham KNP, et al. Normal Ranges of Left Ventricular Strain by Three-Dimensional Speckle-Tracking Echocardiography in Adults: A Systematic Review and Meta-Analysis[J]. J Am Soc Echocardiogr, 2019, 32(12): 1586-1597.

150. Muraru D, Niero A, Rodriguez-Zanella H, et al. Three-dimensional speckle-tracking echocardiography: benefits and limitations of integrating myocardial mechanics with three-dimensional imaging[J]. Cardiovasc Diagn Ther, 2018, 8(1): 101-117.

151. Medvedofsky D, Maffessanti F, Weinert L, et al. 2D and 3D Echocardiography-Derived Indices of Left Ventricular Function and Shape: Relationship With Mortality[J]. JACC Cardiovasc Imaging, 2018, 11(11): 1569-1579.

152. Bernard A, Addetia K, Dulgheru R, et al. 3D echocardiographic reference ranges for normal left ventricular volumes and strain: results from the EACVI NORRE study[J]. Eur Heart J Cardiovasc Imaging, 2017, 18(4): 475-483.

153. Nabeshima Y, Seo Y, Takeuchi M. A review of current trends in three-dimensional analysis of left ventricular myocardial strain[J]. Cardiovasc Ultrasound, 2020, 18(1): 23.

154. Voigt JU, Cvijic M. 2- and 3-Dimensional Myocardial Strain in Cardiac Health and Disease[J]. JACC Cardiovasc Imaging, 2019, 12(9): 1849-1863.

155. Lopez L, Colan SD, Frommelt PC, et al. Recommendations for Quantification Methods During the Performance of a Pediatric Echocardiogram: A Report From the Pediatric Measurements Writing Group of the American Society of Echocardiography Pediatric and Congenital Heart Disease Council[J]. J Am Soc Echocardiogra, 2010, 23(5): 465-495.

156. Amzulescu MS, De Craene M, Langet H, et al. Myocardial strain imaging: review of general principles, validation, and sources of discrepancies[J]. Eur Heart J Cardiovasc Imaging, 2019, 20(6): 605-619.

157. Alkhouli M, Hijazi ZM, Holmes DR Jr, et al. Intracardiac Echocardiography in Structural Heart Disease Interventions[J]. JACC Cardiovasc Interv, 2018, 11(21): 2133-2147.

158. Ren JF, Marchlinski FE, Callans DJ, et al. Echocardiographic lesion characteristics associated with successful ablation of inappropriate sinus tachycardia[J]. J Cardiovasc Electrophysiol, 2001, 12(7): 814-818.

159. Schmidt M, Daccarett M, Marschang H, et al. Intracardiac echocardiography improves procedural efficiency during cryoballoon ablation for atrial fibrillation: a pilotstudy[J]. J Cardiovasc Electrophysiol, 2010, 21(11): 1202-1207.

160. Hijazi ZM, Shivkumar K, Sahn DJ. Intracardiac echocardiography during interventional and electrophysiological cardiac catheterization[J]. Circulation, 2009, 119(4): 587-596.

161. Bartel T, Muller S, Biviano A, et al. Why is intracardiac echocardiography helpful? Benefits, costs, and how to learn[J]. Eur Heart J, 2014, 35(2): 69-76.

162. Mitchell C, Rahko PS, Blauwet LA, et al. Guidelines for Performing a Comprehensive Transthoracic Echocardiographic Examination in Adults: Recommendations from the American Society of Echocardiography[J]. J Am Soc Echocardiogr, 2019, 32(1): 1-64.

163. Silvestry FE, Cohen MS, Armsby LB, et al. Guidelines for the Echocardiographic Assessment of Atrial Septal Defect and Patent Foramen Ovale: From the American Society of Echocardiography and Society for Cardiac Angiography and Interventions[J]. J Am Soc Echocardiogr, 2015, 28(8): 910-958.

164. Badano LP, Addetia K, Pontone G, et al. Advanced imaging of right ventricular anatomy and function[J]. Heart, 2020, 106(19): 1469-1476.

165. Thomas L, Muraru D, Popescu BA, et al. Evaluation of Left Atrial Size and Function: Relevance for Clinical Practice[J]. J Am Soc Echocardiogr, 2020, 33(8): 934-952.

166. Thomas L, Marwick TH, Popescu BA, et al. Left Atrial Structure and Function, and Left Ventricular Diastolic Dysfunction: JACC State-of-the-Art Review[J]. J Am Coll Cardiol, 2019, 73(15): 1961-1977.

167. Badano LP, Kolias TJ, Muraru D, et al. Standardization of left atrial, right ventricular, and right atrial deformation imaging using two-dimensional speckle tracking echocardiography: a consensus document of the EACVI/ASE/Industry Task Force to standardize deformation imaging[J]. Eur Heart J Cardiovasc Imaging, 2018, 19(6): 591-600.

168. Soulat-Dufour L, Addetia K, Miyoshi T, et al. Normal Values of Right Atrial Size and Function According to Age, Sex, and Ethnicity: Results of the World Alliance Societies of Echocardiography Study[J]. J Am Soc Echocardiogr, 2021, 34(3): 286-300.

169. Pamukcu O. Transcatheter closure of PDA in premature babies less than 2 kg[J]. Anatol J Cardiol, 2017, 17(2): 147-153.

170. Rajesh V, Kheiwa A, Varadarajan P. Echocardiography in adult patients with PDA: A simplified approach[J]. Echocardiography, 2020, 37(12): 2194-2198.

171. Narin N, Pamukcu O, Baykan A, et al. Percutaneous PDA Closure in Extremely Low Birth Weight Babies[J]. J Interv Cardiol, 2016, 29(6): 654-660.

172. Abu-Shaweesh JM, Almidani E. PDA: Does it matter[J]. Int J Pediatr Adolesc Med, 2019, 7(1): 9-12.

173. Slaughter JL, Cua CL, Notestine JL, et al. Early prediction of spontaneous Patent Ductus Arteriosus(PDA)closure and PDA-associated outcomes: a prospective cohort investigation[J]. BMC Pediatrics, 2019, 19(1): 333.

174. Parkerson S, Philip R, Talati A, et al. Management of Patent Ductus Arteriosus in Premature Infants in 2020[J]. Front Pediatr, 2021, 8: 590578.

175. Liu C, Zhu X, Li D, et al. Related Factors of Patent Ductus Arteriosus in Preterm Infants: A Systematic Review and Meta-Analysis[J]. Front Pediatr, 2021, 8: 605879.

176. Khurshid I, Downie GH. Pulmonary arteriovenous malformation[J]. Postgrad Med J, 2002, 78(918): 191-197.

177. Nakayama M, Nawa T, Chonan T, et al. Prevalence of pulmonary arteriovenous malformation as estinated by low-dose thoracic CT screening[J]. Intern Med, 2012, 51(13): 1677-1681.

178. Gosage JR, Kanj G. Pulmonary arteriovenous malformations. A state of the art review[J]. Am J Respir Crit Care Med, 1998, 158(2): 643-661.

179. Velthuis S, Buscarini E, Gossage JR, et al. Clinical implications of pulmonary shunting on saline contrast echocardiography[J]. J Am Soc Echocardiogr, 2015, 28(3): 255-63.

180. Dillman JR, Yarram SG, Hernandez RJ. Imaging of pulmonary venous developmental anomalies[J]. AJR Am J Roentgenol, 2009, 192(5): 1272-1285.

181. Latson LA, Prieto LR. Congenital and Acquired Pulmonary Vein Stenosis[J]. Circulation, 2007, 115(1): 103-108.

182. Shahriari A, Rodefeld MD, Turrentine MW, et al. Caval division technique for sinus venosus atrial septal defect with partial anomalous pulmonary venous connection[J]. Ann Thorac Surg, 2006, 81(1): 224-229.

183. Zhang ZM, Zhang L, Xie F, et al. Echocardiographic diagnosis of anomalous pulmonary venous connections: Experience of 84 cases from 1 medical center[J]. Medicine, 2016, 95(44): e5389.

184. Alsoufi B, Cai S, Van Arsdell GS, et al. Outcomes after surgical treatment of children with partial anomalous pulmonary venous connection[J]. Ann Thorac Surg, 2007, 84(6): 2020-2026.

185. Ahmad AA, Sumesh T, David L, et al. An Unusual Neonatal Presentation of Scimitar Syndrome[J]. AJP Rep, 2018, 8(2): e138-e141.

186. Majdalany DS, Phillips SD, Dearani JA, et al. Isolated partial anomalous pulmonary venous connections in adults: twenty-year experience[J]. Congenic Heart Dis, 2010, 5(6): 537-545.

187. AboulHosn JA, Criley JM, Stringer WW. Partial anomalous pulmonary venous return: case report and review of the literature[J]. Catheter Cardiovascular Interv, 2003, 58(4): 548-552.

188. Karim EK, Elie H, Curt JD, et al. Partial anomalous pulmonary venous return: A case series with management approach[J]. Respir Med Case Rep, 2019, 27: 100833.

189. Furlanetto G, Furlanetto BH, Henriques SR, et al. Mixedtype total anomalous pulmonary venous connection: early results and surgical techniques[J]. World J Pediatr Congenit Heart Surg, 2015, 6(1): 26-32.

190. Lewis RA, Billings CG, Bolger A, et al. Partial anomalous pulmonary venous drainage in patients presenting with suspected pulmonary hypertension: a series of 90 patients from the ASPIRE registry[J]. Respirology, 2020, 25(10): 1066-1072.

191. Turkvatan A, Tola HT, Ayyildiz P, et al. Total Anomalous Pulmonary Venous Connection in Children: Preoperative Evaluation with Low-Dose Multidetector Computed Tomographic Angiography[J]. Tex Heart Inst J, 2017, 44(2): 120-126.

192. Xiang YH, Cheng GX, Jin K, et al. Computed tomography findings and preoperative risk factors for mortality of total anomalous pulmonary venous connection[J]. Int J Cardiovasc Imaging, 2018, 34(12): 1969-1975.

193. Vaidya YP, Green GR. Coronary artery fistula[J]. J Card Surg, 2019, 34(12): 1608-1616.

194. Ali M, Kassem KM, Osei K, et al. Coronary artery fistulae[J]. J Thromb Thrombolysis, 2019, 48(2): 345-351.

195. Yun G, Nam TH, Chun EJ. Coronary artery fistulas: pathophysiology, imaging findings, and management[J]. Radiographics, 2018, 38(3): 688-703.

196. Song G, Zhang J, Ren WD, et al. Pediatric coronary artery fistula: echocardiographic case reports and literature review of treatment strategy[J]. Springerplus, 2016, 5(1): 1583.

197. Buccheri D, Chirco PR, Geraci S, et al. Coronary Artery Fistulae: Anatomy, Diagnosis and Management Strategies[J]. Heart Lung Circ, 2018, 27(8): 940-951.

198. Salehi S, Suri K, Najafi MH, et al. Computed Tomography Angiographic Features of Anomalous Origination of the Coronary Arteries in Adult Patients: A Literature Review and Coronary Computed Tomography Angiographic Illustrations[J]. Curr Probl Diagn Radiol, 2022, 51(2): 204-216.

199. Pandey NN, Sinha M, Sharma A, et al. Anomalies of coronary artery origin: Evaluation on multidetector CT angiography[J]. Clin Imaging, 2019, 57: 87-98.

200. Neiva J, Passos Silva M, Pires-Morais G, et al. Right single coronary artery as an incidental finding in Takotsubo syndrome and acute heart failure: Case report and review of the literature[J]. Rev Port Cardiol, 2019, 38(3): 215-223.

201. Chen Z, Yan J, Han X, et al. Congenital absence of the right coronary artery with acute myocardial infarction: report of two cases and review of the literature[J]. J Int Med Res, 2020, 48(12): 300060520971508.

202. Wang Y, Fan M, Siddiqui FA, et al. Strategies for accurate diagnosis of fetal aortic arch anomalies: benefits of three-dimensional sonography with spatiotemporal image correlation and a novel algorithm for volume analysis[J]. J Am Soc Echocardiogr, 2018, 31(11): 1238-1251.

203. Wang Y, Zhang Y. Fetal vascular rings and pulmonary slings: strategies for two- and three-dimensional echocardiographic diagnosis[J]. J Am Soc Echocardiogr, 2021, 34(4): 336-351.

204. Cohen MS, Jegatheeswaran A, Baffa JM, et al. Echocardiographic features defining right dominant unbalanced atrioventricular septal defect: a multi-institutional Congenital Heart Surgeons' Society study[J]. Circ Cardiovasc Imaging, 2013, 6(4): 508-513.

205. Cheng HL, Huang CH, Tsai HE, et al. Intraoperative assessment of partial atrioventricular septal defect with a cleft mitral valve by real-time three-dimensional transesophageal echocardiography[J]. Anesth Analg, 2012, 114(4): 731-734.

206. Van Praagh R, Geva AT, Kreutzer J. Ventricular septal defects: how shall we describe, name and classify them[J]. J Am Coll Cardiol, 1989, 14(5): 1298-1299.

207. Backer CL, Idriss FS, Zales VR, et al. Surgical management of the conal (supracristal) ventricular septal defect[J]. J Thorac Cardiovasc Surg, 1991, 102(2): 288-296.

208. Yang SC, Novello R, Nicolson S, et al. Evaluation of ventricular septal defect repair using intraoperative transesophageal echocardiography: frequency and significance of residual defects in infants and children[J]. Echocardiography, 2000, 17(7): 681-684.

209. Jacobs JP, Burke RP, Quintessenza JA, et al. Congenital Heart Surgery Nomenclature and Database Project: Ventricular Septal Defect[J]. Ann Thorac Surg, 2000, 69(4 Suppl): S25-S35.

210. Wang S, Zhuang Z, Zhang H, et al. Perventricular closure of perimembranous ventricular septal defects using the concentric occluder device[J]. Pediatr Cardiol, 2014, 35(4): 580-586.

211. Kurokawa S, Honma T, Taneoka M, et al. Can intraoperative TEE correctly measure residual shunt after surgical repair of ventricular septal defects[J]. J Anesth, 2010, 24(3): 343-350.

212. Mori K, Ando M, Takao A, et al. Distal type of aortopulmonary window. Report of 4 cases[J]. Br Heart J, 1978, 40(6): 681-689.

213. Berry TE, Bharati S, Muster AJ, et al. Distal aortopulmonary septal defect, aortic origin of the right pulmonary artery, intact ventricular septum, patent ductus arteriosus and hypoplasia of the aortic isthmus: a newly recognized syndrome[J]. Am J Cardiol, 1982, 49(1): 108-116.

214. Bi WJ, Xiao YJ, Liu YJ, et al. Berry syndrome: a case report and literature review[J]. BMC Cardiovasc Disord, 2021, 21(1): 15.

215. Backer CL, Mavroudis C. Surgical management of aortopulmonary window: a 40-year experience[J]. Eur J Cardiothorac Surg, 2002, 21(5): 773-779.

216. Simpson J, Lopez L, Acar P, et al. Three-dimensional Echocardiography in Congenital Heart Disease: An Expert Consensus Document from the European Association of Cardiovascular Imaging and the American Society of Echocardiography[J]. J Am Soc Echocardiogr, 2017, 30(1): 1-27.

217. Sun F, Chen Y, Ren W, et al. Four-tiered echocardiographic analysis approach for congenital mitral valve malformations: Four years of experience[J]. Int J Cardiol, 2017, 227: 602-610.

218. Vairo A, Marro M, De Ferrari GM, et al. Use of a photo-realism 3D rendering technique to enhance echocardiographic visualization of the anatomical details during beating-heart mitral valve repair[J]. Echocardiography, 2019, 36(11): 2090-2093.

219. Karagodin I, Addetia K, Singh A, et al. Improved Delineation of Cardiac Pathology Using a Novel Three-Dimensional Echocardiographic Tissue Transparency Tool[J]. J Am Soc Echocardiogr, 2020, 33(1): 1316-1323.

220. Sun F, Chen Y, Huang L, et al. Rare congenital mitral valve malformations assessed by real-time three-dimensional echocardiography[J]. Int J Cardiol, 2016, 222: 1027-1030.

221. Sun F, Ren W, Bi W, et al. A "balloon" on the mitral valve[J]. J Am Coll Cardiol, 2013, 62(1): 81.

222. Kuiper GJAJM, Wasowicz M. Transesophageal imaging of cor triatriatum sinistrum[J]. Can J Anaesth, 2021, 68(1): 148-149.

223. Zheng Y, Zhu W, Huang X, et al. Loeffler's group 2 cor triatriatum sinistrum with mobile left atrial thrombus - a case report and literature review[J]. Cardiol Young, 2021, 31(4): 666-668.

224. Stout KK, Daniels CJ, Aboulhosn JA, et al. 2018 AHA/ACC Guideline for the Management of Adults With Congenital Heart Disease: A Report of the American College of Cardiology/American Heart Association Task Force on Clinical Practice Guidelines[J]. Circulation, 2019, 139(14): e698-e800.

225. Fuchs MM, Connolly HM. Ebstein Anomaly in the Adult Patient[J]. Cardiol Clin, 2020, 38(3): 353-363.

226. Kim HY, Jang SY, Moon JR, et al. Natural Course of Adult Ebstein Anomaly When Treated according to Current Recommendation[J]. J Korean Med Sci, 2016, 31(11): 1749-1754.

227. Qureshi MY, O'Leary PW, Connolly HM. Cardiac imaging in Ebstein anomaly[J]. Trends Cardiovasc Med, 2018, 28(6): 403-409.

228. Anderson RH, Silverman NH, Zuberbuhler JR. Congenitally unguarded tricuspid orifice: Its differentiation from Ebstein's malformation in association with pulmonary atresia and intact ventricular septum[J]. Pediatr Cardiol, 1990, 11(2): 86-90.

229. Mohan JC, Passey R, Arora R. Echocardiographic spectrum of congenitally unguarded tricuspid valve orifice and patent right ventricular outflow tract[J]. Int J Cardiol, 2000, 74(2-3): 153-157.

230. Baumgartner H, Hung J, Bermejo J, et al. Echocardiographic assessment of valve stenosis: EAE/ASE recommendations for clinical practice[J]. J Am Soc Echocardiogr, 2009, 22(1): 1-23.

231. Baumgartner H, Hung J, Bermejo J, et al. Recommendations on the echocardiographic assessment of aortic valve stenosis a focused update from the European association of cardiovascular imaging and the American society of echocardiography[J]. J Am Soc Echocardiogr, 2017, 30(4): 372-392.

232. Nishimura RA, Otto CM, Bonow RO, et al. 2017 AHA/ACC Focused Update of the 2014 AHA/ACC Guideline for the Management of Patients With Valvular Heart Disease: A Report of the American College of Cardiology/American Heart Association Task Force on Clinical Practice Guidelines[J]. J Am Coll Cardiol, 2017, 70(2): 252-289.

233. Bonow RO, Carabello BA, Chatterjee K, et al. ACC/AHA 2006 guidelines for the management of patients with valvular heart disease: a report of the American College of Cardiology/American Heart Association Task Force on Practice Guidelines (writing Committee to Revise the 1998 guidelines for the management of patients with valvular

heart disease) developed in collaboration with the Society of Cardiovascular Anesthesiologists endorsed by the Society for Cardiovascular Angiography and Interventions and the Society of Thoracic Surgeons[J]. J Am Coll Cardiol, 2006, 48(3): e1-e148.

234. McNeil JS, Vergales JE, Bechtel AJ, et al. Double-chambered Right Ventricle[J]. Anesthesiology, 2019, 130(1): 150-151.

235. Loukas M, Housman B, Blaak C, et al. Double-chambered right ventricle: a review[J]. Cardiovasc Pathol, 2013, 22(6): 417-423.

236. Surucu M, Erdoğan İ, Varan B, et al. Early and late outcomes of surgical repair of double-chambered right ventricle: a single-centre experience[J]. Cardiol Young, 2020, 30(3): 409-412.

237. Takach TJ, Reul GJ, Duncan JM, et al. Sinus of Valsalva aneurysm or fistula: management and outcome[J]. Ann Thorac Surg, 1999, 68(5): 1573-1577.

238. Au WK, Chiu SW, Mok CK, et al. Repair of ruptured sinus of valsalva aneurysm: determinants of long-term survival[J]. Ann Thorac Surg, 1998, 66(5): 1604-1610.

239. Guo HW, Xiong H, Xu JP, et al. A new and simple classification for sinus of Valsalva aneurysms and the corresponding surgical procedure[J]. Eur J Cardiothorac Surg, 2013, 43(6): 1188-93.

240. Sakakibara S, Konno S. Congenital aneurysm of the sinus of Valsalva. Anatomy and classification[J]. Am Heart J, 1962, 63: 405-424.

241. Orger MA, Fedak PWM, Stephens EH, et al. The American Association for Thoracic Surgery consensus guidelines on bicuspid aortic valve-related aortopathy: Full online-only version[J]. J Thorac Cardiovasc Surg, 2018, 156(2): e41-e74.

242. Sievers HH, Schmidtke C. A classification system for the bicuspid aortic valve from 304 surgical specimens[J]. J Thorac Cardiovasc Surg, 2007, 133(5): 1226-1233.

243. Jilaihawi H, Chen M, Webb J, et al. A Bicuspid Aortic Valve Imaging Classification for the TAVR Era[J]. JACC Cardiovasc Imaging, 2016, 9(10): 1145-1158.

244. Lima CO, Sahn DJ, Valdes-Cruz LM, et al. Prediction of the severity of left ventricular outflow tract obstruction by quantitative two-dimensional echocardiographic Doppler studies[J]. Circulation, 1983, 68(2): 348-54.

245. Roberts WC. Valvular, subvalvular and supravalvular aortic stenosis: morphologic features[J]. Cardiovasc Clin, 1973, 5(1): 97-126.

246. Trede M, Linder F. Supravalvular aortic stenosis[J]. Chirurg, 1962, 33: 155-160.

247. Wren C, Oslizlok P, Bull C. Natural history of supravalvular aortic stenosis and pulmonary artery stenosis[J]. J Am Coll Cardiol, 1990, 15(7): 1625-1630.

248. Cook AC, Fagg NL, Ho SY, et al. Echocardiographic-anatomical correlations in aorto-left ventricular tunnel[J]. Br Heart J, 1995, 74(4): 443-448.

249. Subodh RD, Eyas C, Ali OM, et al. Subvalvular aortic stenosis: a review of current literature[J]. Clin Cardiol, 2018, 41(1): 131-136.

250. Fahrettin U, Ozlem MB, Isik SS, et al. Evaluation of subvalvular aortic stenosis in children: a 16-year single-center experience[J]. Pediatr Cardiol, 2013, 34(6): 1409-1414.

251. Valeske K, Huber C, Mueller M, et al. The dilemma of subaortic stenosis--a single center experience of 15 years with a review of the literature[J]. Thorac Cardiovasc Surg, 2011, 59(5): 293-297.

252. Erbel R, Aboyans V, Boileau C, et al. 2014 ESC Guidelines on the diagnosis and treatment of aortic diseases: Document covering acute and chronic aortic diseases of the thoracic and abdominal aorta of the adult. The Task Force for the Diagnosis and Treatment of Aortic Diseases of the European Society of Cardiology (ESC)[J]. Eur Heart J, 2014, 35(41): 2873-2926.

253. Goldstein SA, Evangelista A, Abbara S, et al. Multimodality Imaging of Diseases of the Thoracic Aorta in Adults: From the American Society of Echocardiography and the European Association of Cardiovascular Imaging Endorsed by the Society of Cardiovascular Computed Tomography and Society for Cardiovascular Magnetic Resonance[J]. J Am Soc Echocardiogr, 2015, 28(2): 119-182.

254. Baumgartner H, Bonhoeffer P, De Groot NM, et al. ESC Guidelines for the management of grown-up congenital heart disease (new version 2010)[J]. Eur Heart J, 2010, 31(23): 2915-2957.

255. Collins-Nakai RL, Dick M, Parisi-Buckley L, et al. Interrupted aortic arch in infancy[J]. J Pediatr, 1976, 88(6): 959-962.

256. Backer CL, Mavroudis C. Congenital Heart Surgery Nomenclature and Database Project: patent ductus arteriosus, coarctation of the aorta, interrupted aortic arch[J]. Ann Thorac Surg, 2000, 69(4 Suppl): S298-S307.

257. Shi G, Chen H, Jinghao Z, et al. Primary complete repair of interrupted aortic arch with associated lesions in infants[J]. J Card Surg, 2014, 29(5): 686-691.

258. Goudar SP, Shah SS, Shirali GS. Echocardiography of coarctation of the aorta, aortic arch hypoplasia, and arch interruption: strategies for evaluation of the aortic arch. Echocardiography of coarctation of the aorta, aortic arch hypoplasia, and arch interruption: strategies for evaluation of the aortic arch[J]. Cardiol Young, 2016, 26(8): 1553-1562.

259. Ono M, Goerler H, Boething D, et al. Surgical repair of aortico-left ventricular tunnel arising from the left aortic sinus[J]. Interact Cardiovasc Thorac Surg, 2008, 7(3): 510-511.

260. Sreenram N, Mrc P, Franks R, et al. Aortico-left ventricular tunnel: long-term outcome after surgical repair[J]. J Am Coll Cardiol, 1991, 17(4): 950-955.

261. Bailliard F, Anderson RH. Tetralogy of Fallot[J]. Orphanet J Rare Dis, 2009, 4: 2.

262. Apitz C, Webb GD, Redington AN. Tetralogy of Fallot[J]. Lancet, 2009, 374(9699): 1462-1471.

263. Prakash A, Powell AJ, Geva T. Multimodality noninvasive imaging for assessment of congenital heart disease. Circ Cardiovasc Imaging, 2010, 3(1): 112-125.

264. Alamri RM, Dohain AM, Arafat AA, et al. Surgical repair for persistent truncus arteriosus in neonates and older

children[J]. J Cardiothorac Surg, 2020, 15(1): 83.

265. Chikkabyrappa S, Mahadevaiah G, Buddhe S, et al. Common Arterial Trunk: Physiology, Imaging, and Management[J]. Semin Cardiothorac Vasc Anesth, 2019, 23(2): 225-236.

266. Amir G, Frenkel G, Bruckheimer E, et al. Anomalous origin of the pulmonary artery from the aorta early diagnosis and repair leading to immediate physiological correction[J]. Cardiol Young, 2010, 20(6): 654-659.

267. Liu Y, Cheng L, Qian XH, et al. Surgical correction of anomalous origin of one pulmonary artery without grafts in infants[J]. J Cardiac Surg, 2015, 30(1): 85-91.

268. Wang J, Song Y, Cheng TO, et al. The value of transthoracic echocardiography in the diagnosis of anomalous origin of the right pulmonary artery from the ascending aorta: a single center experience from China[J]. Int J Cardiol, 2015, 184(1): 750-754.

269. He J, Li H, Li Y, et al. Anomalous origin of the right pulmonary artery from the ascending aorta[J]. Herz, 2015, 52(2): 311-313.

270. Lev M, Bharati S, Meng CC, et al. A concept of double-outlet right ventricle[J]. J Thorac Cardiovasc Surg, 1972, 64(2): 271-281.

271. Hu SS, Xie YQ, Li SJ, et al. Double-root translocation for double-outlet right ventricle with noncommitted ventricular septal defect or double-outlet right ventricle with subpulmonary ventricular septal defect associated with pulmonary stenosis: an optimized solution[J]. Ann Thorac Surg, 2010, 89(5): 1360-1365.

272. Li SJ, Ma K, Hu SS, et al. Surgical outcomes of 380 patients with double outlet right ventricle who underwent biventricular repair[J]. J Thorac Cardiovasc Surg, 2014, 148(3): 817-824.

273. Oladunjoye O, Piekarski B, Baird C, et al. Repair of double outlet right ventricle: Midterm outcomes[J]. J Thorac Cardiovasc Surg, 2019, 159(1): 254-264.

274. Walters HL, Mavroudis C, Tchervenkov CI, et al. Congenital Heart Surgery Nomenclature and Database Project: double-outlet right ventricle[J]. Ann Thorac Surg, 2000, 69(4 Suppl): S249-S263.

275. Pang KJ, Meng H, Hu SS, et al. Echocardiographic Classification and Surgical Approaches to Double-Outlet Right Ventricle for Great Arteries Arising Almost Exclusively from the Right Ventricle[J]. Tex Heart Inst J, 2017, 44(4): 245-251.

276. Anderson RH, Becker AE, Wilcox BR, et al. Surgical anatomy of double-outlet right ventricle—a reappraisal[J]. Am J Cardiol, 1983, 52(5): 555-559.

277. Rao V, Kadletz M, Hornberger LK, et al. Preservation of the pulmonary valve complex in tetralogy of Fallot: how small is too small[J]. Ann Thorac Surg, 2000, 69(1): 176-180.

278. Vanpraagh R, Ongley PA, Swan HJ. Anatomic Types of Single or Common Ventricle in Man. Morphologic and Geometric Aspects of 60 Necropside Cases[J]. Am J Cardiol, 1964, 13: 367-386.

279. Ohye RG, Schranz D, D'Udekem Y. Current Therapy for Hypoplastic Left Heart Syndrome and Related Single Ventricle Lesions[J]. Circulation, 2016, 134(17): 1265-1279.

280. Edwards RM, Reddy GP, Kicska G. The functional single ventricle: how imaging guides treatment[J]. Clin Imaging, 2016, 40(6): 1146-1155.

281. Hauck A, Porta N, Lestrud S, et al. The Pulmonary Circulation in the Single Ventricle Patient[J]. Children(Basel), 2017, 4(8): 71.

282. Windsor J, Townsley MM, Briston D, et al. Fontan Palliation for Single-Ventricle Physiology: Perioperative Management for Noncardiac Surgery and Analysis of Outcomes[J]. J Cardiothorac Vasc Anesth, 2017, 31(6): 2296-2303.

283. Sumal AS, Kyriacou H, Mostafa AMHAM. Tricuspid atresia: Where are we now[J]? J Card Surg, 2020, 35(7): 1609-1617.

284. Noonan JA, Nandas AS. The hypoplastic left heart syndrome: an analysis of 101 cases[J]. Pediatr Clin North Am, 1958, 5(4): 1029-1056.

285. Shenoy RU, Pamess IA. Hypoplastic left heart syndrome. Looking back, looking forward[J]. J Am Coll Cardiol, 2014, 64(19): 2036-2038.

286. Barron DJ, Kilby MD, Davies B, et al. Hypoplastic left heart syndrome[J]. Lancet, 2009, 374(9689): 551-564.

287. Salih C, Sheppard MN, Ho SY. Morphometry of coronary capillaries in hypoplastic left heart syndrome[J]. Ann Thorac Surg, 2004, 77(3): 903-907.

288. Mah K, Khoo NS, Tham E, et al. Tricuspid regurgitation in Hypoplastic Left Heart Syndrome: Three-dimensional echocardiography provides additional information in describing jet location[J]. J Am Soc Echocardiogr, 2021, 34(5): 529-536.

289. Daimon M, Watanabe H, Yamagishi H, et al. Physiologic assessment of coronary artery stenosis by coronary flow reserve measurement with transthoracic Doppler echocardiography: Comparison with exercise 201-TI single photon emission computed tomography[J]. J Am Coll Cardiol, 2001, 37(5): 1310-1315.

290. Baumgartner H, Falk V, Bax JJ, et al. 2017 ESC/EACTS Guidelines for the management of valvular heart disease. Eur Heart J, 2017, 38(36): 2739-2791.

291. Zoghbi WA, Adams D, Bonow RO, et al. Recommendations for noninvasive evaluation of native valvular regurgitation: a report from the American Society of Echocardiography developed in collaboration with the Society for Cardiovascular Magnetic Resonance[J]. J Am Soc Echocardiogr, 2017, 30(4): 303-371.

292. Bois JP, Crowson CS, Khullar T, et al. Progression rate of severity of aortic stenosis in patients with rheumatoid arthritis[J]. Echocardiography, 2017, 34(10): 1410-1416.

293. Waller B, Howard J, Fess S. Pathology of aortic valve stenosis and pure aortic regurgitation. A clinical morphologic assessment--Part I[J]. Clin Cardiol, 1994, 17(2): 85-92.

294. Maurer G. Aortic regurgitation[J]. Heart, 2006, 92(7): 994-1000.

295. Fishbein GA, Fishbein MC. Pathology of the Aortic Valve: Aortic Valve Stenosis/Aortic Regurgitation[J]. Curr Cardiol Rep, 2019, 21(8): 81.

296. Doherty JU, Kort S, Mehran R, et al. ACC/AATS/AHA/ASE/ASNC/HRS/SCAI/SCCT/SCMR/STS 2017 Appro-

priate Use Criteria for Multimodality Imaging in Valvular Heart Disease: A Report of the American College of Cardiology Appropriate Use Criteria Task Force, American Association for Thoracic Surgery, American Heart Association, American Society of Cardiovascular Computed Tomography, Society for Cardiovascular Magnetic Resonance, and Society of Thoracic Surgeons[J]. J Am Coll Cardiol, 2017, 70（13）: 1647-1672.

297. Smith HJ, Neutze JM, Roche AH, et al. The natural history of rheumatic aortic regurgitation and the indications for surgery[J]. Br Heart J, 1976, 38（2）: 147-154.

298. Shinn SH, Schaff HV. Evidence-based surgical management of acquired tricuspid valve disease[J]. Nat Rev Cardiol, 2013, 10（4）: 190-203.

299. Kerut KD, Kerut EK. Echo diagnosis of rheumatic tricuspid valve disease. Echocardiography, 2014, 31（5）: 680-681.

300. Habib G, Lancellotti P, Antunes MJ, et al. 2015 ESC Guidelines for the management of infective endocarditis: The Task Force for the Management of Infective Endocarditis of the European Society of Cardiology（ESC）. Endorsed by: European Association for Cardio-Thoracic Surgery （EACTS）, the European Association of Nuclear Medicine （EANM）[J]. Eur Heart J, 2015, 36（44）: 3075-3128.

301. Ansari A, Rigolin VH. Infective Endocarditis: An Update on the Role of Echocardiography[J]. Curr Cardiol Rep, 2010, 12（3）: 265-271.

302. Millar BC, Habib G, Moore JE. New diagnostic approaches in infective endocarditis[J]. Heart, 2016, 102（10）: 796-807.

303. Nakatani S, Ohara T, Ashihara K, et al. JCS 2017 Guideline on Prevention and Treatment of Infective Endocarditis[J]. Circ J, 2019, 83（8）: 1767-1809.

304. Zoghbi WA, Chambers JB, Dumesnil JG, et al. Recommendations for evaluation of prosthetic valves with echocardiography and doppler ultrasound: a report From the American Society of Echocardiography's Guidelines and Standards Committee and the Task Force on Prosthetic Valves, developed in conjunction with the American College of Cardiology Cardiovascular Imaging Committee, Cardiac Imaging Committee of the American Heart Association, the European Association of Echocardiography, a registered branch of the European Society of Cardiology, the Japanese Society of Echocardiography and the Canadian Society of Echocardiography, endorsed by the American College of Cardiology Foundation, American Heart Association, European Association of Echocardiography, a registered branch of the European Society of Cardiology, the Japanese Society of Echocardiography, and Canadian Society of Echocardiography[J]. J Am Soc Echocardiogr, 2009, 22（9）: 975-1014, 1082-1084.

305. Ramamurthi A, Pandian NG, Gangadharamurthy D, et al. The syndrome of degenerative calcific aortic stenosis: prevalence of multiple pathophysiologic disorders in association with valvular stenosis and their implications[J]. Echocardiography, 2013, 30（1）: 1-7.

306. Pasca I, Dang P, Tyagi G, et al. Survival in Patients with Degenerative Mitral Stenosis: Results from a Large Retrospective Cohort Study[J]. J Am Soc Echocardiogr, 2016,

29（5）: 461-469.

307. Mahjoub H, Pibarot P, Dumesnil JG. Echocardiographic evaluation of prosthetic heart valves[J]. Curr Cardiol Rep, 2015, 17（6）: 48.

308. Jiang MY, Wang L, Xuan QK, et al. Risk Factors Associated with Left-Sided Cardiac Valve Calcification: A Case Control Study[J]. Cardiology, 2016, 134（1）: 26-33.

309. Blauwet LA, Miller FA Jr. Echocardiographic assessment of prosthetic heart valves[J]. Prog Cardiovasc Dis, 2014, 57（1）: 100-110.

310. Zoghbi WA. New recommendations for evaluation of prosthetic valves with echocardiography and doppler ultrasound[J]. Methodist Debakey Cardiovasc J, 2010, 6（1）: 20-26.

311. Ino T, Benson LN, Freedom RM, et al. Natural history and prognostic risk factors in endocardial fibroelastosis[J]. Am J Cardiol, 1988, 62（7）: 431-434.

312. Lurie PR. Changing concepts of endocardial fibroelastosis[J]. Cardiol Young, 2010, 20（2）: 115-123.

313. Gati S, Rajani R, Carr-White GS, et al. Adult left ventricular noncompaction: reappraisal of current diagnostic imaging modalities[J]. JACC Cardiovasc Imaging, 2014, 7（12）: 1266-1275.

314. Zuccarino F, Vollmer I, Sanchez G, et al. Left ventricular noncompaction: imaging findings and diagnostic criteria[J]. AJR Am J Roentgenol, 2015, 204（5）: W519-W530.

315. Carlos AR, Kirsten T, Leonardo M, et al. Libman-Sacks endocarditis: detection, characterization, and clinical correlates by three-dimensional transesophageal echocardiography[J]. J Am Soc Echocardiogr, 2015, 28（7）: 770-779.

316. Roldan CA, Sibbitt WL Jr, Qualls CR, et al. Libman-Sacks endocarditis and embolic cerebrovascular disease[J]. JACC Cardiovasc Imaging, 2013, 6（9）: 973-983.

317. Morelli S, Bernardo ML, Viganego F, et al. Left-sided heart valve abnormalities and risk of ischemic cerebrovascular accidents in patients with systemic lupus erythematosus[J]. Lupus, 2003, 12（11）: 805-812.

318. Roldan CA, Shively BK, Crawford MH. An echocardiographic study of valvular heart disease associated with systemic lupus erythematosus[J]. N Engl J Med, 1996, 335（19）: 1424-1430.

319. Roberts WC. The senile cardiac calcification syndrome[J]. Am J Cardiol, 1986, 58（6）: 572-574.

320. Boon A, Cheriex E, Lodder J, et al. Cardiac valve calcification: characteristics of patients with calcification of the mitral annulus or aortic valve[J]. Heart, 1997, 78（5）: 472-474.

321. Wijesinghe N, Ye J, Rodés-Cabau J, et al. Transcatheter aortic valve impaltation in patients with bicuspid aortic valve stenosis[J]. JACC cardiovasc interv, 2010, 3（11）: 1122-1125.

322. Ng AC, Delgado V, van der Kley F, et al. Comparison of aortic root dimensions and geometries before and after transcatheter aortic valve implantation by 2-and 3-dimensional transesophageal echocardiography and multislice computed tomography[J]. Cir Cardiovasc imaging, 2010, 3（1）: 94-102.

323. Zhou N, Pan C, Zhao W, et al. Role of Three-dimensional Transesophageal Echocardiography in Transcatheter Aortic Valve implantation of Bicuspid Aortic Valve stenosis: A Controlled study and Comparison with Tricuspid Aortic Valve Stenosis[J]. Cardiology Plus, 2018, 3(1): 1-8

324. Moss RR, Ivens E, Pasupati S, et al. Role of echocardiography in percutaneous aortic valve implantation[J]. JACC Cardiovasc Imaging, 2008, 1(1): 15-24.

325. Hu P, Liu XB, Liang J, et al. A hospital-based survey of patients with severe valvular heart disease in China[J]. Int J Cardio, 2017, 231: 244-247.

326. Maisano F, Canna GL, Colombo A, et al. The evolution from surgery to percutaneous mitral valve interventions: the role of the edge-to-edge technique[J]. J Am Coll Cardiol, 2011, 58(21): 2174-2182.

327. Stone GW, Vahanian AS, Adams DH, et al. Clinical Trial Design Principles and Endpoint Definitions for Transcatheter Mitral Valve Repair and Replacement: Part 1: Clinical Trial Design Principles: A Consensus Document From the Mitral Valve Academic Research Consortium[J]. Eur Heart J, 2015, 36(29): 1851-1877.

328. Shanewise JS, Cheung AT, Aronson S, et al. ASE/SCA Guidelines for performing a comprehensive intraoperative multiplane transeophageal echocardiography examination[J]. J Am Soc Echocardiogr, 1999, 12(10): 884-990.

329. Estévez-Loureiro R, Franzen O, Winter R, et al. Echocardiographic and clinical outcomes of central versus noncentral percutaneous edge-to-edge repair of degenerative mitral regurgitation[J]. J Am Coll Cardiol, 2013, 62(25): 2370-2377.

330. O'Gara PT, Grayburn PA, Badhwar V, et al. 2017 ACC Expert Consensus Decision Pathway on the Management of Mitral Regurgitation: A Report of the American College of Cardiology Task Force on Expert Consensus Decision Pathways[J]. J Am Coll Cardiol, 2017, 70(19): 2421-2449.

331. Feldman T, Foster E, Glower DD, et al; EVEREST II Investigators. Percutaneous repair or surgery for mitral regurgitation[J]. N Engl J Med, 2011, 364(15): 1395-1406.

332. Stone GW, Lindenfeld J, Abraham WT, et al. COAPT Investigators. Transcatheter Mitral-Valve Repair in Patients with Heart Failure[J]. N Engl J Med, 2018, 379(24): 2307-2318.

333. Silvestry FE, Rodriguez LL, Herrmann HC, et al. Echocardiographic guidance and assessment of percutaneous repair for mitral regurgitation with the Evalve MitraClip: lessons learned from EVEREST I[J]. J Am Soc Echocardiogr, 2007, 20(10): 1131-1140.

334. Faletra F, Grimaldi A, Pasotti E, et al. Real-time 3-dimensional transesophageal echocardiography during double percutaneous mitral edge-to-edge procedure[J]. JACC Cardiovasc Imaging, 2009, 2(8): 1031-1133

335. Wunderlich NC, Siegel RJ. Peri-interventional echo assessment for the MitraClip procedure[J]. Eur Heart J Cardiovasc Imaging, 2013, 14(10): 935-949.

336. Wallenborn J, Herrmann S, Hansen M, et al. Systematic Echocardiographic Evaluation of Mitral Valve Regurgitation for Transcatheter Edge-to-Edge Repair[J]. Echocardiography, 2016, 33(7): 1069-1079.

337. Kreidel F, Frerker C, Schlüter M, et al. Repeat MitraClip Therapy for Significant Recurrent Mitral Regurgitation in High Surgical Risk Patients: Impact of Loss of Leaflet Insertion[J]. JACC Cardiovasc Interv, 2015, 8(11): 1480-1489.

338. Bouzas B, Kilner PJ, Gatzoulis MA. Pulmonary regurgitation: not a benign lesion[J]. Eur Heart J, 2005, 26(5): 433-439

339. Mitropoulos FM, Kanakis MA, Ntellos C, et al. Pulmonary valve replacement in patients with corrected Tetralogy of Fallot[J]. J Cardiovasc Thorac Res, 2017, 9(2): 71-77.

340. Cuypers JA, Menting ME, Konings EE, et al. Unnatural history of Tetralogy of Fallot: prospective follow-up of 40 years after surgical correction[J]. Circulation, 2014, 130(22): 1944-1953.

341. Bhagra CJ, Hickey EJ, Van De Bruaene A, et al. Pulmonary valve procedures late after repair of Tetralogy of Fallot: current perspectives and contemporary approaches to management[J]. Can J Cardiol, 2017, 33(9): 1138-1149.

342. Van Berendoncks A, Van Grootel R, McGhie J, et al. Echocardiographic parameters of severe pulmonary regurgitation after surgical repair of tetralogy of Fallot[J]. Congenit Heart Dis, 2019, 14(4): 628-637.

343. Champsaur G, Robin J, Curtil A, et al. Long-term clinical and hemodynamic evaluation of porcine valved conduits implanted from the right ventricle to the pulmonary artery[J]. J Thorac Cardiovasc Surg, 1998, 116(5): 793-804.

344. Ommen SR, Mital S, Burke MA, et al. 2020 AHA/ACC Guideline for the Diagnosis and Treatment of Patients With Hypertrophic Cardiomyopathy: A Report of the American College of Cardiology/American Heart Association Joint Committee on Clinical Practice Guidelines[J]. Circulation, 2020, 142(25): e558-e631.

345. Gersh BJ, Maron BJ, Bonow RO, et al. American College of Cardiology Foundation/American Heart Association Task Force on Practice Guidelines. 2011 ACCF/AHA Guideline for the Diagnosis and Treatment of Hypertrophic Cardiomyopathy: a report of the American College of Cardiology Foundation/American Heart Association Task Force on Practice Guidelines. Developed in collaboration with the American Association for Thoracic Surgery, American Society of Echocardiography, American Society of Nuclear Cardiology, Heart Failure Society of America, Heart Rhythm Society, Society for Cardiovascular Angiography and Interventions, and Society of Thoracic Surgeons[J]. J Am Coll Cardiol, 2011, 58(25): e212-2

346. Maron BJ, Ommen SR, Semsarian C, et al. Hypertrophic cardiomyopathy: present and future, with translation into contemporary cardiovascular medicine[J]. J Am Coll Cardiol, 2014, 64(1): 83-99.

347. van Velzen HG, Schinkel AFL, Baart SJ, et al. Outcomes of Contemporary Family Screening in Hypertrophic Cardiomyopathy[J]. Circ Genom Precis Med, 2018, 11(4): e001896.

348. Donal E, Delgado V, Bucciarelli-Ducci C, et al. Multimodality imaging in the diagnosis, risk stratification, and

management of patients with dilated cardiomyopathies: an expert consensus document from the European Association of Cardiovascular Imaging[J]. Eur Heart J Cardiovasc Imaging, 2019, 20 (10): 1075-1093.

349. Schultheiss HP, Fairweather D, Caforio ALP, et al. Dilated cardiomyopathy[J]. Nat Rev Dis Primers, 2019, 5 (1): 32.

350. Kamperidis V, van Wijngaarden SE, van Rosendael PJ, et al. Mitral valve repair for secondary mitral regurgitation in nonischaemic dilated cardiomyopathy is associated with left ventricular reverse remodelling and increase of forward flow[J]. Eur Heart J Cardiovasc Imaging, 2018, 19 (2): 208-215.

351. Japp AG, Gulati A, Cook SA, et al. The Diagnosis and Evaluation of Dilated Cardiomyopathy[J]. J Am Coll Cardiol, 2016, 67 (25): 2996-3010.

352. Hong JA, Kim MS, Cho MS, et al. Clinical features of idiopathic restrictive cardiomyopathy a retrospective multicenter cohort study over 2 decades[J]. Medicine (Baltimore), 2017, 96 (36): e7886.

353. Hayashi T, Tsuda E, Kurosaki K, et al. Electrocardiographic and clinical characteristics of idiopathic restrictive cardiomyopathy in children[J]. Circ J, 2007, 71 (10): 1534-1539.

354. Corrado D, Thiene G. Arrhythmogenic right ventricular cardiomyopathy dysplasia clinical impact of molecular genetic studies[J]. Circulation, 2006, 113 (13): 1634-1637.

355. Meng H, Pang KJ, Li SJ, et al. Biventricular Repair of Double Outlet Right Ventricle: Preoperative Echocardiography and Surgical Outcomes[J]. World J Pediatr Congenit Heart Surg, 2017, 8 (3): 354-360.

356. Corrado D, Wichter T, Link MS, et al. Treatment of arrhythmogenic right ventricular cardiomyopathy dysplasia an international task force consensus statement[J]. Circulation, 2015, 132 (5): 441-453.

357. Haugaa KH, Basso C, Badano LP, et al. Comprehensive multimodality imaging approach in arrhythmogenic cardiomyopathyan expert consensus document of the European Association of Cardiovascular Imaging[J]. Eur Heart J Cardiovasc Imaging, 2017, 18 (3): 237-253.

358. Acar C, Jebara VA, Portoghese M, et al. Revival of the radial artery for coronary artery bypass grafting[J]. Ann Thorac Surg, 1992, 54 (4): 652-659, 659-660.

359. Towbin JA, Lorts A, Jefferies JL. Left ventricular noncompaction cardiomyopathy[J]. Lancet, 2015, 386 (9995): 813-825.

360. Sedaghat-Hamedani F, Haas J, Zhu F, et al. Clinical Genetics and Outcome of Left Ventricular Non-Compaction Cardiomyopathy[J]. Eur Heart J, 2017, 38 (46): 3449-3460.

361. Jenni R, Oechslin E, Schneider J, et al. Echocardiographic and pathoanatomical characteristics of isolated left ventricular noncompaction a step towards classification as a distinct cardiomyopathy[J]. Heart, 2001, 86 (6): 666-671.

362. Paterick TE, Umland MM, Jan MF, et al. Left ventricular noncompaction a 25- year odyssey[J]. J Am Soc Echocardiogr, 2012, 25 (4): 363-375.

363. Evans W. Alcoholic Myocardiopathy[J]. Prog Cardiovasc Dis, 1964, 7: 151-171.

364. Lordan R, Tsoupras A, Zabetakis I, et al. Forty Years Since the Structural Elucidation of Platelet-Activating Factor (PAF): Historical, Current, and Future Research Perspectives[J]. Molecules 2019, 24 (23): 4414.

365. Skotzko CE, Vrinceanu A, Krueger L, et al. Alcohol use and congestive heart failure: incidence, importance, and approaches to improved history taking[J]. Heart Fail Rev, 2009, 14 (1): 51-55.

366. Maisch B. Alcoholic cardiomyopathy: The result of dosage and individual predisposition[J]. Herz, 2016, 41 (6): 484-493.

367. Leggio L, Lee MR. Treatment of Alcohol Use Disorder in Patients with Alcoholic Liver Disease[J]. Am J Med, 2017, 130 (2): 124-134.

368. Guzzo-Merello G, Cobo-Marcos M, Gallego-Delgado M, et al. Alcoholic cardiomyopathy[J]. World J Cardiol, 2014, 6 (8): 771-781.

369. Porter TR, Kaminsky W, Mayer JM. Preparation, structural characterization, and thermochemistry of an isolable 4-arylphenoxyl radical[J]. J Org Chem, 2014, 79 (20): 9451-9454.

370. Armstrong GT, Joshi VM, Ness KK, et al. Comprehensive Echocardiographic Detection of Treatment-Related Cardiac Dysfunction in Adult Survivors of Childhood Cancer: Results From the St. Jude Lifetime Cohort Study[J]. J Am Coll Cardiol, 2015, 65 (23): 2511-2522.

371. Tuzovic M, Wu PT, Kianmahd S, et al. Natural history of myocardial deformation in children, adolescents, and young adults exposed to anthracyclines: Systematic review and meta-analysis[J]. Echocardiography, 2018, 35 (7): 922-934.

372. Thavendiranathan P, Grant AD, Negishi T, et al. Reproducibility of echocardiographic techniques for sequential assessment of left ventricular ejection fraction and volumes: application to patients undergoing cancer chemotherapy[J]. J Am Coll Cardiol, 2013, 61 (1): 77-84.

373. Matshela MR. The role of echocardiography in acute viral myocarditis[J]. Cardiovasc J Afr, 2019, 30 (4): 239-244.

374. Topol EJ. COVID-19 can affect the heart[J]. Science, 2020, 370 (6515): 408-409.

375. Felker GM, Boehmer JP, Hruban RH, et al. Echocardiographic findings in fulminant and acute myocarditis[J]. J Am Coll Cardiol, 2000, 36 (1): 227-232.

376. Hsiao JF, Koshino Y, Bonnichsen CR, et al. Speckle tracking echocardiography in acute myocarditis[J]. Int J Cardiovasc Imaging, 2013, 29 (2): 275-284.

377. Knuuti J, Wijns W, Saraste A, et al. 2019 ESC Guidelines for the diagnosis and management of chronic coronary syndromes[J]. Eur Heart J, 2020, 41 (3): 407-477.

378. Collet JP, Thiele H, Barbato E, et al. ESC Scientific Document Group. 2020 ESC Guidelines for the management of acute coronary syndromes in patients presenting without persistent ST-segment elevation[J]. Eur Heart J, 2021, 42 (14): 1289-1367.

379. Kobayashi T, Fuse S, Sakamoto N, et al. A new Z score curve of the coronary arterial internal diameter using the Lambda-Mu-Sigma method in a pediatric population[J]. J

Am Soc Echocardiogr, 2016, 29（8）: 794-801.

380. Dallaire F, Dahdah N. New equations and a critical appraisal of coronary artery Z scores in healthy children[J]. J Am Soc Echocardiogr, 2011, 24（1）: 60-74.

381. Ragland MM, Ye Y, Tak T. Diagnosis of pericardial effusion: correlation between echocardiography and computed tomography[J]. Neth Heart J, 2006, 14（6）: 229-230.

382. Tsang TS, Oh JK, Seward JB. Diagnosis and management of cardiac tamponade in the era of echocardiography[J]. Clin Cardiol, 1999, 22（7）: 446-452.

383. Imazio M, Gaita F, LeWinter M. Evaluation and Treatment of Pericarditis: A Systematic Review[J]. JAMA, 2015, 314（14）: 1498-506.

384. Mccarthy CP, Vaduganathan M, Mccarthy KJ, et al. Left Ventricular Thrombus After Acute Myocardial Infarction: Screening, Prevention, and Treatment[J]. JAMA Cardiol, 2018, 3（7）: 642-649.

385. Whalen H, Dako F, Patel P, et al. Role of Imaging for Suspected Cardiac Thrombus[J]. Curr Treat Options Cardiovasc Med, 2019, 21（12）: 81.

386. Smietana J, Plitt A, Halperin JL. Thromboembolism in the Absence of Atrial Fibrillation[J]. Am J Cardiol, 2019, 124（2）: 303-311.

387. Mügge A, Daniel WG, Haverich A, et al. Diagnosis of noninfective cardiac mass lesions by two-dimensional echocardiography. Comparison of the transthoracic and transesophageal approaches[J]. Circulation, 1991, 83（1）: 70-78.

388. Alam M, Sun I. Transesophageal echocardiographic evaluation of left atrial mass lesions[J]. J Am Soc Echocardiogr, 1991, 4（4）: 323-330.

389. Burke A, Tavora F. The 2015 WHO Classification of Tumors of the Heart and Pericardium[J]. J Thorac Oncol, 2016, 11（4）: 441-452.

390. Mankad R, Herrmann J. Cardiac tumors: echo assessment[J]. Echo Res Pract, 2016, 3（4）: R65-R77.

391. Hoffmeier A, Sindermann JR, Scheld HH, et al. Cardiac tumors--diagnosis and surgical treatment[J]. Dtsch Arztebl Int, 2014, 111（12）: 205-211

392. Basso C, Rizzo S, Valente M, et al. Cardiac masses and tumours[J]. Heart, 2016, 102（15）: 1230-1245.

393. Mansencal N, Revault-d'Allonnes L, Pelage JP, et al. Usefulness of contrast echocardiography for assessment of intracardiac masses[J]. Arch Cardiovasc Dis, 2009, 102（3）: 177-183.

394. Reardon MJ. Malignant tumor overview[J]. Methodist Debakey Cardiovasc J, 2010, 6（3）: 35-37.

395. Lepper W, Belcik T, Wei K, et al. Myocardial contrast echocardiography[J]. Circulation, 2004, 109（25）: 3132-3135.

396. Ramlawi B, Leja MJ, Abu Saleh WK, et al. Surgical Treatment of Primary Cardiac Sarcomas: Review of a Single-Institution Experience[J]. Ann Thorac Surg, 2016, 101（2）: 698-702.

397. Reddy G, Maor E, Bois M, et al. Percutaneous transcatheter biopsy for intracardiac mass diagnosis[J]. EuroIntervention, 2017, 13（12）: e1436-e1443.

398. Wyler von Ballmoos MC, Chan EY, Reardon MJ. Imaging and Surgical Treatment of Primary Pulmonary Artery Sarcoma[J]. Int J Cardiovasc Imaging, 2019, 35（8）: 1429-1433.

399. Fleisher LA, Fleischmann KE, Auerbach AD, et al. 2014 ACC/AHA guideline on perioperative cardiovascular evaluation and management of patients undergoing noncardiac surgery: executive summary: a report of the American College of Cardiology/American Heart Association Task Force on Practice Guidelines[J]. Circulation, 2014, 130（24）: 2215-2245.

400. Chaikof EL, Dalman RL, Eskandari MK, et al. The Society for Vascular Surgery practice guidelines on the care of patients with an abdominal aortic aneurysm[J]. J Vasc Surg, 2018, 67（1）: 2-77.

401. Hiratzka LF, Bakris GL, Beckman JA, et al. 2010 ACCF/AHA/AATS/ACR/ASA/SCA/SCAI/SIR/STS/SVM guidelines for the diagnosis and management of patients with Thoracic Aortic Disease: a report of the American College of Cardiology Foundation/American Heart Association Task Force on Practice Guidelines, American Association for Thoracic Surgery, American College of Radiology, American Stroke Association, Society of Cardiovascular Anesthesiologists, Society for Cardiovascular Angiography and Interventions, Society of Interventional Radiology, Society of Thoracic Surgeons, and Society for Vascular Medicine[J]. Circulation, 2010, 121（13）: e266-e369.

402. Atik FA, Navia JL, Svensson LG, et al. Surgical treatment of pseudoaneurysm of the thoracic aorta[J]. J Thorac Cardiovasc Surg, 2006, 132（2）: 379-385.

403. Lacalzada-Almeida J, De la Rosa-Hernández A, Izquierdo-Gómez MM, et al. Compression of the right coronary artery by an aortic pseudoaneurysm after infective endocarditis: an unusual case of myocardial ischemia[J]. Clin Interv Aging, 2017, 13: 9-11.

404. Elkaryoni A, Hsiung MC, Arisha MJ, et al. Does three-dimensional transesophageal echocardiography provide incremental value in percutaneous closure of ascending aortic pseudoaneurysm[J]. Echocardiography, 2017, 34（7）: 1057-1061.

405. Marwick TH, Gillebert TC, Aurigemma G, et al. Recommendations on the Use of Echocardiography in Adult Hypertension: A Report from the European Association of Cardiovascular Imaging（EACVI）and the American Society of Echocardiography（ASE）[J]. J Am Soc Echocardiogr, 2015, 28（7）: 727-754.

406. Messerli FH, Rimoldi SF, Bangalore S. The Transition From Hypertension to Heart Failure: Contemporary Update[J]. JACC Heart Fail, 2017, 5（8）: 543-551.

407. Konstantinides SV, Meyer G, Becattini C, et al. 2019 ESC Guidelines for the diagnosis and management of acute pulmonary embolism developed in collaboration with the European Respiratory Society（ERS）[J]. Eur Heart J, 2020, 41（4）: 543-603.

408. Yacoub MH. Decade in review--cardiomyopathies: Cardiomyopathy on the move[J]. Nat Rev Cardiol, 2014, 11（11）: 628-629.

409. Richardson P, McKenna W, Bristow M, et al. Report of the 1995 World Health Organization/International Society

and Federation of Cardiology Task Force on the Definition and Classification of cardiomyopathies[J]. Circulation, 1996, 93 (5): 841-842.

410. Maron BJ, Towbin JA, Thiene G, et al. Contemporary definitions and classification of the cardiomyopathies: an American Heart Association Scientific Statement from the Council on Clinical Cardiology, Heart Failure and Transplantation Committee; Quality of Care and Outcomes Research and Functional Genomics and Translational Biology Interdisciplinary Working Groups; and Council on Epidemiology and Prevention[J]. Circulation, 2006, 113 (14): 1807-1816.

411. Elliott PM, Anastasakis A, Borger MA, et al. 2014 ESC guidelines on diagnosis and management of hypertrophic cardiomyopathy: the task force for the diagnosis and management of hypertrophic cardiomyopathy of the European Society of Cardiology (ESC)[J]. Eur Heart J, 2014, 35 (39): 2733-2779.

412. Silbiger JJ. Abnormalities of the mitral apparatus in hypertrophic cardiomyopathy: echocardiographic, pathophysiologic, and surgical insights[J]. J Am Soc Echocardiogr, 2016, 29 (7): 622-639.

413. January CT, Wann LS, Calkins H, et al. 2019 AHA/ACC/HRS Focused Update of the 2014 AHA/ACC/HRS Guideline for the Management of Patients With Atrial Fibrillation: A Report of the American College of Cardiology/American Heart Association Task Force on Clinical Practice Guidelines and the Heart Rhythm Society in Collaboration With the Society of Thoracic Surgeons[J]. Circulation, 2019, 140 (2): e125-e151.

414. Kusumoto FM, Schoenfeld MH, Barrett C, et al. 2018 ACC/AHA/HRS Guideline on the Evaluation and Management of Patients With Bradycardia and Cardiac Conduction Delay: A Report of the American College of Cardiology/American Heart Association Task Force on Clinical Practice Guidelines and the Heart Rhythm Society[J]. Circulation, 2019, 140 (8): e382-e482.

415. Mele D, Bertini M, Malagu M, et al. Current role of echocardiography in cardiac resynchronization therapy[J]. Heart Fail Rev, 2017, 22 (6): 699-722.

416. Papadopoulos CH, Oikonomidis D, Lazaris E, et al. Echocardiography and cardiac arrhythmias[J]. Hellenic J Cardiol, 2018, 59 (3): 140-149.

417. Stainback RF, Estep JD, Agler DA, et al. Echocardiography in the Management of Patients with Left Ventricular Assist Devices: Recommendations from the American Society of Echocardiography[J]. J Am Soc Echocardiogr, 2015, 28 (8): 853-909.

418. Olymbios M, Kwiecinski J, Berman DS, et al. Imaging in Heart Transplant Patients[J]. JACC Cardiovasc Imaging, 2018, 11 (10): 1514-1530.

419. Lakkis NM, Nagueh SF, Kleiman NS, et al. Echocardi-ography-guided ethanol septal reduction for hypertrophic obstructive cardiomyopathy[J]. Circulation, 1998, 98 (17): 1750-1755.

420. Krajcer Z, Leachman RD, Cooley DA, et al. Nonsurgical septal reduction for hypertrophic obstructive cardiomyopathy: outcome in the first series of patients[J]. Circulation, 1997, 95 (8): 2075-2081.

421. Alam M, Dokainish H, Lakkis N. Alcohol septal ablation for hypertrophic obstructive cardiomyopathy: a systematic review of published studies[J]. J Interv Cardiol, 2006, 19 (4): 319-327.

422. Liu LW, Li J, Zuo L, et al. Percutaneous Intramyocardial Septal Radiofrequency Ablation for Hypertrophic Obstructive Cardiomyopathy[J]. J Am Coll Cardiol, 2018, 72 (16): 1898-1909.

423. Badano LP, Miglioranza MH, Edvardsen T, et al. European Association of Cardiovascular Imaging/Cardiovascular Imaging Department of the Brazilian Society of Cardiology recommendations for the use of cardiac imaging to assess and follow patients after heart transplantation[J]. Eur Heart J Cardiovasc Imaging, 2015, 16 (9): 919-948.

424. Eleid MF, Caracciolo G, Cho EJ, et al. Natural history of left ventricular mechanics in transplanted hearts: relationships with clinical variables and genetic expression profiles of allograft rejection[J]. JACC Cardiovasc Imaging, 2010, 3 (10): 989-1000.

425. Di Candia A, Castaldi B, Bordin G, et al. Pulmonary Artery Banding for Ventricular Rehabilitation in Infants With Dilated Cardiomyopathy: Early Results in a Single-Center Experience[J]. Front Pediatr, 2020, 8: 347.

426. Shah SJ, Feldman T, Ricciardi MJ, et al. One-Year Safety and Clinical Outcomes of a Transcatheter Interatrial Shunt Device for the Treatment of Heart Failure With Preserved Ejection Fraction in the Reduce Elevated Left Atrial Pressure in Patients With Heart Failure (REDUCE LAP-HF I) Trial: A Randomized Clinical Trial[J]. JAMA Cardiol, 2018, 3 (10): 968-977.

427. Ayres NA, Miller-Hance W, Fyfe DA, et al. Indications and guidelines for performance of transesophageal echocardiography in the patient with pediatric acquired or congenital heart disease: report from the task force of the Pediatric Council of the American Society of Echocardiography[J]. J Am Soc Echocardiogra, 2005, 18 (1): 91-98.

428. Honjo O, Mertens L, Van Arsdell GS, et al. Atrioventricular Valve Repair in Patients With Single-ventricle Physiology: Mechanisms, Techniques of Repair, and Clinical Outcomes[J]. Semin Thorac Cardiovasc Surg Pediatr Card Surg Annu, 2011, 14 (1): 75-84.

429. Séguéla PE, Houyel L, Acar P. Congenital malformations of the mitral valve[J]. Arch Cardiovasc Dis, 2011, 104 (8-9): 465-479.

中英文名词对照索引

登录中华临床影像库步骤

▌公众号登录 >>

扫描二维码
关注"临床影像库"公众号

点击"影像库"菜单
进入中华临床影像库首页

临床影像库
中华临床影像库内容涵盖国内近百家大
型三甲医院临床影像诊断中所能见……

7位朋友关注

关注公众号

影像库

▌网站登录 >>

输入网址 medbooks.ipmph.com/yx
进入中华临床影像库首页

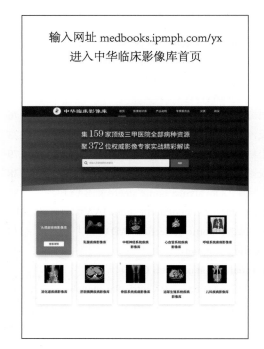

进入中华临床影像库首页

注册或登录

PC 端点击首页"兑换"按钮
移动端在首页菜单中选择"兑换"按钮

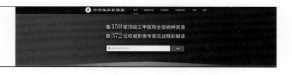

输入兑换码，点击"激活"按钮
开通中华临床影像库的使用权限

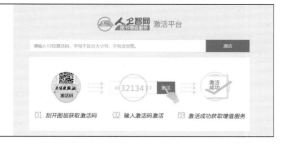